Operative Behandlung von Fuß und Sprunggelenk im Kindes- und Jugendalter

Johannes Hamel

Operative Behandlung von Fuß und Sprunggelenk im Kindes- und Jugendalter

Einschließlich der Redression kontrakter Deformitäten

Mit 872 größtenteils farbigen Abbildungen

Springer

Johannes Hamel
Neubiberg, Germany

ISBN 978-3-662-56591-9 ISBN 978-3-662-56592-6 (eBook)
https://doi.org/10.1007/978-3-662-56592-6

Die Deutsche Nationalbibliothek verzeichnet diese Publikation in der Deutschen Nationalbibliografie; detaillierte bibliografische Daten sind im Internet über http://dnb.d-nb.de abrufbar.

Springer

Umschlaggestaltung: deblik Berlin
Fotonachweis Umschlag: © Jörg Kühn, Heuchelheim-Klingen

Springer ist ein Imprint der eingetragenen Gesellschaft Springer-Verlag GmbH, DE und ist ein Teil von Springer Nature
Die Anschrift der Gesellschaft ist: Heidelberger Platz 3, 14197 Berlin, Germany

Vorwort

Dieses Buch versucht, eine Lücke zu füllen zwischen der nahezu unübersehbaren Zeitschriften-Literatur zum Thema, älteren, teils sehr umfassenden Werken, dem stark nach Prinzipien aufgebauten, kürzlich erschienenen Buch von Mosca und zahlreichen Einzelbeiträgen in kinderorthopädischen und fußchirurgischen Werken. Die Behandlungsprinzipien bei den kindlich-jugendlichen und neurogenen Deformitäten an Fuß und Sprunggelenk haben sich gerade in den letzten etwa 20 Jahren z. T. erheblich gewandelt, so dass der Versuch einer zusammenfassenden Darstellung sinnvoll schien.

Dieses Buch behandelt propädeutische Aspekte, jedoch nur insofern, als sie von unmittelbarer Konsequenz für die Therapie sind. Den Schwerpunkt bildet die operative Behandlung, konservativ-therapeutische Aspekte werden bei den angeborenen kontrakten Deformitäten ausführlich dargestellt, ansonsten weniger berücksichtigt. Es werden operative Techniken beschrieben, das Buch ist jedoch keine Operationsanleitung, vieles wird vorausgesetzt. Aspekte der Indikation und Differenzial-Indikation werden z. T. ausführlich diskutiert („the decision is more important than the incision", Mercer Rang). Breiten Raum beanspruchen im Zusammenhang damit die bildgebende Diagnostik und die pedografische Funktionsdiagnostik, die für die kindlich-jugendlichen Fußdeformitäten bisher in der Praxis kaum genutzt wurde. Die aktuelle Literatur wird berücksichtigt, jedoch ohne Anspruch auf Vollständigkeit und nur insofern sie zum Verständnis beiträgt. Insbesondere aber werden zahlreiche Fallbeispiele und Behandlungsverläufe zur Veranschaulichung präsentiert, denn Verlaufsbeobachtung ist gerade im Wachstumsalter unverzichtbar.

Dieses Buch spiegelt die Erfahrungen eines einzelnen Autors mit allen dadurch gegebenen Begrenzungen, ist jedoch entstanden im jahrelangen Gespräch und Austausch mit zahlreichen Fachkollegen. Zu nennen sind die langjährigen Mitreferenten des von mir seit 1999 regelmäßig abgehaltenen „Workshop Kinderfuß" im Rahmen des D.A.F.-Zertifikates „Fußchirurgie", Frau Dr. Erica Lamprecht, PD Dr. Eberhardt, Dr. Döderlein, Dr. de Pellegrin, Frau Dr. Helmers, Prof. Dr. Raab, die Kollegen der Kinderorthopädie in Wien-Speising und viele andere. Zu danken habe ich vielen Münchener Kollegen für jahrelange Zusammenarbeit, z. B. Dr. Paulus, Dr. Gaulrapp, meinem langjährigen fußchirurgischen Praxispartner Dr. Kinast, Frau Dr. Schraml und Dr. Giering (Nürnberg) vom Feuerkinder-Team sowie Prof. Dr. Walther in München mit dem Team seiner Abteilung, wo ich seit 2017 einige der hier dargestellten Erfahrungen einbringen kann.

Wesentlich beigetragen hat Herr Kühn mit zahlreichen hochwertigen Zeichnungen. Bedanken möchte ich mich auch bei den Mitarbeiterinnen des Springer-Verlages, Frau Lenzen und Frau Wilbertz für die aufmerksame Betreuung des Buch-Projektes sowie Frau Liesenhoff für das Lektorat. Herr Dr. Kalpen (Fa. Novel) hat ganz wesentliche Unterstützung bei der Aufarbeitung der Pedografien geleistet.

Prof. Dr. med. Johannes Hamel

Inhaltsverzeichnis

Idiopathischer Klumpfuß

J. Hamel, *Operative Behandlung von Fuß und Sprunggelenk im Kindes- und Jugendalter*
https://doi.org/10.1007/978-3-662-56592-6_1

1

1.1 Einleitung

Der idiopathische Klumpfuß (Abb. 1.1) ist mit etwa 1–2 ‰ in Mitteleuropa die häufigste der angeborenen, kontrakten Deformitäten und tritt bevorzugt beim männlichen Geschlecht auf. In aller Regel wird er mittlerweile schon vorgeburtlich sonografisch erkannt (Pullinger et al. 2014), sodass erste orthopädische Konsultationen meist bereits zu diesem Zeitpunkt stattfinden. Wenn keine weiteren Fehlbildungen oder syndromale Erkrankungen vorliegen, können und sollten die werdenden Eltern über die erforderliche Therapie und die in aller Regel heute sehr günstige Prognose aufgeklärt und damit auch beruhigt werden. Die werdenden Eltern schätzen in den meisten Fällen die bereits früh erfolgende Information. Die Behandlung beginnt dann – anders als früher – ohne Dringlichkeit im Verlauf der ersten beiden Lebenswochen.

Die Literatur zum idiopathischen Klumpfuß ist kaum noch überschaubar. Vieles in den Jahren vor etwa 2000 Publizierte hat seine direkte Bedeutung für den heute tätigen Therapeuten insofern verloren, als sich mit der Verbreitung der Ponseti-Methode die Sichtweise in therapeutischen Fragen und damit die Relevanz publizierter Ergebnisse in vielerlei Hinsicht vollständig geändert haben. Neben gezielt ausgewählten Literaturhinweisen sind zur weitergehenden Information besonders die unten genannten Werke zu empfehlen.

1.2 Therapeutisch relevante Pathomorphologie/Pathophysiologie

Die Literatur zur Pathomorphologie des idiopathischen Klumpfußes ist umfangreich (▶ Abschn. 1.9.2; einige wichtige Arbeiten hierzu sind z. B. Shapiro und Glimcher 1979, Ippolito und Ponseti 1980, Mc Kay 1982) und nahezu alle anatomischen Strukturen weisen Veränderungen gegenüber dem Normalfuß auf (▶ Übersicht Seite 4 oben).

Bei allen pathomorphologischen Phänomenen kann die Frage gestellt werden, inwieweit es sich um primäre Abweichungen oder sekundäre Erscheinungen handelt, die durch geeignete therapeutische Maßnahmen zumindest teil-reversibel sein können.

Am Anfang der pathomorphologischen Kette scheint ein in der intrauterinen Entwicklung ablaufender **fibrotischer Prozess im Bereich der medialen Talonavikular-Region** (Abb. 1.2) mit hierdurch hervorgerufener **Inversionskontraktur des peritalaren Komplexes** (Abb. 1.3) zu stehen. Währenddessen ist z. B. die Deformation insbesondere von Talus und Kalkaneus und anderer Skelettelemente eher sekundärer Natur und bei erfolgreicher Behandlung der Kontraktur teilweise reversibel. Weichteilkontrakturen liegen auch dorsal und plantar vor. Darüber hinaus besteht beim angeborenen Klumpfuß eine erhebliche **muskuläre Dysbalance**, deren primärer oder sekundärer Charakter ebenfalls fraglich ist (▶ Übersicht Seite 4 unten). Der gegenwärtige Stand der Diskussion zur Ätiologie des Klumpfußes ist bei Ricco et al. (2014) breit dargestellt.

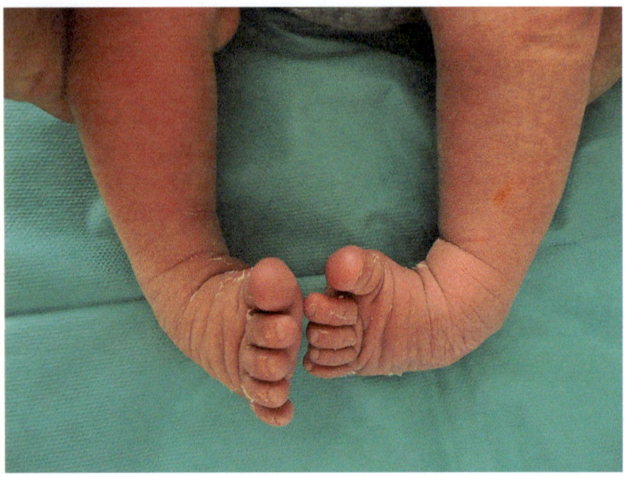

Abb. 1.1 Unbehandelter beiderseitiger Klumpfuß des Neugeborenen

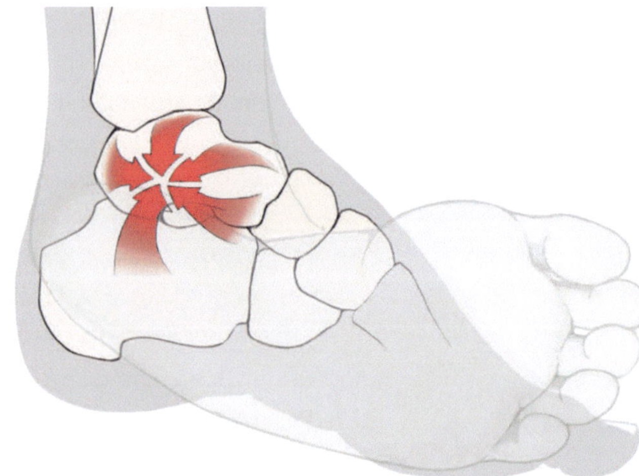

Abb. 1.2 Anzunehmender fibrotischer Prozess als Ausgangspunkt für die Entwicklung des idiopathischen Klumpfußes. Die roten Pfeile markieren den Punkt, auf den sich der Fuß „zusammenzuziehen" scheint

Empfohlene Monografien und Handbücher zum idiopathischen Klumpfuß

- Döderlein L et al. (1999) *Der Klumpfuß*
  Umfangreiches lexikalisches Werk auch der Historie
- Ponseti IV (1996) *Congenital clubfoot – fundamentals of treatment*
  Darstellung des Ponseti-Konzepts mit gesamter Propädeutik
- Mosca VS (2014) *Principles and management of pediatric foot and ankle deformities*
  Es werden nicht Krankheitsbilder, sondern Prinzipien der Indikation und Behandlung beschrieben
- Krauspe R et al. (2006) *Der Klumpfuß*
  Praxisbezogener Überblick aus der Zeit des Übergangs zum Ponseti-Konzept.

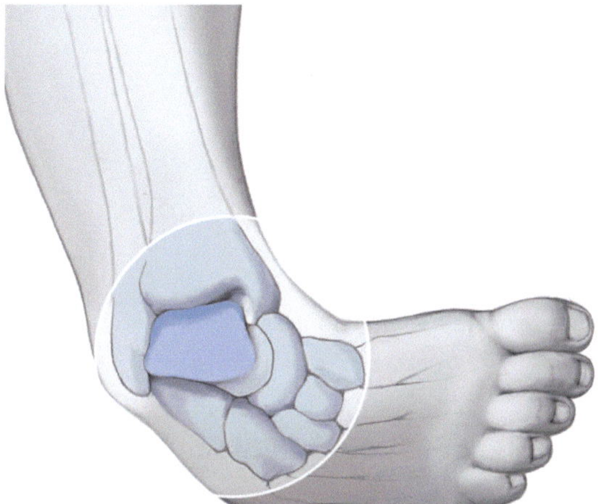

Abb. 1.3 Inversionskontraktur des peritalaren Komplexes

Es soll hier nur auf die für die Therapie unmittelbar bedeutsamen „regions of interest" näher eingegangen werden, wie sie sich dem Primärbehandler beim Neugeborenen-Klumpfuß präsentieren. Sonografische Darstellungen dieser „regions of interest" dokumentieren jeweils den Zustand am überwiegend noch knorpeligen Skelett im Säuglingsalter.

1.2.1 Talonavikular-Region

Im Bereich der medialen Talonavikular-Region zeigt die Inversionskontraktur des peritalaren Komplexes die ausgeprägtesten anatomischen Veränderungen (Abb. 1.4), wobei hier der (hypothetisch) intrauterin ablaufende fibrotische Prozess (Abb. 1.2) anzunehmen ist:

- Deformität der Taluskopf-/Talushalsregion mit Verkürzung des Talus (Abb. 1.4c, d; Abb. 1.5)
- Weichteilige Kontraktur mit stark verdickten Bindegewebsstrukturen der medialen Talonavikulargelenkkapsel und der tibionavikularen Bandverbindungen
- Weit nach medial disloziertes Navikulare, dessen medialer Pol enge räumliche Nähe zum Innenknöchel aufweist (Abb. 1.4b, Abb. 1.5 und Abb. 1.50); dies ist Ausdruck der peritalaren Rotationsfehlstellung mit Verlagerung des vorderen Kalkaneusabschnitts unter den Talus
- Verkürzung der Tibialis-posterior-Sehne

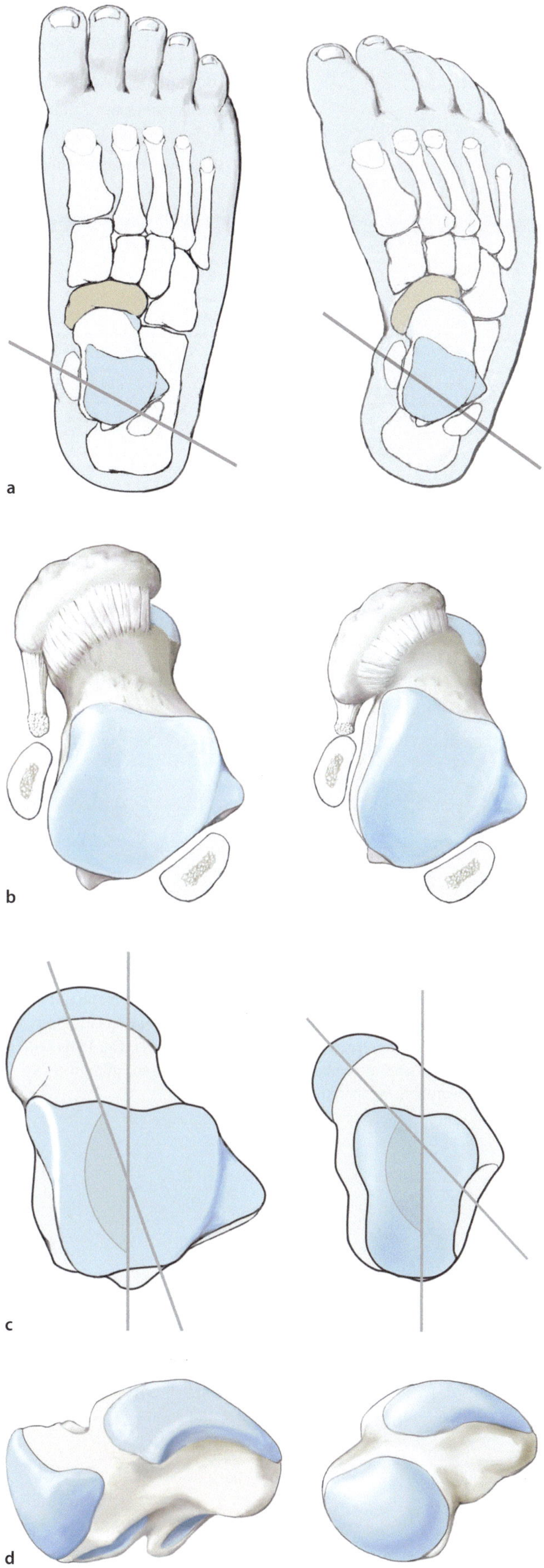

Abb. 1.4a–d Die Abbildungen zeigen die Klumpfuß-typischen Befunde (jeweils rechts) im Vergleich zum Normalfuß (jeweils links) in der Transversalebene des Fußes. Dargestellt sind der gesamte Fuß mit der peritalaren Inversion und Außenrotation der Malleolargabel (**a**), das Talonavikulargelenk mit dem weit nach medial dislozierten Navikulare (**b**) und der Talus selbst mit Deformierung der Kopf-Hals-Region, Verkürzung und Abwinkelung (Korpus-Hals-Winkel eingezeichnet) in der Ansicht von oben (**c**) und von medial (**d**)

Strukturelle Veränderungen des idiopathischen Klumpfußes

- Dysplasie der tarsalen Skelettelemente (besonders des Talus)
- Kontraktur der tarsalen Gelenkkapseln und Weichteile medial, plantar und dorsal
- Verkürzung der flektierenden und invertierenden Muskulatur
- Überdehnung und Schwäche der evertierenden Muskulatur
- Abweichende Muskelfaser-Zusammensetzung
- Falten und Einziehungen der Haut
- Teilweise Gefäßanomalien
- Teilweise neurale Veränderungen

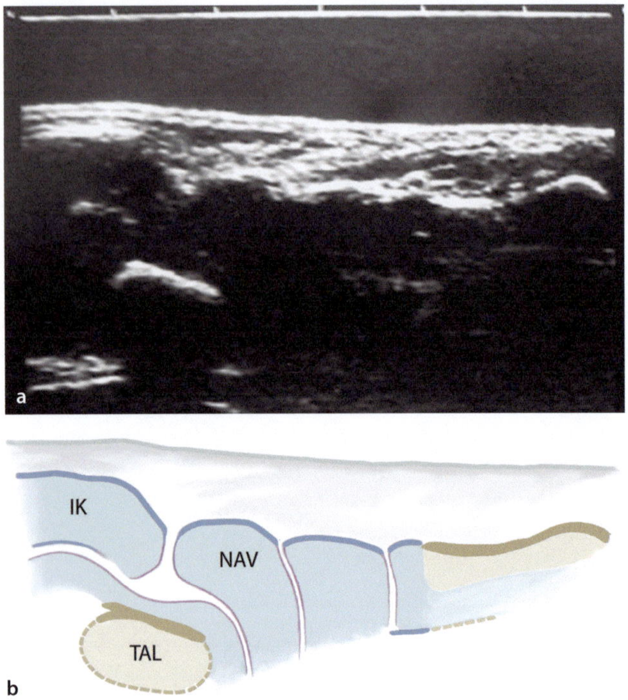

Abb. 1.5a,b Sonografischer Transversalschnitt der medialen Talonavikular-Region bei einem 5 Monate alten Kind mit insuffizient vorbehandeltem Klumpfuß. Die noch vollständige Rückfußinversion ist anhand der talonavikularen Fehlstellung zu erkennen. Der mediale Navikulare-Pol befindet sich in direkter Nachbarschaft zum Innenknöchel. Der Talus liegt damit in der Tiefe und nicht oberflächennah am medialen Fußrand (*NAV* Navikulare-Pol, *IK* Innenknöchel, *TAL* Talus)

1.2.2 Kalkaneokuboid-Region

Die Kalkaneokuboid-Region zeigt eine Abwinkelung des vorderen Kalkaneusabschnitts mit der Gelenkfläche nach medial (Grayhack et al. 1995, Pirani et al. 2001, Abb. 1.6), nur in sehr schweren Fällen zusätzlich eine „Subluxation" mit Stufenbildung, wie früher aufgrund des Röntgenaspektes (Abb. 1.7b) häufig angenommen. Dies ist von unmittelbarer Bedeutung für die anzuwendende Behandlung: Eine echte Subluxation könnte für ein chirurgisches Release zur Reposition sprechen, eine Fehlstellung des vorderen Kalkaneusabschnittseher für eine plastische Umformung durch Redression, wie sie beim formbaren Knorpel im Neugeborenenalter möglich ist.

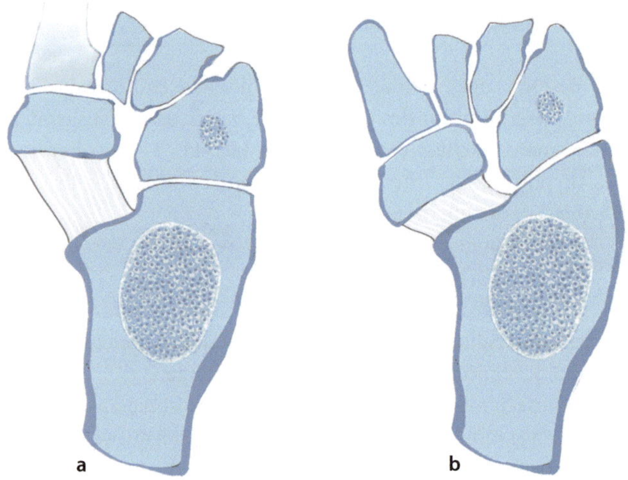

Abb. 1.6a,b Schnitt durch die Kalkaneokuboid-Region in der Transversalebene beim normalen Neugeborenenfuß (**a**) und beim idiopathischen Klumpfuß mit Abwinkelung der knorpeligen Anteile des Processus anterior calcanei nach medial (**b**)

Pathomorphologische Hauptphänomene des idiopathischen Klumpfußes

- **Inversionskontraktur**
  des peritalaren Komplexes
  Talonavikular-Region/
  Kalkaneokuboid-Gelenk/
  Tibiotalargelenk
- **Muskuläre Dysbalance**
  Kontraktur der flektierenden und invertierenden Muskulatur
  Überdehnung und Schwäche der Peronealmuskulatur
  Fehlstellungsbedingt veränderte Muskelmechanik

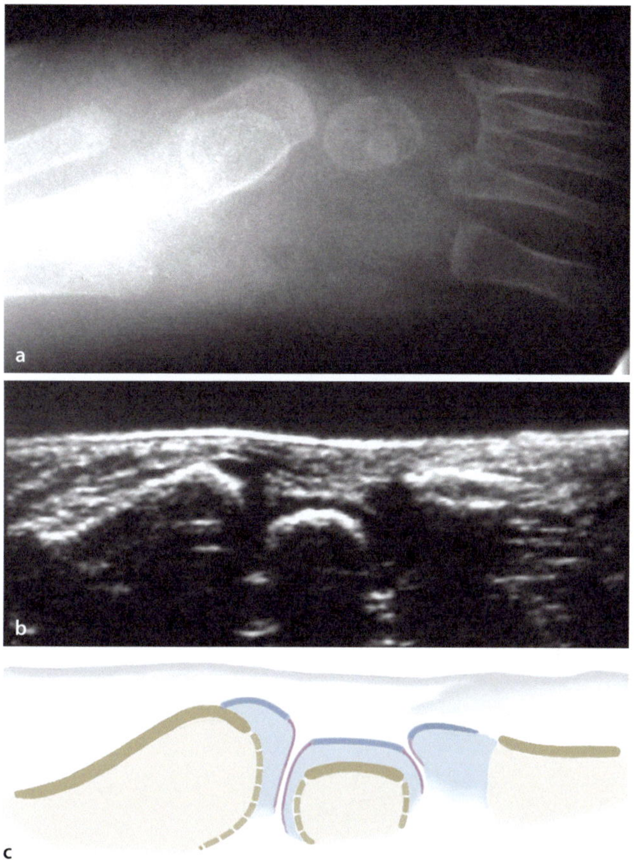

Abb. 1.7a–c Dorsoplantares Röntgenbild (**a**) und lateraler sonografischer Transversalschnitt der Kalkaneokuboid-Region (**b**, **c**) bei einem 6 Monate alten Kind mit schwerem Klumpfuß. Die Kalkaneokuboid-Fehlstellung mit leichter Subluxation ist deutlich zu erkennen

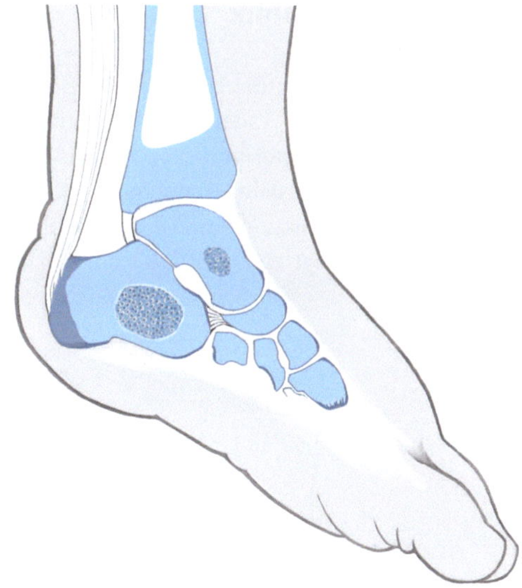

Abb. 1.8 Spitzfuß eines Neugeborenenfußes

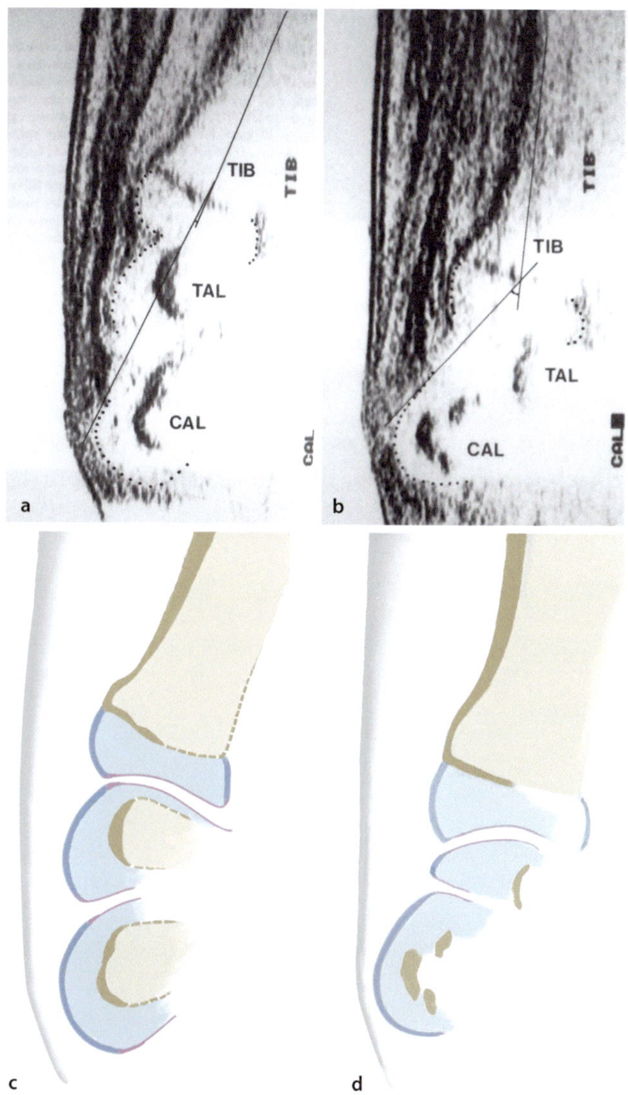

Abb. 1.9a–d Dorsaler Längsschnitt in weitestmöglicher Dorsalextension bei einem 6 Monate alten Kind mit einseitigem Klumpfuß (**b**, **d**) gegenüber der nichtbetroffenen Seite (**a**, **c**) nach Redressionsgipsbehandlung und vor der Tenotomie (*CAL* Kalkaneus, *TAL* Talus, *TIB* Tibia)

1.2.3 Tibiotalargelenk und distaler Unterschenkel

Das obere Sprunggelenk (OSG) steht in kontrakter Plantarflexion mit deutlicher Verkürzung und unterschiedlich ausgeprägter fibrotischer Verdickung der dorsalen Kapsel und weiterer Weichteilstrukturen (Achillessehne, Peronealsehnenscheiden, hintere Deltaband-Anteile, Lig. fibulocalcaneare und lange Zehenbeuger). Vor Verbreitung der Ponseti-Technik hielt man die dorsalen Kapselstrukturen bereits beim Neugeborenen-Klumpfuß für so kontrakt, dass sie stets chirurgisch gelöst werden müssten. Dies ist mit den Erfahrungen der Ponseti-Technik nicht mehr aufrechtzuerhalten. Mit der Equinus-Kontraktur geht eine Ventralisierung des Talus einher und die dorsale Tibiabasis befindet sich in räumlicher Nähe zum Kalkaneus (Abb. 1.8, Abb. 1.9).

Die Rotationsverhältnisse des Unterschenkels wurden in der Literatur unterschiedlich eingeschätzt. In der Regel liegt eher eine leichte Außenrotationsstellung der Malleolengabel gegenüber der Kniegelenkbeugeachse vor (Abb. 1.4a), die durch die Redression insbesondere bei unpräziser Technik noch verstärkt werden kann. Selten ist eine supramalleoläre Innenrotation zu beobachten, kann aber durch eine subtalare Restdeformität vorgetäuscht werden.

1.2.4 Muskuläre Dynamik

Der Muskelstatus beim idiopathischen Klumpfuß ist gekennzeichnet durch eine verkürzte Wadenmuskulatur einschließlich der Flexoren (Mm. tibialis posterior, flexor hallucis longus und flexor digitorum longus), überdehnten und geschwächten Peronealmuskeln und einem Funktionswandel des M. tibialis anterior, der fehlstellungsbedingt eine kräftige supinatorische und weniger eine fußhebende Wirkung entfaltet (■ Abb. 1.10). Auch nach erfolgter Stellungskorrektur verbleibt eine unterschiedlich stark ausgebildete relative Schwäche der Peronealmuskulatur, die einen wesentlichen Faktor für die Rezidiventwicklung darstellt. Neuere kernspintomografische Untersuchungen zeigen das hohe Ausmaß persistierender Veränderungen im Bereich der Unterschenkelmuskulatur (Moon et al. 2014).

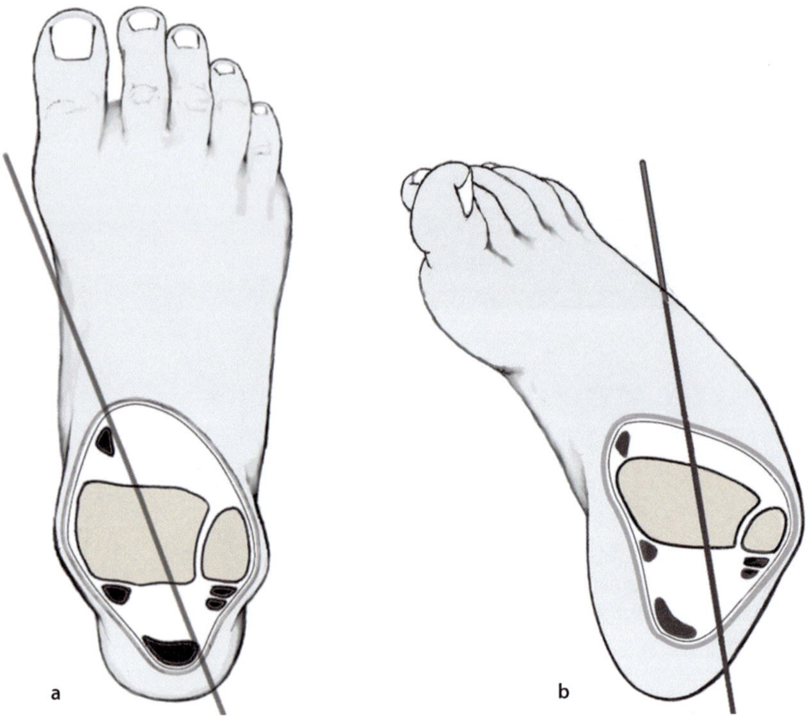

■ **Abb. 1.10a,b** Lageverhältnisse der Sehnen der wichtigsten Unterschenkelmuskeln in Relation zur Bewegungsachse des subtalaren Komplexes am gesunden Fuß (**a**) und am Klumpfuß (**b**). Insbesondere der M. tibialis anterior gewinnt beim Klumpfuß eine stark supinierende Wirkung, da sein Sehnenansatz weit medial der subtalaren Bewegungsachse liegt

1.3 Klinische Diagnostik und Verlaufskontrolle

Insbesondere bei wechselnden Therapeuten und in Ausbildungssituationen ist es wichtig, den jeweiligen Befund während der Redressionsphase und danach zu dokumentieren. So lässt sich der Behandlungsfortschritt nachweisen, aber auch eine „Plateau-Bildung“, also das Ausbleiben einer weiteren Korrektur oder ein Rezidiv beschreiben.

1.3.1 Untersuchung im Säuglingsalter

Bei der Untersuchung des Neugeborenen-Klumpfußes werden besonders **Fehlstellungsausmaß, Rigidität** und **Hautfaltenbildung** beurteilt. Die Fehlstellung in Spontanhaltung setzt sich aus 5 Komponenten zusammen:

1. Spitzfußkontraktur (Equinus),
2. Rückfußvarus,
3. Rückfußinversion,
4. Mittel-Vorfuß-Adduktion und
5. Mittel-Vorfuß-Pronation (Kavus).

Für jede Einzelkomponente lässt sich beschreiben, wie weit die Deformität beim manuellen Korrekturversuch von der Normalstellung abweicht. Nach dem **Klassifizierungssystem von Dimeglio** (Dimeglio et al. 1995) können hierfür Punktwerte (von 0–20 Punkte) vergeben und damit Fehlstellungsausmaß und Rigidität semiquantitativ beurteilt werden (◘ Abb. 1.11).

Bei der **Palpation** und **manuellen Untersuchung** des Klumpfußes fallen besonders auf: Die in allen Fällen straff gespannte Achillessehne bei verkürzter Wadenmuskulatur, der weit dorsal zu tastende Außenknöchel und der am lateralen Rückfuß streckseitig prominente Taluskopf. Für den Anfänger verwirrend, aber therapeutisch besonders wichtig ist die Tatsache, dass der Mittel-Vorfuß-Komplex gegenüber dem Rückfuß **proniert** (◘ Abb. 1.12) steht, obwohl der Gesamtfuß supiniert erscheint und die Fußsohlen beider Füße sich bei beidseitiger Erkrankung gegenüberstehen (◘ Abb. 1.1). Diese Mittel-Vorfuß-Pronation ist gleichbedeutend mit der Kavus-Komponente der medialen Säule.

Im Zusammenhang mit der Ponseti-Primärtherapie hat sich der semiquantitative **Pirani-Score** (◘ Abb. 1.13) bewährt, bei dem 6 Einzelkriterien abgefragt und mit 0–1 Punkt bewertet werden, so dass schwere Klumpfüße primär bis zu 6 Punkte erreichen. Hierdurch ist es im Verlauf möglich, den Behandlungsfortschritt zu erfassen. Folgende Einzelkriterien werden beurteilt:

1. Dorsale Querfalte oberhalb des Tuber calcanei (◘ Abb. 1.13a)
2. Gebogene Form des lateralen Fußrands (◘ Abb. 1.13b)
3. Mediale Faltenbildung (◘ Abb. 1.13c)
4. Lateral tastbarer Taluskopf als Ausdruck der talonavikularen Fehlstellung: Talonavikulargelenk palpatorisch komplett (0 Punkte) oder teilweise (0,5 Punkte) reponierbar oder fixiert subluxiert (1 Punkt)
5. „Leere“ Ferse, d. h. ein im Fersenfettpolster nicht tastbarer, hochstehender Kalkaneus: Tuber calcanei von plantar gut tastbar (0 Punkte) oder im Fersenpolster von plantar nicht tastbare „leere“ Ferse (1 Punkt)
6. Ausmaß der Spitzfußkontraktur: Dorsalextension deutlich über 0° (0 Punkte), bis neutral (0,5 Punkte) oder nicht bis neutral (1 Punkt)

Ein Beispiel eines mit Pirani-Score dokumentierten Behandlungsverlaufes eines älteren Kindes zeigt ◘ Abb. 1.87.

> **Zur Verlaufskontrolle geeignete Parameter/Scores**
>
> - Dimeglio-Score (◘ Abb. 1.11)
> - Pirani-Score (◘ Abb. 1.13)
> - Rotationsstellung des Fußes im Gips (◘ Abb. 1.29)
> - Sonografische Stellungsdiagnostik (► Abschn. 1.4.2)

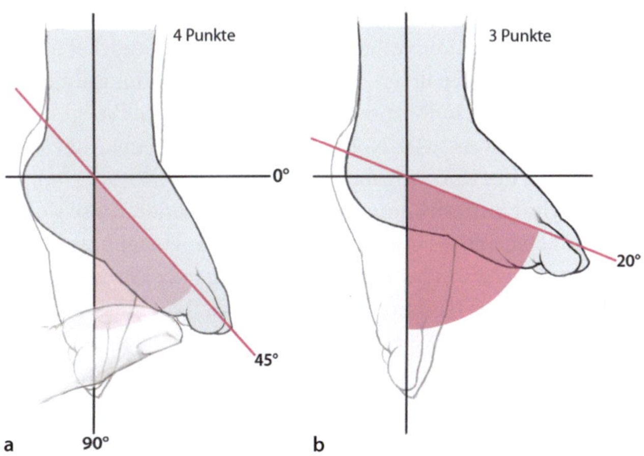

◘ **Abb. 1.11a,b** Bewertung der Equinus-Komponente nach der Dimeglio-Klassifikation. Besteht eine Spitzfußkontraktur von über 45° (**a**), so werden 4 Punkte vergeben, bei 20–45° 3 Punkte usw. (**b**). In ähnlicher Weise werden die anderen Fehlstellungskomponenten semiquantitativ erfasst

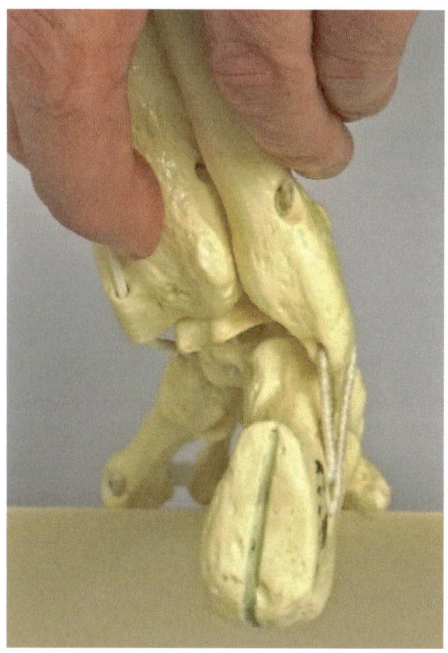

◘ **Abb. 1.12** Pronation des Vorfußes gegenüber dem Rückfuß, erkennbar am plantarisiert stehenden Metatarsale I bei deutlicher Rückfußinversion. (Mit freundlicher Genehmigung von PD Dr. Oliver Eberhardt, Olgahospital Stuttgart)

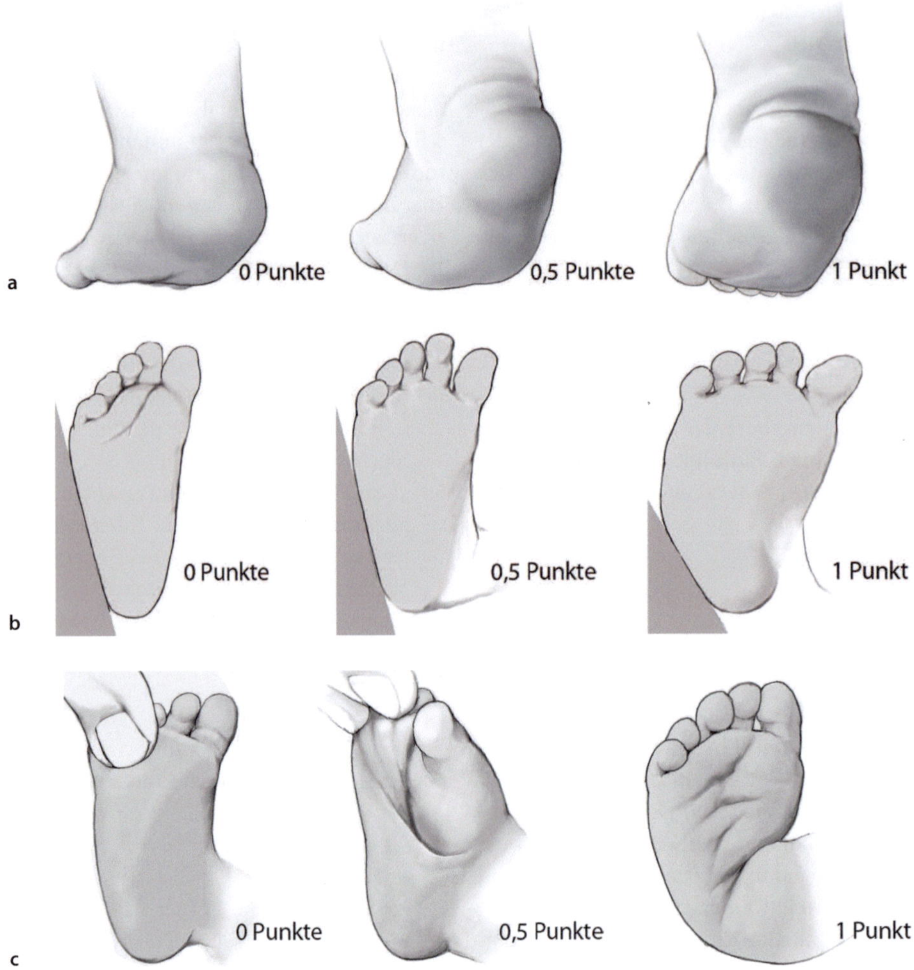

Abb. 1.13a–c Semiquantitativer klinischer Pirani-Score, dargestellt sind 3 der insgesamt 6 Parameter: dorsale Querfalte oberhalb des Tuber calcanei (**a**), gebogene Form des lateralen Fußrands (**b**), mediale Faltenbildung (**c**). (Nach Pirani 2004)

1.3.2 Befunderhebung nach dem Säuglingsalter

Die klinische Beurteilung und Befunddokumentation bei Verlaufskontrollen – zumeist bereits vorbehandelter Patienten – im Klein- und Schulkindalter ist grundsätzlich in gleicher Weise wie beschrieben (▶ Abschn. 1.3.1) durchzuführen. Dimeglio-Klassifikation und Pirani-Score sind ebenso anwendbar. Ergänzend wird die Fußstellung jedoch zusätzlich im Stand beurteilt und eine visuelle Ganganalyse durchgeführt. Von besonderer Bedeutung sind:

- **Genaues Monitoring der Dorsalextension.** Bei Rückgang der Beweglichkeit ist Handlungsbedarf gegeben. Eine Hypermobilität der Chopartgelenke kann eine gute Beweglichkeit des oberen Sprunggelenks vortäuschen. Ein Rezidiv wird meist von einem allmählichen Rückgang der Dorsalextension eingeleitet.
- **Beurteilung des Rotationsprofiles der unteren Extremität.** Der bei der klinischen Ganganalyse beobachtete „foot-progression-angle" (d. h. die Ausrichtung des Fußes in Relation zur Gangrichtung) kann normal erscheinen indem eine noch bestehende Inversionskontraktur des Rückfußes durch das Hüftgelenk als Komplementärgelenk des subtalaren Komplexes ausgeglichen wird, erkennbar an einer nach lateral gewendeten Ausrichtung der Patella. Zur Abschätzung der Rotationsverhältnisse werden Innenknöchel und Außenknöchel palpiert. Eine gedachte Verbindungslinie der Knöchel wird in Relation zur queren Kniegelenkbeugeachse gesetzt (Abb. 1.69). Normalerweise besteht eine Außenrotation der Knöchelgabel von etwa 20–25° (Abb. 1.4a).
- **Aktivität und Wirkung des M. tibialis anterior.** Diese sind beim Heben des Fußes und in der Schwungbeinphase des Ganges genau zu beobachten. Eine Filmaufzeichnung mit Slow-motion-Funktion ist sehr hilfreich. Eine stark supinatorische Wirkung dieses Muskels bedeutet eine Rezidivgefahr (vergl. Abb. 1.52).

Es sind zahlreiche klinische und gemischt klinisch-radiologische Scores zur Ergebnisevaluation nach Klumpfußbehandlung beschrieben (vgl. ▶ Abschn. 1.5.6; Überblick in Döderlein et al. 1999; Krauspe et al. 2006). Die Aussagekraft erscheint jedoch eingeschränkt und die Bewertung kann je nach Score sehr variieren.

1.4 Bildgebende Diagnostik und Ganganalyse

Zur Diagnosestellung des idiopathischen Klumpfußes ist keinerlei bildgebende Diagnostik erforderlich. Ihre – in der Literatur nicht einheitlich gesehene – Bedeutung liegt in der Darstellung therapeutisch wichtiger Details im Behandlungsverlauf und in der Quantifizierung des Fehlstellungsausmaßes. Es soll hier der Einsatz von Röntgendiagnostik, sonografischer Stellungsdiagnostik und Pedografie dargestellt werden, wie er sich dem Autor bewährt hat. Eine MRT-, CT- oder DVT-Untersuchung (digitale Volumentomografie) bleibt speziellen Fragestellungen vorbehalten.

1.4.1 Röntgenstellungsdiagnostik

Jede röntgenologische Darstellung des Klumpfußes erfordert eine standardisierte Einstelltechnik, um die Stellungsbeziehung der Skelettelemente beurteilen zu können. Fehlrotationen oder eine Aufnahme in einer zufälligen Spontanhaltung lassen eine aussagekräftige Auswertung nicht zu.

1.4.1.1 Röntgendiagnostik im Säuglingsalter

Da im Säuglingsalter ein erst geringer Ossifikationszustand des Tarsus besteht (◘ Abb. 1.14) und die Ossifikationskerne oft nicht zentral in den knorpeligen Anlagen lokalisiert sind (◘ Abb. 1.16), ist die Aussagekraft von Röntgenbildern grundsätzlich begrenzt. Jeder Versuch der röntgenologischen Darstellung des Klumpfußes ist zudem nur sinnvoll, wenn die weitestmögliche Korrekturstellung erfasst wird.

Eine Röntgendiagnostik vor dem 2.–3. Lebensmonat ist praktisch nie erforderlich. Vor und etwa 4 Wochen nach Tenotomie der Achillessehne lassen sich durch ein seitliches Röntgenbild Indikation und Erfolg der Tenotomie bestätigen (◘ Abb. 1.31). Dies kann im weiteren Verlauf von Bedeutung sein (◘ Abb. 1.20, ◘ Abb. 1.40, ◘ Abb. 1.43) und wird vom Autor daher zumindest in klinisch nicht ganz eindeutigen Fällen genutzt. Kang und Park (2015) konnten zeigen, dass ein seitliches Röntgenbild in maximaler Dorsalextension der rein-klinischen Beurteilung bei der Indikationsstellung zur Tenotomie deutlich überlegen ist.

Noch aus der Ära primär operativer Klumpfußbehandlung hat sich die Röntgenstellungsdiagnostik und Befundbeurteilung nach Simons (1978) allgemein durchgesetzt, sofern eine Indikation zur radiologischen Darstellung besteht: Ein streng seitliches Röntgenbild mit Unterlage eines Brettchens in weitestmöglicher Dorsalextension zur Simulation einer Aufnahme unter Belastung wird kombiniert mit einer dorsoplantaren Aufnahme (d.-p.-Aufnahme), bei der ebenfalls die weitestmögliche Korrekturstellung erfasst wird (◘ Abb. 1.15). Diese Aufnahmen sollten in den heute eher seltenen Fällen operativer Korrektur im 1. Lebensjahr sowie dann auch intraoperativ gefertigt werden. Die sich aus der d.-p.-Aufnahme ergebenden Informationen lassen sich jedoch alternativ auch durch sonografische Transversalschnitte (▶ Abschn. 1.4.2) gewinnen.

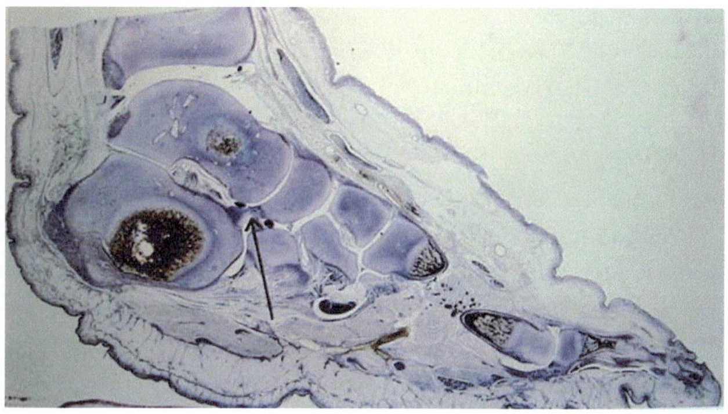

◘ **Abb. 1.14** Anatomischer Längsschnitt des Fußes einer Totgeburt ohne Deformität im Alter von 8 Entwicklungsmonaten. Der noch wenig ausgebildete Ossifikationszustand und die azentrische Lage der Knochenkerne sind erkennbar. Die Ligamente (*Pfeil*, eingezeichnet ist das Lig. bifurcatum) sind dagegen schon deutlich ausgebildet

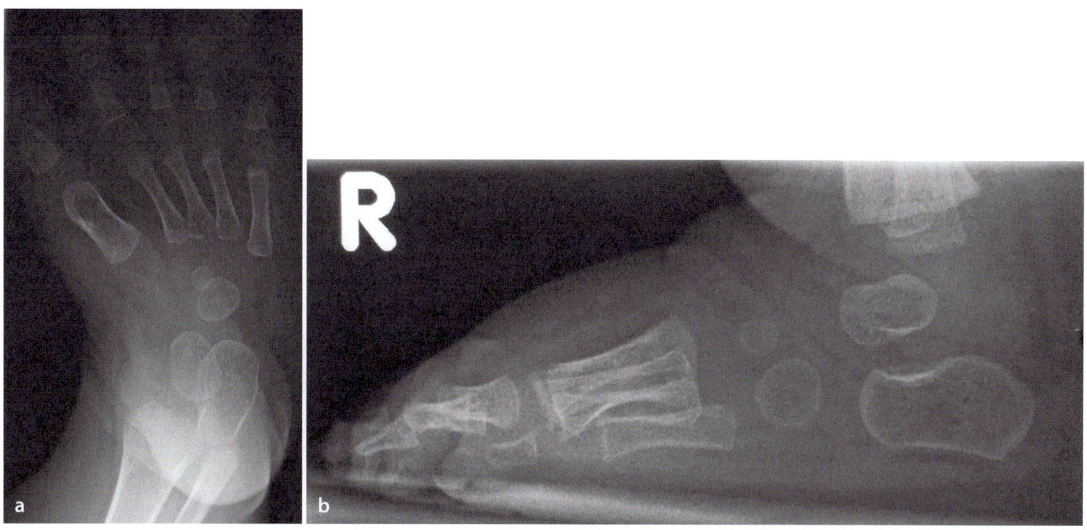

◘ **Abb. 1.15a,b** 5 Wochen alter Patient mit idiopathischem Klumpfuß, Gipsredression seit der 1. Lebenswoche (Tenotomie 3 Wochen später). Die typischen Zeichen des Klumpfußes sind noch in mäßiger Ausprägung insbesondere im d.-p.-Bild (**a**) zu erkennen: Talus-Metatarsale-I-Basis-Beziehung „-2" (vgl. ◘ Abb. 1.17), deutliche Kalkaneokuboid-Fehlstellung

1

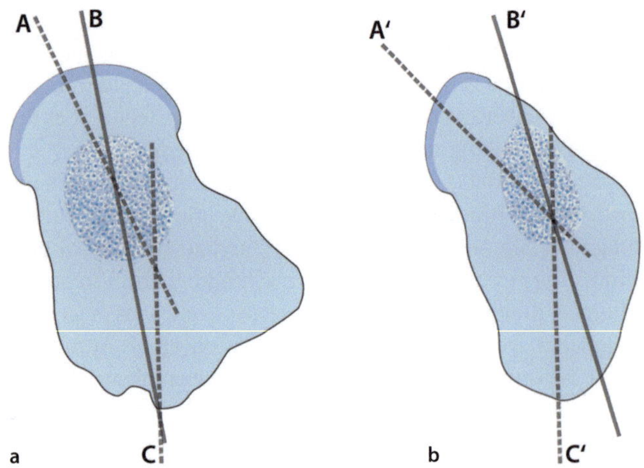

Abb. 1.16a,b Transversaler Querschnitt durch einen gesunden Neugeborenentalus (**a**) und einen Klumpfußtalus mit azentrisch gelegenem Knochenkern (**b**). Die Knochenkernachse (*B und B'*) beschreibt weder die Längsachse des Corpus tali (*C und C'*) noch die der Talushals-Achse (*A und A'*). (Nach Shapiro und Glimcher 1979)

Folgende Parameter zur Beschreibung der tarsalen Fehlstellung haben sich besonders bewährt:

- Talus-Metatarsale-I-Basis-Beziehung im d.-p.-Bild (Abb. 1.17).
- Talokalkaneare Winkel (TC-Winkel d.-p. [in dorsoplantarer Aufnahme] und TC-Winkel lat. [in seitlicher Aufnahme]) in beiden Ebenen (Abb. 1.18, Abb. 1.19), der TC-Index nach Beatson und Pearson (1966) als Summe beider talokalkanearer Winkel ist wesentlich aussagekräftiger als die Einzelwinkel.
- Anteriorer tibiokalkanearer Winkel (ATC-Winkel) zur Beschreibung der Equinus-Komponente im seitlichen Strahlengang (Abb. 1.19, Abb. 1.20).
- Talus-Metatarsale-I-Winkel im seitlichen Strahlengang (TMT-I-Winkel lat.) zur Beschreibung der Kavus-Komponente (vergl. z. B. Abb. 1.40a).

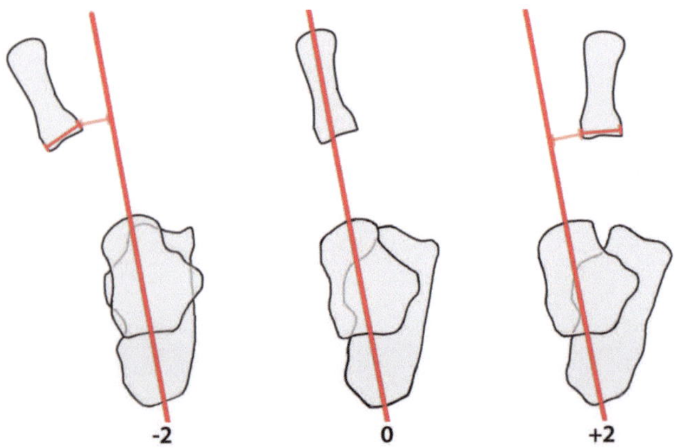

Abb. 1.17 (Indirekte) Beurteilung der talonavikularen Stellungsbeziehung bei noch nicht ossifiziertem Navikulare (nach Simons 1978). Beträgt der Abstand der Talus-Längsachse zur Metatarsale-I-Basis 1 Metatarsale-I-Basis-Breite, so wird dies als „-2" definiert, schneidet sie die Metatarsale-I-Basis, so wird dies als „0" gewertet

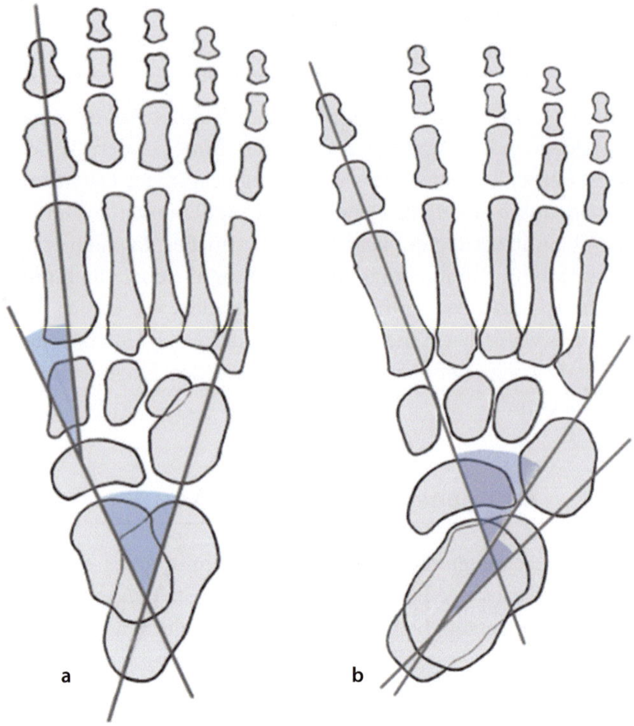

Abb. 1.18a,b Bestimmung des TC-Winkels d.-p. und des TMT-I-Winkels d.-p. beim Normalfuß (**a**) und beim Klumpfuß (**b**); mit dem TMT-I-Winkel ap sind die Rückfußinversion und die Mittel-Vorfuß-Adduktion kombiniert erfasst

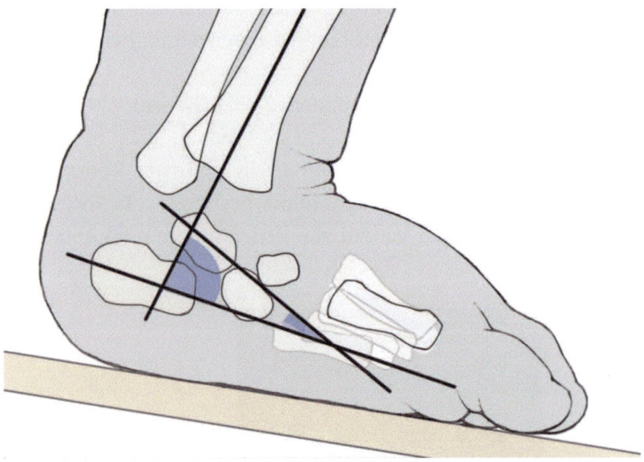

Abb. 1.19 Bestimmung des ATC-Winkels (anteriorer tibiokalkanearer Winkel) und des TC-Winkels lat.

Normalwerte tarsaler Röntgenparameter

- TC-Winkel d.-p. (>20°)
- TC-Winkel lat. (>25°)
- TC-Index (>40°)
- ATC-Winkel (<75°–80°)
- TMT-I-Winkel lat. <+10°)
- Talus-Metatarsale-I-Basis-Beziehung („0" bis „+2")

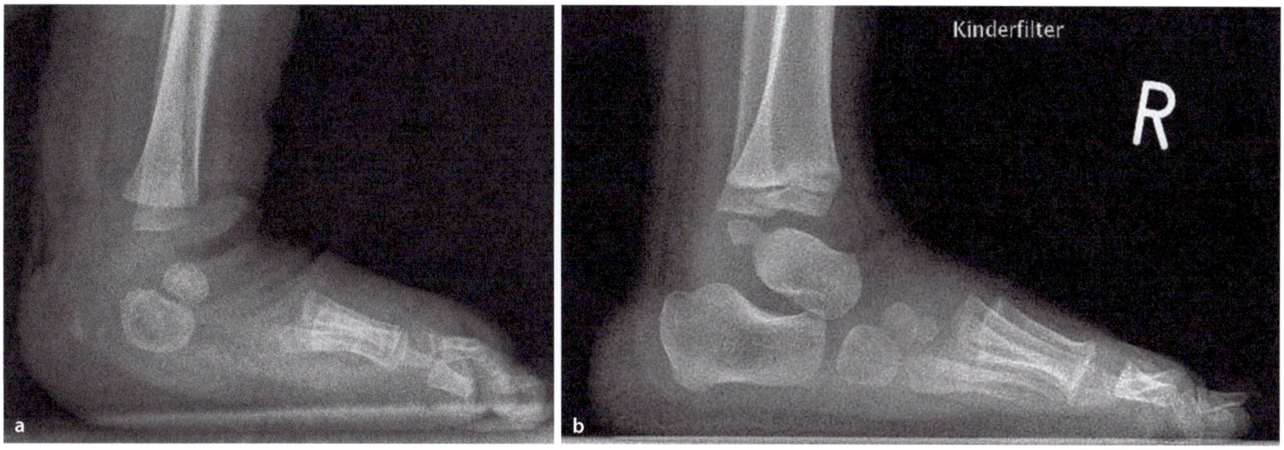

Abb. 1.20a,b Seitliches Röntgenbild bei idiopathischem Klumpfuß im Neugeborenenalter (**a**). Der ATC-Winkel ist über 90°, damit deutliche Indikation zur Tenotomie (▶ Abschn. 1.5.2). Mit 1,5 Jahren (**b**) akzeptable Korrekturstellung mit allerdings noch deutlich erhöhtem ATC-Winkel und vermindertem Kalkaneus-Boden-Winkel (beobachtungsbedürftig)

1.4.1.2 Röntgendiagnostik nach dem Säuglingsalter

Auch im Kleinkind- und Schulkindalter ist der Einsatz der Röntgendiagnostik nur bei gegebenem Anlass erforderlich. Wenn immer möglich sollte im Stand geröntgt werden. Bei der Positionierung für die seitliche Aufnahme ist besonders auf noch bestehende Fehlstellungskomponenten zu achten: Innen- und Außenknöchel sollten für die Rückfußdarstellung durch Rotation des Fußes so eingestellt werden, dass ihre Verbindungslinie um nicht mehr als etwa 20–25° gegenüber der Kniegelenkbewegungsachse nach außen gedreht ist („Rückfuß-zentrierte“ Aufnahmetechnik, ▶ Kap. 7.3). Indikationen für die Röntgendiagnostik sind u. a.:

- Nicht ausreichende oder wieder rückläufige Dorsalextension des oberen Sprunggelenks nach der Tenotomie zur Beurteilung der Fersenposition, ◘ Abb. 1.49
- Vor und nach jeder operativen Korrektur zur Indikationsstellung und Ergebnisbeurteilung; leichtere, jedoch funktionell bereits wirksame Fehlstellungen sind radiologisch oft ohne wesentliche Auffälligkeit. Hier ergibt die pedografische Analyse ab dem Lebensalter von etwa 5 Jahren oft mehr Aufschluss (vgl. ◘ Abb. 1.64, ◘ Abb. 1.102).
- Talonavikulare Stellungsbeziehung im d.-p.-Bild (◘ Abb. 1.21), wegen der späten Ossifikation des Os naviculare allerdings nicht vor etwa dem 4. Lebensjahr direkt beurteilbar (Sonografie bei jüngeren Kindern überlegen!)

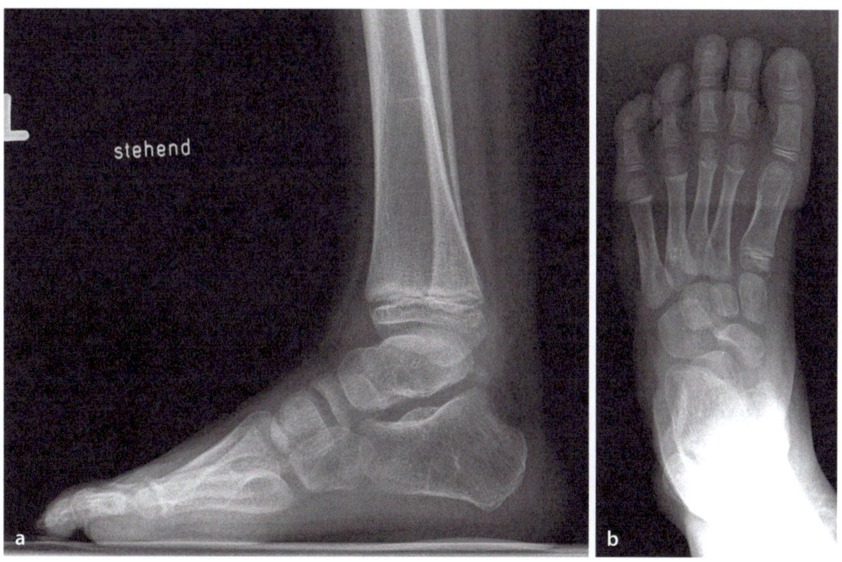

Abb. 1.21a,b Fünfjähriger Patient mit Klumpfußrezidiv nach peritalarem Release. Der talokalkaneonavikulare Komplex ist unvollständig korrigiert, erkennbar besonders am talonavikularen Alignment in der d.-p.-Aufnahme (**b**), ein erneuter Eingriff ist geplant

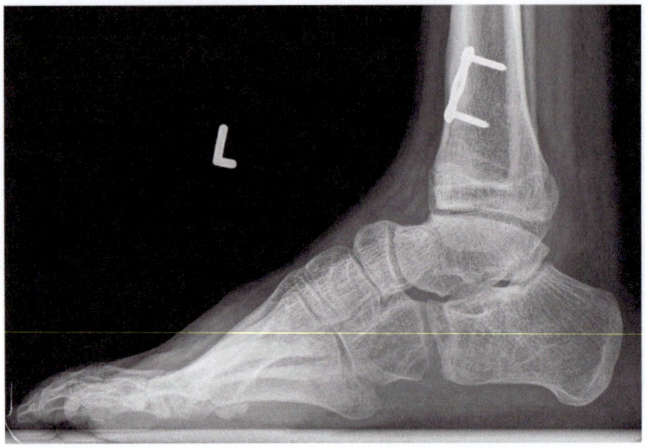

■ **Abb. 1.22** Fünfzehnjähriger Klumpfußpatient mit Zustand nach auswärtig durchgeführtem peritalarem Release und weiteren Voroperationen. Die extreme Abflachung der Trochlea tali (flat top talus) ist gut zu erkennen und entscheidend für Planung und Erfolgsaussichten weiterer operativer Maßnahmen. (Aus Hamel 2015)

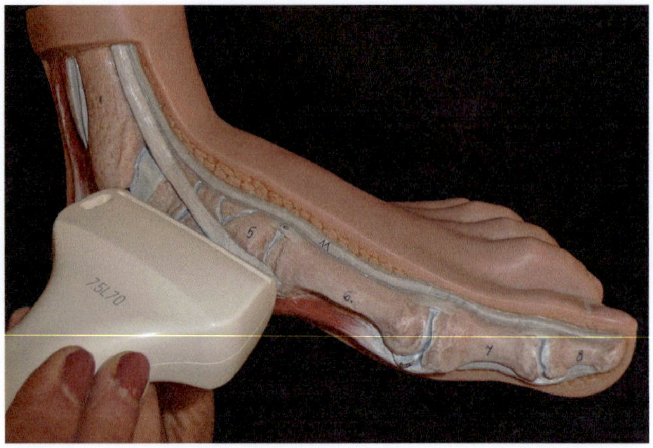

■ **Abb. 1.23** Positionierung des Schallkopfes für den schrägen medialen Transversalschnitt (die erforderliche Vorlaufstrecke ist nicht dargestellt)

- Verdacht auf bedeutsame Formstörungen einzelner Skelettelemente z. B. flat top talus (■ Abb. 1.22), Navikulare-Fehlform, OSG-Valgus-Deformität, fehlender Slope der Tibiabasis (Neigung der Gelenkfläche) im seitlichen Bild

1.4.2 Sonografische Stellungsdiagnostik

Da das Fußskelett – und insbesondere das Os naviculare – im Säuglings- und Kleinkindalter noch überwiegend knorpelig angelegt ist, bietet sich wie am kindlichen Hüftgelenk die Sonografie zur Darstellung der Stellungsverhältnisse an. Hierzu finden sich in der Literatur seit den 90er-Jahren mehrere Vorschläge zur Technik und Beurteilung, die alle bisher keine allgemeine Verbreitung gefunden haben. Es soll die Technik des Autors dargestellt werden (Hamel und Becker 1996), da sie sich in der Praxis bewährt hat und darüber hinaus ein genaueres Verständnis der tarsalen Deformität und ihrer Korrektureffekte bereits im Säuglingsalter erlaubt (Hamel und Becker 1996). Sie vermag die d.-p.-Röntgenaufnahme weitgehend zu ersetzen und ist ihr in mancher Hinsicht überlegen. Der Untersucher kann sich z. B. selber davon überzeugen, dass tatsächlich die maximale Korrekturstellung erfasst wurde.

Mit der sonografischen Stellungsdiagnostik können die in ▶ Abschn. 1.2 beschriebenen „regions of interest" dynamisch in jeweils weitestmöglicher Korrekturstellung dargestellt werden. Für das Tibiotalargelenk und die Kalkaneokuboid-Region finden sich Beispiele in ■ Abb. 1.7 und ■ Abb. 1.9. In der Praxis besonders bewährt hat sich aber die auch quantitativ auswertbare Darstellung der medialen Talonavikular-Region (▶ Abschn. 1.2.1) in einem **schrägen Transversalschnitt** (■ Abb. 1.23). Hiermit kann das Zentrum der Rückfußinversion (mit verkürztem und deformiertem Talus sowie der talonavikularen Subluxation und Scheinkorrektureffekten am Navikulokuneiforme-Gelenk) und damit des Klumpfußes insgesamt erfasst werden, wie es alternativ nur durch MRT möglich ist (Pirani et al. 2001).

Bei der Untersuchung im Säuglings- und Kleinkindalter wird das Kind auf dem Schoß der Mutter sitzend untersucht und diese dreht den Oberschenkel des Beines stark nach innen, sodass der Untersucher mit einer Hand den Fuß maximal evertieren kann. Ein 7,5 mHz-Schallkopf mit einer Schallkopfbreite von möglichst etwa 5–6 cm wird auf dem medialen Fußrand unter Verwendung einer Vorlaufstrecke aufgesetzt (■ Abb. 1.23) und es werden Innenknöchel, Taluskopf-/Talushalsregion, der knorpelig ausgeformte mediale Navikulare-Pol, das ebenfalls knorpelig angelegte Os cuneiforme mediale und die Metatarsale-I-Basis dargestellt unter manuell weitestmöglicher Korrektur der Klumpfuß-Deformität. Häufig ist dies aus Gründen der Ankoppelung des Schallkopfes beim Neugeborenen erst nach 1–2 Redressionsgipsphasen gut möglich, erlaubt dann aber eine genaue Erfassung der talonavikularen Fehlstellung. Hierbei sind nicht selten Diskrepanzen zum klinischen Eindruck festzustellen, sodass z. B. der Ansicht von Ponseti, die vollständige talonavikulare Reposition sei klinisch immer gut erkennbar, aus sonografischer Erfahrung nicht ganz zugestimmt werden kann. Die in der Anwendung der sonografischen Stellungsdiagnostik in der Verlaufsbeobachtung von nach Ponseti behandelten Kindern gewonnenen Erkenntnisse sind weiter unten (▶ Abschn. 1.5.6.2) zusammengefasst. Auch in der präoperativen Diagnostik kann die Sonografie eingesetzt werden (vgl. ■ Abb. 1.48).

Zur Quantifizierung der Inversionskontraktur wurden in der mittlerweile angewachsenen Literatur zur sonogafischen Stellungsdiagnostik zwei Vorschläge beschrieben: Messung des Abstandes Innenknöchel/medialer Navikulare-Pol (abhängig von der Fußgröße) nach Aurell et al. (2005) und Winkelmessung der talonavikularen Region (unabhängig von der Fußgröße) nach Hamel und Becker (1993, 1996), übernommen z. B. auch von Suda et al. (2006) und Desai et al. (2008). Die Bestimmung des TnC_E-Winkels (■ Abb. 1.24) und seine Herleitung sollen näher erläutert werden (▶ Übersicht Seite 13 oben). ■ Abb. 1.25 und ■ Abb. 1.26 zeigen Beispiele eines jeweils unilateralen Klumpfußes in verschiedenem Lebensalter im sonografischen Seitenvergleich mit eingezeichneten TnC_E-Winkeln.

Der TnC_E-Winkel (nach Hamel und Becker 1993) als Maß der Rückfußinversion (vgl. Abb. 1.24)

- Tangente an die Längsachse der medialen Kontur des Talus-Knochenkernes (**„Tn"**)
- Linie zwischen dem Punkt, an dem die Knochenkontur des Talus nach lateral abweicht, und dem medialsten Punkt der (knorpeligen) Kontur des Cuneiforme mediale (**„C"**)
- Es sollte die weitestmögliche Korrekturstellung in Eversion (**„E"**) erfasst werden
- Der mediale Navikulare-Pol selbst eignet sich nicht als Landmarke, da er große individuelle Unterschiede aufweist
- Der Normbereich des TNC_E-Winkels liegt bei etwa -20° bis -30° und ist in den ersten Lebensjahren weitgehend konstant. Bei schweren Klumpfüßen werden Ausgangswerte von +60° bis +90° gemessen.

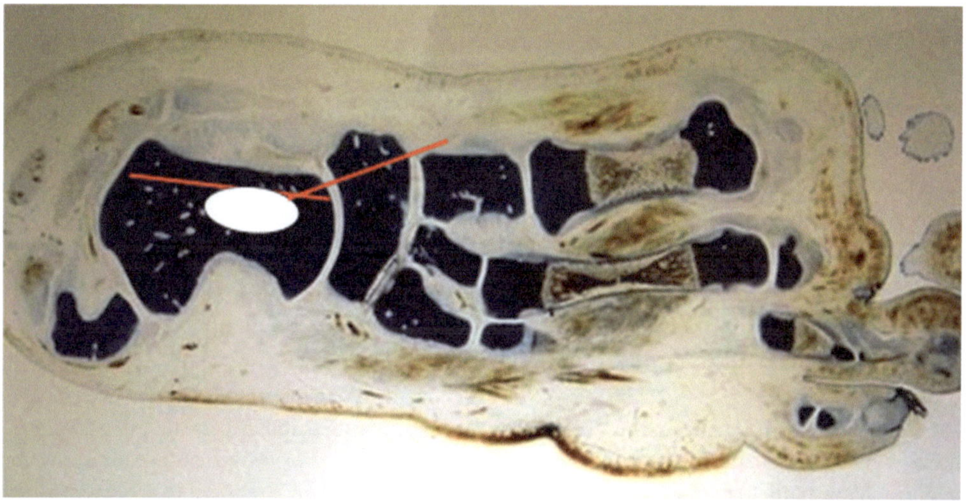

Abb. 1.24 Transversalschnitt durch einen Fuß aus dem 8. vorgeburtlichen Entwicklungsmonat in der Schnittebene, die dem sonografischen Transversalschnitt entspricht. Ein (in diesem Alter noch nicht vorhandener später auftretender) Taluskern (*weißes Oval*) und der TnC_E-Winkel (*roter Winkel*) wurden eingezeichnet

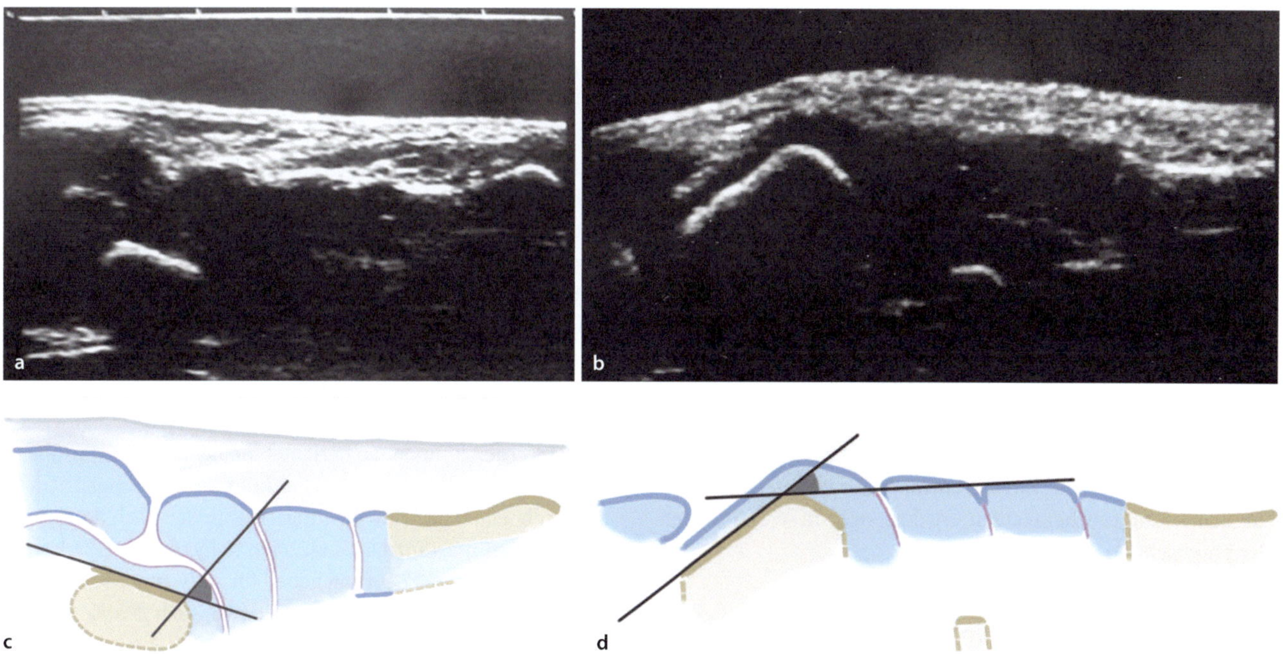

Abb. 1.25a–d Sonografischer Transversalschnitt eines nicht korrigierten Klumpfußes im Alter von 5 Monaten (**a**, **c**) mit TnC_E-Winkel von ca. +75° und gesunde Gegenseite (**b**, **d**) mit TnC_E-Winkel von ca. -30°

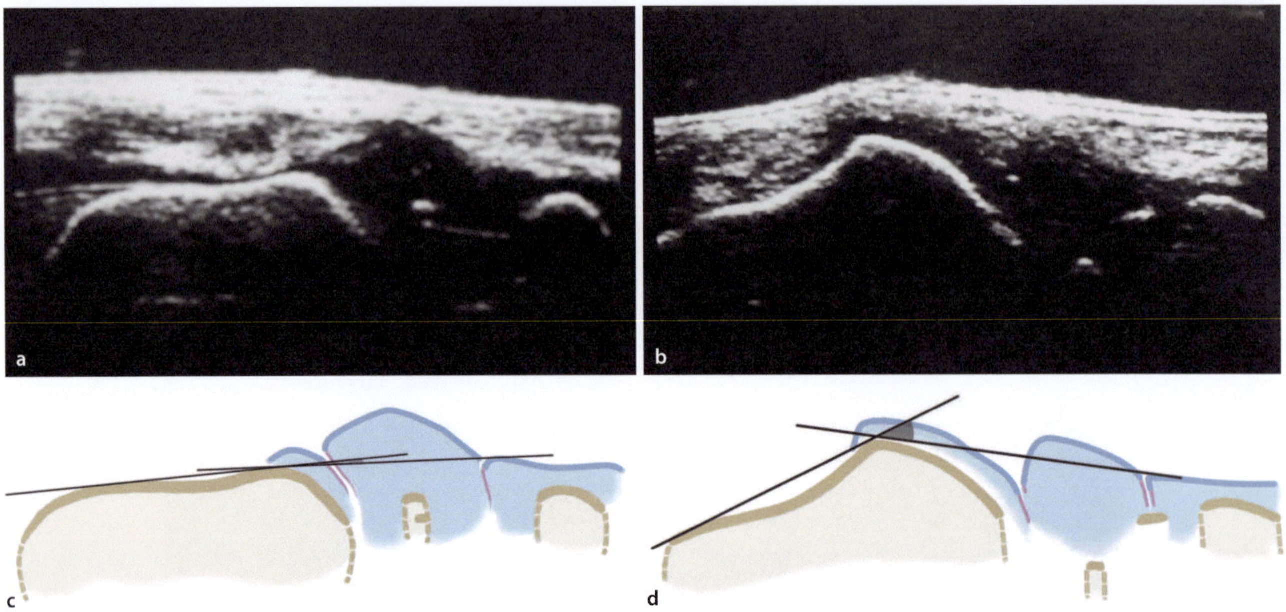

Abb. 1.26a–d Sonografischer Transversalschnitt bei einem 4-jährigen Kind mit einseitigem Klumpfuß, Vorbehandlung nach Ponseti mit klinisch gutem Ergebnis (**a**, **c**), TnC_E-Winkel knapp unter 0°. Die Normalisierung der Talusform und das gute talonavikulare Alignment sind zu erkennen. Im Vergleich zur gesunden Gegenseite (**b**, **d**) bleibt die Rückfußmobilität (Eversion) jedoch deutlich eingeschränkt, hier beträgt der TnC_E-Winkel -28°

1.4.3 Pedografie

Die Pedografie hat als verbreitetes ganganalytisches Verfahren praktische Bedeutung in der Beurteilung des funktionellen Zustandes von Klumpfußfolgezuständen ab etwa dem 6. Lebensjahr, insbesondere auch im Rahmen von Verlaufsuntersuchungen. In ▶ Abschn. 1.6 werden hierzu Beispiele vorgestellt. Ein Überblick zur Literatur pedografischer Analysen des normalen und deformierten kindlichen Fußes findet sich bei Wallace et al. (2016). Unter den zahlreichen, auch quantitativen Informationen, die eine pedografische Analyse liefert, ist es zunächst das Maximaldruck-Bild mit Aufzeichnung der Ganglinie, das Aufschluss über die Fußfunktion während der Standbeinphase erlaubt und bei den Behandlungsbeispielen bevorzugt verwendet wird. Eine Farbskala markiert die gemessenen Spitzendrücke gut erkennbar semiquantitativ, die in jedem Feld der Messplatte auch als Zahl angegeben werden (aufsteigend vom geringen zum hohen Spitzendruck als schwarz, dunkelblau, hellblau, grün, gelb, rot bzw. violett wiedergegeben). Die Ganglinie („center of pressure progression", COPP-line) bezeichnet die Position des Körperschwerpunktes, wie und in welcher zeitlichen Abfolge er sich während der Standbeinphase über die Belastungsfläche hinwegbewegt in markierten Abschnitten von 10 ms. – Die insbesondere in ▶ Abschn. 1.6 dargestellten Behandlungsbeispiele lassen deutlich erkennen, dass die Pedografie gegenüber z. B. der Röntgendiagnostik wertvolle Zusatzinformationen zu liefern vermag. Für den Klumpfußtherapeuten ergeben sich im Wesentlichen vier praktische Anwendungsbereiche:

1. Analyse und Dokumentation von Klumpfuß(rezidiv)zuständen. Pedografische Charakteristika des (Rezidiv-)Klumpfußes sind u. a. die hohe Belastung des lateralen Mittelfußes bei weitgehender Entlastung von Rückfuß und medialem Strahl mit Lateralisierung der Ganglinie (z. B. ◘ Abb. 1.53a)
2. Diagnostik der schweren funktionellen Veränderungen bei Klumpfußüberkorrektur (Hamel 2011, Hamel und Nell 2016). Das vom Normalen deutlich abweichende Belastungsmuster mit fehlender Taillierung und Überlastung im mittleren Fußsegment bei reduzierten Spitzendrücken im Vorfußbereich, kompensiert durch vermehrten Einsatz der Zehenbeuger sind, typische pedografische Zeichen der Überkorrektur (z. B. ◘ Abb. 1.75d)
3. Beurteilung der therapeutischen Effekte von Sekundäreingriffen. Pedografisch lassen sich im Schulkind- und Jugendalter die erzielten funktionellen Veränderungen darstellen, auch verbliebene unphysiologische Lastverteilungen (z. B. ◘ Abb. 1.70)
4. Sensibelstes Verfahren zur Erfassung leichter funktioneller Abweichungen. In der Beurteilung von Ausheilungsergebnissen nach unterschiedlichen Formen der Primärbehandlung erweist sich die Pedografie als genauestes Verfahren, mit dem auch leichtere Abweichungen vom Normalen erfasst werden können. So berichtet die neuere Literatur über pedografisch dokumentierte Funktionsabweichungen selbst bei günstigen Ausheilungsergebnissen nach Ponseti-Primärtherapie (Sinclair et al. 2009; Kelly et al. 2017), die möglicherweise Bedeutung haben für die weitere Verfeinerung der Klumpfußprimärtherapie (vgl. auch ◘ Abb. 1.38c)

1.5 Behandlungskonzepte für die Klumpfußprimärtherapie

1.5.1 Therapiewandel in den letzten Jahrzehnten

Jedes Klumpfußtherapiekonzept setzt sich aus den drei Behandlungsphasen **Reposition**, (chirurgisches) **Release** und **Retention** zusammen. In den letzten Jahrzehnten waren in Deutschland hauptsächlich drei Konzepte verbreitet:

- Das **Imhäuser-Konzept** (Imhäuser 1984) mit Redressionsgipsphase nach dem Dreipunkt-Korrektur-Prinzip, begrenztem rein dorsalen Release (Achillessehne und dorsale Kapsel) im Alter etwa von 3–4 Monaten und langer Schienennachbehandlung.
- Das **peritalare Release** (Mc Kay 1983a) mit ausgedehnter Kapsulolyse zur einzeitigen subtalaren Derotation im Alter von etwa 4–10 Monaten nach vorbereitender Gipsredression und nachfolgender Schienenretention.
- Das **Ponseti-Behandlungskonzept** (Ponseti 1992, 1996], das sich seit etwa dem Jahr 2000 in Mitteleuropa (und weltweit) durchgesetzt hat, heute die Methode der Wahl darstellt (Zionts et al. 2012) und hier ausführlich behandelt werden soll. Es unterscheidet sich insofern nicht vom zuvor üblichen peritalaren Release, als es ebenso die subtalare Derotation anstrebt, allerdings auf nichtoperativem Weg. Die Überlegenheit des Ponseti-Konzepts gegenüber dem peritalaren Release ist in der Literatur belegt (z. B. Ippolito et al. 2003].

1.5.2 Primärbehandlung nach dem Ponseti-Konzept

Das Ponseti-Konzept sieht die Korrektur des idiopathischen Klumpfußes in drei Behandlungsschritten vor:

1. subtile Redressionsgipstechnik nach pathomorphologisch begründeten Prinzipien der subtalaren Derotation mit wöchentlichem Wechsel der Oberschenkelgipse,
2. perkutane Tenotomie der Achillessehne und
3. Retention in einer Fußabduktionsorthese bis zum abgeschlossenen 4. Lebensjahr.

Im ersten Behandlungsschritt wird zunächst die Mittel-Vorfuß-Pronation durch meistens 1–2 Redressionsgipsverbände korrigiert (◘ Abb. 1.27a). Dies erfolgt durch Anhebung des medialen Fußstrahls und verbringt den Mittel-Vorfuß in korrekte Lagebeziehung zum Rückfuß. Nach diesem Redressionsschritt steht die gesamte Fußsohle noch schräg, dem kontralateralen Fuß zugewandt.

Erst danach wird die Korrektur der Inversionskontraktur des peritalaren Komplexes angestrebt (subtalare Derotation). Hierfür wird der Mittel-Vorfuß von medial nach lateral redressiert und am lateralen Kopf-Hals-Übergang des Talus gegengehalten, sodass es zu einer sukzessiven Derotation der subtalaren Fußplatte gegenüber dem Talus kommt (◘ Abb. 1.27b, ◘ Abb. 1.28). Hierbei wird der Kalkaneus von den redressierenden Händen des Therapeuten nicht berührt. Er korrigiert sich spontan in der Weise, dass der Tuber calcanei nach medial wandert und die Rückfußvarus-Einstellung (vgl. ◘ Abb. 1.12) in eine physiologische Valgusposition überführt wird (◘ Abb. 1.28b, c). Es wird kein (forcierter) Versuch unternommen, die Equinus-Komponente zu korrigieren. Äußerlich erkennbar ist die zunehmende Korrektur an der progredienten Außendrehung des Fußes gegenüber der Längsachse des Oberschenkels bis zu 70° (◘ Abb. 1.28, ◘ Abb. 1.29).

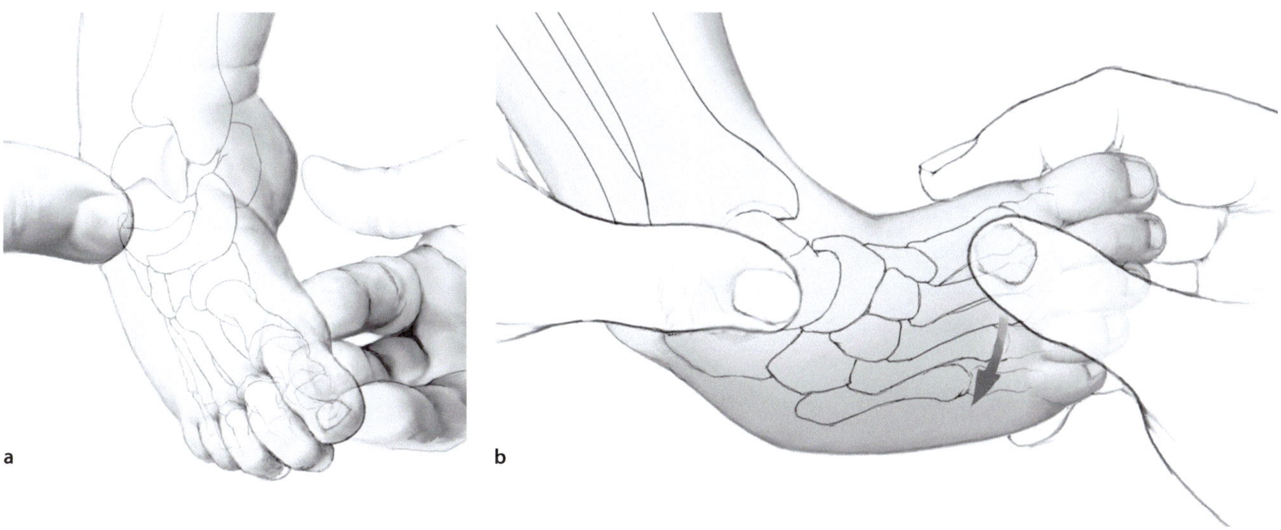

a b

◘ **Abb. 1.27a,b** Im ersten Redressionsschritt wird die Kavus-Komponente des medialen Strahls korrigiert (**a**), erst danach erfolgt die Korrektur des peritalaren Komplexes mit der Aufdehnung der Inversionskontraktur (**b**) durch Rotation der subtalaren Fußplatte gegen den fixiert gehaltenen Talus nach außen

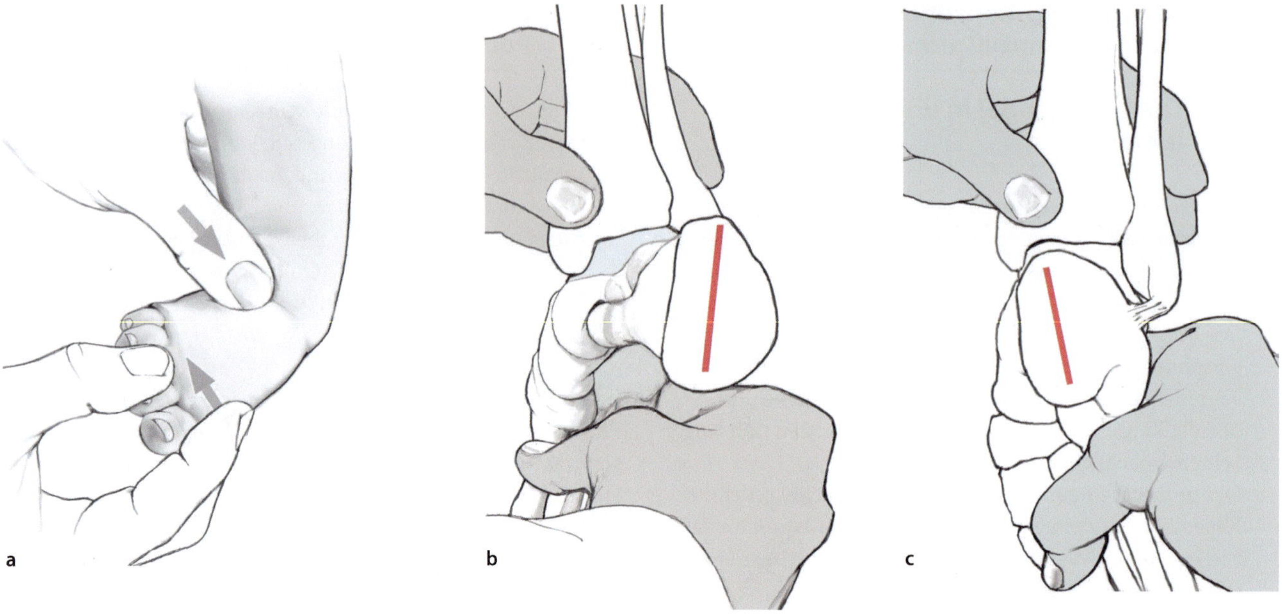

◘ **Abb. 1.28a–c** In einem späteren Redressionsstadium steht der Fuß deutlich außenrotiert (**a**). In der Betrachtung von dorsal zeigt sich, wie der Rückfußvarus (**b**) sich im Rahmen der subtalaren Derotation mitkorrigiert und der Tuber calcanei nach medial wandert, sodass das Lig. fibulocalcaneare unter Spannung gerät (**c**)

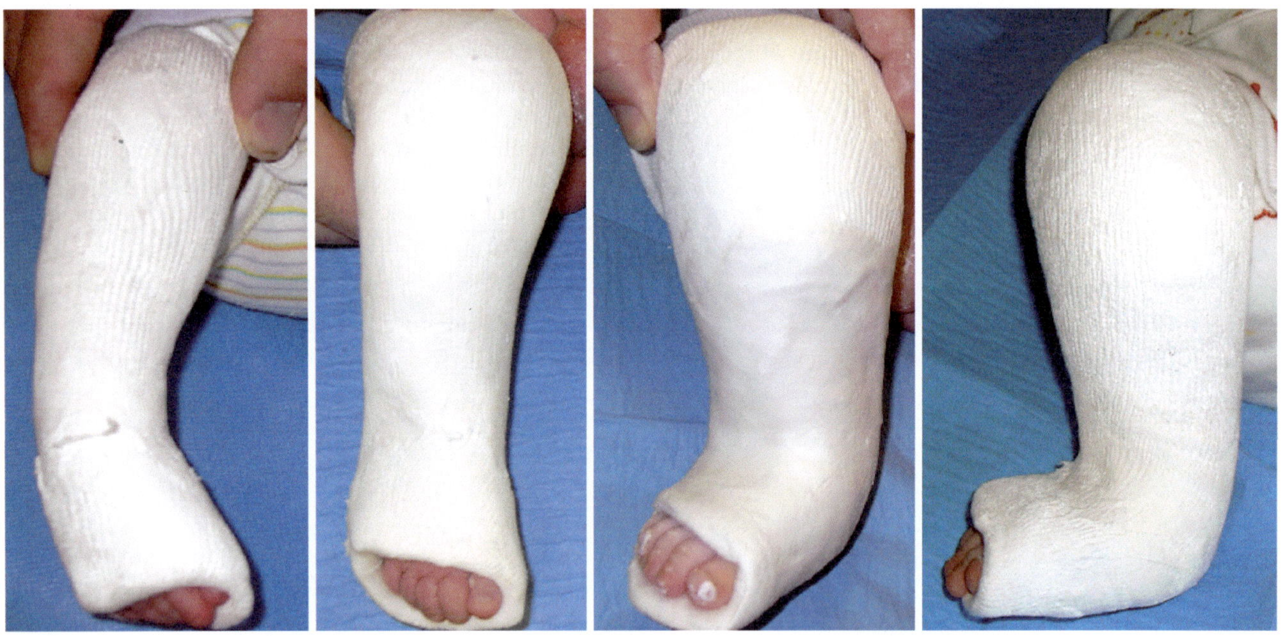

◘ **Abb. 1.29** Folge von Redressionsgipsverbänden mit zunehmender Korrektur. (Mit freundlicher Genehmigung von PD Dr. Oliver Eberhardt, Olgahospital Stuttgart)

Die fortschreitende Korrektur kann mit dem semiquantitativen Pirani-Score dokumentiert werden (▶ Abschn. 1.3.1; ◘ Abb. 1.87). Der Prozess zunehmender Reposition des Talonavikulargelenks lässt sich auch sonografisch kontrollieren. Verlaufsbeobachtungen zeigen, dass der skelettäre Korrekturvorgang oft erst nach Monaten abgeschlossen ist, wenn bereits mit der Retentionsschiene behandelt wird (▶ Abschn. 1.5.3). Mit zunehmender Korrektur des peritalaren Komplexes reduziert sich auch die Equinus-Komponente spontan. In der jeweils bestmöglichen Stellung wird der Fuß im Oberschenkelgips fixiert, der wöchentlich gewechselt wird.

Gipstechnik

- Wattepolsterung nur ein- bis zweilagig (Strumpf fakultativ)
- Kein Papier
- Weißgips (im Neugeborenenalter ca. zwei 6-cm-Rollen)
- In schwierigen Fällen Gipsanlage in zwei Etappen (erst bis über Unterschenkelmitte)
- Oberschenkel bis zur Leiste gefasst
- 90° Kniebeugung
- Ausformung einer suprakondylären Hinterschneidung

Nach in der Regel etwa 5–7 Redressionsgipsverbänden und nach klinischen Kriterien (weitgehend) erfolgter Korrektur der Rückfußinversion und Plateauphase im Pirani-Score wird eine perkutane Tenotomie der Achillessehne vorgenommen und danach für weitere 3–4 Wochen im Oberschenkelgipsverband in deutlicher Abduktion (50–70°) und etwa 15–20° Dorsalextension ruhiggestellt. Es stellt eine absolute Ausnahme dar, wenn in leichteren Fällen diese Tenotomie nicht erforderlich erscheint. Im Zweifel sollte die Tenotomie durchgeführt werden, da sie kaum mit Risiken verbunden ist und die weitere Behandlung erheblich erleichtert. In Grenzfällen zeigt ein seitliches Röntgenbild (ATC-Winkel sollte nicht mehr als 80° betragen) exakter als die Beurteilung, ob die Kalkaneusposition akzeptabel ist (Kang und Park 2015). Die Achillessehne ist ca. 6 Wochen nach Tenotomie in aller Regel wieder gut zu tasten. Wichtig ist, dass nach der Tenotomie eine Dorsalextension von klinisch mindestens 15–20° erreicht wird, gegebenenfalls nach nochmaliger Redression und Gipswechsel. Ansonsten ist die Wahrscheinlichkeit weiterer späterer Interventionen hoch (Hosseinzadeh et al. 2015).

Die primäre Korrektur wird mit der Ponseti-Behandlung in geübten Händen in etwa 95 % der Fälle erreicht. Eine Tenotomie ist in nahezu allen Fällen empfehlenswert und erleichtert auch die nachfolgende Schienenbehandlung (◘ Abb. 1.30). Radler et al. (2007) konnten eine Reduktion des ATC-Winkels von im Mittel 16,9° durch die Tenotomie feststellen (◘ Abb. 1.31). In einigen Fällen, in denen nach perkutaner Tenotomie später operativ vorgegangen werden musste, zeigten sich kaum Vernarbungen im Bereich der zuvor tenotomierten Achillessehne.

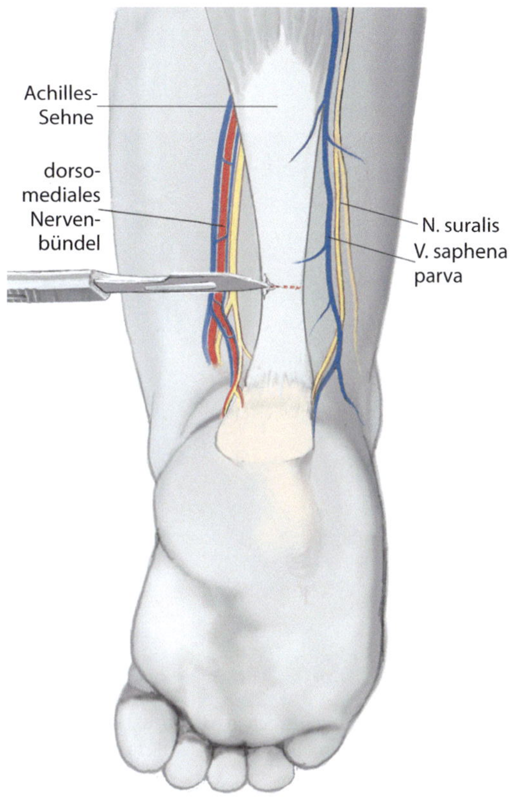

◘ **Abb. 1.30** Perkutane Tenotomie der Achillessehne. Das Skalpell wird am medialen Rand der Achillessehne eingeführt und die Sehne von innen nach außen komplett durchtrennt

Technik: Perkutane Tenotomie (◘ Abb. 1.30)

- Bis zum Alter von etwa 6 Monaten erfolgt der Eingriff in der Regel ohne Allgemein-Anästhesie (lokale Anästhesie mit Emla-Pflaster, zusätzlich Paracetamol-Suppositorium, u. U. auch Lokalanästhetikum, Sehne dann aber schwerer zu tasten).
- Mutter oder Vater befindet sich halbsitzend auf der Untersuchungsliege, das Kind liegt in engem Körperkontakt auf der Mutter (Vater).
- Sehne wird oberhalb des Kalkaneus gut und mehrfach getastet, ggf. anzeichnen.
- Oberschenkel vom Assistenten gut halten lassen.
- Therapeut hält mit einer Hand selbst den Fuß in dorsalextendierter Stellung.
- Doppelte Hautdesinfektion ist notwendig.
- 15er Einmalmesser wird medial der Achillessehne etwa mindestens 1 cm oberhalb des Kalkaneus in Längsrichtung eingeführt (Vorsicht: Kalkaneus-Hochstand!).
- Das Skalpell wird um 90° gedreht und die Sehne von innen nach außen durchtrennt ohne die Haut zu verletzen.
- Es ist ein deutlicher Widerstandsverlust zu spüren, manchmal auch zu hören.
- Die Inzision wird steril abgedeckt, Naht oder Steristrip sind nicht erforderlich.
- Nach der Tenotomie 3–4 Wochen lang Oberschenkelgips in 50–70° Abduktion und weitestmöglicher Dorsalextendion anlegen; bei Nichterreichen von ca. 15° Dorsalextension primär wird ein Gipswechsel mit Nachredression eingeplant.

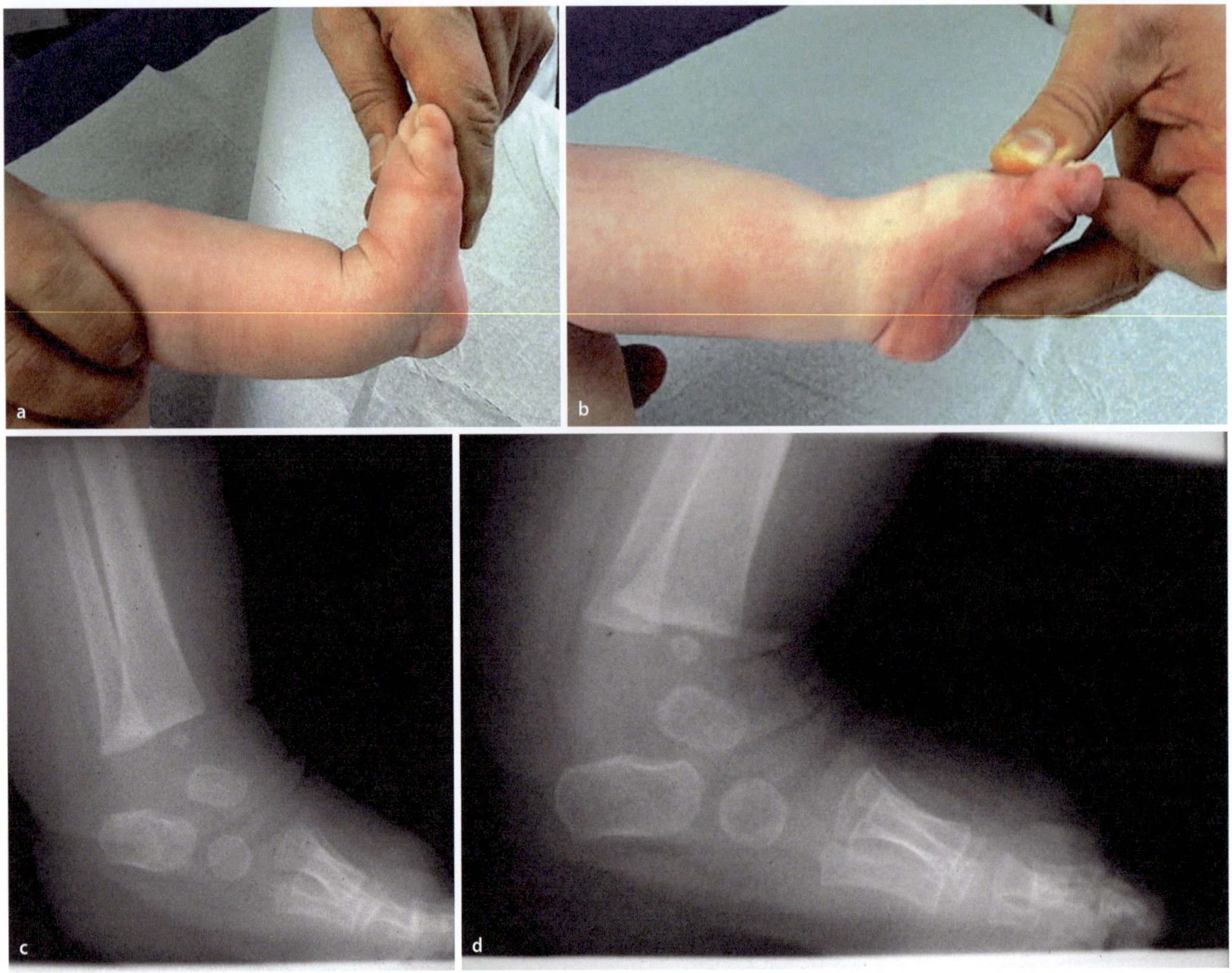

Abb. 1.31a–d Vor (**a**, **c**) und 3 Wochen nach (**b**, **d**) perkutaner Tenotomie mit 5 Monaten (auswärtige Vorbehandlung). Die nahezu freie Mobilität des OSG und die günstige Stellungskorrektur mit deutlichem Effekt auf den ATC-Winkel im Röntgenbild sind zu erkennen

Nach der Post-Tenotomie-Gipsphase wird eine Fußabduktionsorthese (Abb. 1.32) angelegt, die 3 Monate für 23 h/Tag zu tragen ist, im weiteren Verlauf dann nur noch 15 h/Tag (Zielwert, der nicht immer erreicht wird), also während der Schlafphasen des Kindes bis zum 4. Geburtstag. Die Schiene wird auf 70° Außenrotation eingestellt, bei nicht betroffener Gegenseite auf 40°. Hierdurch werden die Weichteile dorsomedial in einer Dauerdehnstellung gehalten mit einem starken wachstumslenkenden Effekt. Durch 10–15° Dorsalextensionseinstellung ist eine Spitzfußprophylaxe gegeben. Die Einstellung der Schiene kann je nach Befund leicht modifiziert werden.

Der Beginn der Schienenbehandlung ist die kritische Phase der Ponseti-Behandlung und Compliance-Probleme sind nicht selten. Das Herausrutschen des Füßchens aus der Orthese ist mit Druckstellen im Fersenbereich und auf dem Spann eng assoziiert. Diese Probleme sind besonders dann zu erwarten, wenn die Dorsalextension nicht deutlich über 10° beträgt. Ist die Einleitung der Schienenbehandlung einmal gelungen, so ist in den Folgemonaten kaum mit Problemen zu rechnen. Ab dem Ende des 2. Lebensjahres können dagegen vermehrt Schienenprobleme auftreten, besonders wenn die Schienenanlage durch die Eltern nicht ganz konsequent und „ritualisiert" erfolgt oder wenn sich leichtere Rezidive ankündigen. Aufgabe des Therapeuten ist in dieser Phase, die Bedeutung einer ausreichend langen Tragedauer auch bei gutem Korrekturerfolg den Eltern immer wieder sehr eindringlich darzulegen.

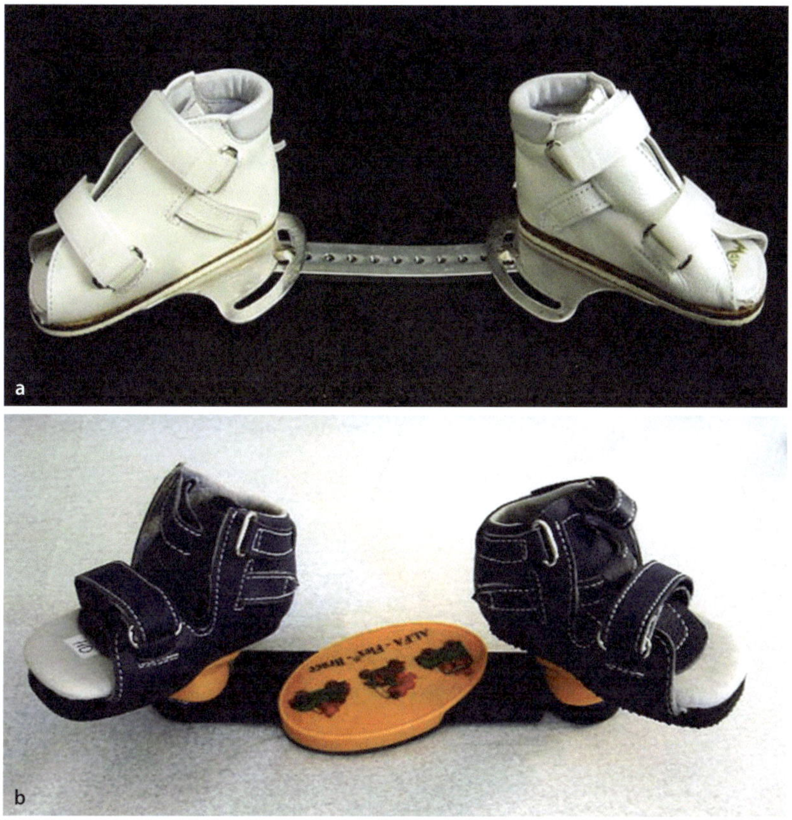

Abb. 1.32a,b Zwei Modelle der Denis-Browne-Schiene

Versorgung mit Fußabduktionsorthese (Denis-Browne-Schiene)

- Die Orthese wird direkt nach Gipsentfernung 3–4 Wochen nach Tenotomie angelegt
- Ausführliche Instruktion der Eltern, besonders über das mögliche Problem des Herausrutschens aus der Orthese
- Regelmäßige Kontrolle der Haut durch die Eltern
- In den ersten Tagen müssen Techniker und Arzt erreichbar sein
- Probleme mit der Schiene sind als Notfall zu behandeln
- Der Arzt überzeugt sich wenige Tage nach Anlage der Schiene vom korrekten Sitz
- Die Orthese wird 3 Monate für 23 h/Tag angelegt, danach nur noch 15 h während der Ruhephasen des Kindes

1.5.3 Behandlungsbeispiele (Verlauf)

Es soll beispielhaft der typische Korrekturverlauf bei zwei von Geburt an behandelten Mädchen mit schwerem Klumpfuß (Ausgangs-Pirani-Score 6, TnC_E-Winkel vor Behandlungsbeginn +75° bzw. +80°) exemplarisch dargestellt werden.

Fall 1 (Abb. 1.33)

Nach in diesem Fall 8 Redressionsgipsverbänden und klinisch vollständiger Korrektur wurde die perkutane Tenotomie im Alter von 10 Wochen durchgeführt. Nach weiterer Ruhigstellung für 4 Wochen wurde in der Abduktionsschiene für 3 Monate 23 h/Tag retiniert, nachfolgend nur noch während der Ruhezeiten 15 h/Tag bis zum 4. Geburtstag. Wie der sonografische Verlauf zeigt, ist die vollständige Korrektur in der Talonavikular-Region sonografisch erst mit etwa 8 Monaten erreicht. Dies wurde in vielen anderen Fällen ebenfalls beobachtet und zeigt, dass auch in der Schienenphase noch Korrekturphänomene zu erwarten sind.

Klinisch-funktionell zeigte sich bei der Patientin im Kleinkindalter ein sehr gutes Korrekturergebnis mit kräftiger aktiver Plantarflexion (Abb. 1.33k). Das Mädchen betrieb ab dem Alter von 5 Jahren sehr intensiven Tanzsport. Sonografisch konnte ein ganz leichter Korrekturrückgang mit 6,5 Jahren nach Absetzen der Abduktionsschiene Im Alter von 4 Jahren (Abb. 1.33j) beobachtet werden mit angedeuteter Scheinkorrektur in der Navikulokuneiforme-Linie. Ein wegen kurzfristig aufgetretenen Beschwerden – die nie ganz geklärt werden konnten und später nicht mehr auftraten – gefertigtes Kernspintomogramm lässt in Spontanhaltung eine gewisse talonavikulare Restdeformität erkennen (Abb. 1.33l).

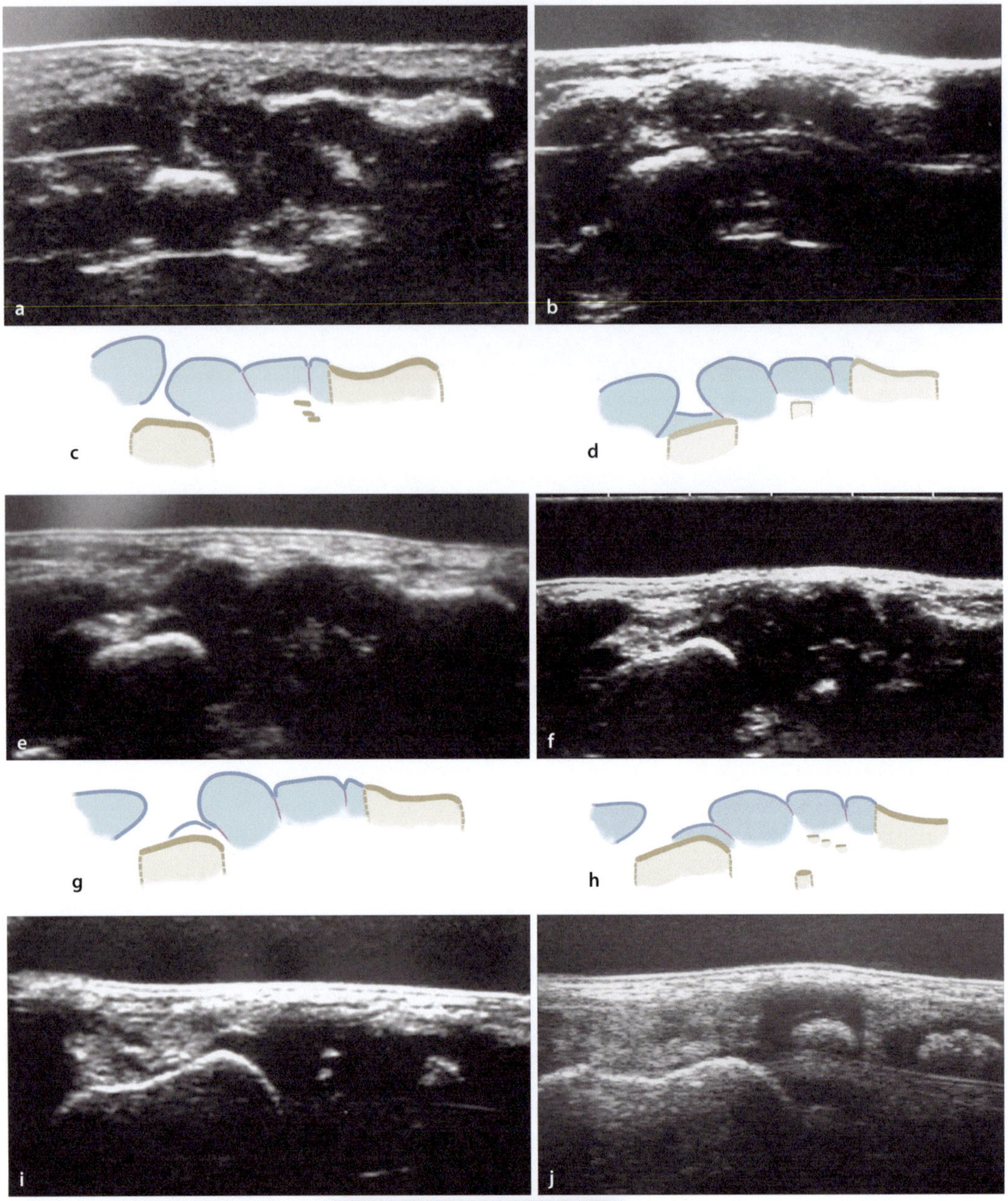

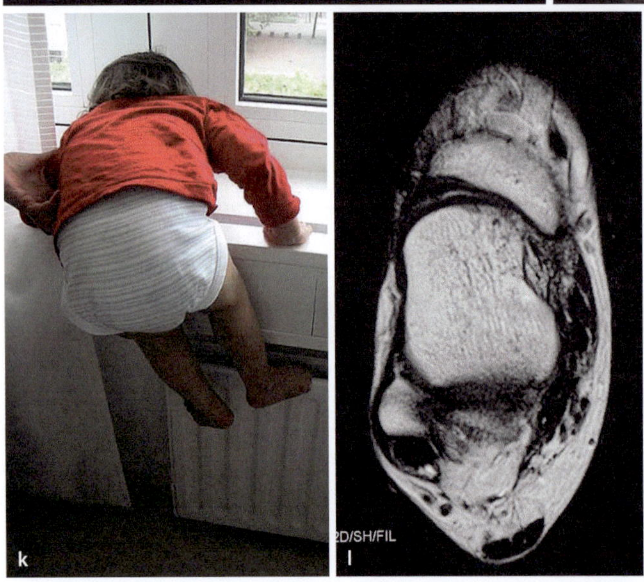

Abb. 1.33a–l Fall 1. Schwerer Klumpfuß im Verlauf der Primärbehandlung: Im Alter von 2 Wochen (**a**, **c**), 8 Wochen (**b**, **d**), 14 Wochen (nach Tenotomie; **e**, **g**) und 8 Monaten (**f**, **h**). Primär vollständiger Kontakt von medialem Navikulare-Pol und Innenknöchel mit TnC_E-Winkel von ca. +80°. Korrektur bis auf etwa +10° nach 8 Monaten. Sehr gutes funktionelles Ergebnis im weiteren Verlauf wie das Foto im Alter von 2 Jahren zeigt (**k**). Mit 4 Jahren vollständige Korrektur mit negativem TnC_E-Winkel (**i**), nach Absetzen der Schiene mit 6,5 Jahren allerdings leichter Korrekturrückgang mit Klumpfuß-typischer talonavikularer Inversionsstellung (**j**). Auch das MRT im Alter von 9 Jahren (wegen im Weiteren dann rückläufiger Beschwerden) zeigt ebenfalls eine mäßiggradige talonavikulare Fehlstellung in Spontanhaltung bei klinisch weiterhin guter Korrekturstellung (**l**)

▪ Fall 2 (◘ Abb. 1.34)

Bei schwerem Ausgangsbefund erfolgt die vollständige Korrektur im Verlauf des 1. Lebensjahres durch Redressionsgipsbehandlung, Tenotomie im Alter von 8 Wochen und nachfolgender Retention in der Fußabduktionsschiene. Mit 5 Jahren wurde eine Tibialis-anterior-Sehnenversetzung erforderlich, die weitere Entwicklung danach verlief klinisch und radiologisch günstig.

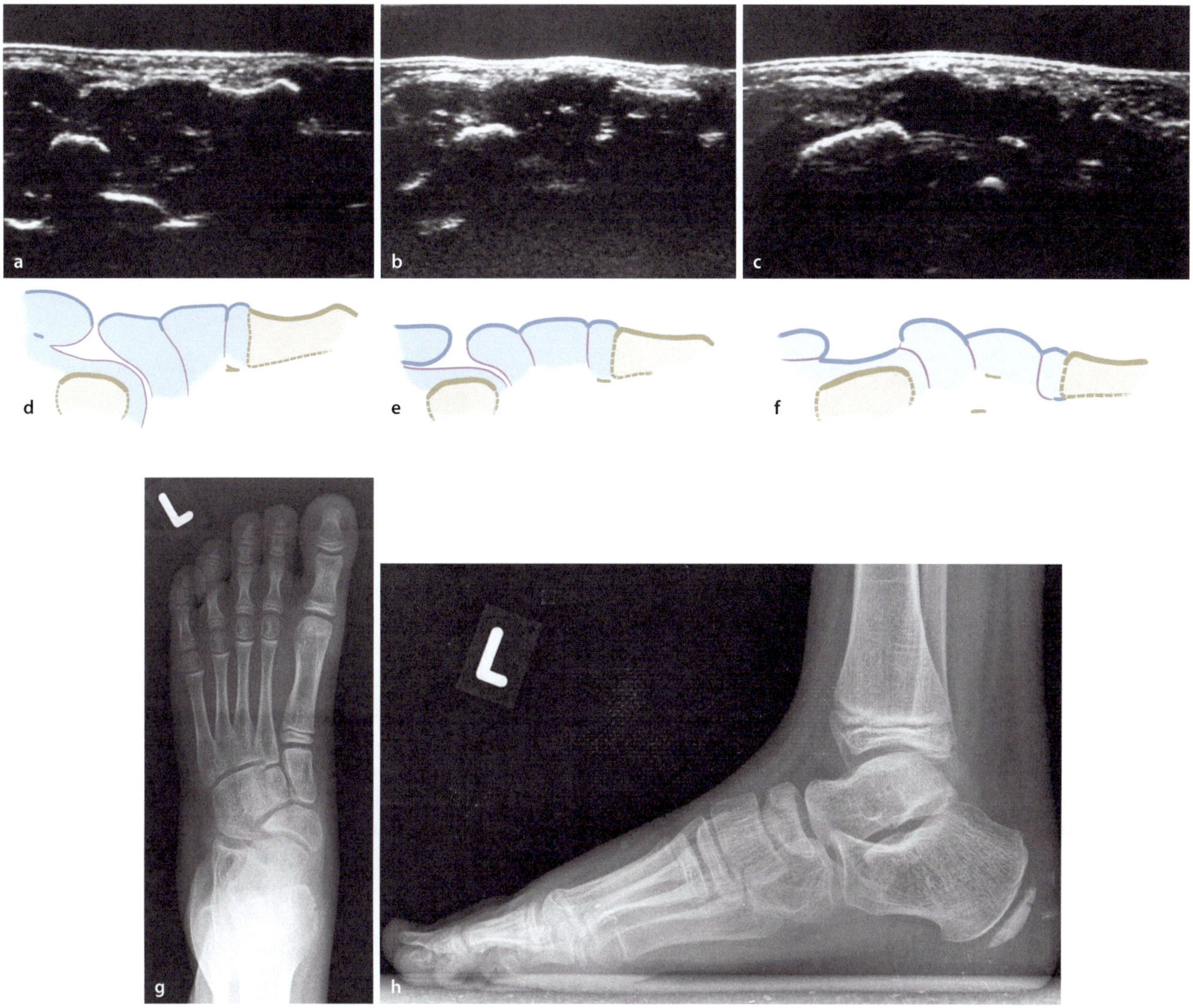

◘ Abb. 1.34a–h Fall 2. Korrekturvorgang während der Redressionsphase im medialen sonografischen Schnitt im Alter von 3 Wochen (**a**, **d**), 8 Wochen (**b**, **e**) und 12 Monaten (**c**, **f**) bei schwerem Ausgangsbefund (TnC_E-Winkel bei +75°). Die fortschreitende Korrektur ist sonografisch nachzuvollziehen. Im Alter von 10 Jahren (**g**, **h**) sehr gute radiologische Entwicklung des Tarsalskelettes mit leichter Abflachung des Os naviculare lateral (**g**)

1.5.4 Fehlermöglichkeiten und Komplikationen der Ponseti-Primärtherapie

Optimale Ergebnisse mit der Ponseti-Primärtherapie sind nur zu erwarten bei sehr genauem Befolgen der von Ponseti erarbeiteten Behandlungsrichtlinien. Modifikationen sollten nur mit äußerster Zurückhaltung vorgenommen werden. Die **häufigsten Probleme und Fehler** bei der Ponseti-Primärtherapie sind folgende (Ponseti IV, 1997):

1. **Redressionsgipsbehandlung**
   - Behandlung mit Unterschenkelgips,
   - unzureichende Gipstechnik (übermäßige Polsterung, unzureichende Passform),
   - Zurückrutschen des Fußes im Gips (Vorsicht! Notfallmäßig Gips entfernen!),
   - ungenügende Kavus-Korrektur bei Redressionsbeginn,
   - ungenügender Gegenhalt am Taluskopf-Talushals-Übergang,
   - zu forcierte Redression mit Scheinkorrektur im tarsometatarsalen Übergang („horizontal breach"), Schaukelfuß (◘ Abb. 1.35).
2. **Tenotomie**
   - Durchführung der Tenotomie vor vollständiger Korrektur,
   - Unterlassung der Tenotomie trotz Indikation (im Zweifel tenotomieren!),
   - Tenotomie zu distal (Verletzung des Kalkaneus),
   - unvollständige Tenotomie,
   - traumatisierende Tenotomie,
   - Unterlassung einer 2. Tenotomie, wenn erforderlich.
3. **Schienenbehandlung**
   - Unterschätzung der Bedeutung der Retentionsbehandlung (Tragedauer!),
   - unzureichende Elternaufklärung,
   - Schienenbehandlung ohne vollständige Korrektur,
   - Herausrutschen des Fußes aus der Schiene,
   - Druckstellen (meist in Kombination mit Herausrutschen aus der Schiene).

Abweichungen vom vorgesehenen Konzept sollten nach Möglichkeit nicht vorgenommen werden, werden aber von den Eltern nicht selten angefragt. Es kann aus logistischen Gründen, und nur sehr selten aus medizinischen Gründen, erforderlich sein, die Behandlungsmethode komplett zu wechseln, z. B. zu einem primär operativen Vorgehen. Auch kann es Gründe geben, die Tenotomie unter Narkosebedingungen und im Sinne eines offenen Verfahrens durchzuführen. Bei Druckstellen in der Retentionsphase muss gegebenenfalls eine erneute Gipsphase zwischengeschaltet werden bis zur Abheilung der Druckstellen. Eine vollständige Unterbrechung der Retention sollte vermieden werden. In sehr seltenen Fällen ist es insbesondere bei einseitigem Klumpfuß notwendig, auf eine Oberschenkelschienenversorgung zu wechseln (◘ Abb. 1.36), bei der dann aber die Außenrotation des Fußes ebenfalls realisiert werden sollte. Dies ist aber nur in Ausnahmefällen wirklich erforderlich und gegenüber der Versorgung mit Denis-Browne-Schiene deutlich vermindert wirksam (George et al. 2011).

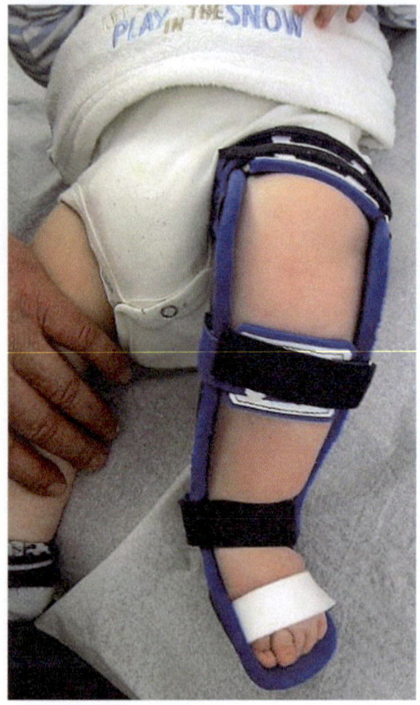

◘ **Abb. 1.36** Oberschenkelnachtschienen-Versorgung zur Retention nach Klumpfußkorrektur. Innenzüge wie hier zu sehen erhöhen den Effekt. Der Fuß sollte noch deutlicher als hier gezeigt außenrotiert eingestellt werden

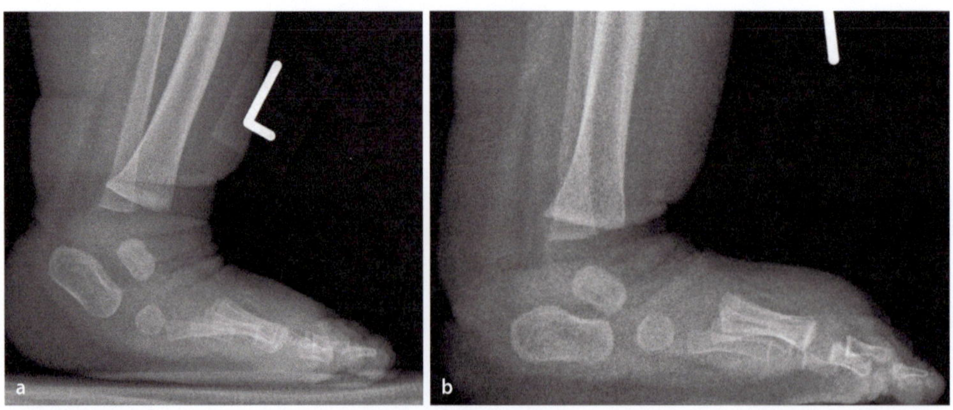

◘ **Abb. 1.35a,b** 5 Monate alte Klumpfußpatientin, auswärts vorbehandelt, Tenotomie dringlich indiziert bei deutlicher Schaukelfuß-Entwicklung (**a**), 5 Wochen nach Tenotomie (**b**) ATC-Winkel in diesem Fall gebessert. Bei erheblicher Destabilisierung der Tarsalgelenke kann die Fersenentwicklung häufig trotz Tenotomie unvollständig bleiben

1.5.5 Zusammenarbeit mit den Eltern

Die Ponseti-Behandlung ist nur möglich in enger Abstimmung mit den Eltern. Nur wenn den Eltern die Abfolge der Behandlungsschritte genau erklärt wurde und einleuchtet, werden sie bereit sein, auch in schwierigen Fällen zu kooperieren. Folgende Maßnahmen haben sich sehr bewährt:

- längeres Gespräch vor der Geburt (Beruhigung und Herstellen eines Vertrauensverhältnisses),
- geeignete schriftliche Information (Broschüre o. ä.), Internet schafft oft Verwirrung,
- Nutzen der Gipswechsel für Information über den jeweils nächsten Behandlungsschritt,
- kein Abweichen vom Konzept (besonders bei wechselnden Therapeuten),
- zeitnahe (telefonische) Erreichbarkeit des Therapeuten.

1.5.6 Ergebnisse der Ponseti-Primärtherapie

Das Ergebnis einer Klumpfußbehandlung lässt sich etwa mit folgenden Parametern beschreiben, die auch Bestandteil vieler Scores sind:

Ergebnisbeurteilung behandelter Klumpfüße

1. Form des Fußes und seiner knöchernen Strukturen
2. Beweglichkeit, insbesondere des Sprunggelenkskomplexes
3. Langfristige Schmerzfreiheit
4. Subjektives Patientenurteil
5. Funktion im Alltag und bei (sportlicher) Belastung

Einige Anmerkungen hierzu:

1. Es reicht heute nicht mehr aus, einen „plantigraden Fuß" zu fordern. Ein Fuß kann plantigrad ausgerichtet sein und trotzdem deutliche Fehlbelastungen aufweisen (Abb. 1.64). Die Form des Talus im späteren Kindesalter lässt gewisse Rückschlüsse auf das erreichte Ergebnis zu (▶ Abschn. 1.8). Je mehr sich die Talusform dem Normalbild annähert und sich von seiner Ausgangsdeformität (▶ Abschn. 1.2.1) erholt (Krümmungsradius der Trochlea tali, Taluslänge, Abwinklung der Kopf-Hals-Region), desto besser ist in der Regel auch das funktionelle Gesamtergebnis. Spätergebnisse nach Ponseti-Therapie (Ponseti et al. 1981, Cooper und Dietz 1995) zeigen nicht selten leichtere Scheinkorrektureffekte im Bereich der Navikulokuneiforme-Gelenklinie („horizontal breach") und eine lateral abgeflachte Kontur des Os naviculare (z. B. Abb. 1.34, Abb. 1.38). Beide Phänomene können eine nicht ganz vollständige talonavikulare Reposition kompensieren und sind offenbar mit einem funktionell guten Ergebnis vereinbar.
2. Die Beweglichkeit der Rückfußgelenke soll möglichst uneingeschränkt sein, am oberen Sprunggelenk aber mindestens etwa 10°-0°-25° betragen, damit alle Alltagstätigkeiten unbehindert ausgeführt werden können. Richards et al. (2008) fanden leichte Vorteile des Ponseti-Konzepts diesbezüglich gegenüber einem anderen konservativen Behandlungskonzept. Auch die Flexibilität des talokalkaneo-navikularen Komplexes erreicht beim idiopathischen Klumpfuß nie normale Werte, wie insbesondere aus funktionssonografischen Untersuchungen (Abb. 1.26) hervorgeht, eine Teilmobilität ist aber für differenziertere Funktionen von großer Bedeutung.
3. Zu Recht werden klinische Langzeitergebnisse gefordert, die für das Ponseti-Konzept z. T. bereits vorliegen (Laaveg und Ponseti 1980; Cooper und Dietz 1995; Ippolito et al. 2003). Smith et al. (2014) fanden langfristig eine Überlegenheit der nach Ponseti behandelten Kinder gegenüber primär operativ behandelten Patienten.
4. Es ist immer wieder zu beobachten, dass subjektives Patientenurteil und objektive Befunde gerade im Kindesalter oft weit voneinander abweichen. Daher ist die subjektive Einschätzung – isoliert betrachtet – nur von begrenzter Aussagekraft.
5. Genauere Einschätzung der Funktion etwa beim Gehen erlaubt heute die instrumentelle Ganganalyse. Es werden zunehmend pedografische Studien nach Klumpfußbehandlung (Lampe et al. 2017) und speziell nach dem Ponseti-Konzept behandelter Klumpfußpatienten (Kelly et al. 2017) publiziert. Hier zeigen sich noch erhebliche Unterschiede behandelter Klumpfüße gegenüber den altersentsprechenden Normalbefunden. Auch bei den „guten Ergebnissen" nach Ponseti-Behandlung bestehen z. T. deutliche Unterschiede zum Normalen, ein Hinweis auf die hohe Sensitivität dieses Verfahrens. Es muss aber betont werden, dass derartig schwere Funktionsstörungen wie etwa bei der Klumpfußüberkorrektur nach peritalarem Release (▶ Abschn. 1.6.3) bei nach Ponseti behandelten Patienten nicht mehr gesehen wurden.

1

1.5.6.1 Ergebnisse der Ponseti-Therapie in der Literatur

In den letzten zwei Jahrzehnten ist eine umfangreiche Literatur zu den Ergebnissen, Problemen und Einzelaspekten der Ponseti-Behandlung entstanden, die sich im Überblick etwa wie folgt zusammenfassen lässt:

Erfahrungen mit der Ponseti-Primärtherapie in der Literatur

- Primärkorrektur in 90–100 % erreichbar
- Tenotomie in etwa 60–100 % erforderlich
- Compliance-Problem mit der Abduktionsschiene weitverbreitet, meist zwischen 20 und 50 %
- Rezidivrate bei ca. 30–40 % (starke Koinzidenz mit Compliance-Problemen)
- TAT-Rate (Tibialis-anterior-Transfer-Rate) 20–40 %
- Ergebnisse im frühen Schulkindalter gut, aber messbare Unterschiede zum Normalfuß
- Ergebnisse nach Wachstumsabschluss liegen erst in begrenztem Umfang vor

Mit den Ergebnissen der instrumentellen Ganganalyse sind bereits weitergehende Aussagen zu den funktionellen Behandlungsergebnisse zumindest bis ins frühe Schulkindalter möglich (Kelly et al. 2017; Mindler et al. 2014), die jedoch noch in höhere Altersstufen weiter verfolgt werden müssen.

Typische pedografische Befunde nach Ponseti-Therapie

- Zeitlich verkürzte Fersenbelastung
- Das Kraftmaximum wird meist bereits in der mittleren Standbeinphase erreicht
- Leicht verminderte Kraftentwicklung des Vorfußes in der späten Standbeinphase
- Leichte Verlagerung der Hauptbelastung auf den lateralen Mittelfuß
- Verminderte Belastung des Metatarsale I (◘ Abb. 1.38c)

1.5.6.2 Eigene Erfahrungen

Der Autor hat nach Übernahme des Ponseti-Konzeptes von 2004–2009 eine Gruppe von 25 konsekutiven schweren Klumpfüßen klinisch, sonografisch und röntgenologisch bis ins Schulalter prospektiv beobachtet (Hamel 2012). Die sonografisch dokumentierte Korrektur trat in allen Fällen ein, im Mittel wurde eine Reduktion des TnC_E-Winkels von +52,3° auf -5,4° festgestellt (▶ Übersicht rechts).

Die Indikation zu einer späteren Tibialis-anterior-Verlagerung (▶ Abschn. 1.6.1.3) wegen leichtem Rezidiv oder Überaktivität des M. tibialis anterior wurde in bisher 9 Fällen (36 %) gestellt. In der Regel wurde sie nach vorangängiger Gipsredression und z. T. in Kombination mit begrenztem dorsalen Release durchgeführt. In ebenfalls 9 Fällen musste zeitweilig mit einer dynamischen Unterschenkel-Nachtschiene mit Gasdruckfeder (◘ Abb. 1.37) behandelt werden wegen Reduktion der Dorsalextension unter 10°. Hierdurch war in den meisten Fällen eine Zunahme der Dorsalextension in begrenztem Umfang zu erreichen.

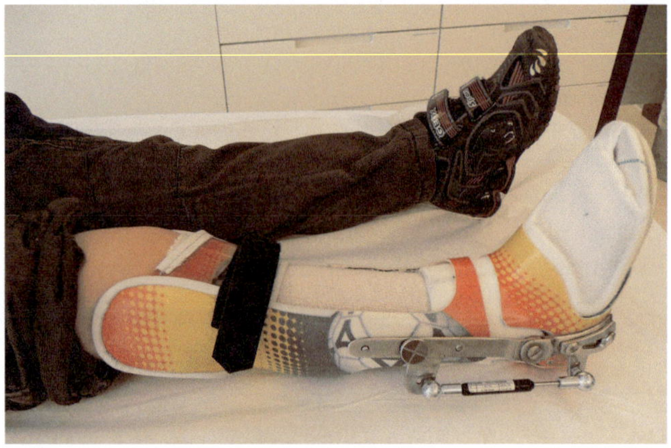

◘ **Abb. 1.37** Dynamische Unterschenkel-Nachtlagerungsschiene zur Verbesserung der Dorsalextension

Die besonderen Vorteile der Ponseti-Behandlung sind nach den bisherigen eigenen Erfahrungen: Vermeidung innerlicher Vernarbungen, Dislokationen und Überkorrekturen. Durch die bereits sehr frühe Korrektur der Equinus-Komponente kann sich die Trochlea tali besser formen (◘ Abb. 1.38a), ein entscheidender Faktor für die spätere Funktion des oberen Sprunggelenks (vgl. ▶ Abschn. 1.8). Pedografisch konnte eine dem normalen Belastungsmuster nahekommende Lastverteilung festgestellt werden (◘ Abb. 1.38c).

In der Aufklärung der Eltern bleibt es jedoch trotz dieser insgesamt günstigen Ergebnisse wichtig, auf verbleibende leichte Defizite von Anfang an hinzuweisen (▶ Übersicht Seite 25 oben links).

Wesentliche Beobachtungen aus der sonografischen Verlaufsuntersuchung

- Die tarsale Korrektur erfolgte in allen Fällen
- Vollständige Korrektur z. T. erst nach 8–12 Monaten (▶ Abschn. 1.5.3)
- Ein Teil der Korrektur ist in der NC-Linie (Navikulokuneiforme-Linie) lokalisiert
- Die tarsale Mobilität bleibt deutlich eingeschränkt (◘ Abb. 1.26)
- Die Talusform erholt sich gut

Unvermeidbare Folgen des idiopathischen Klumpfußes

- Verschmächtigung der Wadenmuskulatur mit einem Umfangsdefizit von mindestens 1–2 cm in Relation zur nichtbetroffenen Gegenseite
- Leichte Verkürzung des Fußes (bis 1 cm, in Extremfällen 1,5 cm) und selten des betroffenen Beines
- Mäßiggradige Einschränkung der Sprunggelenkbeweglichkeit

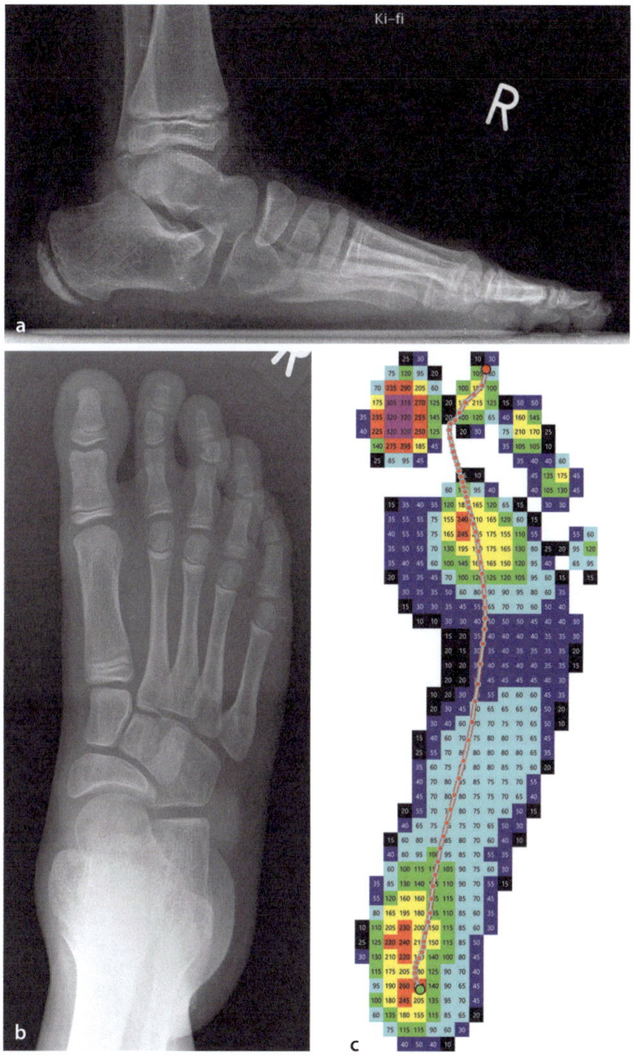

Abb. 1.38a–c Zehnjähriger Junge, ab der 1. Lebenswoche nach dem Ponseti-Konzept behandelter schwerer idiopathischer Klumpfuß (Ausgangsbefund TnC_E-Winkel +56°) mit klinisch und radiologisch guter Entwicklung (**a**, **b**). Das OSG zeigte eine Beweglichkeit von 15°-0°-25°. Pedografisch nahezu normale Lastverteilung (**c**) bei vermindertem Spitzendruck unter dem Metatarsale I, vermutlich einer persistierenden Schwäche des M. peroneus longus entsprechend

1.5.7 Sonderformen des angeborenen Klumpfußes (atypischer Klumpfuß, Arthrogrypose, Meningomyelozele)

Der sog. atypische Klumpfuß stellt eine Sonderform dar. Es handelt sich um häufig sehr „fleischige", gedrungene Füße mit starker Querfaltenbildung auch plantar und auffällig (scheinbar) kurzem medialen Fußstrahl (Abb. 1.39). Das Ausmaß der Inversionskontraktur selbst erscheint oft eher weniger ausgeprägt bei besonders stark ausgeprägter Kavus-Komponente. Nicht selten treten solche Deformitäten iatrogen nach fehlerhafter Redressionsgipsbehandlung auf. Es ist eine verlängerte Redressionsbehandlung erforderlich mit oft stark verlängerter Kavus-Korrekturphase durch sog. Ponseti-II-Gipse (Abb. 1.41), bei denen die Kavus-Komponente durch Dehnung der plantaren Weichteile gezielt adressiert wird. Mit langwierigen und schwierigen Redressionsphasen muss bei diesen Füßen gerechnet werden. Abb. 1.40 zeigt einen derartigen Behandlungsverlauf. Die Ergebnisse können aber beim atypischen Klumpfuß ähnlich günstig sein wie beim gewöhnlichen Klumpfuß.

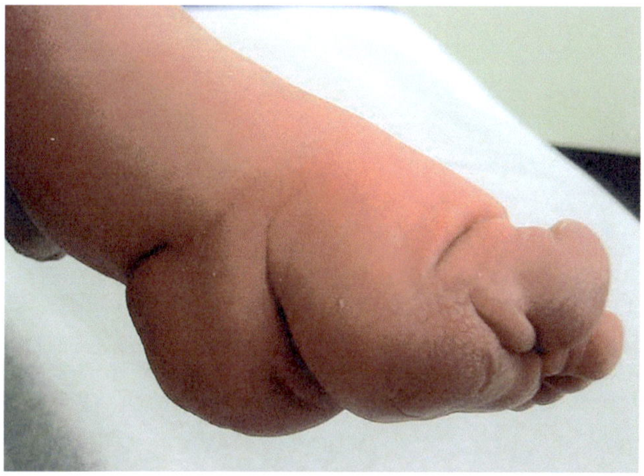

Abb. 1.39 Atypischer Klumpfuß im Neugeborenenalter

Auch arthrogrypotische Klumpfüße (Abb. 1.42), die häufig ähnlich wie auch bei Meningomyelozele (MMC) sehr hohe Rigidität zeigen, werden mit der Ponseti-Primärtherapie behandelt (Boehm et al. 2008; Gerlach et al. 2009). Die Primärkorrektur ist allerdings in ausgeprägten Fällen oft nicht zu erreichen, sodass viele dieser Kinder einem operativen Release unterzogen werden müssen. Trotzdem ist ein ausgedehnter Therapieversuch mit Redressionsgipsen in jedem Fall gerechtfertigt (Eberhardt et al. 2012). Es kann in derartigen Fällen sinnvoll sein, eine extreme Equinus-Komponente schon vor der vollständigen tarsalen Korrektur durch eine Tenotomie zu reduzieren, um die weitere Redression zu ermöglichen.

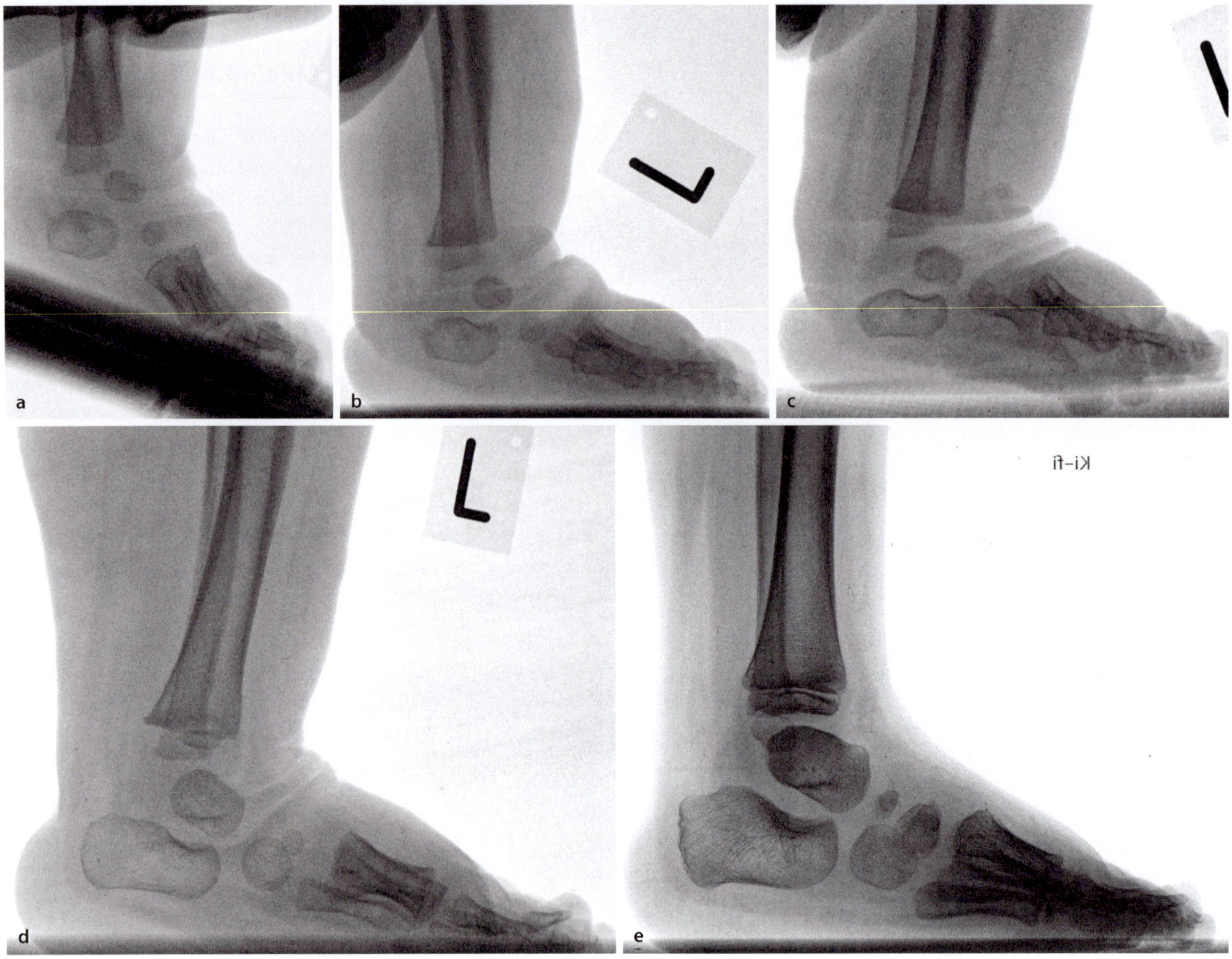

Abb. 1.40a–e Atypischer Klumpfuß nach Redressionsgipsbehandlung mit 6 Wochen (**a**), daraufhin geplante Tenotomie noch nicht durchgeführt, sondern weitere Gipsredression (Ponseti II-Technik, Abb. 1.41) mit 12 Wochen Kavus-Komponente deutlich gebessert (**b**), mit 16 Wochen nach Tenotomie zufriedenstellende Fersenentwicklung (**c**), weiterer Verlauf mit 15 Monaten (**d**) und im 5. Lebensjahr (**e**) weiter beobachtungsbedürftig.

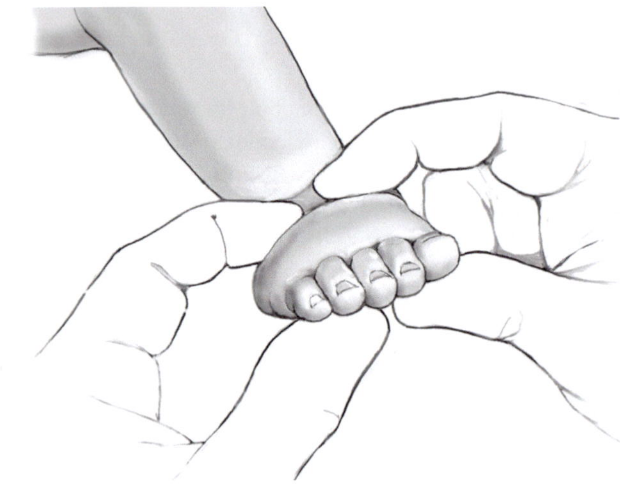

Abb. 1.41 Ponseti-II-Redressionstechnik zur Korrektur der Kavus-Komponente bei atypischen Klumpfüßen

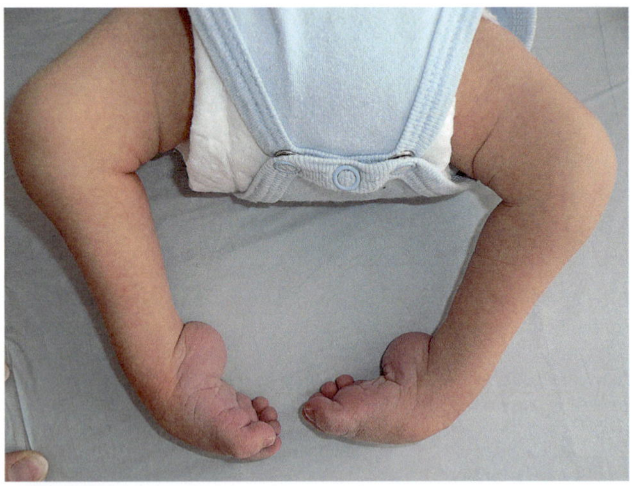

Abb. 1.42 Beiderseitige arthrogrypotische Klumpfüße mit ausgeprägter Rigidität

1.5.8 Operative Primärbehandlung

Ein chirurgisches Release über die perkutane Tenotomie der Achillessehne hinaus ist im 1. Lebensjahr in den allermeisten Fällen nicht erforderlich und grundsätzlich mit der Gefahr postoperativer Narbenkontrakturen verbunden. Ponseti hat deshalb von Eröffnungen der Gelenkkapseln grundsätzlich abgeraten. Es gibt aber besondere Umstände, bei denen operative Behandlungen auch im frühen Alter bereits angezeigt sein können (Jauregui et al. 2017):

- Besonders schwere Ausgangsbefunde, die nicht ausreichend auf die Ponseti-Primärbehandlung ansprechen
- Unzureichender Effekt der perkutanen Tenotomie, z. B. durch akzessorische Muskeln (◘ Abb. 1.43)
- Incompliance der Eltern oder Undurchführbarkeit der Ponseti-Behandlung wegen äußerer Umstände
- Spezieller Elternwunsch

1.5.8.1 Begrenztes dorsales Release

Ein offenes dorsales Release, ähnlich wie früher von Imhäuser (1984) beschrieben, ist indiziert, wenn eine ein- oder zweimalige perkutane Tenotomie die Spitzfußkontraktur (Fersenhochstand) nur unzureichend beseitigen konnte (z. B. auch bei akzessorischer Muskulatur, ◘ Abb. 1.43), eine wesentliche Inversionskontraktur des Rückfußkomplexes aber nicht vorliegt.

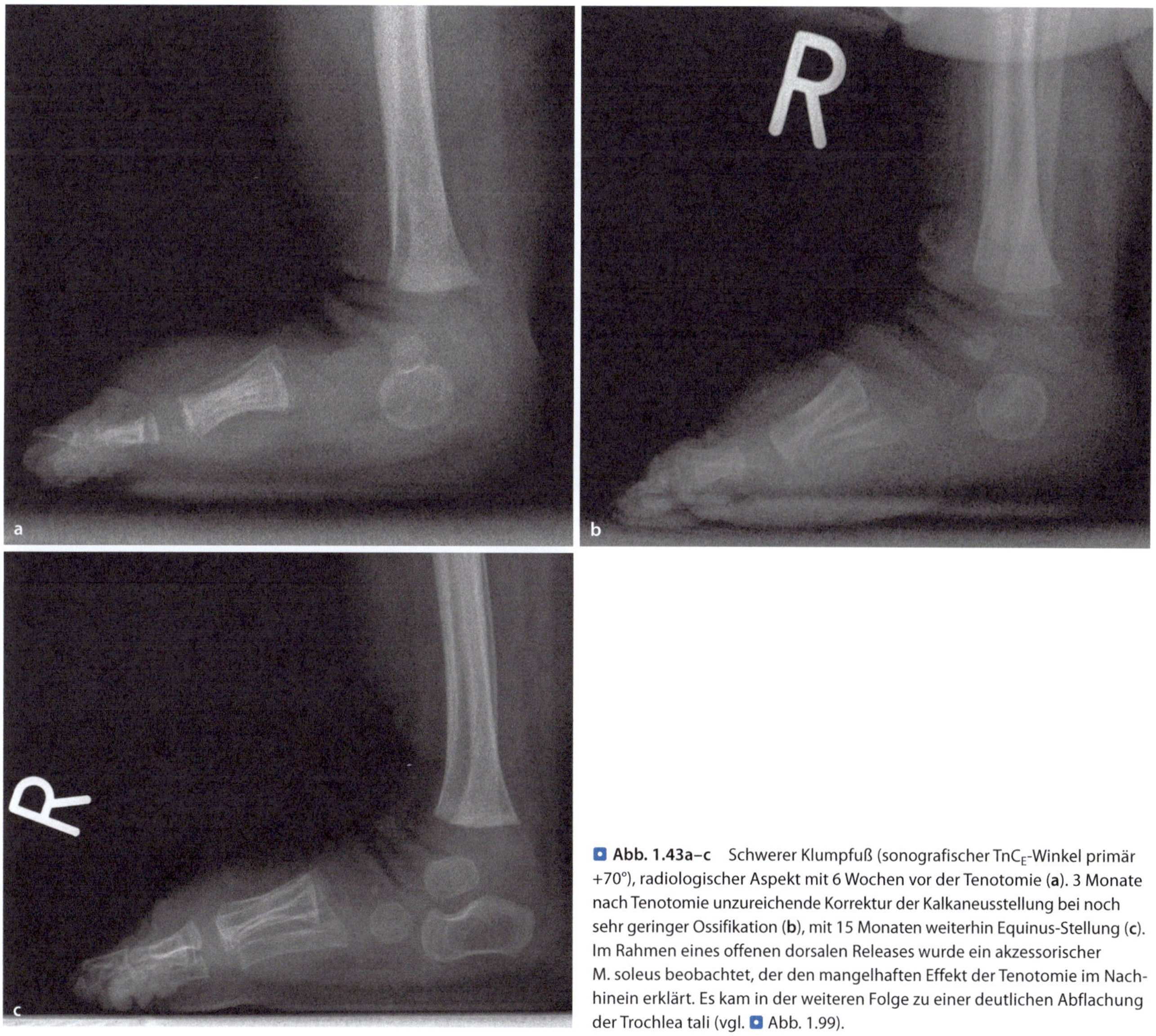

◘ **Abb. 1.43a–c** Schwerer Klumpfuß (sonografischer TnC_E-Winkel primär +70°), radiologischer Aspekt mit 6 Wochen vor der Tenotomie (**a**). 3 Monate nach Tenotomie unzureichende Korrektur der Kalkaneusstellung bei noch sehr geringer Ossifikation (**b**), mit 15 Monaten weiterhin Equinus-Stellung (**c**). Im Rahmen eines offenen dorsalen Releases wurde ein akzessorischer M. soleus beobachtet, der den mangelhaften Effekt der Tenotomie im Nachhinein erklärt. Es kam in der weiteren Folge zu einer deutlichen Abflachung der Trochlea tali (vgl. ◘ Abb. 1.99).

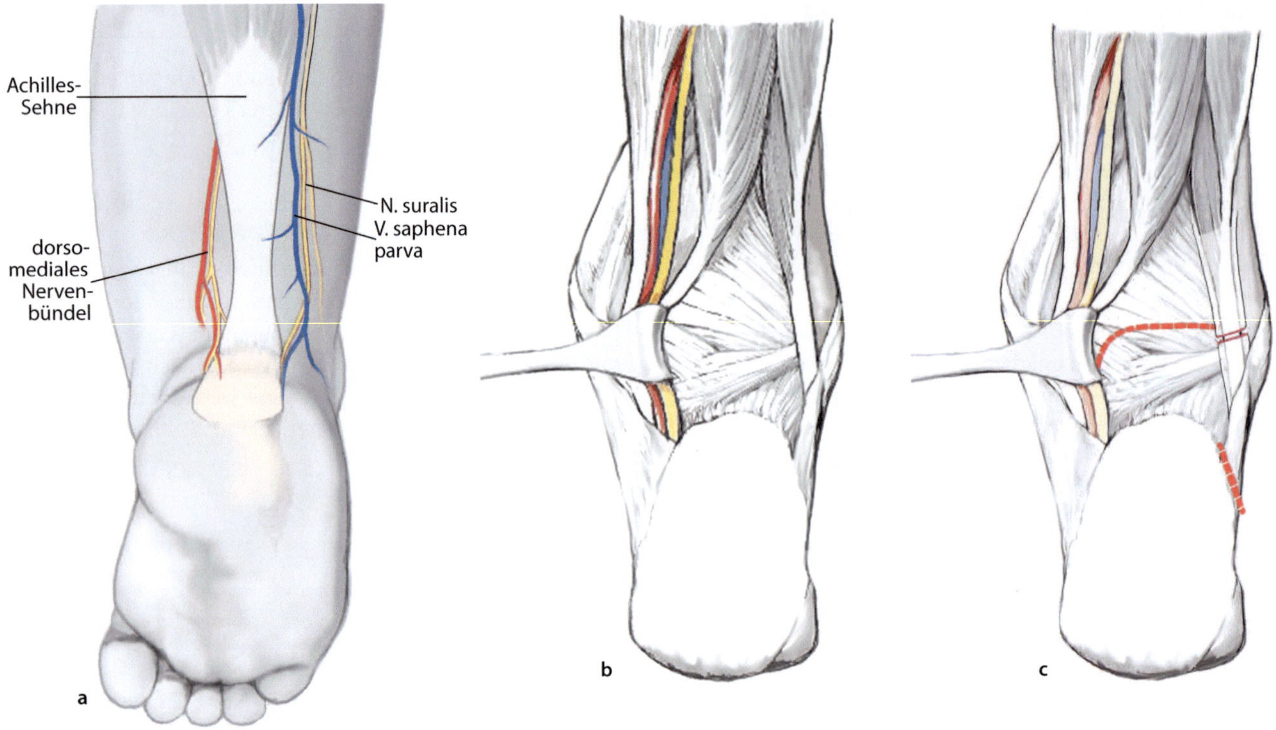

Abb. 1.44a–c Begrenztes dorsales Release unter Beachtung der neurovaskulären Strukturen (**a**) mit Z-förmiger Verlängerung der Achillessehne (nicht gezeigt) und Spaltung der Kapsel des OSG unter Schonung der Sehne des M. flexor hallucis longus (**b**) sowie Release der Peronealsehnenscheide und des Lig. fibulocalcaneare an seinem kalkanearen Ansatz (**c**)

Technik: Begrenztes dorsales Release

- Der Eingriff erfolgt in Bauchlage mit einem etwa 3–4 cm langen Querschnitt (sog. Mini-Cincinnati). Dorsomediales Gefäßnervenbündel und N. suralis werden orientierend kurzstreckig dargestellt.
- Die Achillessehne wird Z-förmig durchtrennt zur späteren Naht unter dosierter Verlängerung. Andere mögliche Weichteilresistenzen, wie z. B. akzessorische Muskeln werden entspannt.
- Wenn danach eine Dorsalextension von etwa 15° nicht erreicht ist, wird eine Kapsulolyse angeschlossen (Abb. 1.44).
- Nach Darstellung der dorsalen Kapsel des OSG wird diese komplett bis zum Innen- und Außenknöchel gespalten, sodass die dorsalen Talusanteile bei Dorsalextension des Fußes gut einsehbar sind. Hierbei ist die Sehne des M. flexor hallucis longus zu schonen.
- Fakultativ sind auch die Peronealsehnenscheiden und das Lig. fibulocalcaneare in das Release mit einzubeziehen (Abb. 1.44c).
- Eine Zehenbeugekontraktur kann durch intramuskuläre oder Z-förmige Tenotomie supramalleolär, einfacher aber durch perkutane Tenotomie in Höhe der Zehengrundgelenke (Mosca 2014) entspannt werden.
- Nach Jauregui et al. (2017) kann der durch ein derartiges begrenztes dorsales Release erreichte Zugewinn an Dorsalextension in der Regel im weiteren Verlauf gehalten werden.

1.5.8.2 Peritalares Release

Ziel eines peritalaren Releases (Abb. 1.45, Abb. 1.46) ist die subtalare Derotation des talokalkaneo-navikularen Gelenkkomplexes ähnlich wie dies bei der Ponseti-Methode auf konservativem Wege angestrebt wird (Mc Kay 1983a; Krauspe und Parsch 1995; Ricco et al. 2014). Ein chirurgisches peritalares Release ist im Lebensalter von etwa 4 Monaten bis ins 5. Lebensjahr indiziert, wenn eine erhebliche Inversionskontraktur des talokalkaneo-navikularen Komplexes sich durch Redressionsgipsbehandlung nicht korrigieren lässt oder diese aus äußeren Gründen nicht möglich bzw. nicht gewünscht ist. Sehr bewährt hat sich die kosmetisch günstige quere Cincinnati-Hautinzision (Crawford et al. 1982), mit der alle zu adressierenden Strukturen gut erreichbar sind. Auch ein partielles peritalares Release ist möglich (Abb. 1.48).

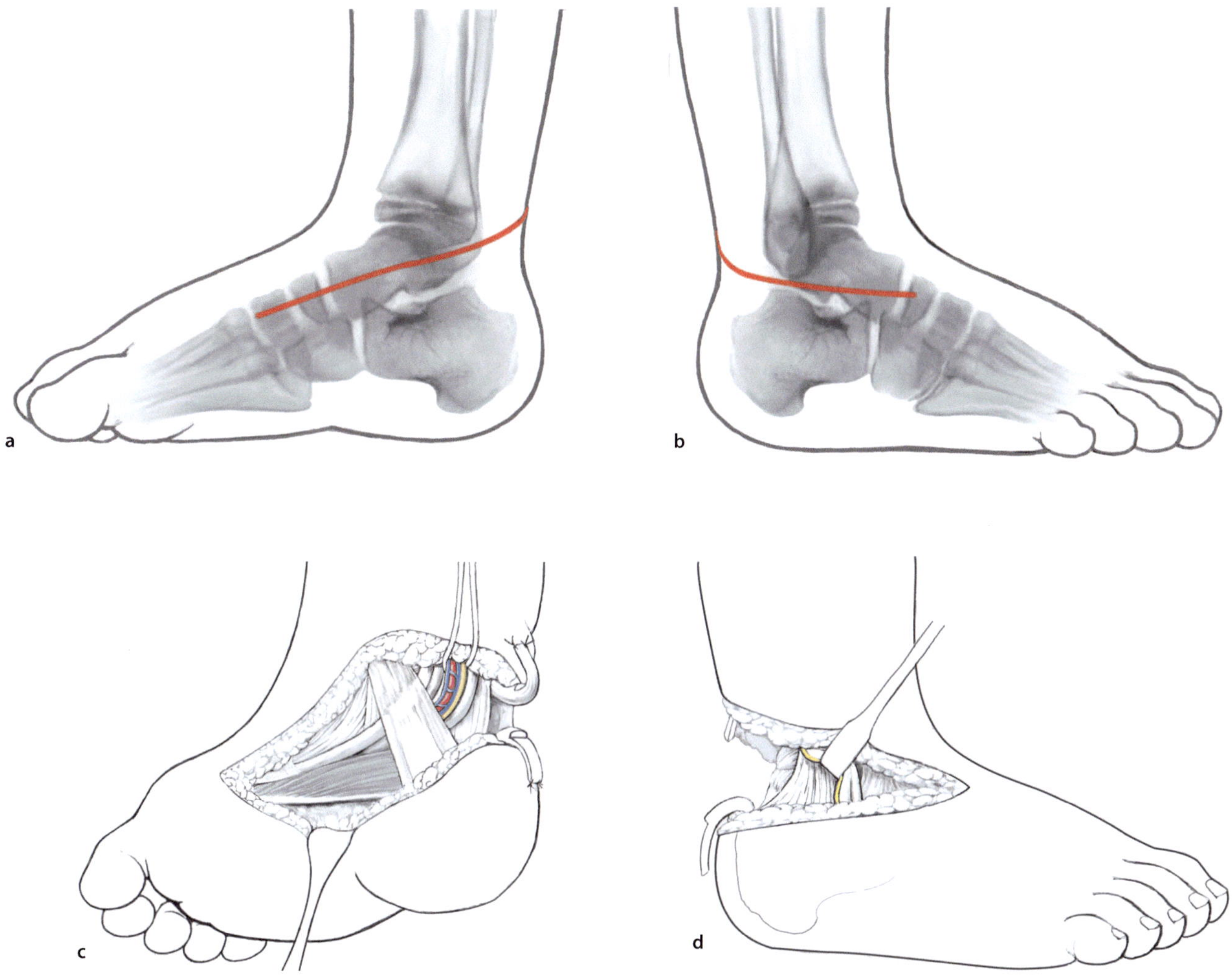

Abb. 1.45a–d Cincinnati-Hautinzision medial (**a**) und lateral (**b**) als Zugang für ein vollständiges peritalares Release. Nach Darstellung der dorsomedialen (**c**) und dorsolateralen (**d**) Strukturen wird der talokalkaneo-navikulare Komplex einem Kapselrelease unterzogen und hierdurch die subtalare Derotation ermöglicht. In (**c**) ist das Lig. laciniatum noch nicht durchtrennt

Technik: Peritalares Release

- Der Eingriff erfolgt in Bauchlage.
- Die Inzision reicht vom medialen Navikulare-Pol über die Achillessehne leicht proximal der dorsalen queren Hautfalte bis in Höhe des Außenknöchels und kann nach Bedarf noch verlängert werden (Abb. 1.45, Abb. 1.46).
- Die dorsomedialen und dorsolateralen neurovaskulären Strukturen werden sorgfältig dargestellt und angeschlungen.
- Nach Z-förmiger Durchtrennung der Achillessehne zur späteren Naht unter dosierter Verlängerung wird ein ausführliches dorsales Release (▶ Abschn. 1.5.8.1) durchgeführt.
- Dies wird ergänzt durch eine sukzessive Kapsulotomie des Subtalargelenks dorsal, medial (einschließlich Talonavikulargelenk) und lateral.
- Inframalleolär dient die Tibialis-posterior-Sehne nach Z-förmiger Durchtrennung zur späteren Naht unter leichter Verlängerung als Leitschiene zum Auffinden des Talonavikulargelenks.
- Durch ein ausreichendes Release ist es möglich, die erforderliche subtalare Derotation zu vollziehen und damit auch schwere peritalare Fehlstellungen vollständig zu korrigieren.
- In der angestrebten Position werden Talokalkaneal- und Talonavikulargelenk mit Kirschner-Drähten für 4–6 Wochen fixiert.
- Nach 6 Wochen Immobilisation im Oberschenkelgips wird physiotherapeutisch mobilisiert und eine Rezidivprophylaxe durch Nachtschienung betrieben.

1

Peritalares Release

Obligat zu entspannende Weichteilstrukturen
- Achillessehne (Z-förmig)
- OSG-Kapsel dorsal
- Peronealsehnenscheiden
- Lig. calcaneofibulare
- Lig. laciniatum (im Rahmen der Darstellung der neurovaskulären Strukturen)
- Dorsomediale subtalare Kapsel
- Talonavikulargelenkapsel (medial)
- Tibialis-posterior-Sehne (Z-förmige Durchtrennung inframalleolär)

Fakultativ einzubeziehende Weichteilstrukturen
- Plantarfaszie
- M. abductor hallucis – Ursprung
- Laterale subtalare Kapsel
- Laterale talonavikulare Kapsel (Lig. bifurcatum)
- Kalkaneokuboid-Gelenkkapsel
- Lange Zehenflexoren (intramuskulär oder Z-förmig)

Zu erhaltende Bandstrukturen
- Mediales Deltaband (OSG)
- Talokalkaneare interossäre Bandverbindungen

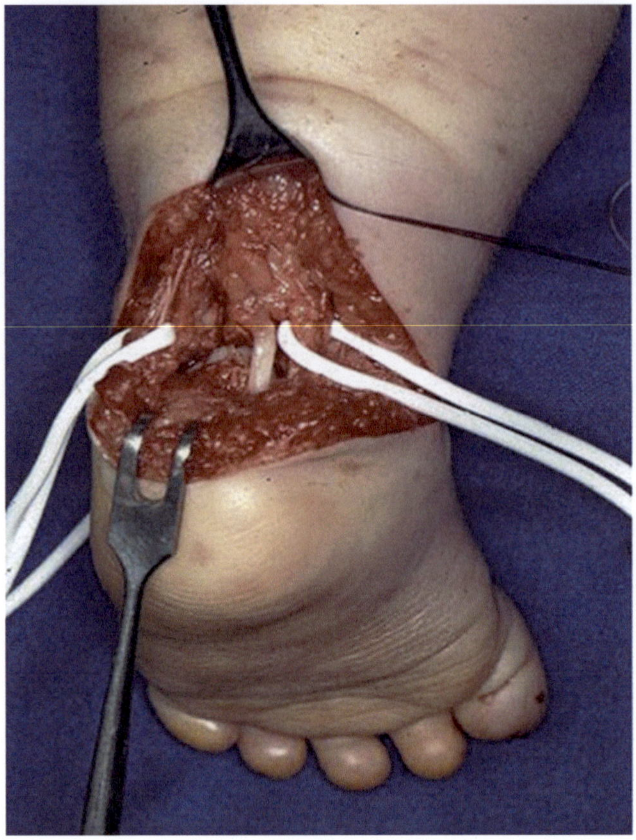

Abb. 1.46 Operationssitus bei peritalarem Release. Die Achillessehne wurde durchtrennt, das dorsomediale Gefäßnervenbündel und N. suralis mit V. saphena parva sind angeschlungen, die Flexor-hallucis-longus-Sehne ist gut zu erkennen

Die Frühergebnisse nach peritalarem Release sind bei technisch optimaler Durchführung in geübten Händen in der Regel sehr gut (vgl. Abb. 1.47, Abb. 1.48). Es verbleibt jedoch eine narbige Kontraktur des peritalaren Gelenkkomplexes. Skelettäre Fehlpositionierungen – z. B. am Talonavikulargelenk – persistieren dauerhaft, werden oft erst später offenkundig. Das Hauptproblem ist die Gefahr einer Überkorrektur, die sich noch Jahre später manifestieren kann (▶ Abschn. 1.6.3). Hieran können auch iatrogen erzeugte muskuläre Insuffizienzen durch Überverlängerung oder narbige Verwachsungen etwa der Tibialis-posterior-Sehne mitwirken. Insgesamt wurden mit dem peritalaren Release auch langfristig günstige Ergebnisse erzielt. Der Grat zwischen ausreichender Korrektur und Überkorrektur (Abb. 1.71) ist jedoch recht schmal. Ungünstige Ergebnisse im Vergleich mit nach Ponseti behandelten Patienten beschreiben z. B. Ippolito et al. (2003) und Dobbs et al. (2006). Alkar et al. (2017) beschreiben einen hohen Anteil schlechter Ergebnisse 22 Jahre nach dorsomedialem Release bei allerdings subjektiv hoher Zufriedenheit.

Zwei Behandlungsbeispiele mit günstigen Ergebnissen aus der Übergangszeit des Autors vom standardisierten peritaleren Release auf das Ponseti-Konzept sollen dargestellt werden (Abb. 1.47, Abb. 1.48). In beiden Fällen würde heute konsequent nach dem Ponseti-Konzept behandelt werden.

Typische Komplikationen nach peritalarem Release

- Wundrandnekrosen
- Narbige Einsteifung des talokalkaneo-navikularen Komplexes
- Muskuläre Insuffizienzen durch Vernarbungen der Sehnen
- Skelettäre Fehlpositionierungen
- Talusnekrose
- Rezidiv (bei unzureichender Nachbehandlung)
- Überkorrektur (kann sich noch nach Jahren entwickeln)

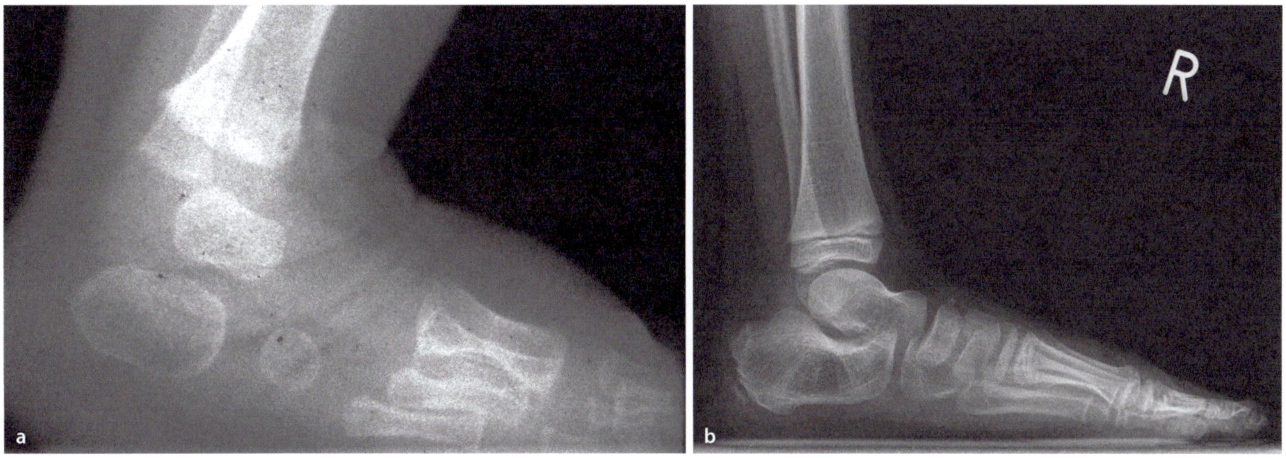

Abb. 1.47a,b Klumpfuß vor peritalarem Release einschließlich Verlängerung von Achillessehne und Flexorensehnen mit 6 Monaten (**a**), klinisches und radiologisches Ergebnis mit 13 Jahren (**b**) sehr gut, leichter Rückfußvalgus

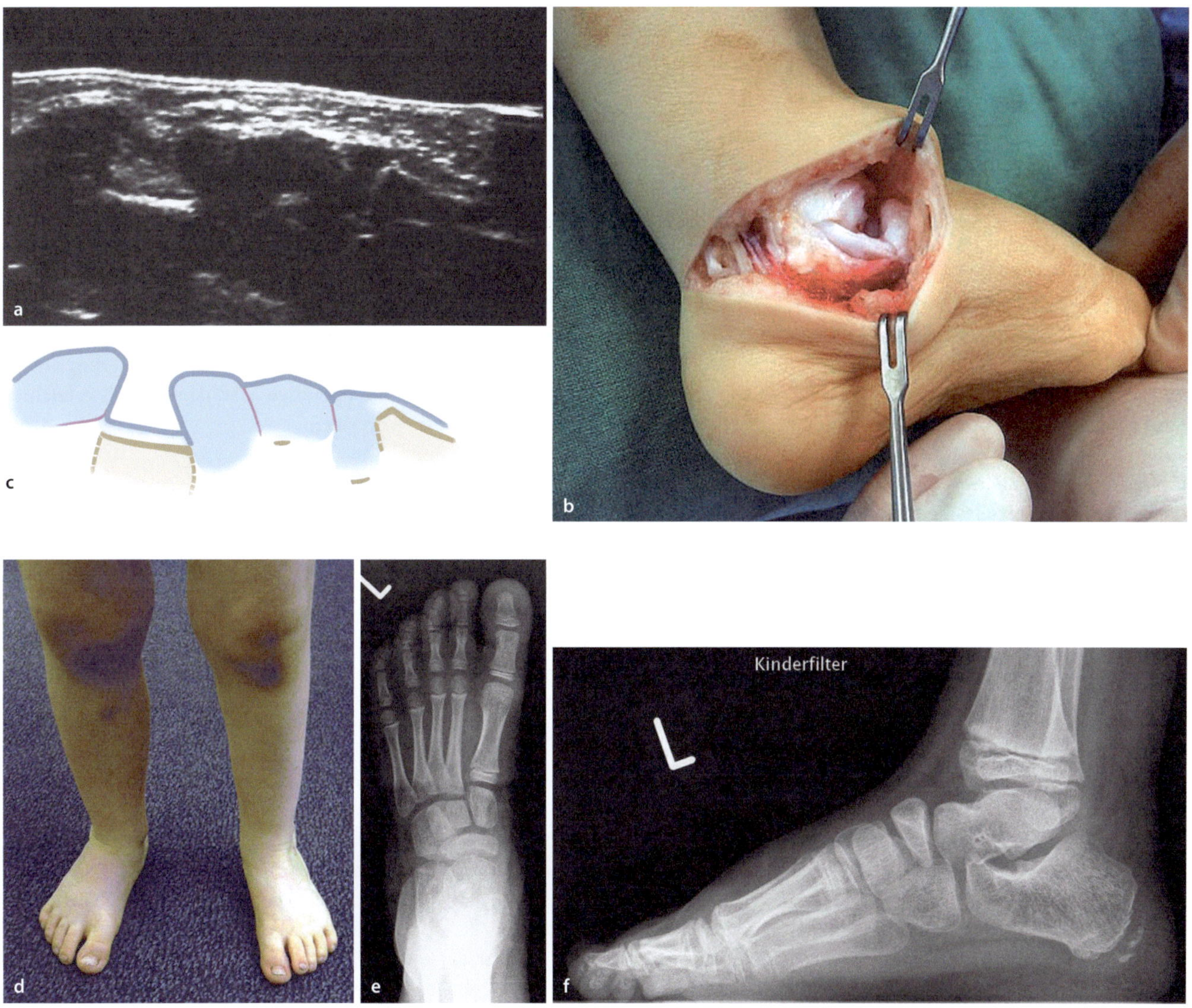

Abb. 1.48a–f Klumpfußpatient mit Behandlungsübernahme im Alter von 4 Monaten, Gipsredression und Tenotomie mit 5 Monaten, nachfolgend Retention in der Oberschenkelschiene mit klinisch deutlicher Befundbesserung. Sonografisch mit 12 Monaten jedoch kaum korrigiert (**a**), begrenztes dorsomediales peritalares Release mit 14 Monaten (**b**), klinisches Ergebnis mit 4 Jahren (**c**) und radiologisches Ergebnis mit 10 Jahren (**d, e**) sehr gut. Die sonografisch dargestellte enge räumliche Nähe von medialem Navikulare-Pol und Innenknöchel (**a**) konnte intraoperativ bestätigt werden (**b**)

1.6 Operative Behandlung jenseits des Säuglingsalters

Die Indikationsstellung operativer Sekundärkorrekturen wird sehr individuell vorgenommen (Tarraf und Carroll 1992, Raab und Krauspe 1999). Neben den therapiebedürftigen Fehlstellungskomponenten entscheidet insbesondere das Lebensalter des Kindes darüber, ob überwiegend weichteilig (Kleinkindalter) oder eher bzw. zusätzlich knöchern (ältere Kinder und Jugendliche) vorgegangen wird. Eine strenge Trennung ist jedoch nicht möglich, deshalb werden jeweils für diese Altersstufen typische Prozeduren vorgestellt. Das Rezidiv-Problem stellt sich nach Ponseti-Primärbehandlung anders dar als bei früher primär-operativen Konzepten. Ein Überblick zum Umgang mit einem Rezidiv nach Ponseti-Primärtherapie findet sich bei Radler und Mindler (2016).

1.6.1 Rezidivbehandlung im Kleinkindalter – Weichteil-Eingriffe

Ein Klumpfußrezidiv kann sich während der Retentionsphase (Fußabduktionsorthese), häufiger aber danach entwickeln. Es kann sich dabei um ein „echtes" Rezidiv oder um primär nicht korrigierte Deformitäten handeln. In vielen Fällen beginnt eine Rezidiventwicklung mit dem Rückgang der Dorsalextension, die deshalb bei den Verlaufskontrollen jeweils genau gemessen und dokumentiert werden sollte. Begünstigend für ein Rezidiv können viele Faktoren sein: schwerer Ausgangszustand, unzureichende Primärkorrektur, Probleme mit der Retentionsschienung, Überaktivität des M. tibialis anterior u. a.

Ein Rezidiv kann in unterschiedlichem Ausmaß jede der fünf klinischen Komponenten betreffen (▶ Abschn. 1.3.1). In den ersten Lebensjahren ist insbesondere darauf zu achten, dass eine ausreichende Dorsalextension (mind. 5° bis 10°) nach der Tenotomie aufrechterhalten wird. Andernfalls ist eine Re-Tenotomie oder ein offenes dorsales Release großzügig zu indizieren. Der Rückgang der Dorsalextension des oberen Sprunggelenks kann durch eine Hypermobilität der Chopart-Gelenke kompensiert und dadurch bei der Untersuchung übersehen werden. Im Zweifel sollte ein seitliches Röntgenbild in maximaler Dorsalextension gefertigt werden (◘ Abb. 1.49).

In den Folgejahren steht meist die primär unvollständig beseitigte Inversion des peritalaren Komplexes (◘ Abb. 1.50) in Kombination mit einer Kontraktur der dorsalen Weichteile (Equinus-Komponente) im Vordergrund (◘ Abb. 1.54). Aber auch die Mittel-Vorfuß-Adduktion (◘ Abb. 1.55) oder die Kavus-Komponente (◘ Abb. 1.63) können dominierend sein.

1.6.1.1 Erneute Gipsredression

Die erste Maßnahme bei einem sich anbahnenden oder auch bereits manifesten Rezidiv während oder nach der Retentionsphase ist die Einleitung einer erneuten Oberschenkel-Redressionsgipsbehandlung. Bei jüngeren Kindern wird danach die Retention in der Abduktionsorthese fortgesetzt. Der Wiedereinstieg mit der Fußabduktionsorthese ist in der Regel nur möglich,

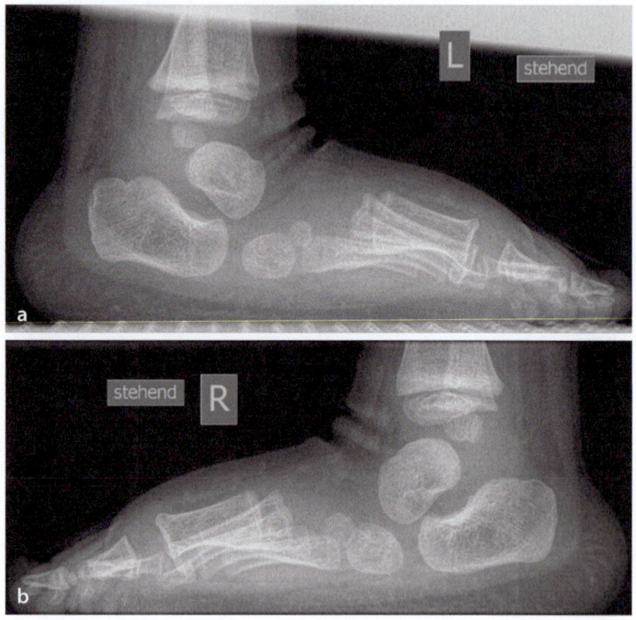

◘ **Abb. 1.49a,b** 2,5-jähriges Kind, Zustand nach Ponseti-Primärtherapie und guter Compliance der Retentionsbehandlung in der Fußabduktionsschiene. Deutlicher Rückgang der primär klinisch ausreichenden Dorsalextension des OSG beidseitig (**a** und **b**), damit Indikation zu einem offenen dorsalen Release

wenn das Kind noch daran gewöhnt ist. Meist liegt dem Rezidiv eine inkonsequente Schienenbehandlung zugrunde, die sich oft auch kaum wieder umkehren lässt. In der Regel wird die erneute Redressionsgipsbehandlung im Kleinkindalter erfolgreich sein, allerdings ist die Wahrscheinlichkeit eines weiteren Rezidivs je nach den Möglichkeiten weiterer Retention nicht gering. Daher ist in vielen Fällen eine operative Maßnahme nach erreichter Rückfußkorrektur zu erwägen.

1.6.1.2 Operative Rezidivkorrektur im Kleinkindalter

Hierbei sind überwiegend rein weichteilige Korrekturkomponenten einzusetzen, unter Umständen aber auch schon knöcherne Eingriffe, wie sie in ▶ Abschn. 1.6.2 näher erläutert werden. Folgende Prozeduren kommen in der Regel in Betracht:

Typische Prozeduren beim Klumpfußrezidiv im Kleinkindesalter

- Dorsales Release mit Z-förmiger Achillessehnenverlängerung und Kapsulolyse des OSG (▶ Abschn. 1.5.8.1)
- Mediales Talonavikular-Release (▶ Anleitung S. 33 unten)
- Perkutanes Release der langen Beugesehnen in Grundgelenkhöhe (Mosca 2014 (▶ Anleitung S. 33 unten rechts)
- Tibialis-anterior-Versetzung auf das Os cuneiforme laterale als Rezidivprophylaxe (▶ Abschn. 1.6.1.3)
- Gegebenenfalls Verkürzung des lateralen Fußrands durch Kuboid-Osteotomie oder Resektionsarthroplastik des Kalkaneokuboid-Gelenks (▶ Abschn. 1.6.2.1)

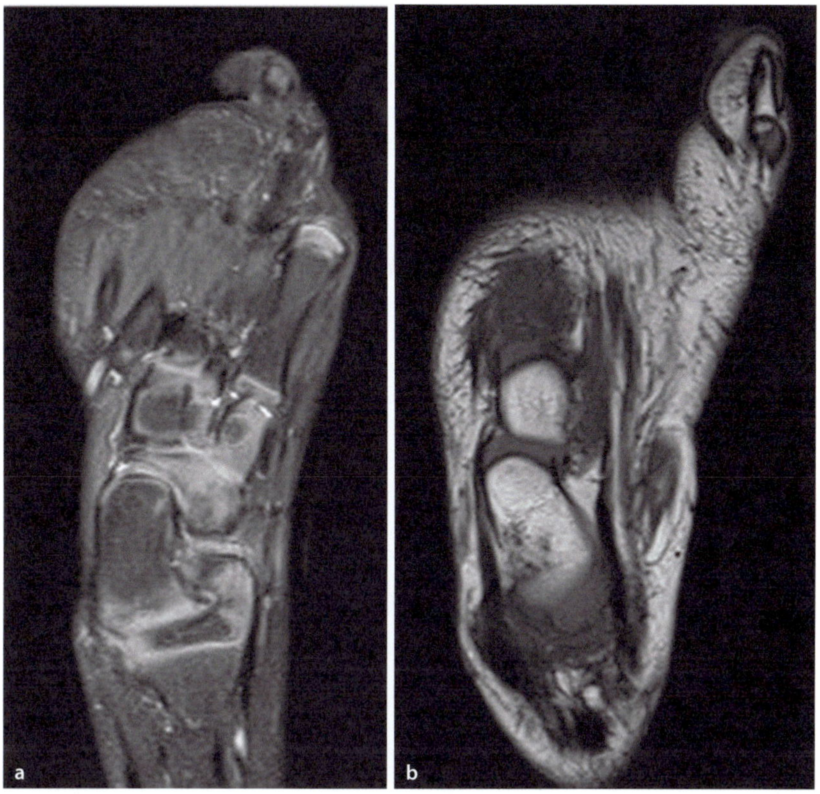

■ **Abb. 1.50a,b** Kernspintomografische Transversalschnitte eines 4,5-jährigen Patienten mit arthrogrypotischem Klumpfuß und primär auswärts nicht ausreichend korrigierter tarsaler Inversion (keine Ponseti-Primärtherapie). Die ausgeprägte talonavikulare Fehlstellung und Deformation des noch knorpeligen Navikulare (**a**) sowie auch die Kalkaneokuboid-Deformität (**b**) sind gut erkennbar

Bewährt hat sich für Eingriffe, die einen dorsalen Zugang zu den Sprunggelenken in Kombination mit einem Eingriff im Bereich des Vordertarsus und Mittelfußes erfordern, die instabile Seitenlage mit Abstützung im Thoraxbereich. Hierdurch ist eine gute Zugangsmöglichkeit von dorsal und ventral gegeben. Das dorsale Release wird in der in ► Abschn. 1.5.8.1 beschriebenen Weise durchgeführt. Besteht eine mittelgradige Inversionskontraktur des talokalkaneo-navikularen Komplexes, so kann zusätzlich ein mediales Release des Talonavikulargelenks hinzugefügt werden.

Technik: Mediales Release der Talonavikular-Region

- Über eine Längsinzision oberhalb der Tibialis-posterior-Sehne wird das Talonavikulargelenk semizirkulär inzidiert.
- Kontrakte Anteile tibionavikularer Bandverbindungen werden durchtrennt und die Tibialis-posterior-Sehne im Ansatzbereich Z-förmig verlängert.
- Hierdurch kann das Os naviculare in begrenztem Umfang auf dem Taluskopf nach lateral reponiert werden.
- Dieser Effekt kann durch verkürzende Osteotomien an der lateralen Säule verstärkt werden (■ Abb. 1.59).

Ist die Inversionskontraktur des talokalkaneo-navikularen Komplexes ausgeprägt, so ist beim jüngeren Kind alternativ jedoch ein peritalares Release (► Abschn. 1.5.8.2) zu erwägen.

Ist nach erfolgtem Weichteilrelease eine deutliche Zehenbeugekontraktur erkennbar, so kann diese durch ein perkutanes Release der langen Beugesehnen in Höhe der Zehengrundgelenke erfolgen (Mosca 2014).

Eine klinisch bedeutsame Schwäche der aktiven Zehenbeugung wurde nach derartigen Tenotomien nicht beobachtet. Es ist zu betonen, dass diese Maßnahme auch einen positiven Effekt auf die peritalare Inversionskontraktur zeigt.

Technik: Perkutane Tenotomie der langen Zehenbeuger

- Ein 11-er Messer wird hierbei über der Basis des Grundglieds per Stichinzision eingeführt und die lange Beugesehne wird durchtrennt.
- Ein deutlicher Widerstandsverlust der dabei extendiert gehaltenen Zehe ist spürbar.

1

1.6.1.3 Tibialis-anterior-Transfer (TAT)

Die Versetzung des Tibialis-anterior-Sehnenansatzes nach lateral ist ein seit Jahrzehnten bewährtes Verfahren im Rahmen der Rezidivchirurgie (Überblick in Lampasi et al. 2009). Die beim idiopathischen Klumpfuß oft persistierende muskuläre Dysbalance (▶ Abschn. 1.2.4) mit Schwäche der peronealen Muskulatur und dem Überwiegen der invertierenden Muskulatur kann hierdurch wirksam behandelt werden (Kuo et al. 1994). Die Indikation wird dann gestellt, wenn eine peroneale Muskelschwäche besteht, bei der aktiven Fußhebung der mediale Fußrand deutlich stärker angehoben wird als der laterale (◘ Abb. 1.52) und bei der Beobachtung des Gangbilds die Ferse initial bereits varisch aufgesetzt wird. Dies kann besonders bei der klinischen Ganganalyse beobachtet werden, am besten durch Filmaufzeichnung und Betrachtung in der Slow-motion-Funktion. Auch der Innenrotationsgang wird durch die Versetzung in begrenztem Umfang verbessert. Sehr wichtig ist die Tatsache, dass der TAT keine Korrekturmaßnahme ist und sämtliche Kontrakturen zuvor durch andere Prozeduren zu behandeln sind. So ist insbesondere eine gute Dorsalextension des oberen Sprunggelenks Voraussetzung für die Wirksamkeit des Sehnentransfers. Die Rolle des TAT im Rahmen der Rezidivchirurgie ist die Funktionsverbesserung (vgl. ◘ Abb. 1.53) und die Rezidivprophylaxe.

Durch die Wahl des Insertionsorts kann der Effekt des Sehnentransfers dosiert werden. In der Regel ist das Os cuneiforme laterale, in manchen Fällen auch das Os cuneiforme intermedium zu wählen, eine Versetzung auf den Peroneus-brevis-Sehnenansatz (Imhäuser 1984) führt zur Überkorrektur. Sofern die Sehnenfixa-

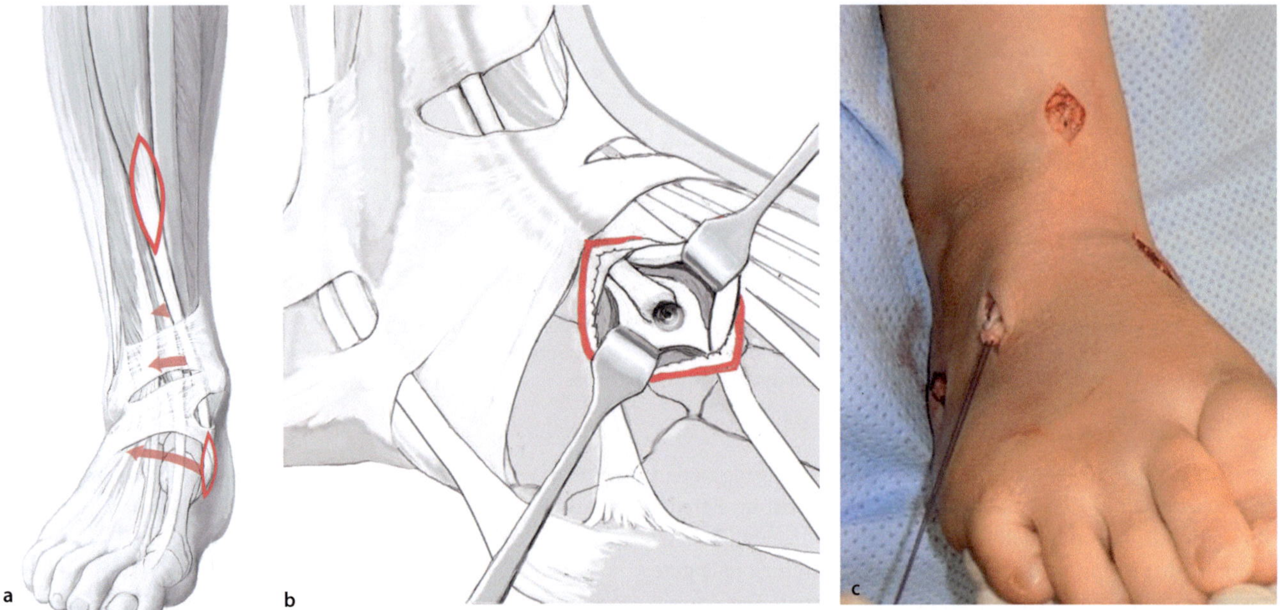

◘ **Abb. 1.51a–c** Tibialis-anterior-Versetzung auf das Os cuneiforme laterale über 3 Inzisionen

Technik: Tibialis-anterior-Transfer (TAT)

- Über eine kurze mediale Längsinzision im Ansatzbereich der Tibialis-anterior-Sehne am 1. Tarso-Metatarsale-Gelenk wird die Sehne komplett abgesetzt, getrimmt und mit Vicryl-O-Naht sauber angeschlungen.
- Verwachsungen der Sehne werden soweit möglich nach proximal zu gelöst. Über eine supramalleoläre 2. Inzision leicht lateral der tastbaren Tibiavorderkante wird die Sehne herausgezogen und auf eine angefeuchtete Kompresse gelagert.
- Das Os cuneiforme laterale wird im Bildwandler lokalisiert und ein 3. Zugang in diesem Bereich angelegt. In diesem Zugang werden die Extensor-digitorum-longus-Sehnen dargestellt und es wird eine schlanke Tunnelierungsklemme in der Sehnenscheide dieser Sehnen nach proximal bis in die supramalleoläre Inzision geführt.
- Die Anschlingfäden der Tibialis-anterior-Sehne werden gefasst und die Sehne wird an ihren neuen Insertionsort verlagert.
- Über eine 4,5-mm-Bohrung zentral im Knochenkern des Os cuneiforme laterale (Bildwandlerkontrolle!) in leicht schräger Richtung von dorsal-distal nach plantar-proximal kann die Sehne mithilfe eines stumpfen Ösendrahts in den Knochenkanal hineingezogen werden.
- Die Anschlingfäden werden über eine kleine Stichinzision aus der Haut plantar ausgeleitet. Am Schluss des Gesamteingriffs werden sie unter Anspannung der Sehne in leicht dorsalextendierter Stellung des Fußes über eine Kompresse geknotet.
- Zusätzlich kann die Fixation im Bereich der Insertion noch mit periostalen Nähten gesichert werden.

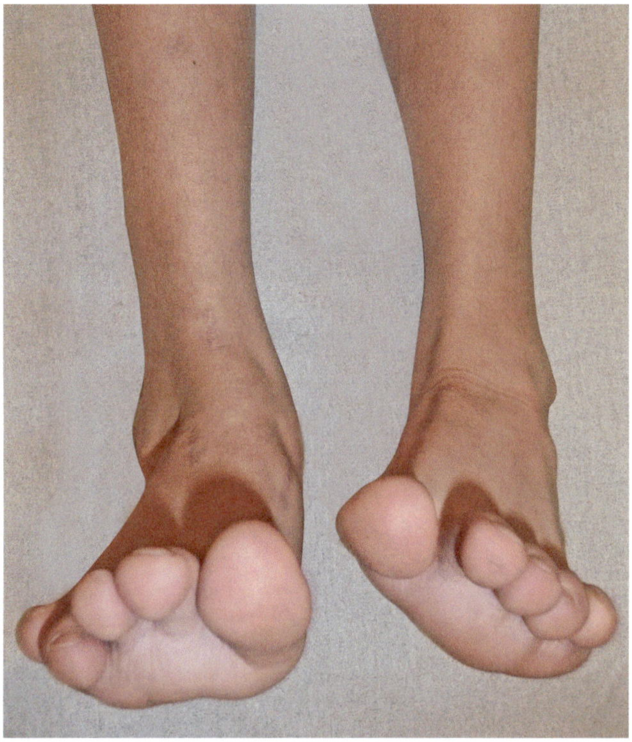

Abb. 1.52 Sechsjähriger Patient mit beiderseitigem Klumpfuß, 1,5 Jahre nach TAT rechts (schwerer betroffene Seite), TAT links wegen deutlicher muskulärer Dysbalance bei der aktiven Fußhebung jetzt geplant

tion mittels Bohrloch geplant ist, sollte das Os cuneiforme einen dafür ausreichenden Ossifikationsgrad erreicht haben, was meist ab etwa 3 Lebensjahren der Fall ist. Um ein störendes Vorspringen der transferierten Sehne zu vermeiden, sollte der Verlauf unterhalb des Retinakulums gewählt werden. Gebräuchlich sind die Zwei-Inzisions-Technik ohne supramalleolären Zugang und die Drei-Inzisions-Technik, die einen deutlicheren Effekt zeigt (Knutsen et al. 2015) und hier beschrieben werden soll (Abb. 1.51).

Der Effekt des TAT ist bei korrekter Ausführung und guter Sehnenspannung in der Regel deutlich wahrzunehmen (Abb. 1.52). Funktion und Belastungsverhalten des Fußes normalisieren sich hierdurch eindrucksvoll (Abb. 1.53), wie auch in der pedografischen Studie von Wallace et al (2016) gezeigt werden konnte. Ein störendes „Hängen" des medialen Fußrands in der Schwungbeinphase durch Überaktivität des antagonistischen M. peroneus longus ist beim idiopathischen Klumpfuß wegen der persistierenden Schwäche dieses Muskels kaum zu beobachten. Durch die Elimination der antagonistischen Wirkung des M. tibialis anterior kann aber der plantarisierende Effekt des M. peroneus longus besser zur Wirkung kommen.

Man sollte sich bei der Durchführung dieses Sehnentransfers jedoch immer bewusst sein, dass jede sekundäre Korrektur, z. B. ein „Nachspannen" oder eine nochmalige Versetzung wie bei jedem Sehnentransfer eher problematisch ist und der Transfer damit den Charakter einer definitiven, nahezu irreversiblen Maßnahme hat. Wird sie z. B. durchgeführt ohne vorherige Wiederherstellung der Dorsalextension durch dorsales Release, so bleibt sie weitgehend unwirksam und es ist damit eine wichtige Maßnahme der Rezidivprophylaxe vergeben. Auch hängt der Effekt des Transfers davon ab, ob eine vollständige Korrektur in der Transversalebene des Fußes besteht, eine Voraussetzung dafür, dass der neue Insertionsort tatsächlich eine günstigere Position in Relation zur subtalaren Bewegungsachse einnimmt (vgl. Abb. 1.10). Rezidive nach Tibialis-anterior-Transfer – allerdings in Zwei-Inzisionstechnik – wurden beschrieben (Masrouha et al. 2012), vom Autor mit der Drei-Inzisionstechnik bisher nicht beobachtet.

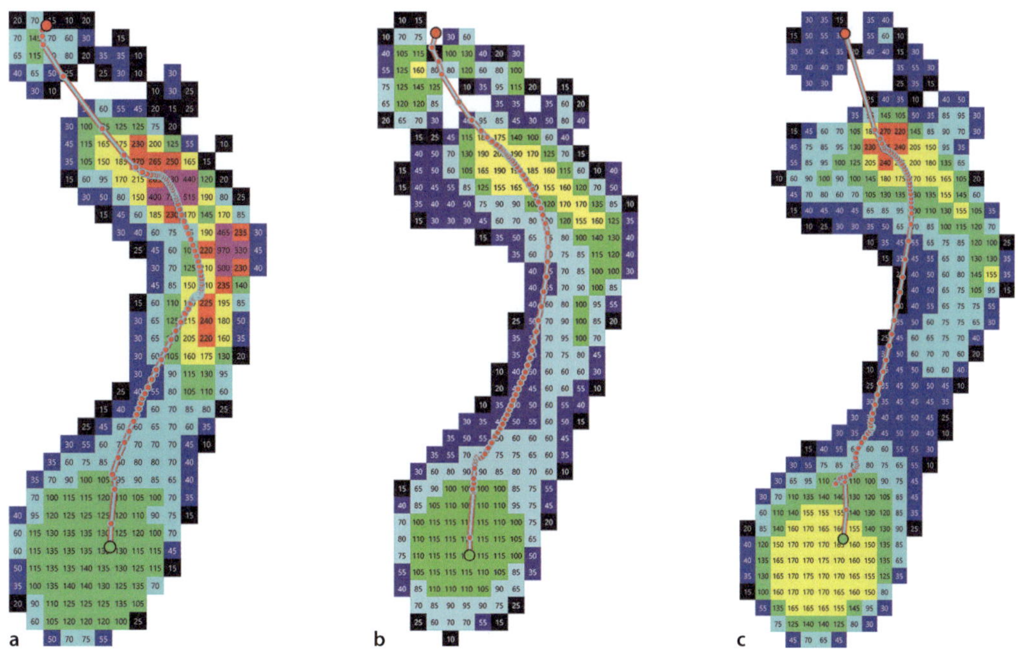

Abb. 1.53a–c Sechsjährige Patientin, idiopathischer Klumpfuß, pedografisches Spitzendruckbild vor (**a**), 6 Monate (**b**) und 3,5 Jahre nach TAT (**c**) mit deutlicher Normalisierung der Lastverteilung im Mittelfußbereich

1.6.1.4 Behandlungsbeispiele (Klumpfußrezidiv im Kleinkindalter)

Beispiele für Rezidiveingriffe im Kleinkindalter zeigen ◘ Abb. 1.54, ◘ Abb. 1.55, ◘ Abb. 1.56, ◘ Abb. 1.57. Nicht selten begrenzen Vernarbungen nach früheren Operationen die Korrekturmöglichkeiten und zwingen zu Kompromisslösungen. So ist z. B. die Wiederholung eines früheren peritalaren Releases wegen der bestehenden Vernarbungen schwierig und nicht ungefährlich. Für jede Einzelmaßnahme ist abzuschätzen, ob der hiermit verbundene Nachteil durch Vernarbungsvorgänge die Vorteile der Stellungskorrektur aufwiegt. Häufig kann im Kleinkindalter rein weichteilig vorgegangen werden (◘ Abb. 1.54). Knöcherne Verkürzungen des lateralen Strahls werden im Kuboid angesetzt, wenn die Fehlstellung tarsometatarsal lokalisiert ist (◘ Abb. 1.55). Wenn noch eine deutliche Inversionskontraktur des talokalkaneo-navikularen Komplexes besteht, bietet sich die Resektionsarthroplastik nach Lichtblau (▶ Abschn. 1.6.2.1) in Verbindung mit einem medialen Release an (◘ Abb. 1.56, ◘ Abb. 1.57, ◘ Abb. 1.58), sofern nicht ein peritalares Release noch möglich erscheint.

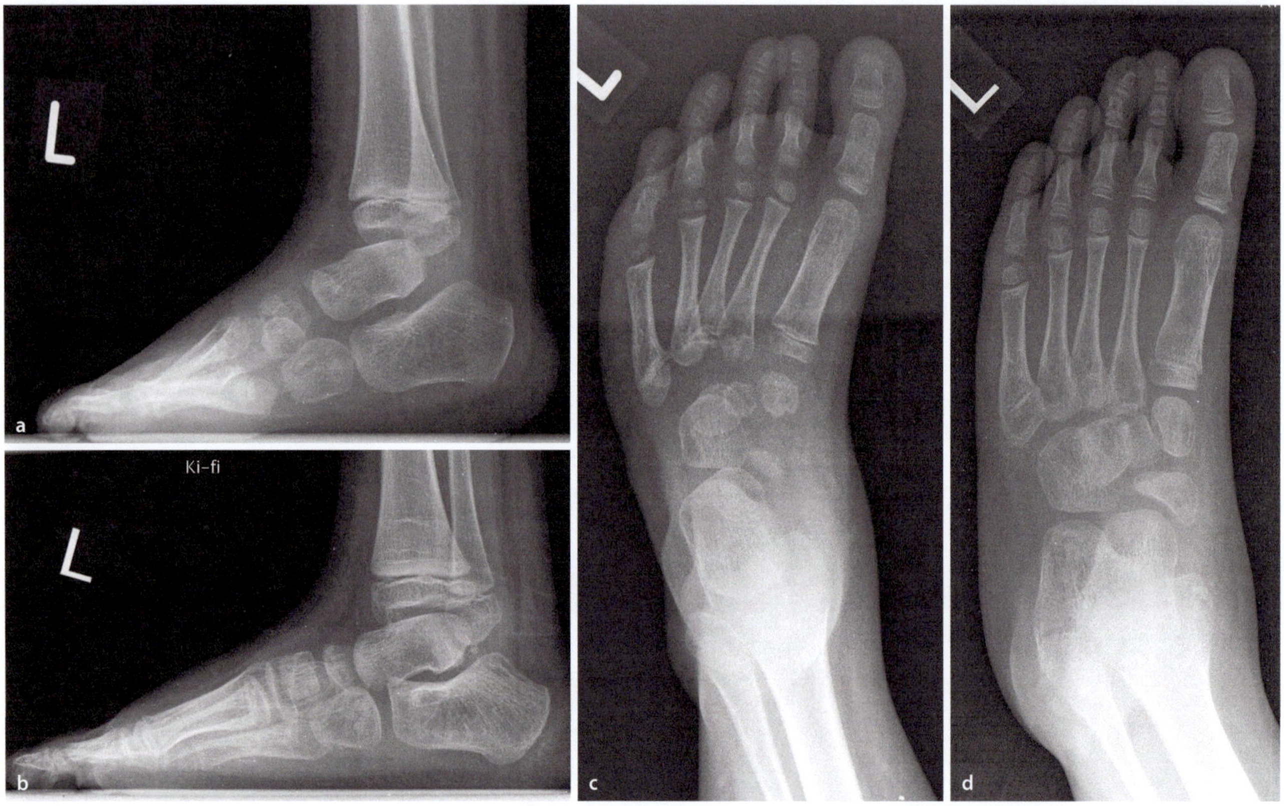

◘ **Abb. 1.54a–d** Deutliches Klumpfußrezidiv bei 4,5 Jahre alter Patientin und fortbestehende schwere peritalare Inversionskontraktur nach auswärtiger Vorbehandlung mit dorsalem Release (**a**, **c**). Nach 4 präoperativen Redressionsgipsverbänden noch etwa 7° Spitzfußkontraktur. Nach Verlängerung der Achillessehne und dorsaler OSG- und USG-Kapselspaltung Dorsalextension auf fast 15° verbessert, zusätzlich TAT auf die Fußmitte. Der talokalkaneo-navikulare Komplex wurde nur teilkorrigiert (**d**), möglicherweise wäre hier zusätzlich eine verkürzende Maßnahme lateral in Verbindung mit einem medialen Release ratsam gewesen. Die weitere Entwicklung verlief jedoch günstig, die postoperativen Bilder wurden ca. 1,5 Jahre nach dem Eingriff gefertigt (**b**, **d**)

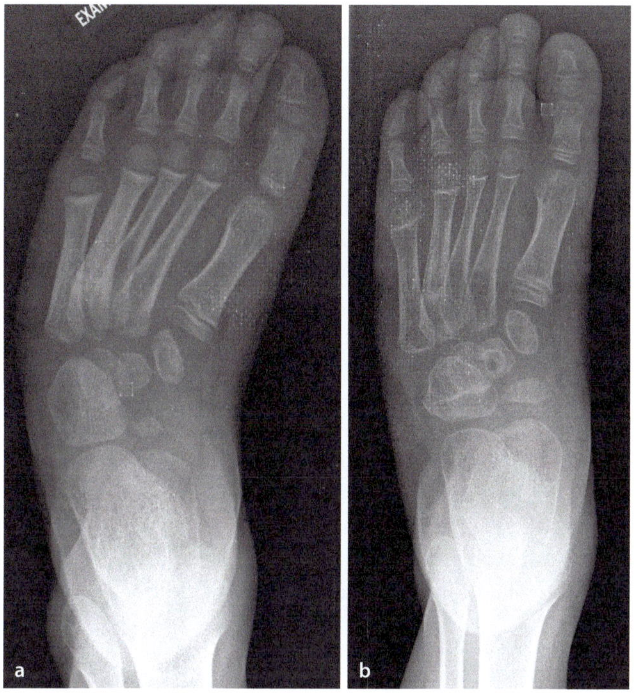

Abb. 1.55a,b Fünfjährige Patientin mit idiopathischem Klumpfuß mit Restdeformität besonders im Sinne einer Mittel-Vorfuß-Adduktions-Kontraktur, vor und 8 Monate nach TAT und Kuboid-Osteotomie. Da in diesem Fall die Adduktion eher tarsometatarsal lokalisiert war, erschien eine Kuboid-Osteotomie adäquat. Das Bohrloch zur Verankerung der Tibialis-anterior-Sehne in diesem Fall im Os cuneiforme intermedium ist deutlich erkennbar

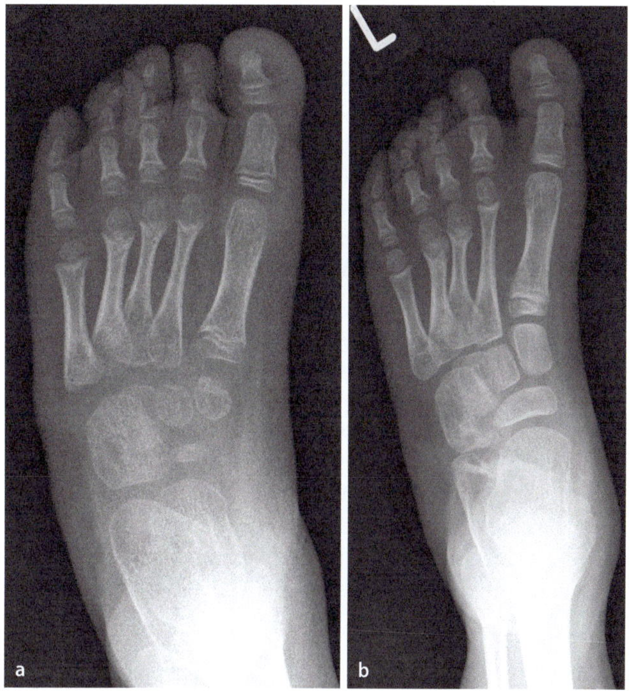

Abb. 1.56a,b Zustand nach peritalarem Release im 1. Lebensjahr bei 4,3-jähriger Patientin und Rezidiv (**a**) mit noch deutlicher Inversionskontraktur im talokalkaneo-navikularen Komplex. Sechs Jahre nach medialem Talonavikular-Release, Resektion des vorderen Kalkaneusabschnittsund TAT günstige Stellungsentwicklung (**b**)

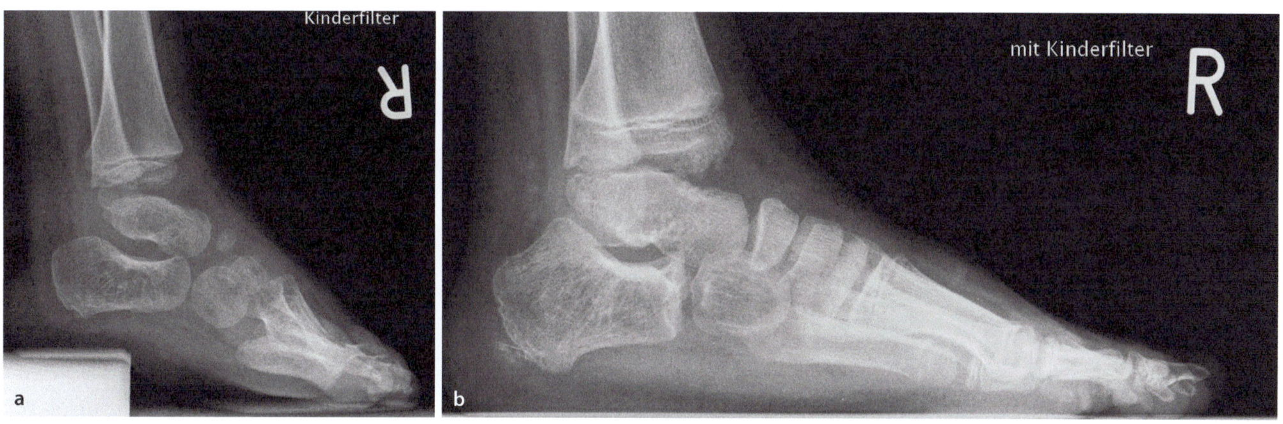

Abb. 1.57a,b Zustand nach auswärtig durchgeführtem peritalaren Release bei 3,5 Jahre altem Patienten im 1. Lebensjahr und schwerem Rezidiv (**a**). Nach 6 Redressionsgipsverbänden dorsales Release, TAT und Resektionsarthroplastik nach Lichtblau am Kalkaneokuboid-Gelenk zur Verkürzung des lateralen Fußrands. Fünf Jahre postoperativ (**b**) rezidivfrei mit OSG-Beweglichkeit von 10°-0°-25°

1.6.2 Rezidivbehandlung im Schulkind- und Jugendalter – knöcherne Korrekturen

Auch beim älteren Klumpfußkind wird ein Rezidiv oder auch ein nicht vorbehandelter Klumpfuß (s. hierzu auch ▶ Abschn. 1.7) zunächst durch Redressionsgipsverbände behandelt. Hier hat sich bei sehr präziser Gipstechnik die für den Patienten wesentlich weniger eingreifende Behandlung mit Unterschenkel-Hybrid-Gehgipsverbänden sehr bewährt: Durch nur minimale Polsterung und Verwendung von Weißgips in der Sprunggelenkregion mit präzisem Gegenhalt am lateralen Taluskopf in der Ponseti-Technik wird zunächst die Stellungskorrektur vorgenommen und dann mit Kunststoff-Cast die notwendige Stabilität hergestellt. Durch einige Behandlungswochen mit derartigen wöchentlich zu wechselnden Redressionsgipsen kann eine Reduktion der Dorsalextension unter etwa 10° häufig deutlich gebessert werden. Dies ist auch pedografisch gut zu überprüfen (◘ Abb. 1.58). In leichteren Fällen kann danach eine dynamische Unterschenkelnachtlagerungsschiene mit Kondylenfassung und Gasdruckfeder die erreichte Korrektur längerfristig sichern (◘ Abb. 1.37).

Ausgeprägtere und nicht vollständig redressierbare Rezidivfehlstellungen oder späte Primärkorrekturen erfordern operative Interventionen nach einer Redressionsphase mit Seriengipsverbänden bis zum Erreichen einer Plateauphase. Derartige Eingriffe beginnen in der Regel wiederum mit einem Weichteilrelease, erfordern aber in aller Regel zusätzlich knöcherne Korrekturen, wenn eben möglich ohne Gelenkversteifung. Je älter der Patient und je kontrakter der Fuß ist, umso mehr wird man knöcherne Korrekturmaßnahmen zusätzlich zu den in ▶ Abschn. 1.6.1 beschriebenen Weichteil-Eingriffen zum Einsatz bringen und umso eher wird man auf ein Weichteilrelease unter Umständen ganz verzichten. In manchen Fällen sind (Teil-)Versteifungen des Tarsalskelettes nicht zu umgehen. Immer wird man versuchen, das OSG als das wichtigste Fußgelenk in einen günstigen Bewegungsradius einzustellen (vgl. ▶ Abschn. 1.8). Typische operative Prozeduren für dieses Lebensalter neben den unter ▶ Abschn. 1.6.1 beschriebenen Weichteilrelease-Maßnahmen sind folgende: ▶ Übersicht.

Typische Prozeduren beim Klumpfußrezidiv im Schulkind- und Jugendalter

- Mediales Release des Talonavikulargelenks mit Verkürzung des lateralen Fußrands durch Lichtblau-Resektionsarthroplastik (◘ Abb. 1.59) oder Kalkaneokuboid-Resektionsarthrodese
- Vordertarsus-Osteotomien oder Navikulokuneiforme-Korrekturarthrodesen
- Valgisierende Kalkaneus-Osteotomie (◘ Abb. 1.64)
- Supramalleoläre Extensionsosteotomie oder Epiphyseodese und arthroplastische Formung des Talus (◘ Abb. 1.66)
- Supramalleoläre Varisierung durch Osteotomie oder Epiphyseodese
- In Fällen ausgeprägter Fehlstellung Chopart- oder Triple-Korrekturarthrodese (◘ Abb. 1.70)

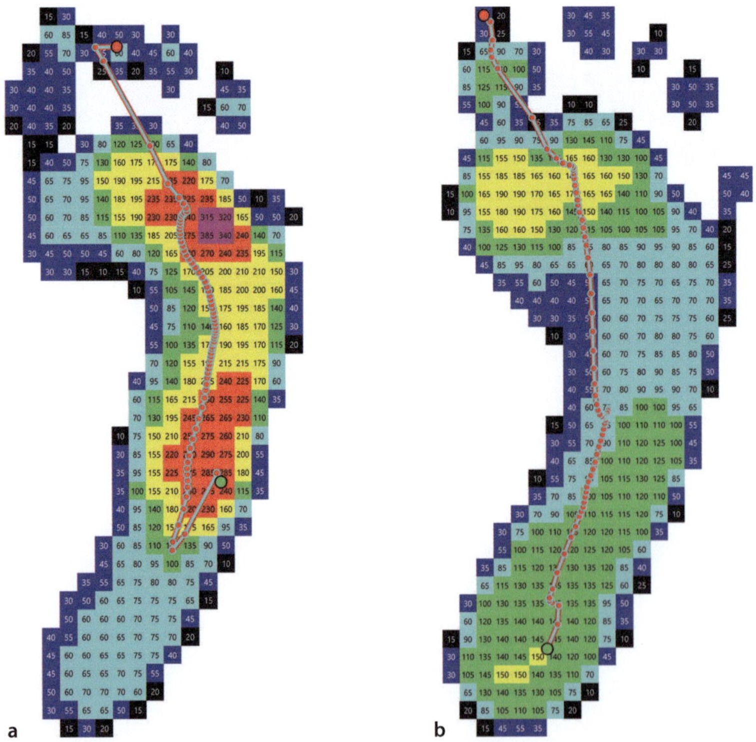

◘ **Abb. 1.58a,b** Pedografisches Bild der Spitzendruckverteilung bei einem 11-jährigen Patienten mit Klumpfußrezidiv vor (**a**) und nach 4-wöchiger präoperativer Behandlung im Unterschenkelredressionsgehgips (**b**) mit deutlicher funktioneller Verbesserung

1.6.2.1 Mediales Talonavikulargelenk-Release mit Verkürzung des lateralen Fußrands

Eine noch im Schulkind- oder Jugendlichenalter bestehende Rückfußinversion kann durch ein peritalares Release nicht mehr vollständig korrigiert werden. In manchen Fällen ist jedoch die Kombination aus einem Kapselrelease des Talonavikulargelenks mit inframalleolärer Verlängerung der Tibialis-posterior-Sehne und Release auch des M. adductor hallucis in Verbindung mit einer Verkürzung der lateralen Säule im Bereich des vorderen Kalkaneus ausreichend wirksam (◘ Abb. 1.59).

Die **Resektionsarthroplastik nach Lichtblau** ist eine für dieses Lebensalter sehr wertvolle Methode, die im Gegensatz zur Kuboidkeilosteotomie (◘ Abb. 1.62a) nicht nur den lateralen Fußrand verkürzt, sondern eine Korrektur des talokalkaneo-navikularen Komplexes erlaubt (Lichtblau 1973, Mehrafshan et al. 2009). Das Os naviculare kann bei zusätzlichem medialen Release des Talonavikulargelenks in begrenztem Umfang nach lateral positioniert werden. Sogar eine gewisse Verbesserung der Dorsalextension resultiert aus der Resektionsarthroplastik des Kalkaneokuboid-Gelenks. Wichtig ist, dass der Knorpel des Os cuboideum bei der Resektion des vorderen Kalkaneusabschnitts vollständig intakt bleibt, sodass sich ein Neoarthros bilden kann. Grundsätzlich kann ein ähnlicher, allerdings wesentlich geringerer Effekt auch mit einer Verkürzungsosteotomie des vorderen Kalkaneusabschnitts oder einer Kalkaneokuboid-Arthrodese (Lehman et al. 1999) erzielt werden. ◘ Abb. 1.60, ◘ Abb. 1.61 zeigen Behandlungsbeispiele aus dieser Altersgruppe, weitere Beispiele aus der Kleinkindperiode finden sich in ▸ Abschn. 1.6.1.4.

Maßnahmen zur Verkürzung des lateralen Fußrands

- Kalkaneus-Verkürzungsosteotomie (lateralbasige Keilentnahme)
- Resektionsarthroplastik nach Lichtblau (1973)
- Kalkaneokuboid-Resektionsarthrodese nach Evans (1961)
- Kuboid-Osteotomie (kein Effekt auf den peritalaren Komplex)

Technik: Kalkaneokuboid-Resektionsarthroplastik (Lichtblau)

- Die Hautinzision wird etwa im Verlauf der Peroneus-brevis-Sehne über dem vorderen Kalkaneusabschnitt angelegt, wobei der N. suralis zu schonen ist.
- Der Kalkaneus wird epiperiostal umfahren und etwa 10–12 mm proximal des Kalkaneokuboid-Gelenks osteotomiert. Dies kann bei kleineren Kindern mit einem Skalpell begonnen werden, ansonsten wird eine oszillierende Säge verwendet.
- Bei der Resektion des distalen Kalkaneusabschnitts wird nach Eröffnung des Kalkaneokuboid-Gelenks die knorpelige Gelenkfläche des Os cuboideum sorgfältig geschont.
- Nach der Resektion wird geprüft, ob eine Eversion vermehrt möglich ist. Meist wird der Eingriff mit einem medialen Weichteilrelease verbunden (▸ Abschn. 1.6.1.2; ◘ Abb. 1.59).

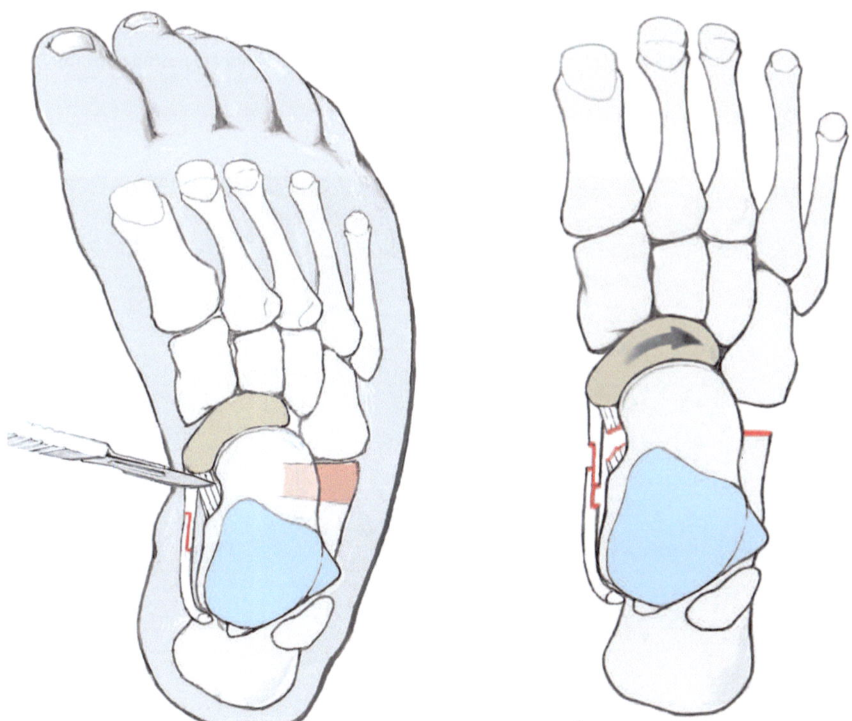

◘ **Abb. 1.59a,b** Korrektur einer (mäßigen) Inversionskontraktur des talokalkaneo-navikularen Komplexes durch mediales Weichteilrelease mit Verkürzung des lateralen Fußrands nach Lichtblau

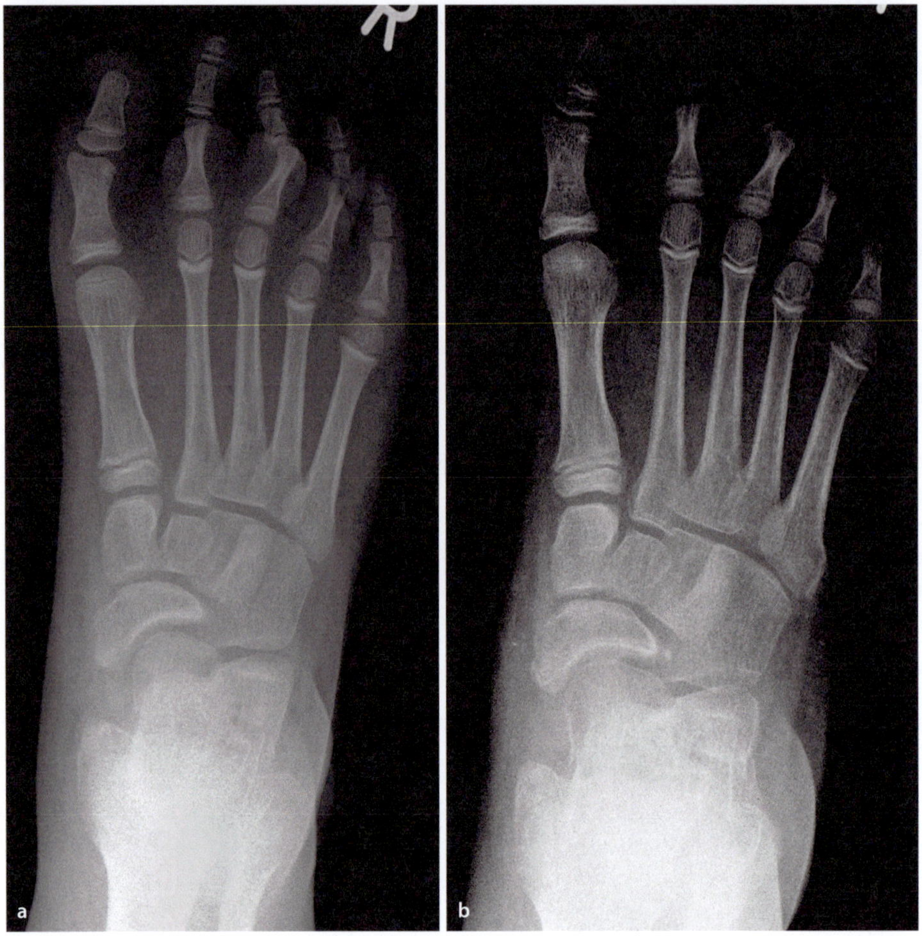

Abb. 1.60a,b Neunjähriger Junge mit Zustand nach auswärtigem peritalaren Release im 1. Lebensjahr und mäßiggradigem Rezidiv mit Spitz-Hohlfuß-Deformität (**a**). Im Rahmen des Rezidiveingriffes wurden neben einem dorsalen und plantaren Release eine Kapsulotomie des Talonavikulargelenks mit Tibialis-posterior-Sehnenverlängerung und eine Verkürzungsosteotomie des vorderen Kalkaneus durch Keilentnahme durchgeführt. Hierdurch konnte die talonavikulare Fehlstellung teilkorrigiert werden, rechts 5 Monate postoperativ (**b**)

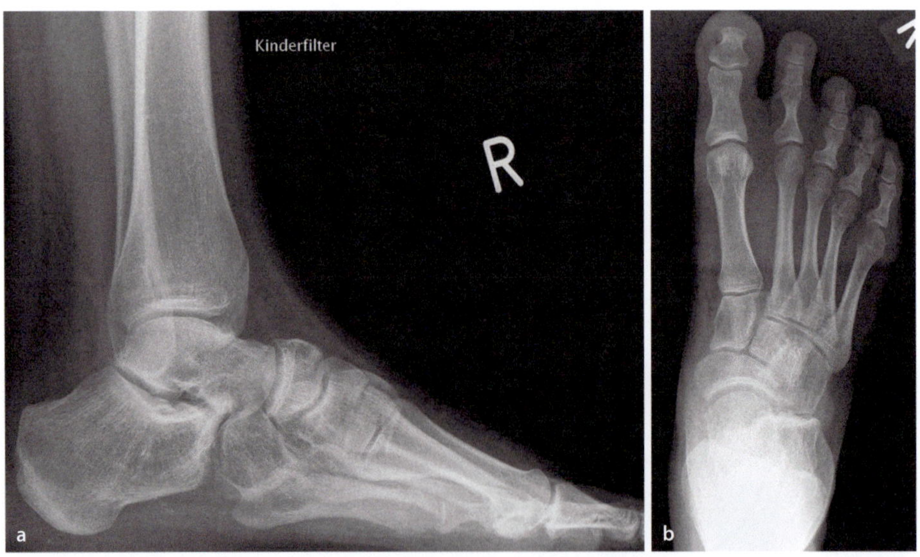

Abb. 1.61a,b Zustand nach Klumpfußrezidivkorrektur vor 9,5 Jahren einschließlich einer Resektionsarthroplastik nach Lichtblau bei damals 5,5 Jahre altem Patienten. Es hat sich ein schmerzfreies Nearthros gebildet mit guter Stellungskorrektur

1.6.2.2 Vordertarsus-Osteotomie

Besteht eine deutliche Restadduktion und ist diese hauptsächlich in Höhe des Vordertarsus lokalisiert, so kann eine Vordertarsus-Osteotomie (◻ Abb. 1.62) unter vollständigem Gelenkerhalt und ohne jedes Kapselrelease eine deutliche Korrektur bewirken (McHale und Lenhart 1991; Schäfer und Hefti 2000). Besteht dagegen eher noch eine Inversion des Rückfußkomplexes (◻ Abb. 1.59a) oder ist die Deformität in Höhe der Metatarsalbasen lokalisiert wie typischerweise beim Sichelfuß (▶ Kap. 2), so ist die Korrektur jeweils am Ort der Deformität direkt vorzunehmen. Durch Kadaver-Untersuchungen konnte der Autor nachweisen, dass der Drehpunkt der Korrektur bei dieser Doppelosteotomie zentral im Vordertarsus zu liegen kommt, während er bei alleiniger Kuboidkeilentnahme weit proximal lokalisiert ist (◻ Abb. 1.62c). ◻ Abb. 1.63 zeigt ein Beispiel für die Kuneiformekuboid-Doppelosteotomie.

1.6.2.3 Valgisierende Kalkaneus-Osteotomie

Zur Beseitigung eines trotz weichteiliger Korrektur verbleibenden Rückfußvarus kann eine Dwyer-Osteotomie (Keilentnahme aus dem Kalkaneus lateral), oder eine Verschiebeosteotomie oder eine Kalkaneus-Scarf-Osteotomie (▶ Kap. 7) durchgeführt werden. Die beiden letztgenannten Osteotomieformen können mit einer Kompression des N. tibialis verbunden sein, sodass hier eine prophylaktische Spaltung des Tarsaltunnels zu erwägen ist. ◻ Abb. 1.64 zeigt ein Beispiel für eine Verschiebeosteotomie.

Technik: Vordertarsus-Osteotomie

- Die Kuboidkeilentnahme wird nach Markierung und unter Schonung von Kalkaneokuboid und dem lateralen Tarsometatarsalgelenk durchgeführt.
- Der geplante Keil sollte vor der Osteotomie mit einem dünnen Kirschner-Draht versehen und nicht zu klein gewählt werden. Selbst wenn sich die Osteotomie später nicht ganz schließen lässt, wird sie immer sicher heilen.
- Die geplante Osteotomie am Os cuneiforme mediale sollte intraoperativ mit dem Bildwandler markiert werden.
- Mit 2 kräftigen Kirschner-Drähten proximal und distal der Osteotomie kann diese unter Verwendung eines Osteotomiespreizers aufgeklappt werden (Open-wedge-Osteotomie).
- Bei der Platzierung des Kuboidkeils ist es sehr hilfreich, wenn dieser – ähnlich einem Schaschlik-Spieß – mit einem dünnen Kirschner-Draht (s. oben) armiert wurde zur besseren Manipulierbarkeit.

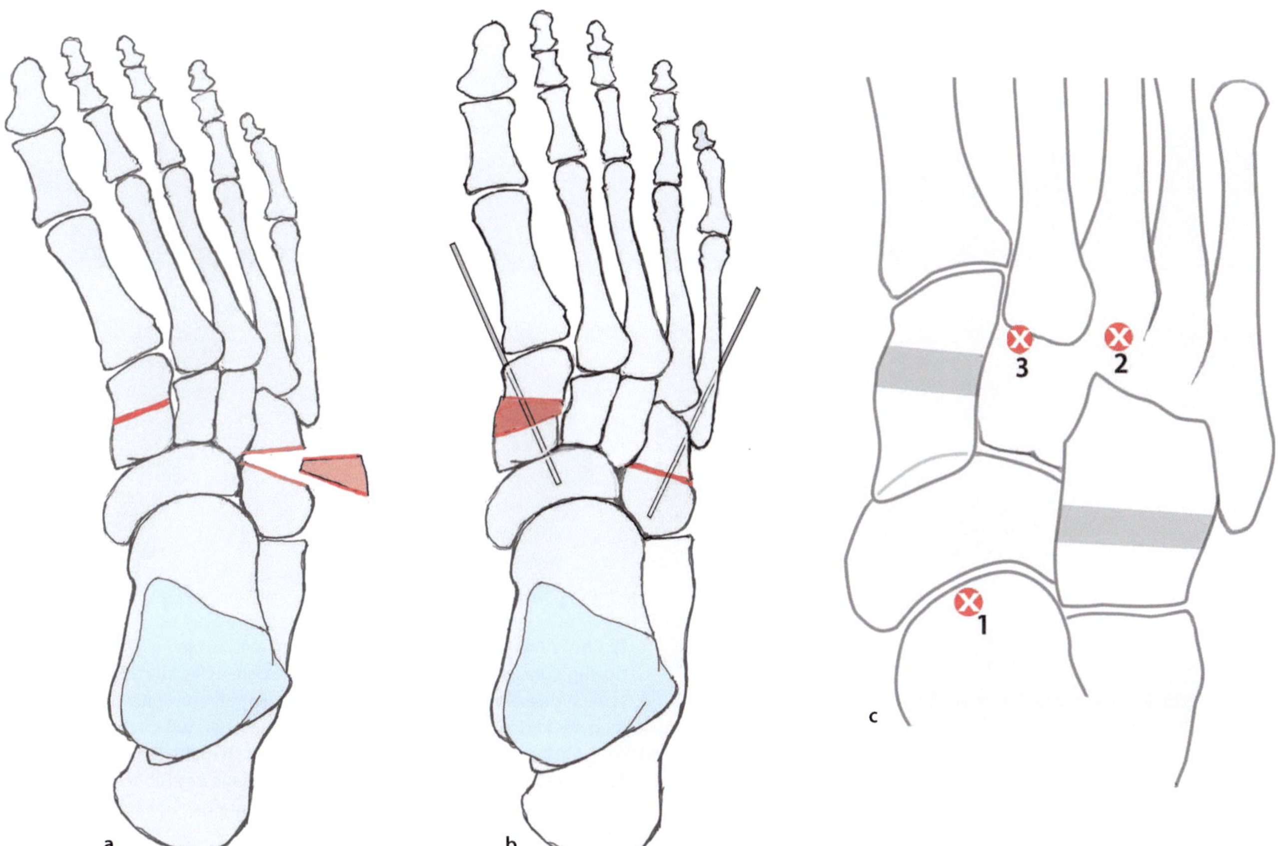

◻ **Abb. 1.62a–c** Vordertarsus-Osteotomie mit Keilentnahme aus dem Os cuboideum (**a**) und Open-wedge-Osteotomie des Os cuneiforme mediale (**b**). Die resultierenden Drehpunkte der Kuboidkeilentnahme (*1*), der isolierten Kuneiforme-Osteotomie (*2*) und der Kombination beider Osteotomien (*3*) aus Kadaver-Untersuchungen am Erwachsenenfußpräparat sind (**c**) markiert

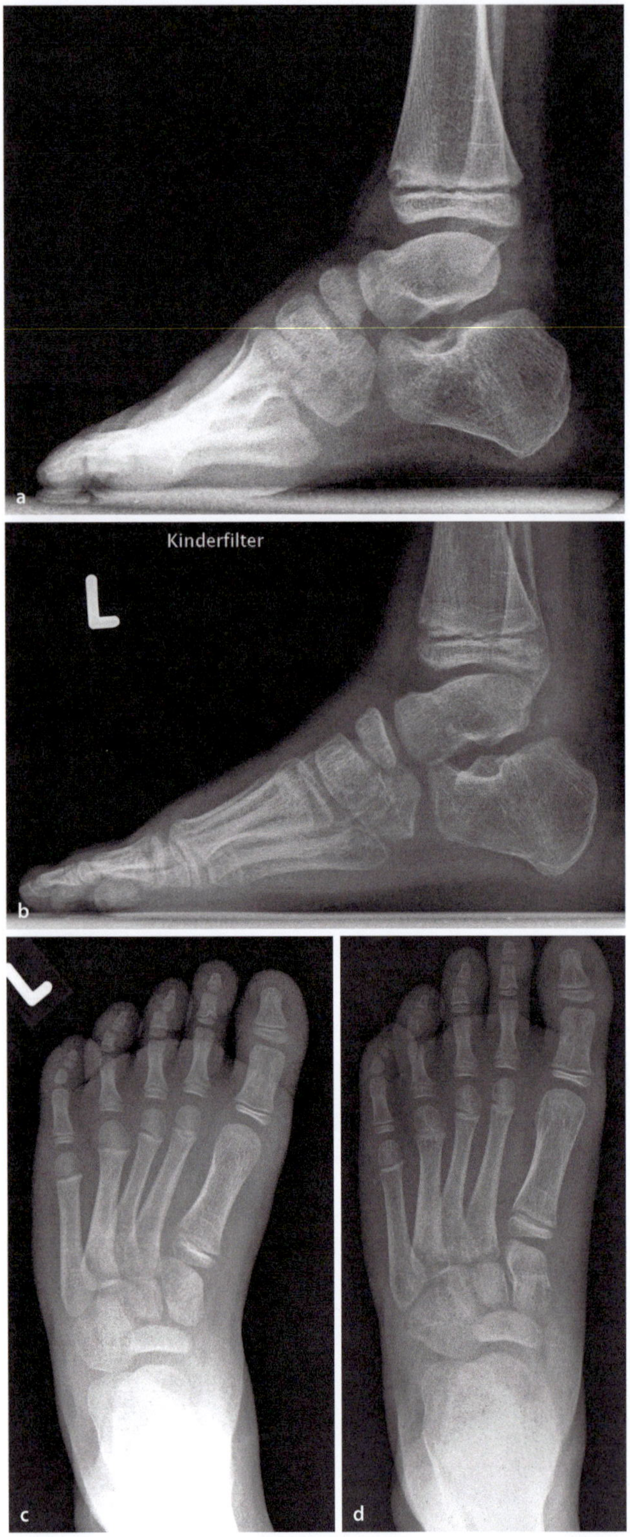

■ **Abb. 1.63a–d** Siebenjähriger Junge mit auswärtiger Vorbehandlung nach dem Ponseti-Konzept mit erst perkutaner, später offener Achillessehnenverlängerung und Klumpfußrezidiv mit deutlicher Kavus- und Adduktus-Komponente (**a**, **c**). Rezidiveingriff mit dorsalem und plantarem Release, Kuboidkuneiforme-Osteotomie und TAT. Drei Jahre postoperativ deutlich verbesserte Stellung mit persistierender Abflachung der Trochlea tali (**b**, **d**)

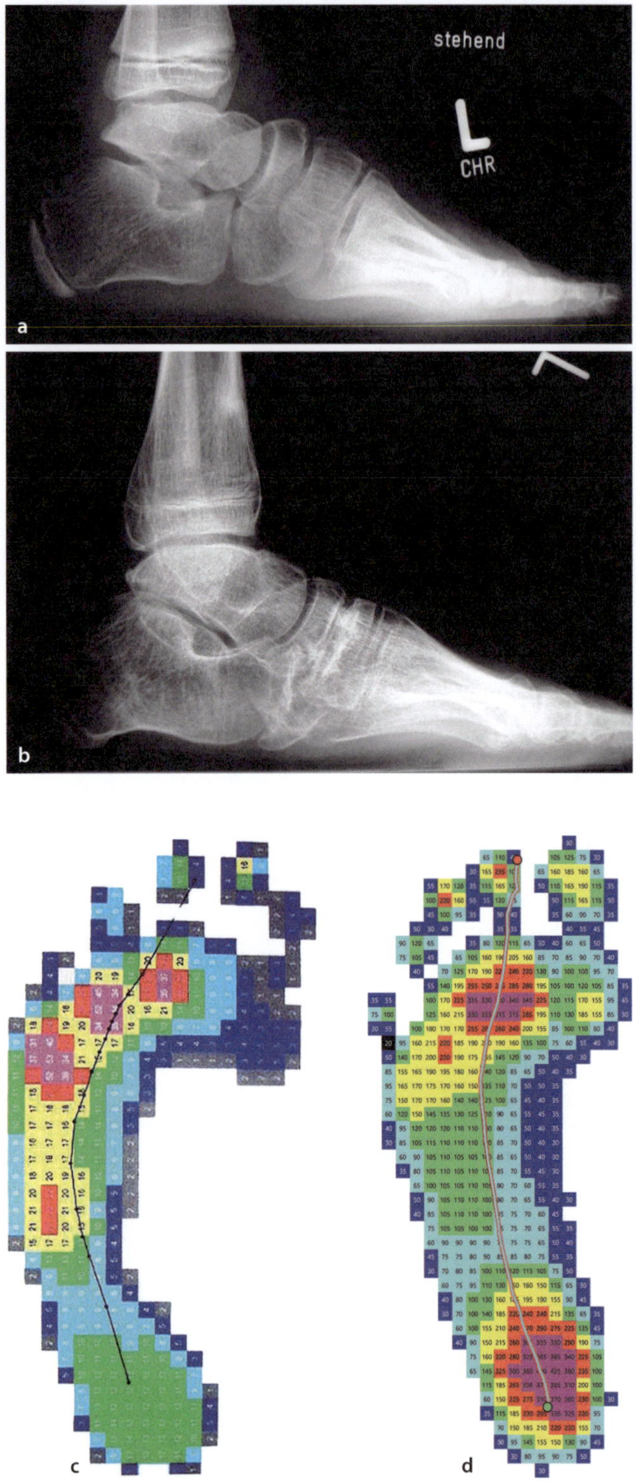

■ **Abb. 1.64a–d** Dreizehnjähriger Patient mit Zustand nach auswärtig durchgeführtem dorsalen Release und deutlichem Rezidiv (**a**). Eindrucksvoller als das Röntgenbild zeigt dies die pedografische Spitzendruckdarstellung mit Minderbelastung der Ferse und deutlicher Außenrandüberlastung (**c**). 1,5 Jahre nach Rezidivkorrektur einschließlich multiplen tarsalen Osteotomien (darunter eine lateralisierende Osteotomie des Tuber calcanei) und TAT(**b**) deutliche Funktionsverbesserung pedografisch dokumentiert (**d**). (Nach Rammelt 2016)

1.6.2.4 Supramalleoläre Eingriffe und arthroplastische Formung des Talus

Das Wachstum der Supramalleolar-Region sollte beim idiopathischen Klumpfuß mitkontrolliert werden. Nicht selten wird ein Valgusfehlwachstum beobachtet (Stevens und Otis 1999, Burghardt et al. 2016), insbesondere bei Überkorrekturzuständen (▶ Abschn. 1.6.3), aber auch bei Rezidiven (◘ Abb. 1.65). Hier kann im geeigneten Alter durch mediale Epiphyseodese mit einer Kleinfragmentschraube oder Eight-Plate eingegriffen werden (Stevens et al. 2011; Rupprecht et al. 2015).

Häufig ist die mangelhafte Dorsalextension eines der Hauptprobleme im späteren Verlauf (◘ Abb. 1.102). Der Bewegungsradius des oberen Sprunggelenks lässt sich unter Aufgabe von Plantarflexion vermehrt in Dorsalextension einstellen, indem supramalleolär ein ventralbasiger Keil entnommen wird (Coleman 1983). Dies ist insbesondere dann indiziert, wenn der natürliche Slope der distalen Tibiagelenkfläche nicht vorhanden oder sogar negativ ist. Nachteilig ist dabei neben dem Korrekturverlust

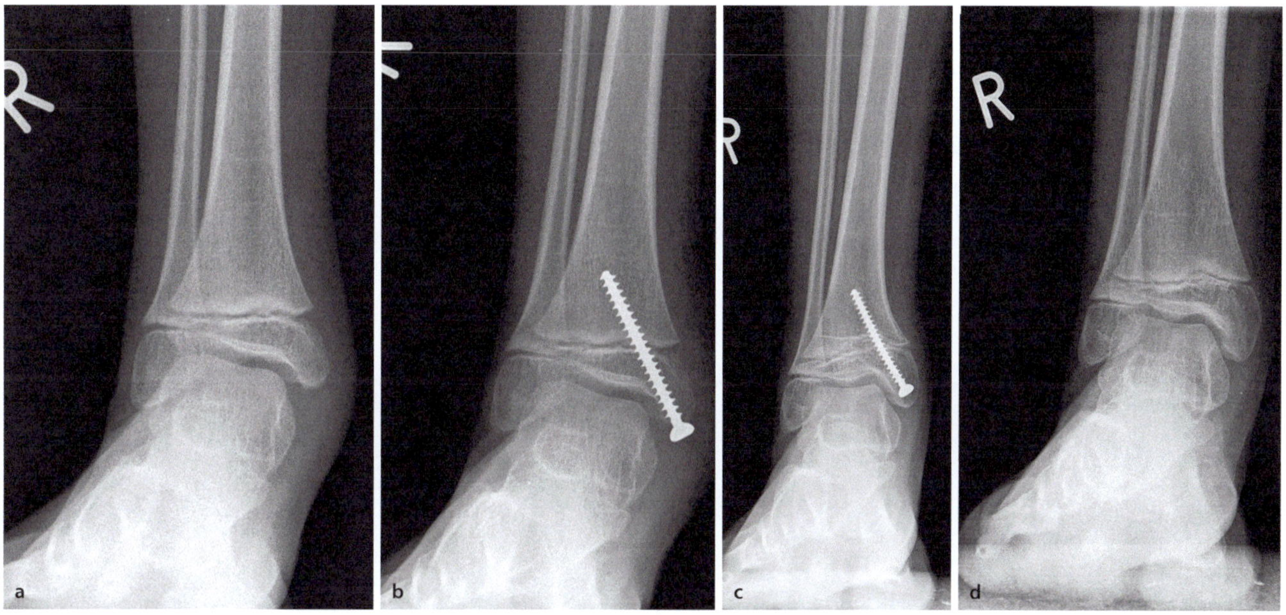

◘ **Abb. 1.65a–d** Achtjähriges Mädchen mit mehrfacher Klumpfußkorrektur bei Rezidiv, jetzt supramalleoläres Valgusfehlwachstum (**a**). Durch eine temporäre Epiphyseodese (**b**) konnte innerhalb von 20 Monaten eine leichte Überkorrektur erreicht werden (**c**). Nach Schraubenentfernung wurde mit 11,3 Jahren (**d**) erneut ein leichtes Valgusfehlwachstum beobachtet (Rebound-Effekt)

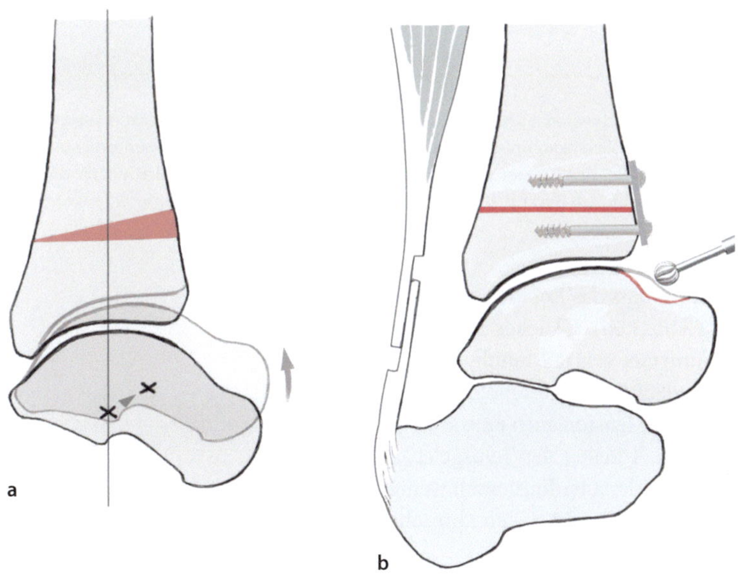

◘ **Abb. 1.66a,b** Verbesserung der Dorsalextension des OSG durch supramalleoläre Osteotomie (oder Epiphyseodese). Hierbei kommt es allerdings – neben einer Verminderung der anterioren Stabilität – zu einer Drehpunktsverlagerung (**a**). Es kann in Einzelfällen sinnvoll sein, die fehlende Taillierung des Talus zur Erweiterung der Dorsalextension durch arthroplastische Formung (Notchplastik) herzustellen (**b**). Alle derartigen Maßnahmen sind nur gerechtfertigt nach Ausschöpfung weichteiliger Kontrakturbehandlung (z. B. Achillessehnenverlängerung)

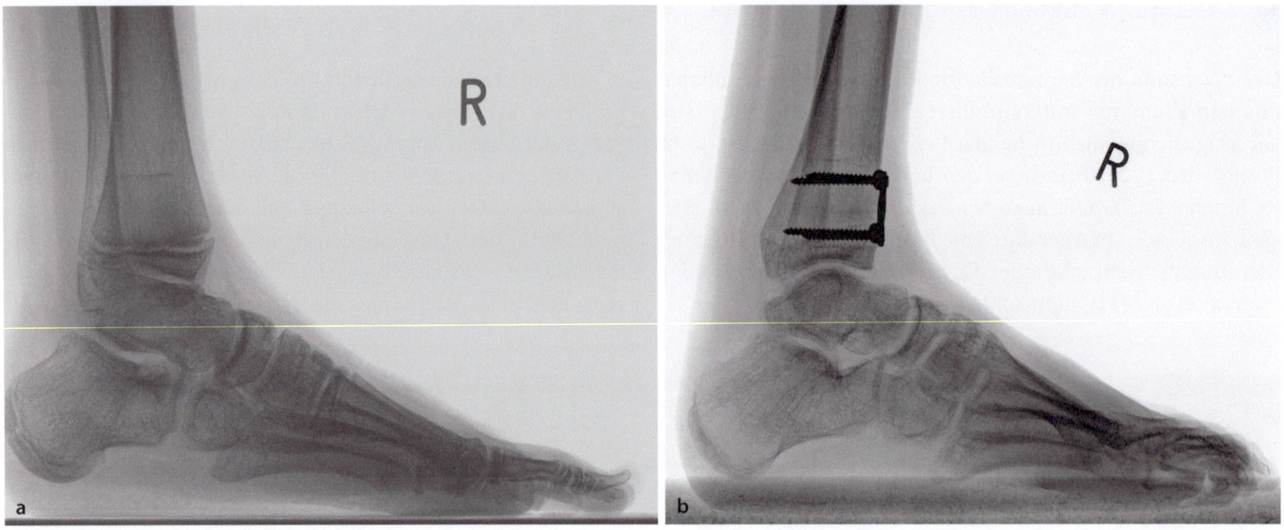

Abb. 1.67a,b Dreizehnjähriger Junge mit mehrfacher Voroperation zur Behandlung der rezidivierenden Spitzfußkontraktur (**a**). Mit 16 Jahren klinisch deutliche Knierekurvation im Stand und weitgehende Fersenentlastung im Pedogramm bei klinisch etwa 15° Spitzfußkontraktur. Supramalleoläre Extensionsosteotomie mit arthroplastischer Formung des Talushalses und erneute Achillessehnenverlängerung zur Verbesserung der Dorsalextension (**b**). Postoperativ konnten 5° Dorsalextension gehalten werden, eine weitere Verbesserung könnte durch eine Kavus-Korrektur im Vordertarsusbereich erreicht werden (Abb. 1.68)

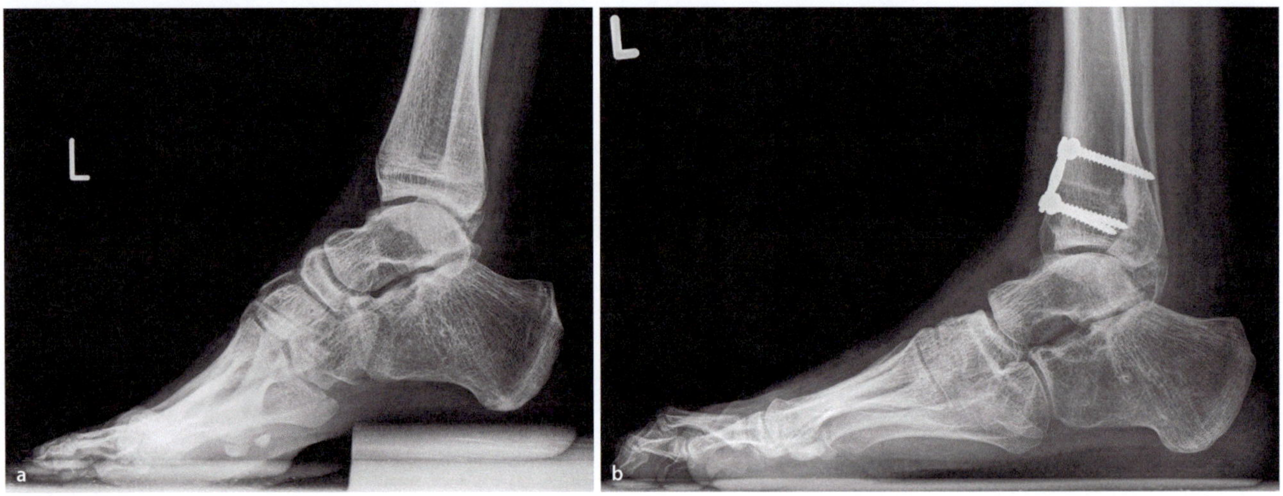

Abb. 1.68a,b Fünfzehnjähriger Patient mit schwerem Spitz-Hohlfuß-Rezidiv nach mehrfacher Voroperation einschließlich einem TAT bei weitgehend orthogradem und noch teilmobilem peritalaren Gelenkkomplex (**a**). Durch supramalleoläre Extensionsosteotomie und eine Navikulokuneiforme-Korrekturarthrodese mit Kuboid-Osteotomie konnte ein plantigrader Auftritt erreicht werden (**b**). Alternativ wäre hier eine Lambrinudi-Korrekturarthrodese ebenfalls möglich gewesen, erschien bei noch teilmobilem Rückfuß jedoch aus funktioneller Sicht weniger empfehlenswert

durch remodellierende Ausgradung, dass das Rotationszentrum des Talus ventralisiert wird (Abb. 1.66). Gleiches leistet bei noch ausreichendem Restwachstum eine ventrale Epiphyseodese (Al-Aubaidi et al. 2011; Flöter et al. 2015). In geeigneten Fällen kommt zur Verbesserung der Dorsalextension auch eine arthroplastische Reduktion von ventralen Anteilen der Talusgelenkfläche in Betracht (Abb. 1.66b), mit der allerdings noch wenig Erfahrung besteht. Abb. 1.67 und Abb. 1.68 zeigen klinische Beispiele.

1.6.2.5 Supramalleoläre Rotationsosteotomie

In seltenen Ausnahmefällen kann eine außendrehende supramalleoläre Rotationsosteotomie sinnvoll sein. Diese sollte nur durchgeführt werden, wenn höhergelegene Ursachen des Innenrotationsganges (z. B. Coxa antetorta) ausgeschlossen und alle anderen, inframalleolären Fehlstellungsursachen eines persistierenden ausgeprägten Innenrotationsgangs zuvor adressiert wurden. ◘ Abb. 1.69 zeigt die klinische Untersuchung zur Prüfung auf Rotationsfehler des Unterschenkels.

Möglichkeiten zur Korrektur des persistierenden Innenrotationsgangs

- Beseitigung der Inversionskontraktur (peritalarer Komplex)
- Beseitigung einer Rest-Adduktus-Deformität
- Tibialis-posterior-Verlängerung
- TAT (bei voller Korrektur des peritalaren Komplexes besonders wirksam)
- Rotationsosteotomie supramalleolär (sehr selten indiziert, da Knöchelgabel oft eher außenrotiert)

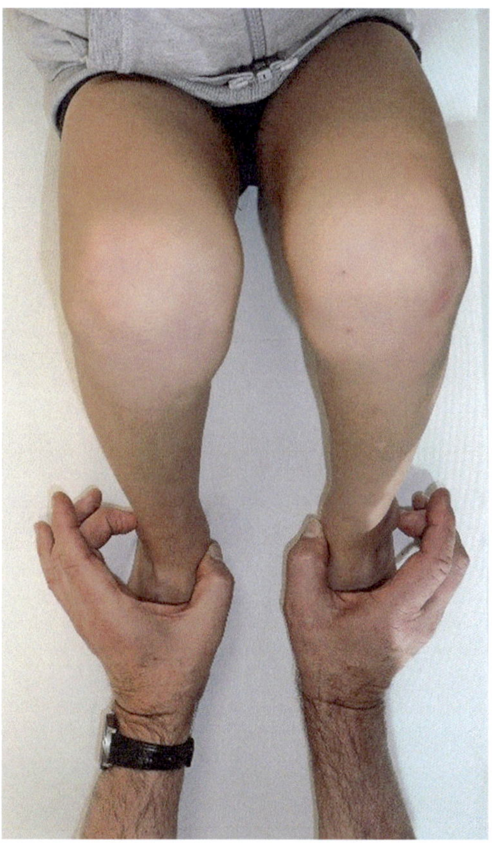

◘ **Abb. 1.69** 6-jähriger Junge mit vollständiger Korrektur bei idiopathischem Klumpfuß beiderseits. Es besteht zusätzlich ein Unterschenkel-Innenrotationsfehler, der am rechten Bein bereits durch supramalleoläre Außenrotations-Osteotomie behoben wurde. Am linken Unterschenkel sind Kniegelenksbeugeachse und Malleolarachse (durch die palpierenden Untersucher-Finger markiert) noch nahezu parallel und lassen die physiologische Außenrotation von etwa 25° (rechtes Bein) vermissen. Klinisch besteht ein ausgeprägter Innenrotationsgang

1.6.2.6 Versteifende Eingriffe

Versteifende Eingriffe am Tarsalskelett sind beim idiopathischen Klumpfuß grundsätzlich eher zu meiden, da alle Gelenke der Fußwurzel minderbeweglich und mehr oder weniger nicht anatomisch geformt sind und deswegen die Kompensationsmechanismen der Nachbargelenke weniger gut greifen als bei anderen Grunderkrankungen. Trotzdem gibt es Indikationen auch für tarsale Arthrodesen bereits im späten Kindes- und Jugendlichenalter, wenn hierdurch eine funktionell bessere Einstellung von Nachbargelenken gelingt. Eine noch bestehende Kavus-Komponente kann durch Navikulokuneiforme-Korrekturarthrodese mit dorsaler Keilentnahme korrigiert werden, die nach lateral zu in das Os cuboideum ausläuft (Cole 1940; ◘ Abb. 1.68). Bei ausgeprägten, kontrakten Inversionsfehlstellungen des Tarsus kann eine Chopart-Arthrodese oder eine Triple-Arthrodese etwa in der Technik nach Lambrinudi (Lambrinudi 1927) sinnvoll sein (▶ Abschn. 1.7.2.2, knöcherne Rückfußkorrektur) und insbesondere das obere Sprunggelenk in einen günstigeren Arbeitsbereich einstellen (◘ Abb. 1.70).

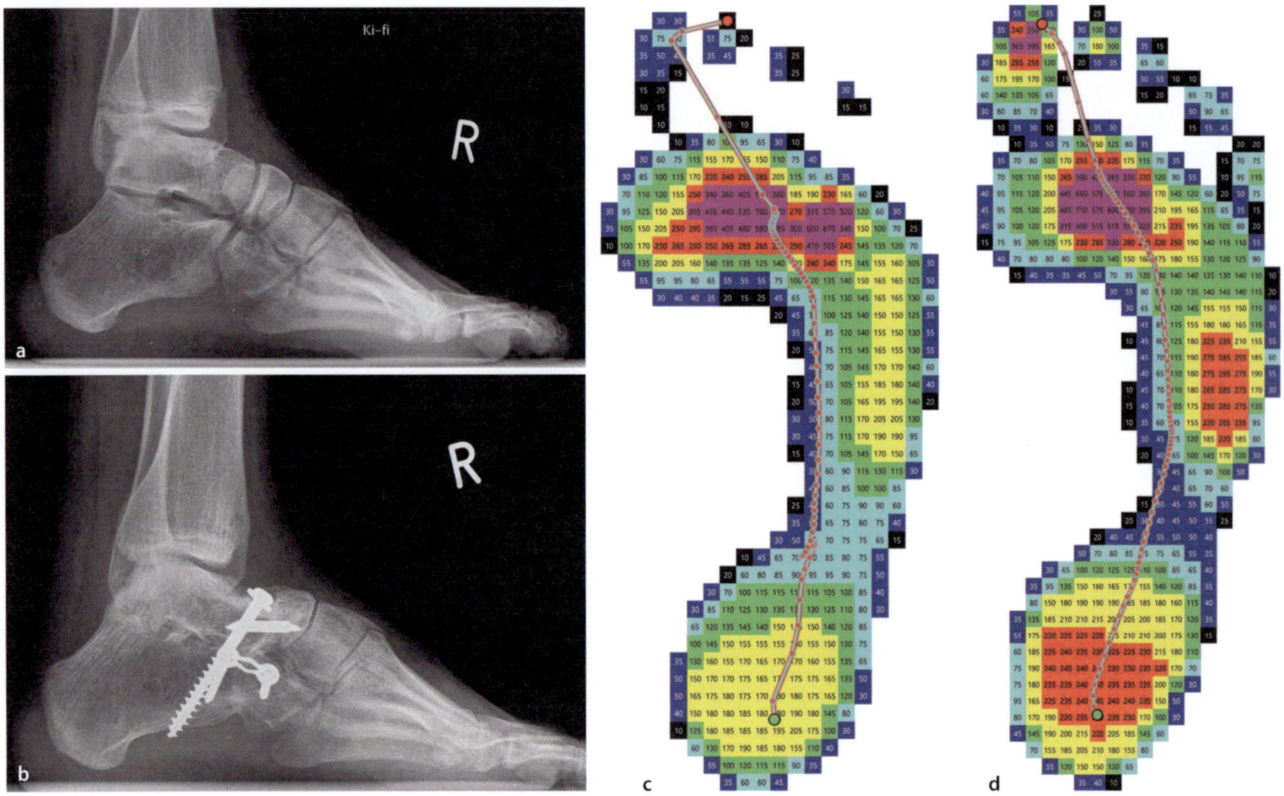

◘ **Abb. 1.70a–d** Zustand nach peritalarem Release im 1. Lebensjahr bei einem 15,5 Jahre alten Jugendlichen. Klinisch deutliches Rezidiv mit Fußaußenrandüberlastung und Umknickneigung sowie ventralem Anschlag des OSG (**a**). Durch eine Triple-Arthrodese in der Lambrinudi-Modifikation konnte das OSG in eine deutlich bessere Funktionsstellung versetzt werden mit jetzt 10° Dorsalextension (**b**). Pedografisch fällt 15 Monate postoperativ (**d**) eine normalisierte frühe Standbeinphase auf mit zeitlich verlängerter Fersenbelastung nach dem Initialkontakt gegenüber präoperativ (**c**). Eine unphysiologische Belastung der Metatarsale-V-Basis besteht allerdings fort und hätte durch vermehrte Pronation des Mittel-Vorfuß-Abschnittsvermieden werden können

1.6.3 Klumpfußüberkorrektur

Bei der Korrektur eines idiopathischen Klumpfußes strebt man eine volle Korrektur als optimal mögliches Ergebnis an (Kurven-Gipfel in ◘ Abb. 1.71). Es kann hierbei zu Unterkorrekturen bzw. Rezidiven kommen, wie z. B. bei früheren Behandlungskonzepten mit rein dorsalem Release nicht selten zu beobachten, oder auch z. B. bei dem Ponseti-Konzept und zu frühem Absetzen der Retentionsschiene. Es können aber auch Überkorrekturen entstehen, die am häufigsten nach umfangreichem operativem Release auftreten. Während Unterkorrekturen und Rezidive in der Regel gut behandelbar sind, stellen Überkorrekturzustände z. T. kaum reversible Funktionsstörungen dar, die aufwändige operative Maßnahmen erfordern.

1.6.3.1 Pathomorphologie und Funktionsstörung

Jede der fünf Fehlstellungskomponenten der Klumpfuß-Deformität (▶ Abschn. 1.2.1) kann iatrogen überkorrigiert werden (Haslam et al. 2006, Hamel 2011). Diese Gefahr besteht besonders nach ausgedehnten Release-Eingriffen an Gelenkkapseln des peritalaren Komplexes und Sehnen, wie sie vor der „Ponseti-Ära" allgemein üblich waren. Mosca (2015) unterscheidet eine subtalare **Fehlrotation** von der übermäßigen subtalaren **Translation**. Eberhardt et al. (2018) empfehlen für diese Fälle mit translatorischer Fehlstellung eine talokalkaneare Arthrodese. Nach Behandlung mit dem Ponseti-Konzept sind Überkorrekturphänomene deutlich seltener zu beobachten, sodass in Zukunft mit einem Rückgang derartiger Fälle wie im Folgenden dargestellt gerechnet werden darf. Überkorrekturen sind aus funktioneller und therapeutischer Sicht grundsätzlich ungünstiger als Rezidive und neigen zu ständiger Verschlechterung (◘ Abb. 1.72). Insbesondere sind den betroffenen Patienten mit zunehmendem Alter und Körpergewicht eine suffiziente Vorfußbelastung (Ballengang) und damit ein dynamisches Gehen nicht mehr möglich. Folgende Komponenten werden häufig in Kombination beobachtet.

Radiologisch sind die Kennzeichen der Rückfußeversion im seitlichen und dorsoplantaren Bild oder in der CT zu erkennen, ebenso häufig eine supramalleoläre Valgus-Deformität im OSG-a.-p.-Bild sowie eine Elevation des medialen Strahls im seitlichen Strahlengang. Die Funktionseinschränkung lässt sich im Verlauf am besten pedografisch dokumentieren (Hamel 2011; ◘ Abb. 1.72). Ursache des häufig zu beobachtenden supramalleolären Valgusfehlwachstums (Stevens und Otis 1999) könnte die Tatsache sein, dass bei Klumpfußfolgezuständen – und insbesondere bei der Überkorrektur – praktisch nie eine normale Belastung des medialen Fußstrahls zu beobachten ist und es hierdurch zu veränderten Kräfteverhältnissen am oberen Sprunggelenk kommt.

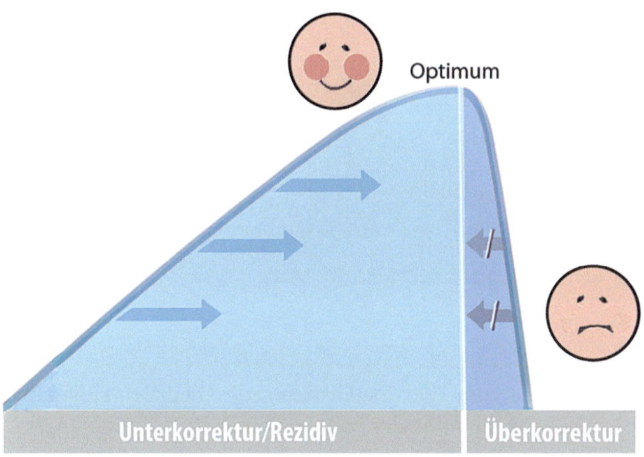

◘ **Abb. 1.71** Während Unterkorrekturen (links vom „Optimum") sekundär beherrschbar sind, liegen optimales Ergebnis und Überkorrektur (rechts vom „Optimum") dicht beieinander. Letztere werfen erhebliche therapeutische Probleme auf

Komponenten der Klumpfußüberkorrektur

- Hackenfuß-Deformität mit Insuffizienz der Wadenmuskulatur und kompensatorischer Überaktivität der langen Zehenbeuger (▶ Kap. 6.1)
- Planovalgus-Deformität des Rückfußes mit Insuffizienz des M. tibialis posterior, in schweren Fällen fibulokalkaneares Impingement
- Supramalleoläres Valgusfehlwachstum mit Fehlformung des medialen OSG-Kompartiments
- Mittel-Vorfuß-Supination
- Dorsal-bunion-Problematik mit Elevation und Destabilisierung des medialen Strahls und Beugekontraktur des Großzehengrundgelenks (▶ Abschn. 1.6.3.3, Korrektur des Dorsal bunion)
- Peronealsehnenluxation

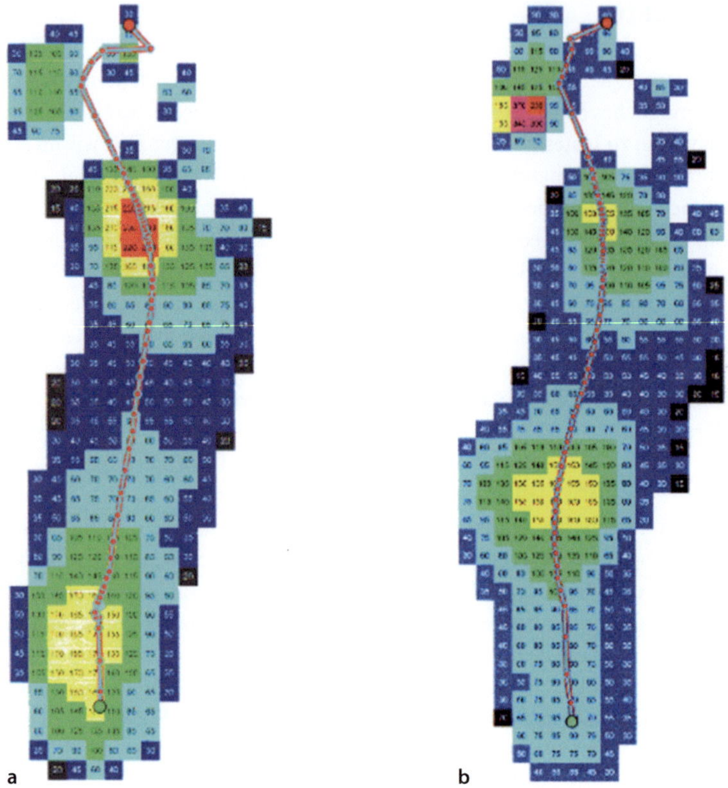

a b

Abb. 1.72a,b Klumpfußpatient mit Zustand nach auswärts durchgeführtem peritalarem Release im 1. Lebensjahr. Die Pedografien (Spitzendruckbilder) mit 9 (**a**) und mit 12 Jahren (**b**) zeigen die gravierende Zunahme der Funktionsstörung

Pedografische Zeichen der Überkorrektur

- Fehlende Taillierung des Fußabdruckes im Mittelfußbereich
- Verminderung von Druck und Kraft des Ballenbereiches
- Überlastung der Vordertarsusregion bei verminderter Fersenbelastung
- Entlastung des Metatarsale I (im Unterschied zum lockeren Knicksenkfuß!)
- Hohe Belastung der Großzehe (Kompensation)

1.6.3.2 Korrekturprinzipien

Rechtzeitige operative Korrekturen bereits im Wachstumsalter sind bei manifester Überkorrektur empfehlenswert und können die Funktion langfristig deutlich verbessern bzw. die sonst drohende Verschlechterung verhindern (O'Brien et al. 2004, Hamel 2011). Einfache Lösungen wie etwa die isolierte Arthrorise sind kritisch zu beurteilen (▶ Kap. 4, Abb. 4.31). Typische operative Maßnahmen sind:

- Stärkung der Wadenmuskulatur und des M. tibialis posterior durch Sehnentransfer und Achillessehnenverkürzung (begrenzte Wirkung)
- Stabilisierung des talokalkaneo-navikularen Komplexes durch Osteotomie oder Arthrodese (Kalkaneusosteotomie, Kalkaneokuboid-Interpositionsarthrodese, extraartikuläre talokalkaneare Arthrodese nach Grice (Grice 1952), Arthrorise bei weniger rigiden Zuständen, Chopart-oder Triple-Arthrodese), hierdurch Erhöhung des Wirkungsgrades der Wadenmuskulatur
- supramalleolär-varisierende Achskorrekturen oder Wuchslenkung
- Plantarisierung oder Stabilisierung des medialen Fußstrahls durch Osteotomie oder (z. B. Navikulo-Kuneiforme-)Arthrodese, Flexor-hallucis-longus-Transfer auf das Metatarsale I und der Tibialis-anterior-Sehne auf den 2. Strahl (▶ Abschn. 1.6.3.2).

1.6.3.3 Behandlungsbeispiele

Da die Indikationsstellung zu den in Frage kommenden Prozeduren sehr individuell erfolgt, soll die Vorgehensweise anhand von Behandlungsbeispielen dargestellt werden. Es gilt hierbei z. B. im Einzelfall und abhängig vom Lebensalter abzuwägen, ob eine kompensatorisch überbewegliche Chopart-Gelenklinie zur Stabilisierung des Fußes versteift (Abb. 1.75) oder besser hypermobil (Abb. 1.74) belassen werden soll, um die Minderbeweglichkeit des oberen Sprunggelenks weiter zu kompensieren. Bei guter Ausformung des oberen Sprunggelenks ist im Jugendalter dagegen die Triple-Korrekturarthrodese der Standardeingriff zur dreidimensionalen Ausrichtung des Rückfußes mit ausreichender Mittel-Vorfuß-Pronation.

Komplexe Eingriffe bei Überkorrekturzuständen

Die operative Behandlung eines Überkorrekturzustandes erfordert in der Regel multiple Maßnahmen im Rückfuß- und Mittelfußbereich sowie supramalleolär. In leichteren Fällen kann gelenkerhaltend vorgegangen werden (◘ Abb. 1.73). Wenn eine Rückfußstabilisierung durch Arthrodese erforderlich scheint, ist zunächst an das Talokalkanealgelenk und die Navikulokuneiforme-Gelenklinie zu denken (◘ Abb. 1.74) und nur in ausgeprägteren Fällen an die funktionell besonders wichtige Chopart-Linie (◘ Abb. 1.75). Wesentlich ist neben der Rückfußstabilisierung immer die gleichzeitige Korrektur einer Mittel-Vorfuß-Supination (◘ Abb. 1.76). Supramalleoläre Valguszustände bedürfen einer knöchernen Korrektur (◘ Abb. 1.77 und ◘ Abb. 1.78). Ein vollständiger tarsaler Kollaps erfordert knöcherne Interpositionen (◘ Abb. 1.79).

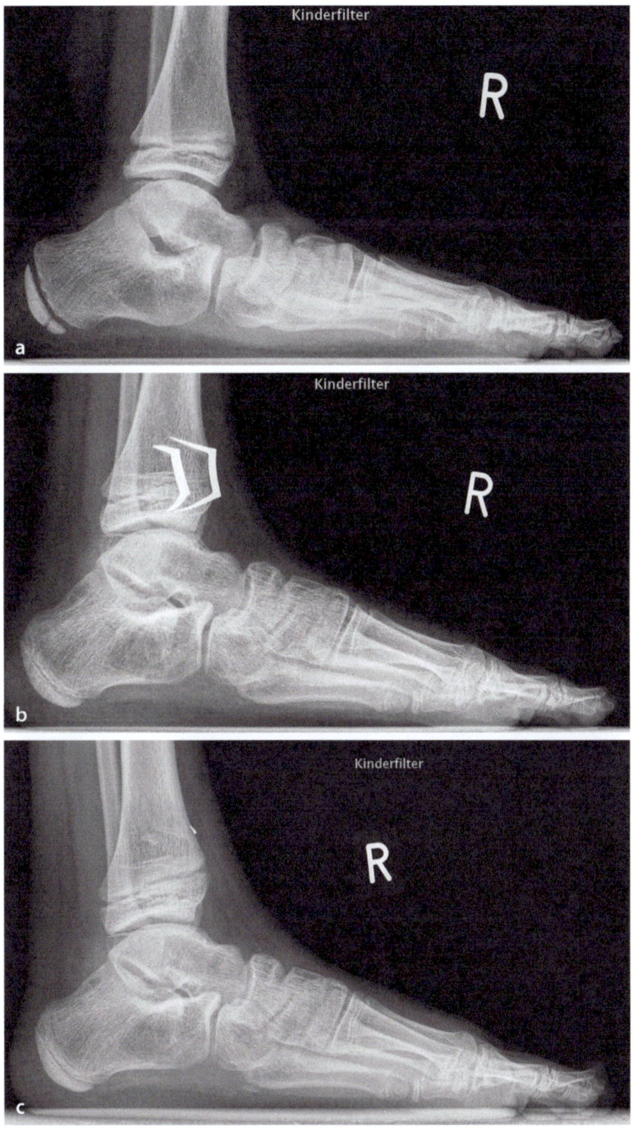

◘ **Abb. 1.73a–c** Elfjähriger Patient, idiopathischer Klumpfuß, auswärts rein konservativ vorbehandelt, klinisch deutliche Überkorrektur (**a**). Nach Achillessehnenverlängerung, Kalkaneus-Doppelosteotomie und temporärer anteromedialer Epiphyseodese der distalen Tibia-Wachstumsfuge deutlicher Effekt der Aufrichtung tarsal und der Wachstumslenkung supramalleolär nach 15 Monaten (**b**). Nach Entfernung der Staples 27 Monate postoperativ (**c**) klinisch deutlich verbesserte Funktion

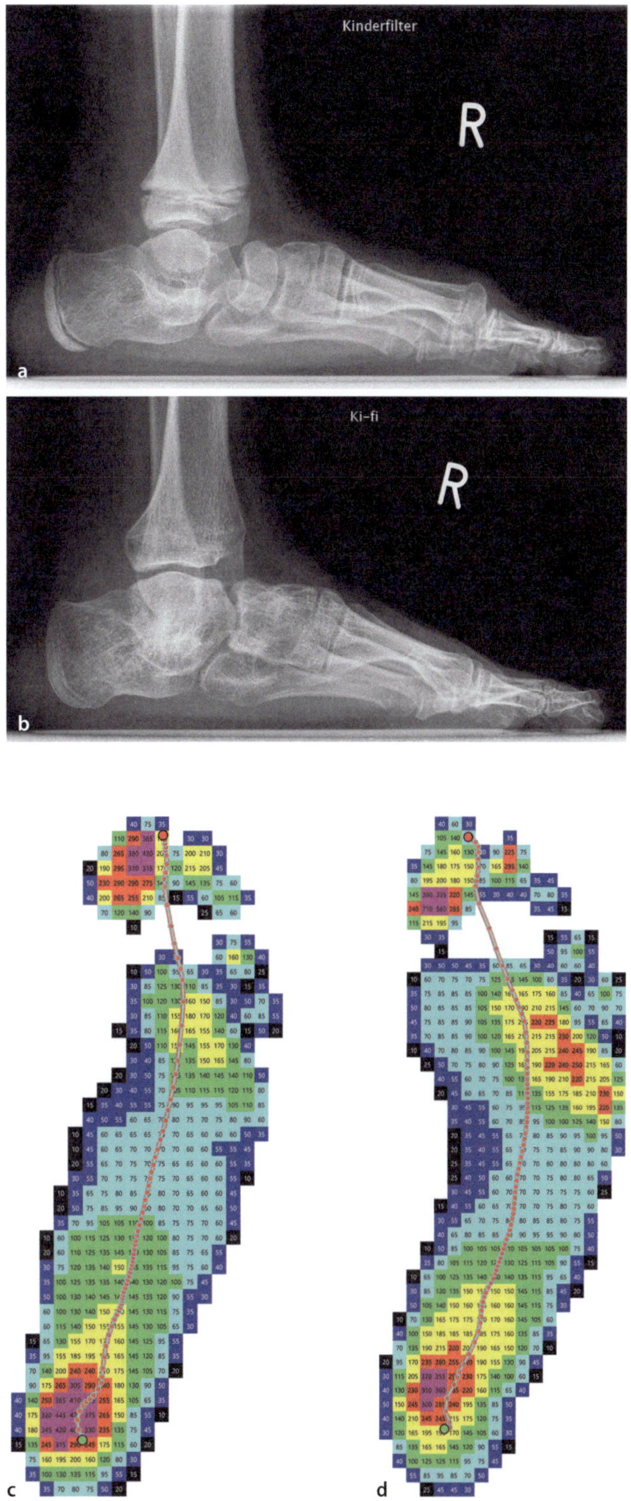

◘ **Abb. 1.74a–d** Dreizehnjähriger Patient, Zustand nach peritalarem Release bei idiopathischem Klumpfuß (**a**, **c**). Tarsale Stabilisierung durch Grice-Arthrodese und Kalkaneus-Verschiebeosteotomie sowie Stabilisierung des medialen Strahls durch Navikulokuneiforme-Arthrodese. Die Dorsal-bunion-Symptomatik wurde durch Flexor-hallucis-longus-Transfer und Metatarsale-I-Basis-Osteotomie korrigiert. Die kompensatorisch hypermobile Chopart-Linie wurde wegen der geringen Beweglichkeit des OSG belassen. 2,5 Jahre postoperativ (**b**, **d**) klinisch deutlich verbesserte Funktion mit noch deutlich lateral betonter Vorfußbelastung

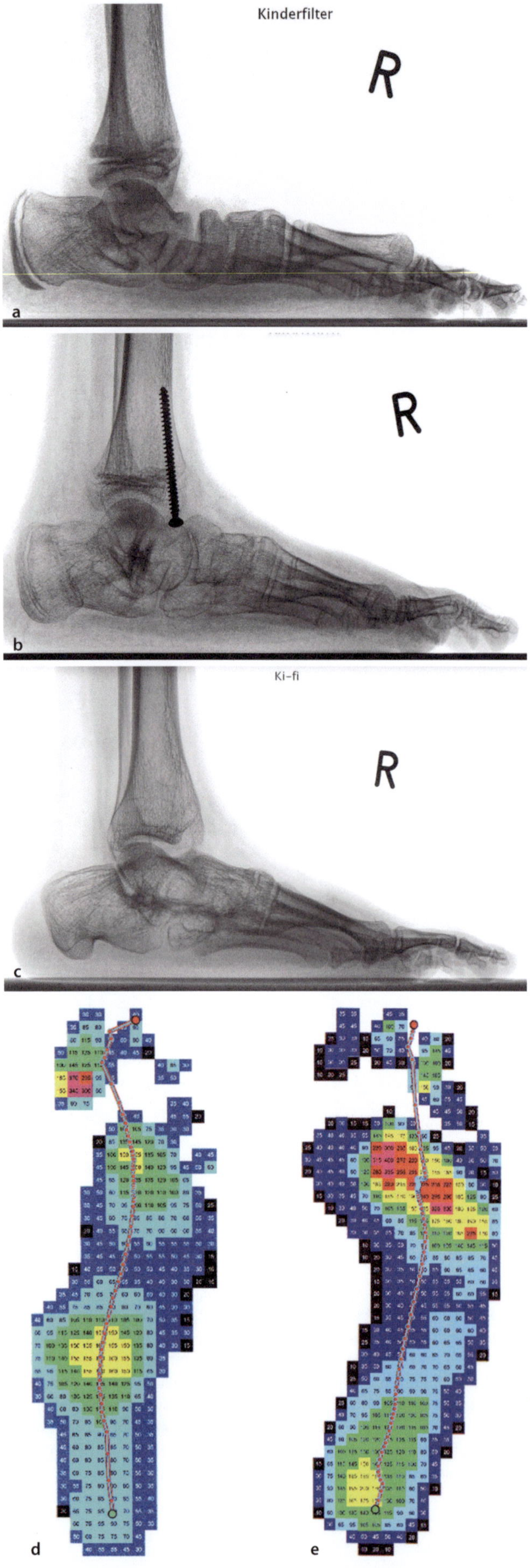

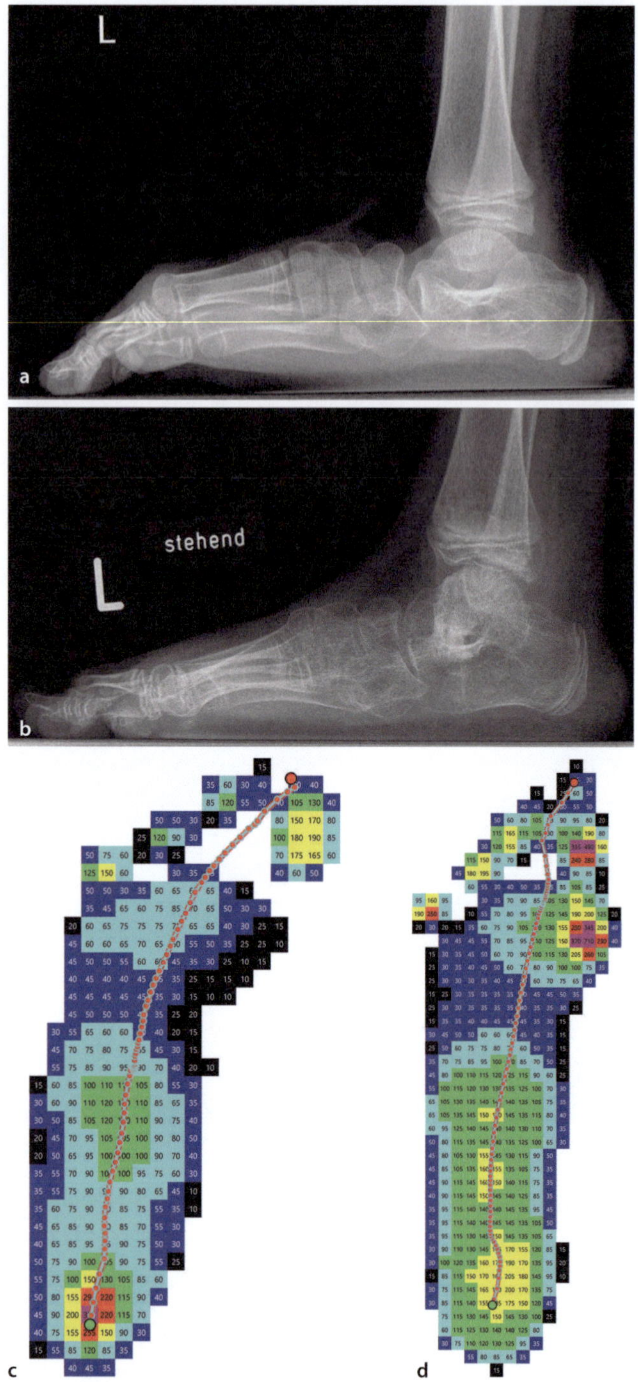

Abb. 1.76a–d Neunjähriges Mädchen mit Zustand nach peritalarem Release im 1. Lebensjahr und schwerer Überkorrektur mit Dorsal-bunion-Symptomatik (**a**, **c**). Talokalkaneale Stabilisierung mit Grice-Arthrodese und Korrektur des Dorsal bunion mit plantarisierender Kuneiforme-mediale-Osteotomie, Rückverlagerung der Flexor-hallucis-longus-Sehne auf das Metatarsale I und Transfer der Tibialis-anterior-Sehne auf den 2. Strahl (**b**). Knapp 2 Jahre postoperativ (**b**, **d**) zeigt sich die Lastverteilung am medialen Strahl deutlich normalisiert

◀ **Abb. 1.75a–e** Zwölfjähriger Junge, Zustand nach peritalarem Release auswärts im 1. Lebensjahr, klinisch schwerste Überkorrektur (**a**, **d**). Nach umfangreicher knöchern-weichteiliger Stabilisierung unter Belassung der Chopart-Linie (**b**) zeigte sich eine unzureichende Gesamtkorrektur durch die (beim Ersteingriff unterschätzte) hochgradige Instabilität des Talonavikulargelenks, das in einem Zweiteingriff nachversteift werden musste (**c**). Erst ein Jahr nach diesem Zweiteingriff, im Alter von 14 Jahren stellte sich die erwünschte funktionelle Verbesserung ein (**e**)

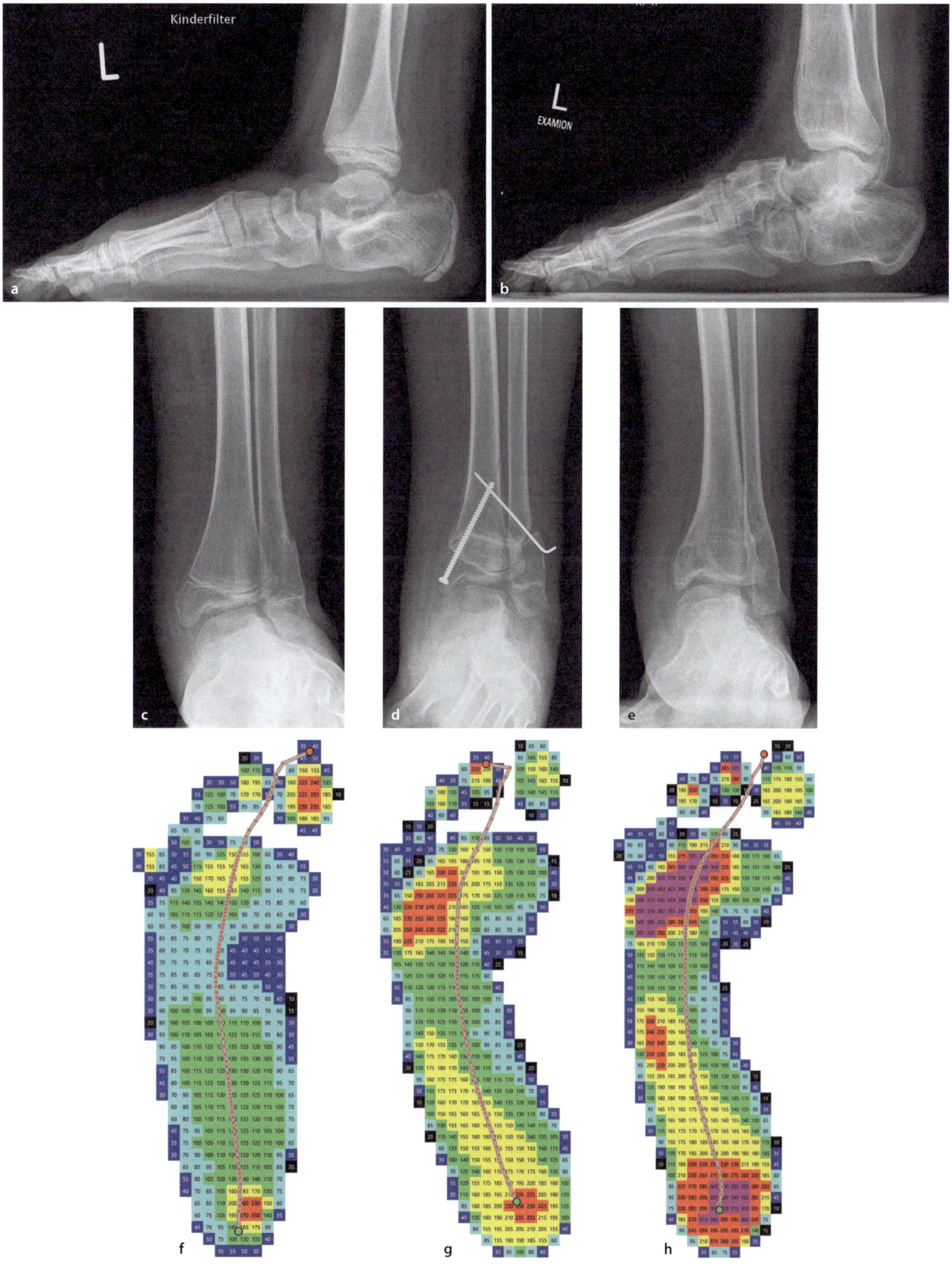

Abb. 1.77a–h Neunjähriges Mädchen nach auswärtigem peritalaren Release im 1. Lebensjahr mit schwerer Überkorrektur und ad-latim-Versetzung talokalkaneal (subtalare Translation) sowie supramalleolärem Valgusfehlwachstum (**a**, **c**). Klinisch deutliche Schwäche im Fußabdruck, Ballengang kaum möglich (**f**). Talokalkaneale Stabilisierung durch extraartikuläre Grice-Arthrodese sowie pronierende Rotationsosteotomie des Vordertarsus mit Korrekturarthrodese der Navikulokuneiforme-Reihe zur Stabilisierung des medialen Strahls, Achillessehnenverlängerung, zusätzlich supramalleolär varisierende Osteotomie mit temporärer Epiphyseodese tibial-medial (**b**, **d**, **e**). Klinisch 1 Jahr (**g**) und 2,5 Jahre postoperativ (**h**) noch deutlichen Außenrandbelastung, funktionell aber gebessert, Ballengang möglich

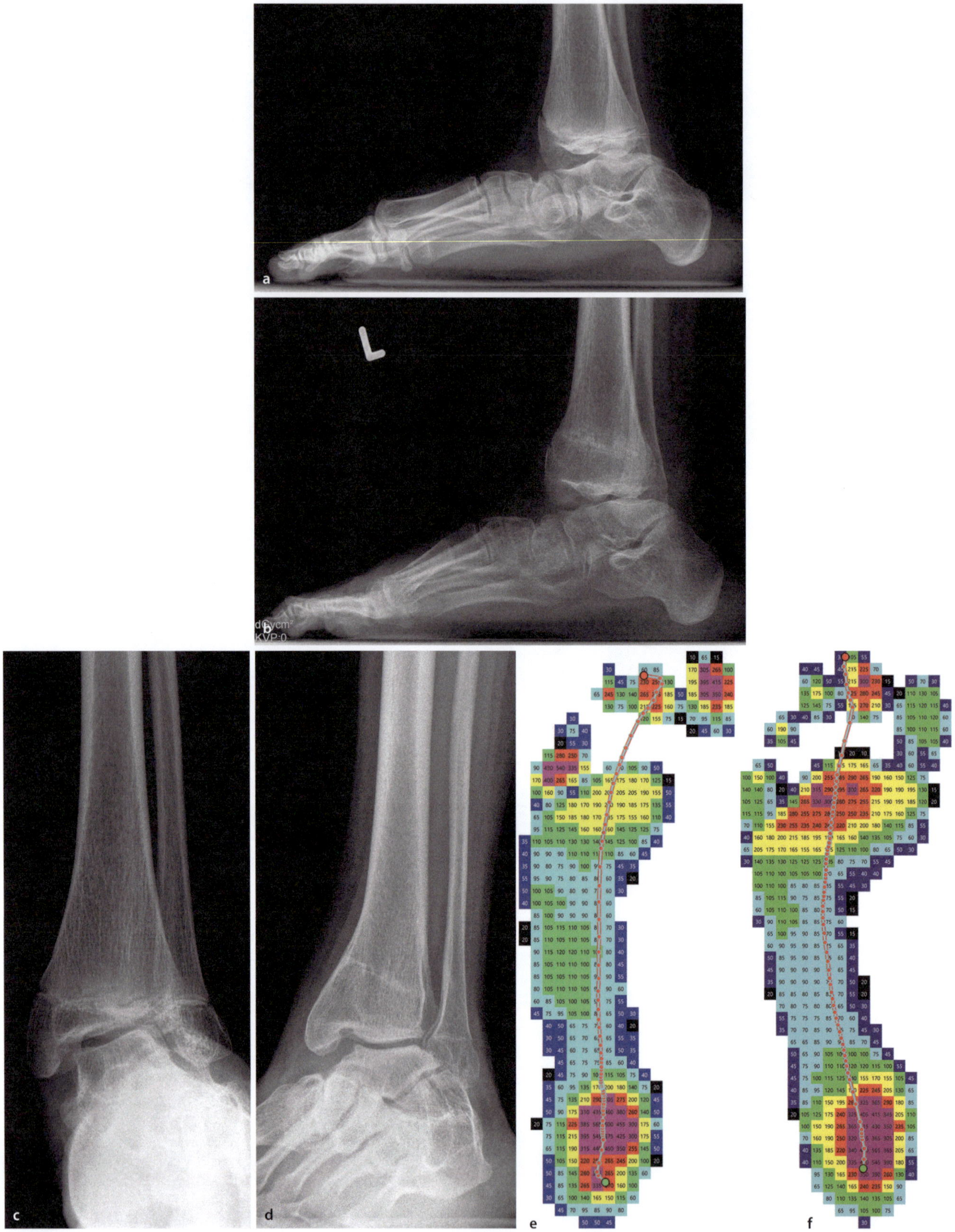

Abb. 1.78a–f Zwölfjähriges Mädchen mit Zustand nach peritalarem Release im 2. Lebensjahr auswärts, jetzt klinisch schwere Überkorrekturproblematik mit Unfähigkeit des Ballenganges (**e**). Radiologisch deutliche Talus-Deformität supramalleoläres Fehlwachstum und Dorsal bunion (**a**, **c**). Nach supramalleolärer Osteotomie mit Dorsal-bunion-Korrektur (Tibialis-anterior-Versetzung, Metatarsale-I-Basis-Osteotomie und Flexor-hallucis-longus-Rückversetzung; **b**, **d**) deutliche funktionelle Verbesserung, pedografisch unter anderem an einer vermehrten Ballenbelastung erkennbar (**f**). (Nach Hamel 2011)

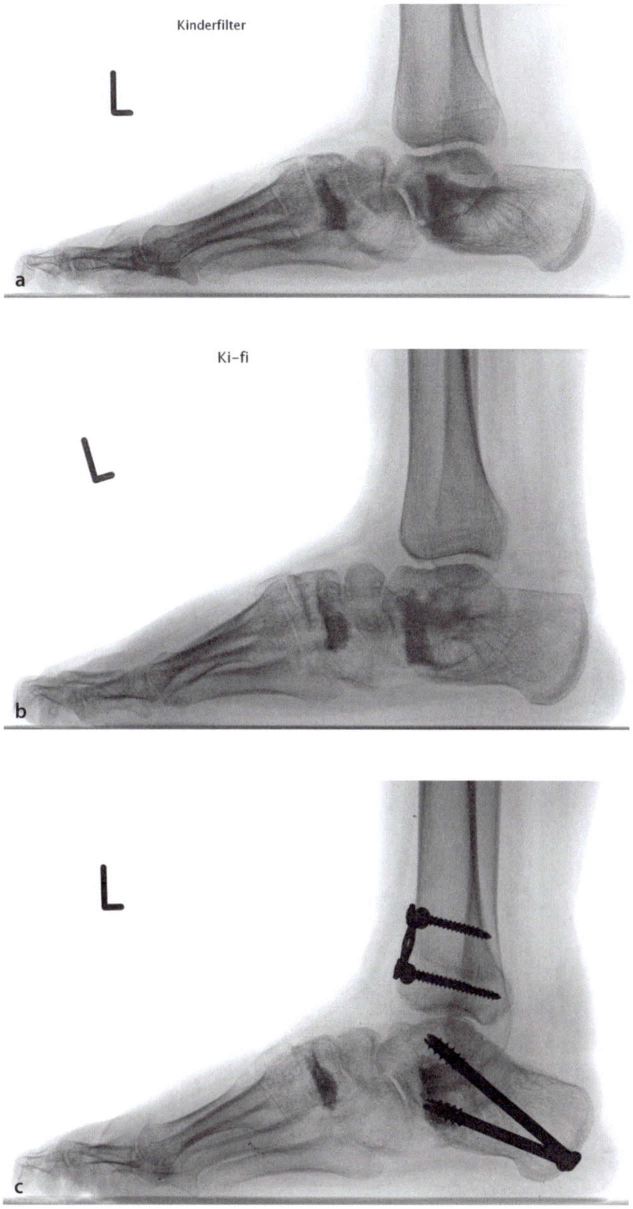

Abb. 1.79a–c Vierzehnjährige Patientin mit schwerer Überkorrektur und schmerzhaftem fibulokalkanearem Impingement nach peritalarem Release im 1. Lebensjahr (**a**). Nach talokalkanearer Grice-Arthrodese und Plantarisierung des medialen Strahls verbesserte Rückfußstellung, jedoch zunehmende Beschwerden im Sinne eines ventralen OSG-Impingement durch die vermehrte Horizontalisierung des Talus (**b**). Eine talokalkaneare Interpositionsarthrodese mit supramalleolärer Extensionsosteotomie konnte das OSG in eine verbesserte Funktionsstellung bringen (**c**). (Nach Hamel 2015)

Korrektur des Dorsal bunion

Die Dorsal-bunion-Deformität[1] tritt am häufigsten im Rahmen einer komplexen Klumpfuß-Überkorrekturproblematik auf (► Abschn. 1.6.3.3, komplexe Eingriffe bei Überkorrekturzuständen), ist in manchen Fällen aber auch isoliert zu behandeln (Mc Kay 1983b; Yong et al. 2007). Mit Dorsal bunion wird der Zustand eines stark elevierten und nicht belasteten ersten Metatarsalstrahls mit Beugekontraktur des Großzehengrundgelenks bezeichnet, bei dem sich die Großzehenkuppe an der Belastungsfläche abstützt. Pathogenetisch geht der Dorsal bunion auf eine verminderte Kraftentfaltung in der späten Standbeinphase zurück durch eine Schwäche von Wadenmuskulatur und dem M. peroneus longus in Verbindung mit unzureichender Rigid-lever-Funktion[2] des talokalkaneo-navikularen Komplexes. Die Überaktivität des M. flexor hallucis longus stellt damit einen (wirksamen) Kompensationsversuch dar, allerdings mit der Folge einer unphysiologischen Lastverteilung des 1. Strahls (Entlastung des Metatarsale I und kräftiger Abdruck der Großzehe, vgl. Abb. 1.78e, Hamel und Nell 2016). In manchen Fällen betrifft dies nur den medialen Fußstrahl, in anderen führt insbesondere die Aktivität des M. tibialis anterior bei schwachem M. peroneus longus dazu, dass der gesamte Mittel-Vorfuß-Komplex eine Supination aufweist (z. B. in Abb. 1.76). Langfristig führt dies zu einem Schuhkonflikt über dem Metatarsale-I-Kopf und zu einer Kontraktur und Degeneration des Großzehengrundgelenks. Durch frühe, in diesen pathogenetischen Ablauf eingreifende Korrektur kann dies verhindert werden (Kuo 1993).

Korrektur-Maßnahmen bei Dorsal-bunion-Deformität (Abb. 1.80)

- Plantarisierung und Stabilisierung des medialen Strahls
- Rückverlagerung der Flexor-hallucis-longus-Sehne
- Tibialis-anterior-Verlagerung auf den 2. Strahl
- Periartikuläre Osteotomien im Bereich des Großzehengrundgelenks

1 Mit Dorsal bunion wird der Zustand eines stark elevierten und nicht belasteten ersten Metatarsalstrahls mit Beugekontraktur des Großzehengrundgelenkes bezeichnet, bei dem sich die Großzehenkuppe an der Belastungsfläche abstützt.

2 Mit „rigid-lever-function" wird die stabile Einstellung des Subtalar-Komplexes in leichter Inversion bezeichnet, wie sie für die späte Standbeinphase erforderlich ist, im Gegensatz zur instabilen-mobile-adapter-function" in der frühen Standbeinphase.

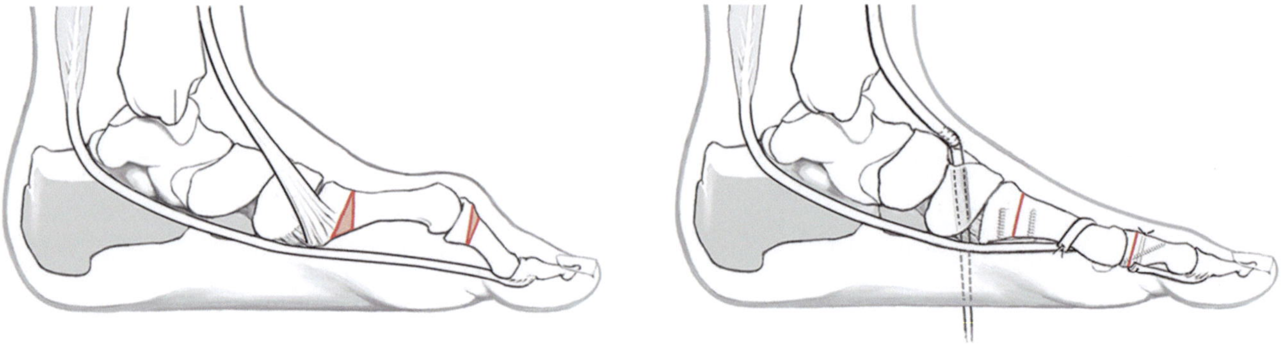

▪ **Abb. 1.80** Korrekturprinzip beim Dorsal bunion. Neben den knöchernen Korrekturen am medialen Strahl wird die Flexor-hallucis-longus-Sehne auf das distale Metatarsale I und die Tibialis-anterior-Sehne auf den 2. Strahl versetzt

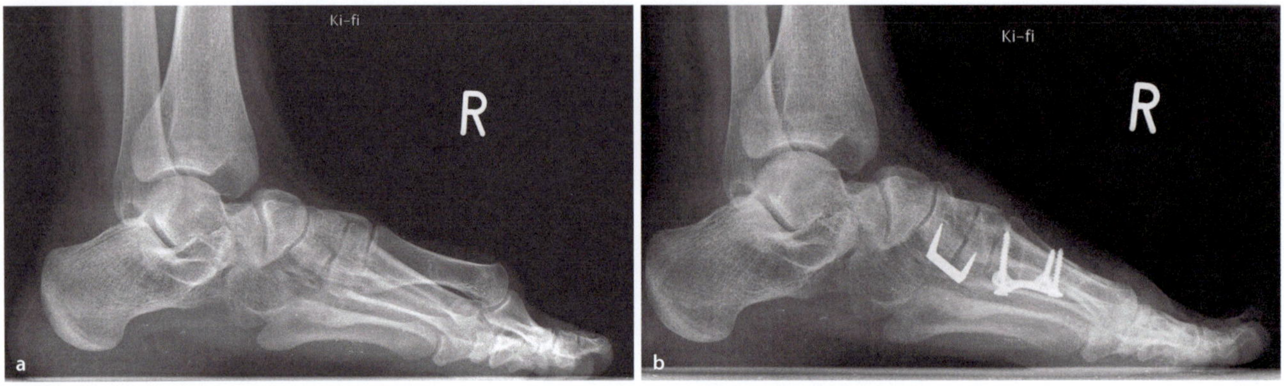

▪ **Abb. 1.81a,b** Sechzehnjährige Patientin, idiopathischer Klumpfuß, Zustand nach peritalarem Release, weitgehend beschwerdefrei, aber schwere Vorfuß-Deformität mit Dorsal bunion (**a**) und Varuszehen 2–5. Plantarisierung des medialen Strahls in Höhe der Kuneiformia und Metatarsale-I-Basis, periartikuläre Osteotomien am Großzehengrundgelenk, Sehnentransfers von M. flexor hallucis longus und M. tibialis anterior, Tenotomie der Beugesehnen 2–5. Fünf Monate postoperativ (**b**) sehr zufrieden

Technik: Dorsal-bunion-Korrektur

- Über eine mediale Längsinzision am medialen Fußrand wird die Flexor-hallucis-longus-Sehne etwa in Höhe der Grundgliedbasis abgesetzt.
- Der distale Anteil wird als Tenodese mit Auszugsnähten an der Grundgliedbasis fixiert, der proximale Anteil über ein Bohrloch in der distalen Metaphyse des Metatarsale I verankert.
- Je nach Fehlstellung und Instabilität wird der mediale Tarso-Metatarsal-Strahl stabilisiert und plantarisiert.
- Zusätzlich erfolgt eine Transposition der Tibialis-anterior-Sehne auf den 2. Strahl (Os cuneiforme intermedium oder Metatarsale-II-Basis), um die elevierende Wirkung dieses Muskels auf den medialen Strahl auszuschalten.
- Durch periartikuläre Osteotomien im Retrokapitalbereich des Metatarsale I und der Grundgliedbasis wird die Dorsalextension des Großzehengrundgelenks unter Reduktion der meist übermäßigen Plantarflexion wiederhergestellt.

Die Prozeduren-Kombination zur Korrektur der Dorsal-bunion-Deformität und ihrer Funktionsstörung zeigt ▪ Abb. 1.80. Wie die Fälle in ▪ Abb. 1.81 und ▪ Abb. 1.82 zeigen, kann die Plantarisierung des elevierten medialen Strahls entweder durch Osteotomien an den Kuneiformia und/oder der Metatarsale-I-Basis erreicht werden, oder auch durch korrigierende Arthrodese der Navikulokuneiforme-Gelenklinie bei erheblicher Hypermobilität. Bei einer Gruppe von 11 Kindern (13 Füße) mit operativ behandeltem Dorsal bunion konnte gezeigt werden, dass nach im Mittel 24,4 Monaten der Anteil der Maximalkraft unter dem Metatarsale I in Relation zum gesamten Vorfuß von 7,9 % präoperativ auf 23,1 % postoperativ zunahm und die Maximalkraft unter der Großzehe postoperativ trotz Rückverlagerung der Sehne des M. flexor hallucis longus noch 82,6 % des Ausgangswerts betrug (Hamel und Nell 2016).

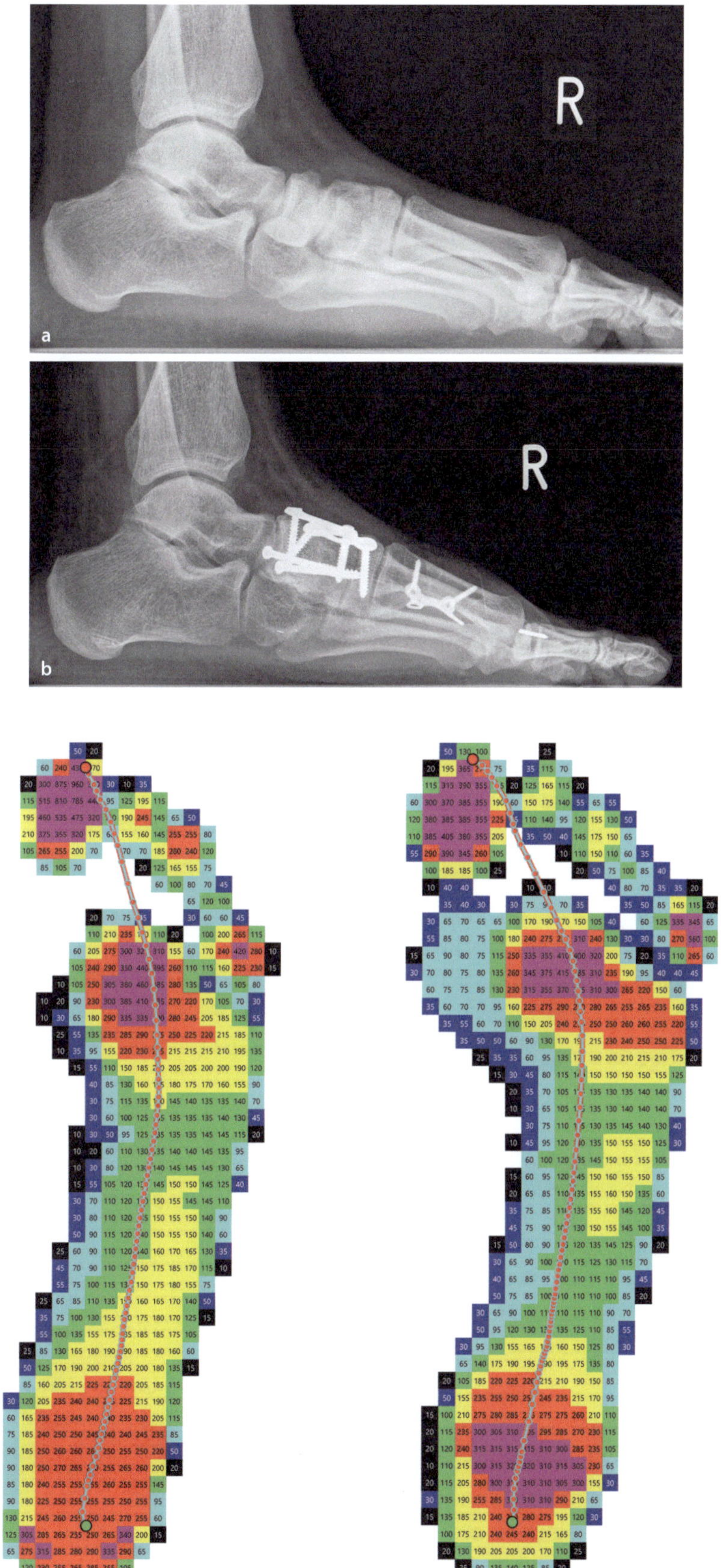

■ **Abb. 1.82a–d** Zwanzigjähriger Patient mit Dorsal bunion bei idiopathischem Klumpfuß, Stabilisierung der Navikulo-Kuneiforme-Hypermobilität durch Arthrodese, zusätzlich Metatarsale-I-Basis- und Grundgliedosteotomie sowie Flexor-hallucis-longus-Transfer. Die Lastverteilung im Mittelfußbereich stellte sich 15 Monate nach dem Eingriff gebessert dar, mit allerdings noch hohen Druckwerten der Großzehe durch eingeschränkte Dorsalextension des Grundgelenks. Bei operativer Korrektur im früheren Alter (vgl. ■ Abb. 1.76) sind hier wesentlich bessere Ergebnisse zu erwarten

1

1.7 Klumpfußbehandlung in Entwicklungsländern

Durch mehrere Operationseinsätze mit dem „Feuerkinder-Team"[3] in Nord-Tansania (Abb. 1.83) hat der Autor Erfahrung mit der Klumpfußbehandlung unter den Bedingungen eines Entwicklungslandes sammeln können. Die Häufigkeit des idiopathischen Klumpfußes liegt dort deutlich höher als in Mitteleuropa. Die hier beschriebene Vorgehensweise erhebt keinen Anspruch auf Gültigkeit auch in anderen Regionen. Vieles ist jedoch auch in höher entwickelten Gesundheitssystemen anwendbar und erscheint in unserer globalisierten Welt mit zunehmender Migration auch von allgemeinem Interesse.

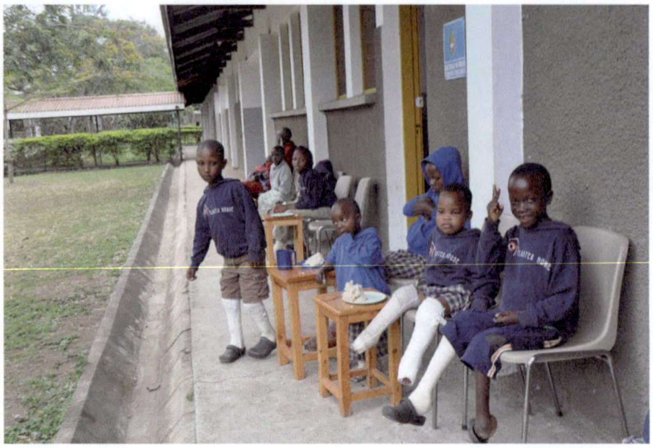

Abb. 1.83 Klumpfuß-Sprechstunde in Usa River, Nord-Tansania

1.7.1 Primärbehandlung

Die heute weltweit verbreitete Primärtherapie des idiopathischen Klumpfußes ist das Ponseti-Konzept, das gerade auch in Regionen wenig entwickelter Gesundheitssysteme praktikabel und adäquat erscheint. Allerdings sind hierfür Strukturen notwendig, die ausreichende Kenntnisse in der Redressionstechnik, der Tenotomie und der Herstellung und Anwendung der Abduktionsorthesen gewährleisten. Einige Erfahrungen der „Usa River Clubfoot Clinic" (Abb. 1.83, Abb. 1.84, Abb. 1.85) hierzu sollen mitgeteilt werden als Beispiel für den Aufbau derartiger Strukturen. Die Ponseti-Behandlung selbst ist in ▶ Abschn. 1.5.2 detailliert beschrieben. Hilfreich ist die Zusammenarbeit in Netzwerken und z. B. im Rahmen von MiracleFeet (Nicht-Regierungsorganisation für die weltweite Verbreitung der Ponseti-Methode).

Die Behandlung mit Redressionsgipsverbänden kann grundsätzlich vom Arzt, Medical Officer, Physiotherapeuten und gegebenenfalls auch von nichtmedizinischem Personal erlernt werden. Entscheidend sind eine sorgfältige Schulung und kontinuierliches Interesse des Auszubildenden. Nicht immer entspricht die Qualität des zur Verfügung stehenden Gipsmaterials höheren Ansprüchen. Sehr hilfreich ist das kontinuierliche Monitoring mit dem Pirani-Score (Abb. 1.87).

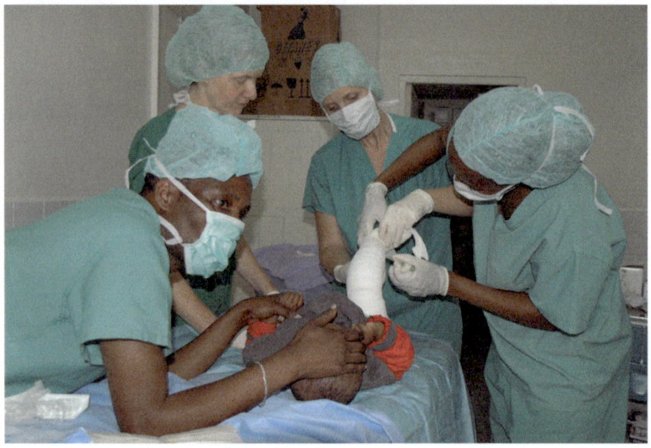

Abb. 1.84 Ausbildungssituation bei der Ponseti-Gipstechnik

Die Durchführung der Tenotomie stellt einen limitierenden Faktor dar, da sie essenzieller Bestandteil des Ponseti-Konzeptes ist, die Schulung bei nichtchirurgisch arbeitendem medizinischem Personal aber erfahrungsgemäß Schwierigkeiten bereitet. So ist man auf die Kooperation mit einem chirurgisch tätigen Arzt oder Medical Officer angewiesen, dessen Interesse für die Klumpfußbehandlung geweckt werden muss.

Die Herstellung der Abduktionsorthesen kann in lokalen Orthopädietechnikeinheiten mit einfachen Mitteln erfolgen (Steenbeek 2002). MiracleFeet stellt alternativ vorgefertigte Schienen zur Verfügung. Die Qualität der Schienen und die Erfahrung im Umgang mit ihnen sind für die Compliance von entscheidender Bedeutung.

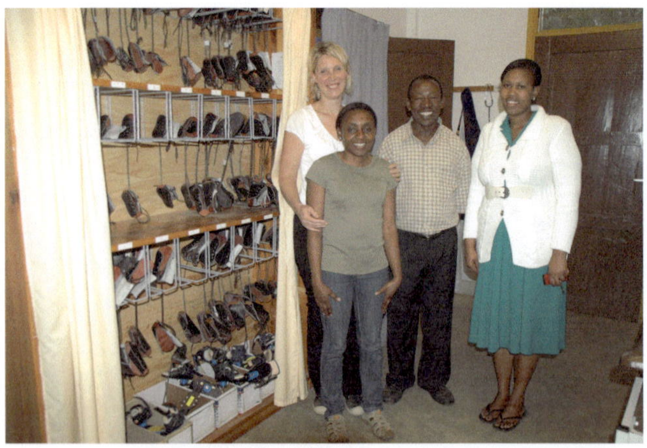

Abb. 1.85 Das Klumpfußteam in Usa River und die in der hauseigenen Werkstatt gefertigten Steenbeek-Abduktionsorthesen

3 Das „Feuerkinder-Projekt" (www.feuerkinder.de) ist eine private Initiative, die seit 1999 in regelmäßigen Einsätzen kinderorthopädische Operationen in Nord-Tanzania durchführt.

1.7.2 Späte Primärkorrektur und Rezidive

Jede Klumpfußbehandlung lässt sich unterteilen in die Phasen Redression, (chirurgische) Reposition und Retention. Das Behandlungsziel für ältere, nicht vorbehandelte oder rezidivierte Klumpfüße ist prinzipiell ein nach Form und Funktion dem Normalzustand möglichst ähnlicher Fuß. Da dies bei den hier anzutreffenden Ausgangszuständen (■ Abb. 1.86) meist von vornherein unerreichbar ist, kann als realistisches Behandlungsziel Folgendes formuliert werden:

Behandlungsziel bei Spätkorrektur

- Plantigrad belastbarer Fuß
- Mit Kaufschuhen zu versorgen
- Schmerzfreiheit
- Funktionell nutzbare Restbeweglichkeit des OSG

Da die Phase der Retention unter den Bedingungen begrenzter Ressourcen nur eingeschränkt, manchmal gar nicht realisierbar ist, zählt die Prophylaxe erneuter Fehlstellungen durch Arthrodese und/oder Sehnentransfer mit zu den wichtigsten Behandlungszielen der operativen Klumpfußbehandlung. Penny (2005) hat seine mehrjährigen Erfahrungen mit der Klumpfußbehandlung in Uganda einschließlich eines guten Literaturüberblickes zusammengefasst, was dem Autor eine wesentliche Hilfe war. In der neueren Literatur finden sich zunehmend Arbeiten, die über gute Ergebnisse mit der Ponseti-Primärtherapie auch bei älteren Kindern berichten, sodass diese zunächst immer eingesetzt werden kann. Der Erfolg wird von einer sehr sorgfältigen Nachbehandlung abhängen, die meist nicht gegeben ist. Auf die Darstellung der alternativ möglichen graduellen Korrektur unter Verwendung externer Fixateure wird hier verzichtet und auf die entsprechende Literatur verwiesen.

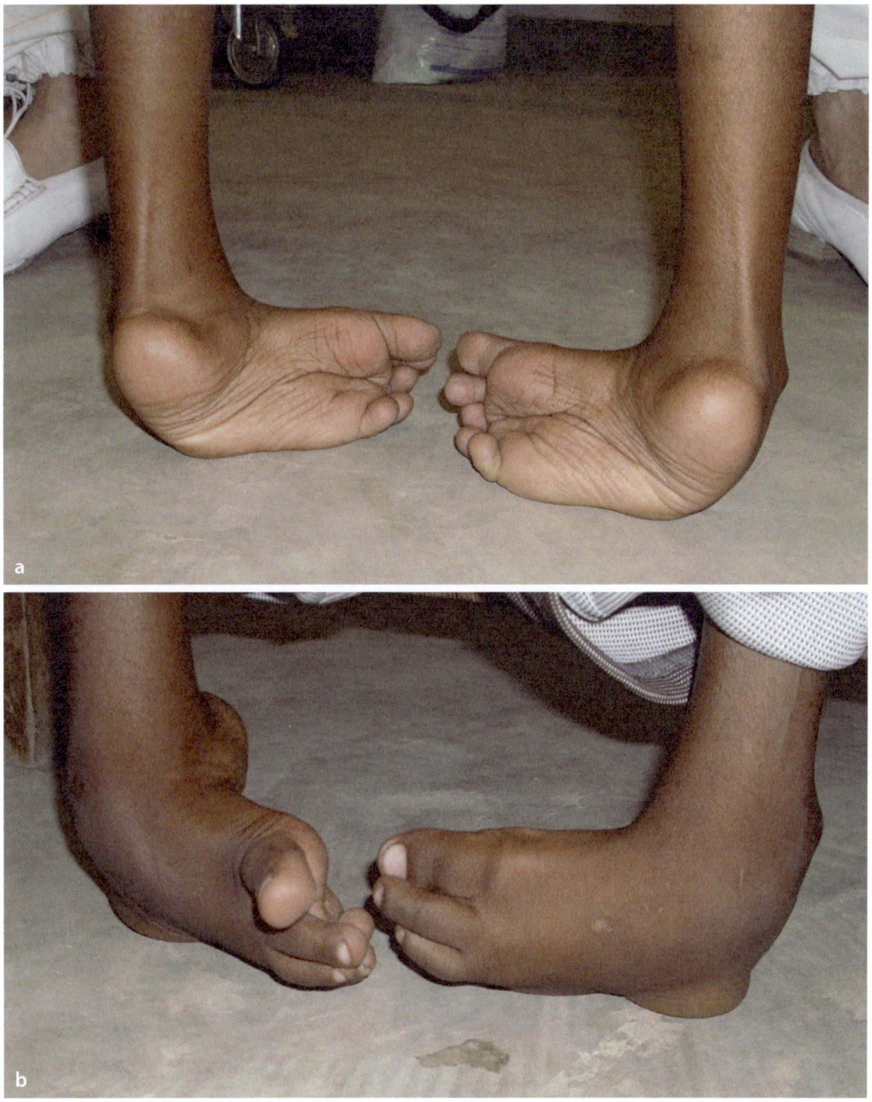

■ **Abb. 1.86a,b** Sechsjähriger Junge mit beidseits unbehandelten idiopathischen Klumpfüßen vor der Redressionsphase

1.7.2.1 Redression

Die Korrektur älterer Kinder mit nicht vorbehandeltem Klumpfuß (neglected clubfoot) oder schweren Rezidiven nach Voroperation sollte immer mit einer Vorbehandlung nach den Ponseti-Prinzipien beginnen (sog. Precasting). Hierfür sind Oberschenkel-Redressionsgipsverbände mit Gipswechsel in 1- bis 2-wöchigem Abstand erforderlich, mit denen aber nicht belastet werden kann. Dies ist dagegen mit sehr kurzen Oberschenkelgipsen in nur etwa 30–40° Kniebeugung mit reiner Vorfußbelastung möglich, was die Praktikabilität deutlich erhöht („walking cast"). Für ältere Kinder und Jugendliche ist – zumindest wenn die Deformität bereits teilweise korrigiert ist – auch eine Unterschenkel-Gehgipsversorgung in sehr präziser Gipstechnik anwendbar (▶ Abschn. 1.6.2). Die Redressionsphase sollte optimalerweise durchgeführt werden, bis ein „Plateau" erreicht ist, d. h. keine oder nur noch unwesentliche Fortschritte der Stellungskorrektur (Pirani-Score) erzielt werden (◘ Abb. 1.87). Der Effekt ist bei den ersten Redressionsgipsbehandlungen am deutlichsten, sodass zumindest auf diese Phase als Vorbehandlung zur Vordehnung von Weichteilen und Haut vor operativen Eingriffen nicht verzichtet werden sollte (◘ Abb. 1.88).

Begrenzte Korrektureffekte sind in gleicher Weise auch postoperativ noch durch Redressionsgipsverbände (sog. Postcasting) zu erwarten, sodass intraoperativ abzuwägen ist, ob leichtere Restdeformitäten in Abhängigkeit von Flexibilität des Fußes und Alter des Patienten belassen werden können, sofern die Möglichkeit einer Nachredressionsphase gegeben ist. Diese Vorgehensweise sollte aber nicht überzogen werden, da sonst mit Rezidiven vermehrt zu rechnen ist.

	Start of treatment 09.04.14		Mid-treatment 17.07.14		Pre-surgery 11.09.14		Post-surgery 14.11.14	
Foot	Right	Left	Right	Left	Right	Left	Right	Left
Curvature Lat.Border	1	1	1	1	0.5	0.5	0	0
Medial crease	1	1	0	0	0	0	0	0
Lateral Head of Talus	1	1	0.5	1	0.5	0.5	0	0
Posterial crease	1	1	0	0	0	0	0	0
Empty Heel	1	1	0	0	0	0	0	0
Rigidity Equinus	1	1	0.75	1	1	1	0	0
Total Score	**6**	**6**	**2.25**	**3**	**2**	**2**	**0**	**0**

◘ **Abb. 1.87** Beispiel eines Behandlungsverlaufs mit Dokumentation des Pirani-Scores bei beidseitigem unbehandeltem Klumpfuß im Alter von 6 Jahren (gleicher Patient wie in ◘ Abb. 1.86). Bei schwerem Ausgangszustand (Score 6) war in diesem Fall erst nach etwa 5 Monaten die Plateauphase erreicht (Score 2), so dass die operative Korrektur durchgeführt wurde

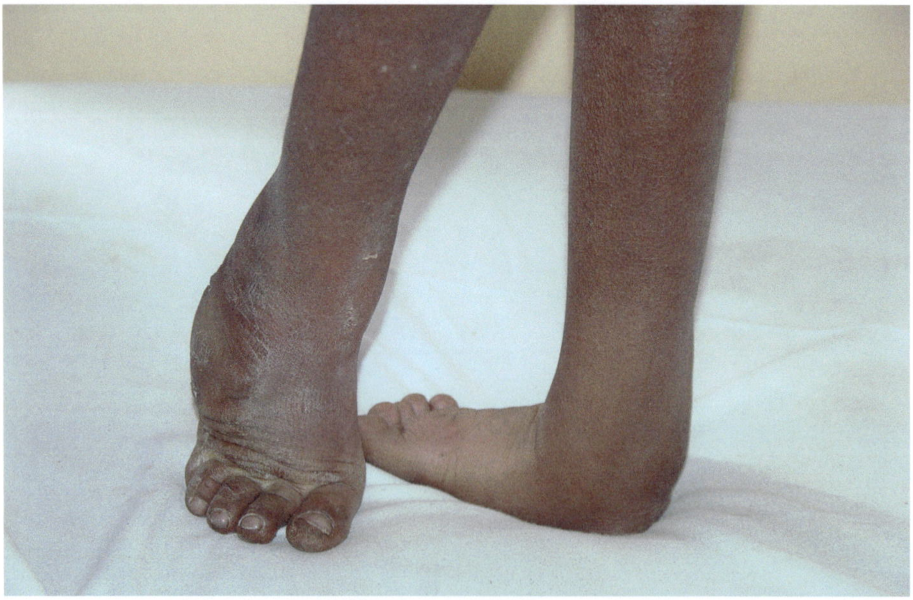

◘ **Abb. 1.88** Neunjähriger Patient mit beiderseitigem idiopathischen Klumpfuß. Der rechte Fuß des Patienten wurde durch Precasting zur operativen Korrektur vorbereitet.

1.7.2.2 (Chirurgische) Korrektur

Das operative Vorgehen ist individuell zu wählen, kann aber strukturiert und in vier Komplexe unterteilt werden. Immer steht die Lösung von Weichteilkontrakturen (Release) am Anfang des Eingriffes. Im frühen Kleinkindalter kann dies alleine ausreichend sein. Ist es dagegen im Schulkind- und Jugendalter in schweren Fällen nicht möglich, den Rückfuß in eine ausreichend plantigrade Einstellung zu bringen, so muss eine verbleibende Equinus-, Varus- oder Kavus-Komponente zusätzlich knöchern korrigiert werden. Bereits etwa ab dem 5. Lebensjahr ist häufig eine Mittel-Vorfuß-Adduktions-Komponente nicht alleine weichteilig zu beseitigen und bedarf einer Maßnahme zur Verkürzung des lateralen Fußrands. Zuletzt ist eine Verlagerung der Tibialis-anterior-Sehne zur Verbesserung der Dynamik und damit zur Rezidivprophylaxe in den meisten Fällen zu erwägen. Es sollen im Folgenden einige Aspekte zu einzelnen Prozeduren angesprochen werden, die die späte Primärkorrektur (neglected clubfoot) betreffen.

Abfolge der operativen Maßnahmen zur Klumpfußkorrektur

1. Weichteilrelease (immer erforderlich)
2. Knöcherne Rückfußkorrektur (etwa ab 8.–9. Lebensjahr)
3. Verkürzung d. lateralen Fußrands (etwa ab 5. Lebensjahr)
4. TAT (etwa ab 3. Lebensjahr)

Weichteilrelease

Vor dem Weichteilrelease ist zu überlegen, welches Ziel durch das Release erreicht werden soll und kann. Allerdings lässt sich dies präoperativ oft nicht genau abschätzen. In jedem Fall sind die dorsalen Strukturen zu entspannen, um die Equinus-Komponente soweit möglich zu korrigieren. In jüngerem Alter ist weiterhin die Kontraktur des talokalkaneo-navikularen Komplexes zu beheben durch Kapsulotomien des talokalkanearen und talonavikularen Gelenks. Dies ist spätestens etwa ab dem Schulkindalter als alleinige Korrekturmaßnahme weniger erfolgversprechend. Fakultativ ist ein plantares und mediales Release durchzuführen. Bei älteren Patienten wird ein Teil der Gesamtkorrektur eher durch knöcherne Maßnahmen erreichbar sein. Bei allen Releasemaßnahmen ist zu bedenken, dass die sich zwangsläufig ergebenden postoperativen Vernarbungen und Verklebungen als negative Folgen in Kauf genommen werden. Sie können im weiteren Wachstum zu erneuten Fehlstellungen Anlass geben.

Das bekannte peritalare Release über eine Cincinnati-Inzision (▶ Abschn. 1.5.8.2) mit kompletter Kapsulolyse der peritalaren Gelenke in Bauchlage des Patienten ist bei eingeschränkten anästhesiologischen Möglichkeiten eher nicht empfehlenswert und kommt auch nur bis zum Alter von etwa 4 oder 5 Jahren in Betracht. Daher ist meist ein großzügiges dorsomediales Weichteilrelease Hauptbestandteil des Eingriffes (◘ Abb. 1.89). Auch bei älteren Kindern kann dies im Verbund mit Osteotomien ausreichend sein (◘ Abb. 1.90).

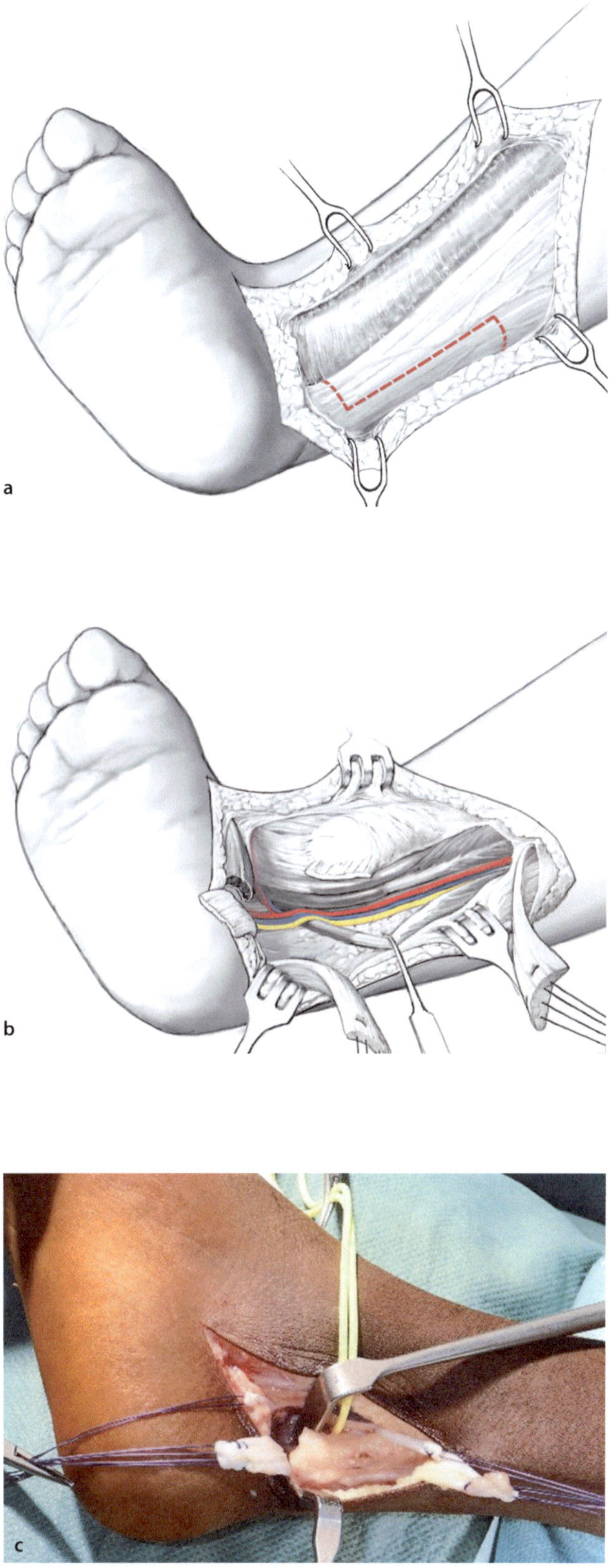

◘ **Abb. 1.89a–c** Dorsomedialer Zugang zum ausgedehnten Weichteilrelease der Flexorensehnen und der Gelenkkapseln mit Z-förmiger Durchtrennung der Achillessehne (*gestrichelte rote Linie* in **a**) und weiterem Weichteilrelease nach Bedarf (**b**); in **c** sind die Achillessehne und die Flexor-hallucis-longus-Sehne Z-förmig durchtrennt, das Gefäß-Nervenbündel ist angeschlungen und das präachilläre Fett wurde distal mobilisiert

Technik: Ausgedehntes dorsomediales Weichteilrelease

- Der Eingriff beginnt in der Regel durch eine leicht geschwungene Inzision mediodorsal mit Darstellung des Gefäßnervenbündels bis zu seinem Eintritt in den M. adductor hallucis (◘ Abb. 1.89).
- Die Achillessehne wird langstreckig Z-förmig durchtrennt zur späteren Naht unter dosierter Verlängerung.
- Das präachilläre Fett wird distal abgesetzt und später multipel eingekerbt, so dass es zur Füllung des durch die Korrektur entstehenden Hohlraums dient.
- Die dorsale Kapsel des OSG wird durch einen explorierenden Längsschnitt eröffnet und komplett nach medial bis zu den dorsalen Anteilen des Lig. deltoideum und nach lateral bis zu den Peronealsehnen gespalten.
- Die Peronealsehnenscheiden werden längs eröffnet und nach Identifikation beider Sehnen komplett quer durchtrennt. Dies ergibt oft einen spürbaren Zugewinn an Dorsalextension. Soweit von diesem Zugang möglich, wird das Lig. fibulocalcaneare am kalkanearen Ansatz entspannt.
- An den langen Zehenbeugern können weit proximal intramuskuläre Releases vorgenommen werden oder auch – ebenso an der Tibialis-posterior-Sehne – Z-förmige Verlängerungen.
- Alternativ ist eine perkutane Tenotomie in Höhe der Zehengrundgelenke ebenfalls sehr effektiv (Mosca 2014).
- Ist eine Darstellung der medialen Talonavikular-Region durch Schnittverlängerung oder Zusatzinzision geplant, so kann die Tibialis-posterior-Sehne besser inframalleolär Z-förmig verlängert werden.
- Bei deutlicher Kavus-Komponente und tastbar gespannter Plantarfaszie wird ein perkutanes oder offenes Release durchgeführt, eventuell auch vor dem dorsalen Release.
- Der M. adductor hallucis kann durch Ablösung seines Ursprungs oder auch intramuskulär offen oder perkutan entspannt werden.

Dorsomediales Release (Strukturen)

- Achillessehne (Z-förmig)
- Tibialis-posterior-Sehne
- Zehenflexoren
- Peronealsehnenscheiden
- Dorsale OSG-Kapsel (mit Lig. fibulocalcaneare)
- (Subtalare Gelenkkapsel)

Fakultativ
- Plantarfaszie
- M. adductor hallucis
- Zehenflexoren in Grundgelenkshöhe

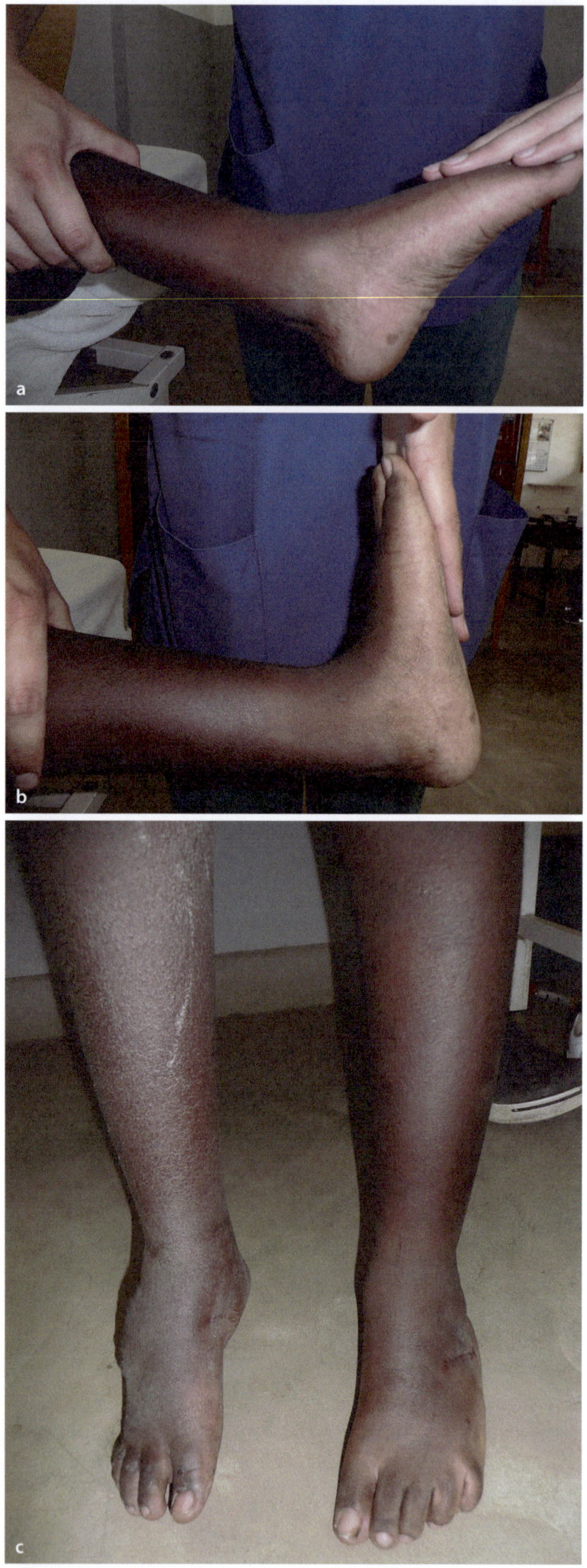

◘ **Abb. 1.90a–c** Achtjähriger Patient, 1 Jahr nach dorsomedialem Weichteilrelease, Kuboid-Osteotomie und TAT links mit guter Beweglichkeit des OSG (**a**, **b**), jetzt zur Korrektur rechts mit Redressionsgipsverbänden vorbereitet (**c**)

Knöcherne Rückfußkorrektur

Oft wird es bei schweren unbehandelten Fällen ab dem Schulalter nicht möglich oder auch nicht sinnvoll sein, die Korrektur allein durch weichteilige Entspannung herzustellen. Bei der dann erforderlichen Korrektur sollten immer Einstellung und Bewegungsradius des oberen Sprunggelenks besonders beachtet werden. In vielen Fällen wird es möglich sein, die Talektomie als Ultima Ratio zu vermeiden und diese nur bei arthrogrypotischen Formen des Klumpfußes anzuwenden. Mit einer knöchernen Korrektur der Kavus-Komponente in Höhe der Chopart-Linie oder auch weiter distal – insbesondere aber mit der Lambrinudi-Modifikation der Triple-Arthrodese – kann eine nutzbare Restbeweglichkeit des oberen Sprunggelenks erreicht werden.

Knöcherne Rückfußkorrektur älterer Kinder und Jugendlicher

- Chopart-Arthrodese
- Extrem-Lambrinudi-Arthrodese
- Talektomie

Chopart-Arthrodese

Verbleibt nach dem Weichteilrelease eine deutliche Kavus-Komponente oder eine leichte Spitzfußkomponente beim Patienten ab etwa dem 9. Lebensjahr, so kann diese in der Chopart-Linie korrigiert werden. Dabei kann die hier oft bestehende Adduktus-Komponente ebenfalls adressiert werden. Die Rückfuß-Varus-Deformität korrigiert sich in der Regel ausreichend mit. Wird aber die dorsalbasige Keilentnahme im Übermaß vorgenommen, so kommt es zu einer unerwünschten Schaukelfußeinstellung und ein Lambrinudi-Eingriff ist vorzuziehen. Der Zugang erfolgt am besten über 2 Inzisionen medial zum Talonavikulargelenk und lateral schräg mit temporärer L-förmiger Ablösung des Extensor-digitorum-longus-Ursprunges zum Kalkaneokuboid-Gelenk. Für die Osteosynthese haben sich Kirschner-Drähte und Knochenklammern bewährt. Beispiele der Chopart-Arthrodese finden sich in ▶ Kap. 7.

Extrem-Lambrinudi

Verbleibt eine deutliche Spitzfußkomponente nach dem dorsalen Weichteilrelease, so stellt die ventralbasige Keilentnahme aus dem Subtalargelenk mit Dorsalversetzung von Os naviculare und Kuboid ab etwa dem 9. Lebensjahr eine sehr gute Option dar (Lambrinudi 1927; Penny 2005; ◘ Abb. 1.91). Unter Aufgabe der (ohnehin oft nur geringen) subtalaren Beweglichkeit ist hiermit ein hohes Korrekturpotenzial in der Sagittalebene, aber auch in der Frontalebene (Rückfußvarus) mit Erhalt einer funktionell wichtigen Restbeweglichkeit des oberen Sprunggelenks und seiner Stabilität gegeben. Da die Durchblutung des Resttalus über den Sinus tarsi lateralseitig nahezu vollständig zerstört wird, sollten die medialen Strukturen im Bereich des Deltabandes und der medialen Talonavikular-Region von weiteren chirurgischen Maßnahmen ausgespart werden.

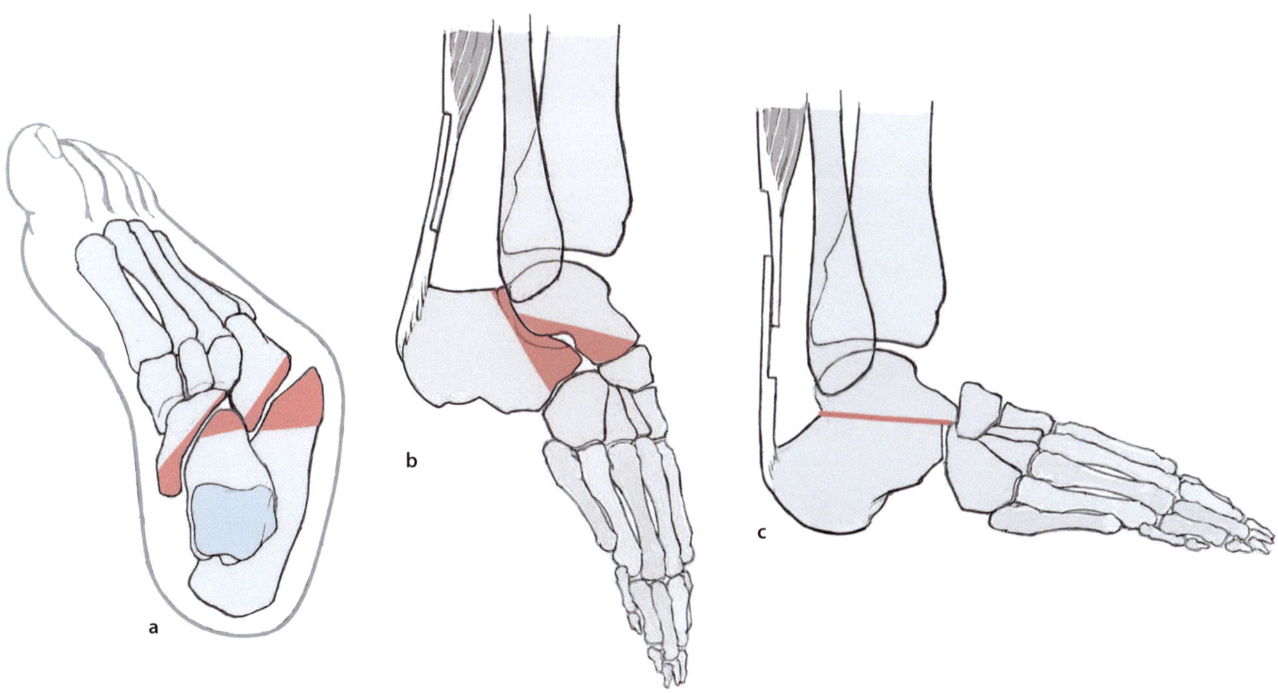

◘ **Abb. 1.91a–c** Rückfußkorrektur durch Extrem-Lambrinudi-Arthrodese. Die rot markierten knöchernen Anteile (**a**, **b**) werden reseziert, sodass die Korrektur möglich wird (**c**). Hierdurch kann unter Aufgabe des talokalkaneo-navikularen Komplexes in allen Ebenen korrigiert (**a**, **b**) und das OSG in einen optimalen Bewegungsradius (**c**) eingestellt werden

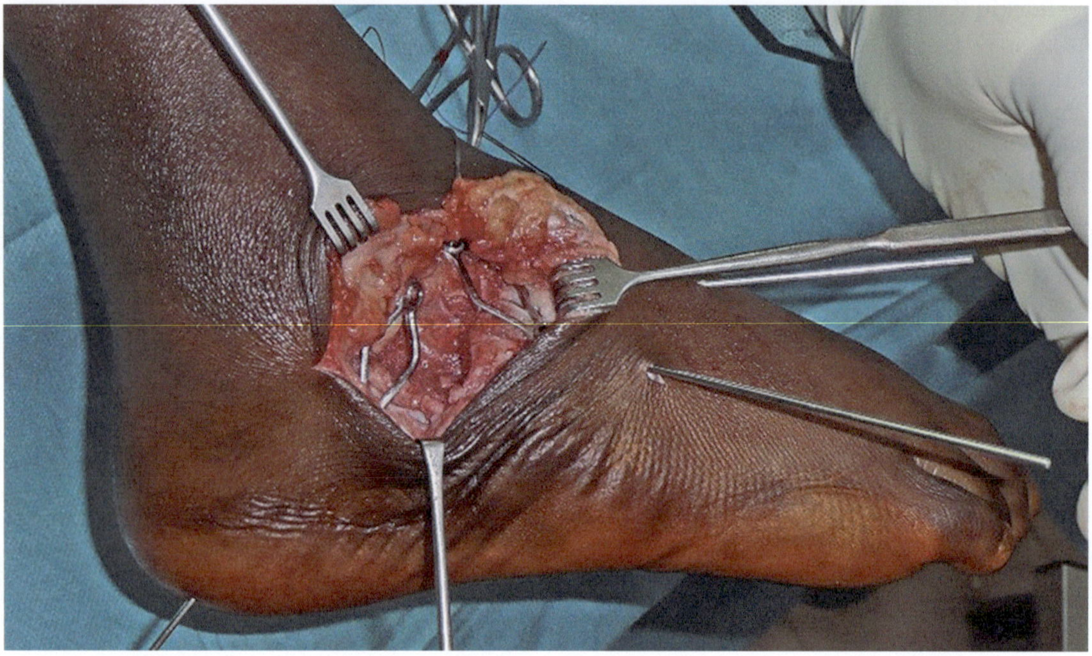

Abb. 1.92 Die Lambrinudi-Arthrodese ist mit zwei Claw-plates talocalcaneal und talokuboidal fixiert

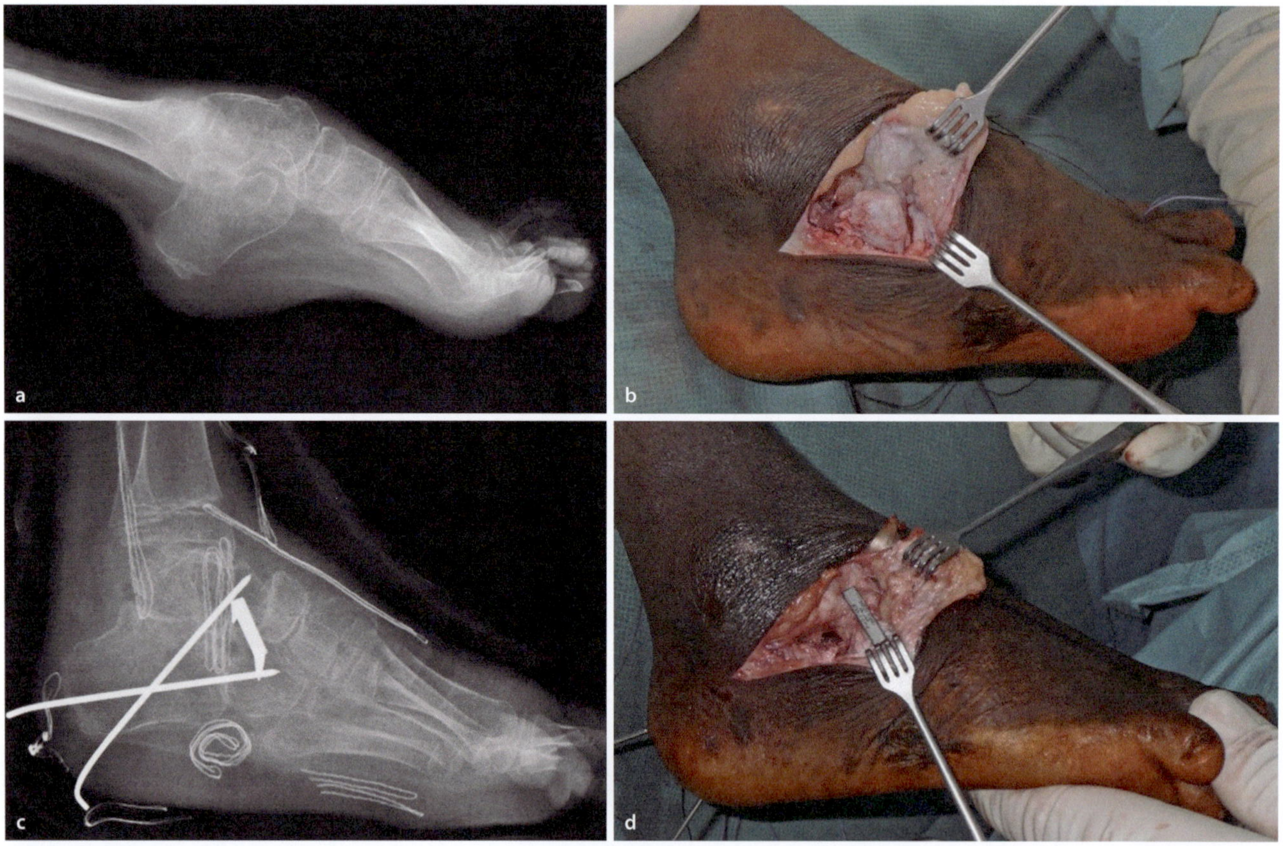

Abb. 1.93a–d 10-jähriger Patient mit schwerstem unbehandelten Klumpfuß (a). Durch dorsomediales Release (gleicher Patient wie in Abb. 1.89c) konnte die Equinus-Komponente deutlich reduziert werden. Der peritalare Komplex wurde von anterolateral dargestellt (b). Nach Lambrinudi-Arthrodese war eine vollständige Korrektur erreicht (c). In diesem Fall reichte eine talokuboidale Knochenklammer zur Fixation aus. Zur muskulären Rebalancierung und Rezidiv-Prophylaxe wurde ein Tibialis-anterior-Transfer zusätzlich durchgeführt (d)

Technik: Triple-Arthrodese in der Lambrinudi-Modifikation

- Über eine S-förmige Inzision über dem lateralseitigen Tarsus wird zunächst der Extensor-digitorum-brevis-Ursprung großzügig L-förmig abgelöst und der Sinus tarsi und die Gelenke der Chopart-Linie werden dargestellt.
- Das Kalkaneokuboid-Gelenk wird unter erheblicher knöcherner Resektion kalkaneusseitig reseziert. Am Talonavikulargelenk wird navikulareseitig sparsam reseziert.
- Aus dem Talokalkanealgelenk wird ein ventralbasiger Keil entnommen, dessen Ausmaß der noch bestehenden Equinus-Kontraktur (nach bereits durchgeführtem dorsalem Weichteilrelease) entspricht (◘ Abb. 1.91).
- Bei der Positionierung der Arthrodese ist darauf zu achten, dass das Os naviculare deutlich dorsal in Relation zum Taluskopf eingestellt wird (◘ Abb. 1.91c).
- Die Osteosynthese erfolgt zunächst perkutan mit Kirschner-Drähten. Zwei große Knochenklammern oder Claw-plates werden talokalkaneal und talokuboidal eingebracht (◘ Abb. 1.92) und fixieren die Arthrodese bei einer mindestens 6-wöchigen Ruhigstellung im Cast ausreichend, so dass keine perkutan-eingebrachten Kirschner-Drähte belassen werden müssen. ◘ Abb. 1.93 zeigt ein Behandlungsbeispiel.

▪ Talektomie

Nur in Extremfällen sollte auf die komplette Entfernung des Talus zurückgegriffen werden, wenn keine der vorgenannten Möglichkeiten geeignet erscheint, die volle Korrektur mit plantigrader Fußeinstellung zu erreichen. Die Differenzialindikation zwischen Extrem-Lambrinudi und Talektomie erfolgt nach dem großzügigen dorsomedialen Weichteilrelease. Wenn hierdurch eine Teilmobilität des oberen Sprunggelenks erzielt werden konnte, ist dem Lambrinudi-Eingriff der Vorzug zu geben. Bei fortbestehender vollständiger Rigidität bleibt nur die Talektomie. Diese stellt eine Resektionsarthroplastik mit Aufgabe von OSG, Subtalar- und Talonavikulargelenk dar (◘ Abb. 1.94; ◘ Abb. 1.95). Häufig wird auch das Kalkaneokuboid-Gelenk einer korrigierenden Arthrodese oder Arthroplastik zusätzlich zum Opfer fallen. Problematisch sind die hieraus resultierende Instabilität mit der Gefahr sekundärer Fehlstellung (Legaspi et al. 2001, ◘ Abb. 1.96), die zunehmende Reduktion der anfangs oft noch gegebenen Beweglichkeit und langfristig die Gefahr der Entwicklung einer schmerzhaften Arthrose. Die besten Ergebnisse einer Talektomie sind im Lebensalter von etwa 7–10 Jahren zu erwarten, da mit adaptierenden Wachstumsvorgängen noch gerechnet werden kann. Coleman (1983) begrenzt den selten indizierten Eingriff auf das Lebensalter von 4–8 Jahre.

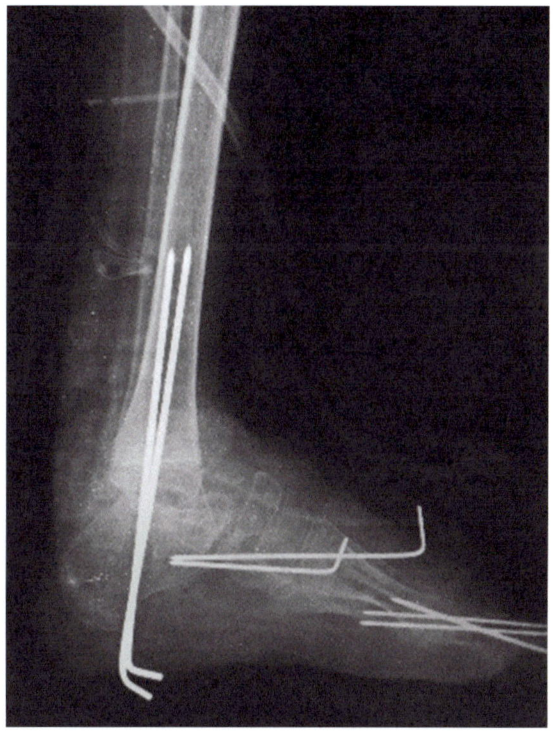

◘ **Abb. 1.94** Stabilisierung einer Klumpfußkorrektur mit Talektomie und weiteren knöchernen Eingriffen mit Kirschner-Drähten. Derartige Eingriffe erfordern eine langfristige orthetische Stabilisierung, die oft nur eingeschränkt realisierbar ist (vgl. ◘ Abb. 1.96).

Technik: Talektomie

- Der Eingriff kann von einer anterolateralen Inzision aus durchgeführt werden, die zugleich einen Zugang zum Kalkaneokuboid-Gelenk erlaubt. Wichtig ist die – meist nur in Portionen mögliche – vollständige Entfernung des Talus, da belassene Anteile durch wachstumsbedingte Größenzunahme erneute Fehlstellungen bewirken können.
- Es muss intraoperativ sichergestellt werden, dass das Os naviculare ventral der Tibiabasis positioniert wird und dadurch die angestrebte Korrektur auch tatsächlich eintritt (◘ Abb. 1.95b).
- Eine verkürzende Maßnahme am lateralen Fußrand ist in der Regel zusätzlich erforderlich.
- Reicht bei extremer Equino-Kavus-Komponente die Talektomie nicht aus, um die subtalare Fußplatte plantigrad zum Unterschenkel einzustellen, so ist eine Resektion auch des Os naviculare erforderlich.
- Postoperativ muss für einige Wochen mit Kirschner-Drähten (◘ Abb. 1.94) und Gipsfixation, später mit Unterschenkelorthese stabilisiert werden, bis sich durch Narbenkontraktur eine genügende Stabilität ausgebildet hat.

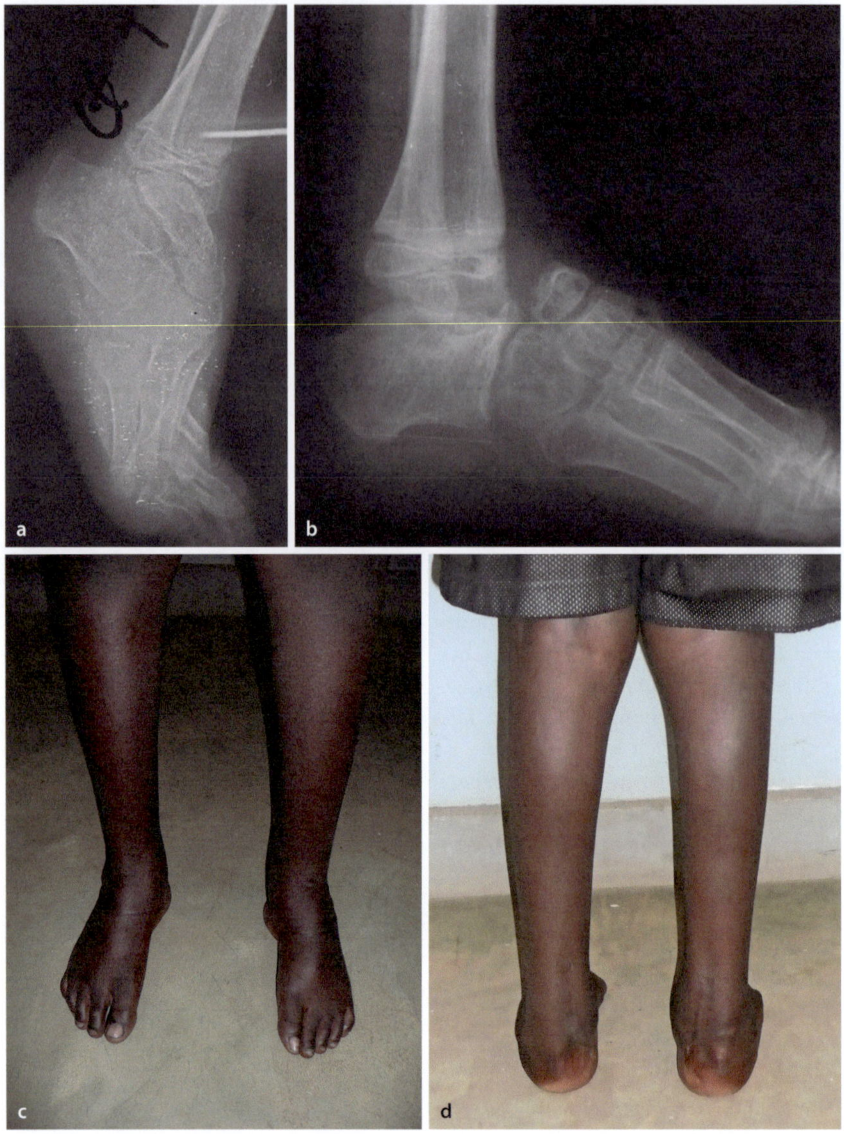

Abb. 1.95a–d Zwölfjähriger Junge mit unbehandelten Klumpfüßen beiderseits. Das Röntgenbild zeigt den rechten Fuß im seitlichen Strahlengang präoperativ (**a**). Zustand nach dorsomedialem Release, Talektomie und Lichtblau-Resektionsarthroplastik vor 2 und 3 Jahren (**c**, **d**; zum präoperativen Befund Abb. 1.88), links noch leichte Restdeformität. Radiologisch günstiger Befund mit deutlich nach dorsal getretenem Os naviculare (**b**)

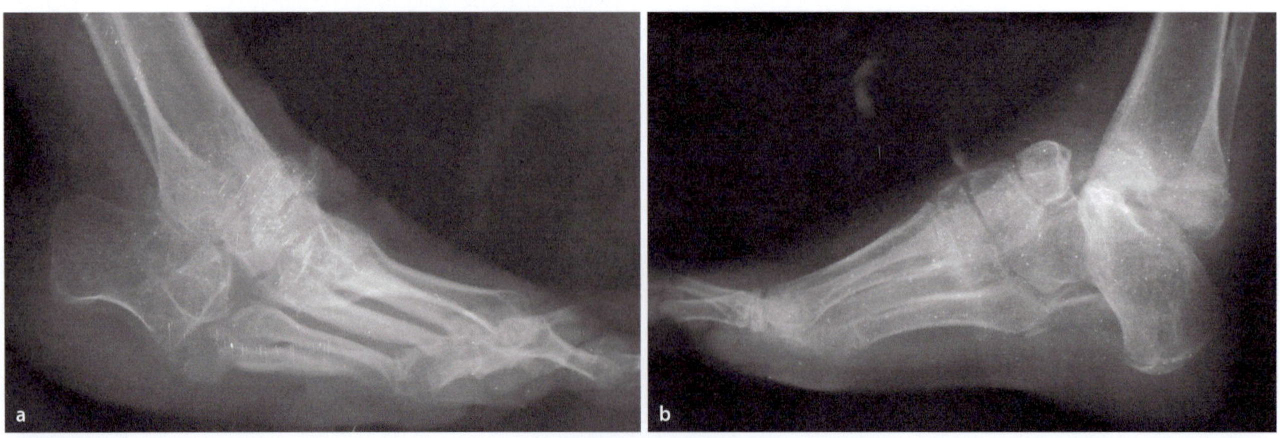

Abb. 1.96a,b Zwei postoperative Befunde, die die Problematik der Talektomie deutlich zeigen. Der Kalkaneus hat sich postoperativ in Equinus-Position (**a**) bzw. in Kalkaneus-Position (**b**) eingestellt. Dies ist vermutlich zum Teil auf unzureichende Retention in den Monaten nach dem Eingriff zurückzuführen, wie es aber unter den Verhältnissen von Entwicklungsländern eben typisch ist

Verkürzung des lateralen Fußrands

Die Keilentnahme aus dem Kuboid ist eine gelenkerhaltende Korrektur mit begrenzter Wirkung, die allerdings außerhalb des peritalaren Komplexes ihre Wirkung entfaltet (► Abschn. 1.6.2). Die Hauptindikation stellen leichtere Rest-Adduktus-Fehlstellungen beim jüngeren Kind ohne wesentliche Kalkaneokuboid-Fehlstellung dar.

Die Resektion des vorderen Kalkaneusanteiles ist eine sehr probate Maßnahme, insbesondere auch in Ergänzung zu einem medialseitigen Talonavikulargelenk-Release (► Abschn. 1.6.2.1), mit Korrektureffekt auch auf den gesamten peritalaren Komplex im Lebensalter von etwa 5–10 Jahren. Durch Erhalt des Gelenkknorpels kuboidseitig kommt es nicht zur Arthrodese und es bildet sich ein Neogelenk mit einer gewissen Restfunktion und einer eher geringen Arthrosegefahr (◘ Abb. 1.61).

Die Wirkung der versteifenden Korrektur im Kalkaneokuboid-Gelenk entspricht etwa der für das Lichtblau-Verfahren beschriebenen (Lehmann et al. 1999). Insbesondere nach Voroperationen im Bereich des medialen Tarsalskelettes kann die Stabilisierung durch eine Kalkaneokuboid-Arthrodese erwünscht sein. Das Korrekturpotenzial wird begrenzt durch die Flexibilität der medialen Säule. Wenn zu viel Knochen reseziert wird, lässt sich die Arthrodese nicht mehr schließen. Das Verfahren sollte nicht vor etwa dem 6. Lebensjahr angewandt werden, da es sonst zu wachstumsbedingter Überkorrektur kommen kann.

Tibialis-anterior-Transfer (TAT)

Die Versetzung der Tibialis-anterior-Sehne leicht lateral der Fußmitte (► Abschn. 1.6.1.3) ist eine in den meisten Fällen ab etwa dem 3.–4. Lebensjahr indizierte Maßnahme zur Verbesserung der Dynamik und zur Rezidivprophylaxe gerade bei eingeschränkten Möglichkeiten postoperativer Retentionsmaßnahmen. Präoperativ sollte die Wirkung des M. tibialis beim Heben des Fußes untersucht werden, und in sehr vielen Fällen wird man eine deformitätsfördernde Wirkung feststellen können. Der Effekt der Tibialis-anterior-Versetzung lässt sich dosieren durch die Wahl des Insertionsortes in Relation zur Fußmitte. Nur bei höhergradigen Versteifungen des Fußes kann der Transfer unterbleiben, aber selbst dann stellt er oft eine deutliche Verbesserung des Gesamtergebnisses dar.

De facto ist ein TAT unter den Bedingungen in Entwicklungsländern in der überwiegenden Anzahl operativer Korrekturen mit einzuplanen.

Hautplastische Maßnahmen

Ein Grundproblem bei der operativen Behandlung schwerer Klumpfuß-Deformitäten stellt der Hautverschluss dorsomedial nach erfolgter Korrektur dar. Folgende Maßnahmen haben sich bewährt.

Ein wichtiger Effekt des Precasting ist die Dehnung der dorsomedial kontrakten Weichteile einschließlich der Haut. Multiple Stichelungen der wundrandnahen Haut in einer Entfernung bis zu etwa 2–3 cm von der Wunde ergeben eine deutliche Entspannung der Hautnaht (◘ Abb. 1.97a). Auch kann mit multiplen Z-Plastiken bei dorsomedialen Hautzugängen gearbeitet werden, die nicht zu klein konzipiert werden sollten. Eine sehr effektive Lösung stellt der Rotations-Weichteillappen dar (Reize und Exner 2007), bei dem Haut und Subkutangewebe, welches lateralseitig nach der Korrektur im Überschuss vorhanden ist, über den Fußrücken nach medial verlagert wird (◘ Abb. 1.97b).

Maßnahmen im Umgang mit dem dorsomedialen Hautdefizit

- Vordehnung durch Precasting
- Stichelung der Haut wundrandnah
- (Multiple) Z-Plastiken
- Rotationsweichteillappen
- (Offene Wundbehandlung mit sekundärer Hautdeckung)

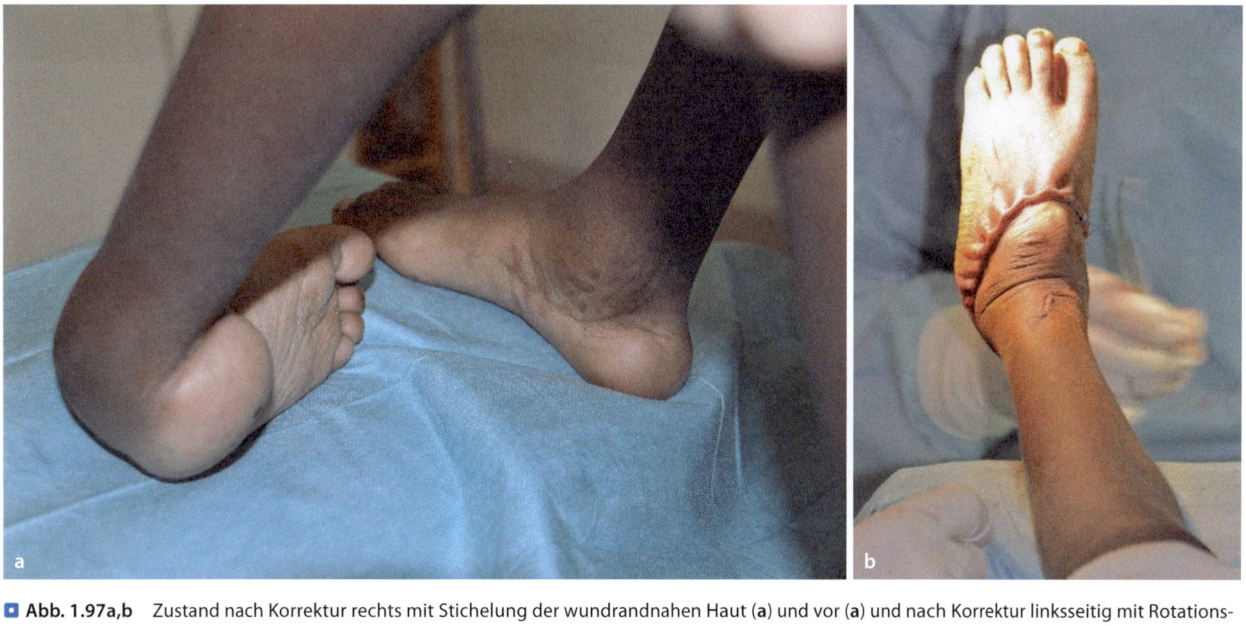

◘ **Abb. 1.97a,b** Zustand nach Korrektur rechts mit Stichelung der wundrandnahen Haut (**a**) und vor (**a**) und nach Korrektur linksseitig mit Rotations-Weichteillappen (**b**)

1.7.2.3 Retention

Orthopädietechnische Möglichkeiten, wie z. B. eine Innenschuhversorgung für ältere Kinder, sind nicht in allen Regionen gegeben. Weite Wege zum Therapeuten, Verständnisprobleme, fehlende finanzielle Mittel sind nur einige der häufig anzutreffenden Hindernisse für eine kontinuierliche Schienung. Nicht selten sind erneute Redressionsgipsphasen erforderlich bei leichteren Rezidiven. Eine wirksame Retentionsmaßnahme nach operativer Korrektur stellt die Versorgung mit aus Kunststoff-Cast hergestellten Oberschenkelnachtschienen dar, die auch ohne Orthopädische Werkstatt gefertigt werden und z. T. monatelang verwendet werden können.

Für den Operateur sollten die Unsicherheiten einer optimalen Nachbehandlung zur Konsequenz haben, durch möglichst vollständige Korrektur und z. B. den großzügigen Einsatz des TAT einem Rezidiv so gut als möglich vorzubeugen. Bei vollständigem Fehlen einer längerfristigen Nachbetreuung erscheint eine operative Klumpfußbehandlung jedoch insgesamt fragwürdig.

1.8 Bedeutung des oberen Sprunggelenks für die Langzeitprognose

Das Zentrum der Klumpfuß-Deformität ist der talokalkaneonavikulare Gelenkkomplex. Für die Funktion im späteren Leben ist jedoch der Zustand des funktionell eng mit dem Subtalarkomplex verbundenen oberen Sprunggelenks besonders bedeutsam (Hamel 2015). Während für subtalar persistierende Fehlstellungen und degenerative Folgeerscheinungen meist gute therapeutische Optionen bestehen, ist dies am OSG oft nicht der Fall, sodass dieses Gelenk in vielen Fällen entscheidend ist für die Gesamtfunktion im Erwachsenenalter. Folgende Problemkreise (▶ Übersicht) sollen anhand von Beispielen angesprochen werden:

Probleme des OSG beim Klumpfuß

1. Formung der Trochlea tali in der Frühentwicklung (◘ Abb. 1.98, ◘ Abb. 1.99)
2. Nekrosefreiheit (◘ Abb. 1.100)
3. Bewegungsumfang (◘ Abb. 1.101, ◘ Abb. 1.102, ◘ Abb. 1.103)
4. Fibulokalkaneares Impingement (◘ Abb. 1.104)
5. Supramalleoläre Valgusfehlstellung (▶ Abschn. 1.6.3 und ▶ Kap. 8.3)
6. Umformung des medialen Kompartimentes (◘ Abb. 1.105)

▪ Formung der Trochlea tali in der Frühentwicklung

Die Beweglichkeit des oberen Sprunggelenks ist von der Ausformung seiner Gelenkflächen abhängig. Eine dysplastische Ausformung der Trochlea tali schränkt die Beweglichkeit ein (◘ Abb. 1.98). In Analogie zu den Verhältnissen am Taluskopf und Talushals ist davon auszugehen, dass sich die Trochlea tali auch beim schweren Klumpfuß unter günstigen Bedingungen weitgehend normal entwickeln kann (z. B. ◘ Abb. 1.38a). Zu diesen günstigen Bedingungen gehört insbesondere eine möglichst früh eintretende freie Beweglichkeit, da die Gelenkformung von der Funktion stark abhängig ist. Je früher im Rahmen der Primärtherapie die Spitzfußkontraktur beseitigt wird, desto günstiger werden sich die Gelenkflächen formen können. Daher ist der frühe Zeitpunkt der Tenotomie im Rahmen des Ponseti-Primärtherapiekonzeptes mit bereits etwa 6–10 Lebenswochen ein großer Vorteil gegenüber z. B. dem früher standardmäßig empfohlenen peritalaren Release, das erst etwa mit 4–12 Monaten durchgeführt wurde. Kommt es dagegen erst verspätet zu einer freien Dorsalextension, so wird sich die Trochlea tali weniger anatomisch konturiert formen (◘ Abb. 1.99).

▪ Nekrosefreiheit

Ungünstig auf die Talusentwicklung wirken sich hohe iatrogene Kompressionskräfte und eine Schädigung der Talusdurchblutung bei ausgedehnten Release-Eingriffen aus. Nekrosen des Corpus tali sind immer iatrogenen Ursprungs und beeinträchtigen die Funktion langfristig erheblich (◘ Abb. 1.100).

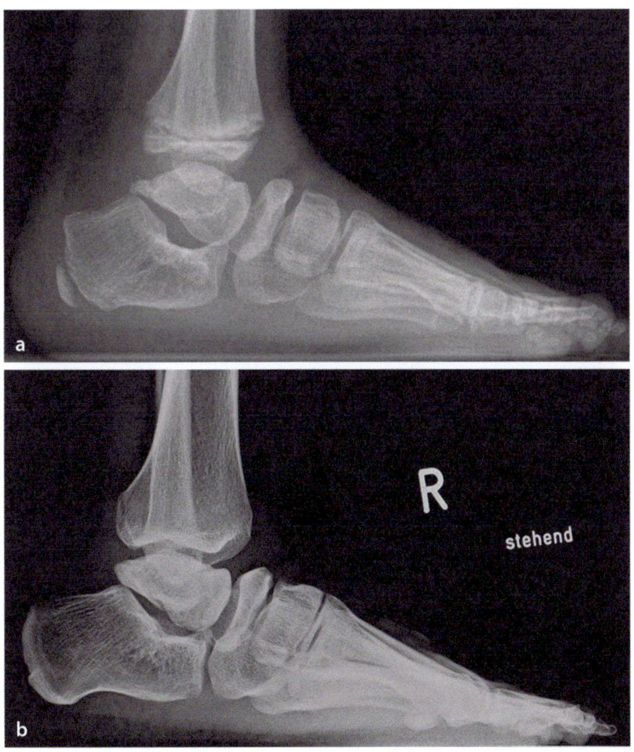

◘ **Abb. 1.98a,b** Seitliches Röntgenbild eines mit peritalarem Release behandelten Klumpfußpatienten im Alter von 10 Jahren (**a**) und 17 Jahren (**b**). Der stark dysplastische Talus mit großem Radius der Trochlea tali persistiert bis ins Erwachsenenalter ohne wesentliches Längenwachstum

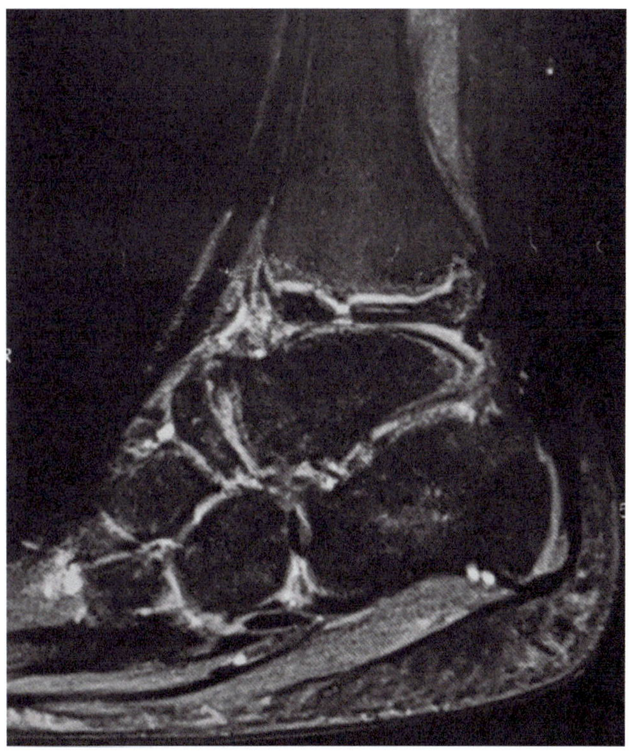

◘ **Abb. 1.99** Kernspintomografie eines 7-jährigen Klumpfußpatienten mit schwerem Ausgangsbefund und bis ins zweite Lebensjahr hinein persistierender Equinus-Komponente durch akzessorische Soleus-Muskulatur (gleicher Patient wie in ◘ Abb. 1.43). Die erhebliche Abflachung der Trochlea tali und eine Ossifikationsstörung der distalen Tibia-Epiphyse sind zu erkennen

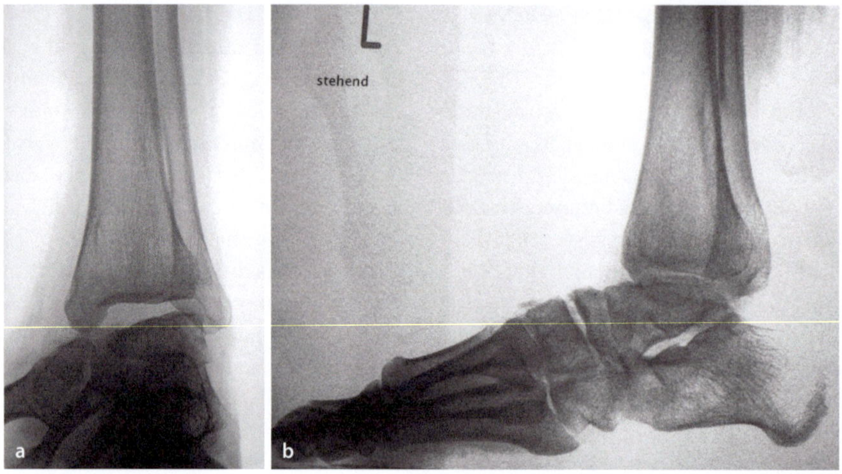

Abb. 1.100a,b Beiderseitiger Klumpfuß bei 22-jähriger Patientin, im 1. Lebensjahr beiderseits mit einem ausgedehnten peritalaren Release auswärts behandelt. Es ist offensichtlich zu einer iatrogenen Talusnekrose (beiderseits) gekommen mit schwerer Talusfehlform und Gelenkinkongruenz. Die Patientin ist wegen Schmerzen beider OSG nahezu gehunfähig und erscheint im Rollstuhl

Bewegungsumfang

Funktionell von besonderer Bedeutung ist das zur Verfügung stehende Bewegungssegment des oberen Sprunggelenks (Abb. 1.101), zu quantifizieren mit dem Talus-Radius-Längen-Verhältnis (Kolb et al. 2017). Ist die Dorsalextension eingeschränkt (Abb. 1.102), so führt dies zu Impingement-Problemen im ventralen Sprunggelenksabschnitt, zu erheblichen funktionellen Problemen (Abb. 1.102c) und langfristig zu degenerativen Veränderungen oder zu kompensatorischen Hypermobilitäten benachbarter Gelenke (Abb. 1.103). Therapeutisch können derartige Konstellationen durch das Tragen erhöhter Absätze kompensiert werden, was langfristig jedoch die Kontraktur eher verstärken wird. Operativ wäre diese Problematik nur durch eine Chopart- oder besser noch eine Lambrinudi-Arthrodese zu lösen mit allen Nachteilen derartiger versteifender Eingriffe.

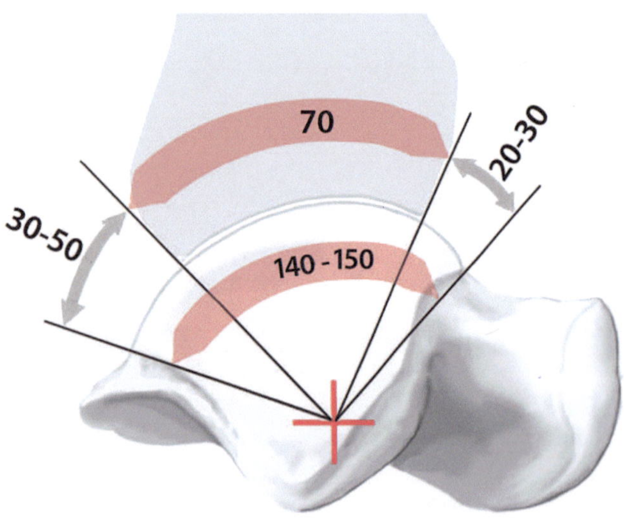

Abb. 1.101 Der Krümmungsradius der Trochlea tali und die Taillierung des Talus entscheiden über den Bewegungsradius des OSG

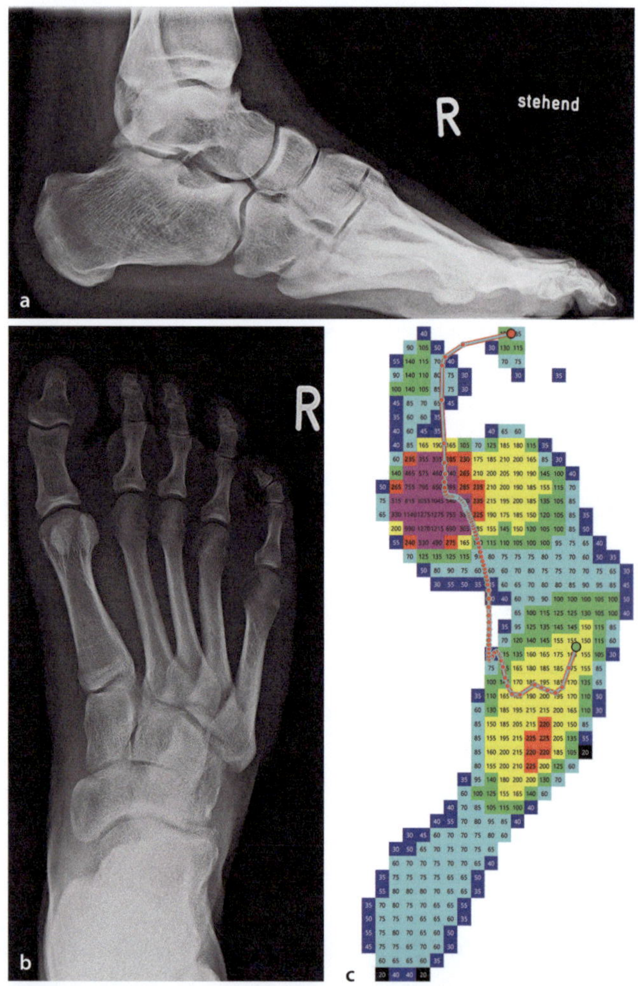

Abb. 1.102a–c Zustand nach dorsalem Release bei 27-jährigem Patienten in der Kindheit. Radiologisch mäßige Inversion des Rückfußkomplexes (**a**, **b**) und klinisch aufgehobene Dorsalextension bei etwa -5°. Der bereits beginnend schmerzhafte ventrale Anschlag des OSG ist an der Talusnase ablesbar (**b**). Die Pedografie zeigt das Ausmaß der Gangstörung mit inversem Abrollverhalten, nahezu vollständig entlasteter Ferse, Überlastung des lateralen Fußrands und des medialen Metatarsal-Strahls (**c**). Operativ lässt sich dies vermutlich nur unter Aufgabe wichtiger subtalarer Gelenke verbessern

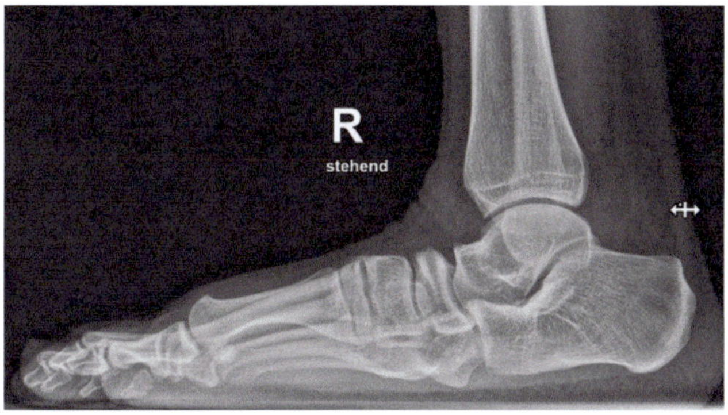

Abb. 1.103 In diesem Fall wurden nach einer Achillessehnenverlängerung in der Säuglingsperiode später mehrfach angeratene dorsale Releasemaßnahmen nicht durchgeführt. Es hat sich wegen der Rückfuß-Equinus-Komponente eine (kompensatorische) und bereits im jungen Erwachsenen-Alter schmerzhafte Hypermobilität der Chopart-Linie mit Destabilisierung des medialen Strahls entwickelt, eine therapeutisch schwierige Situation

Fibulokalkaneares Impingement

Bei dysplastischer Ausformung des Talus kann ein fibulokalkaneares Impingement durch die verminderte Höhe des Corpus tali resultieren (Abb. 1.104). Dieses Problem ist nur durch einen Höhenaufbau im Rahmen einer talokalkanearen Arthrodese zu lösen.

Supramalleoläre Valgusfehlstellung

Ein supramalleoläres Valgusfehlwachstum ist am häufigsten im Rahmen einer Überkorrektursymptomatik, aber auch sonst zu beobachten und pathogenetisch offenbar im Zusammenhang mit einer Minderbelastung des medialen Fußstrahls zu sehen. Wird im Wachstumsalter eine Rückfuß-Valgus-Stellung bei Klumpfußkindern beobachtet, so sollte ein OSG-a.-p.-Röntgenbild gefertigt werden. Durch Epiphyseodese und Stabilisierung des medialen Fußstrahls kann hier effektiv wachstumslenkend eingegriffen werden (Abb. 1.105, ▶ Kap. 8), später durch supramalleoläre Osteotomie (Abb. 1.77, Abb. 1.78).

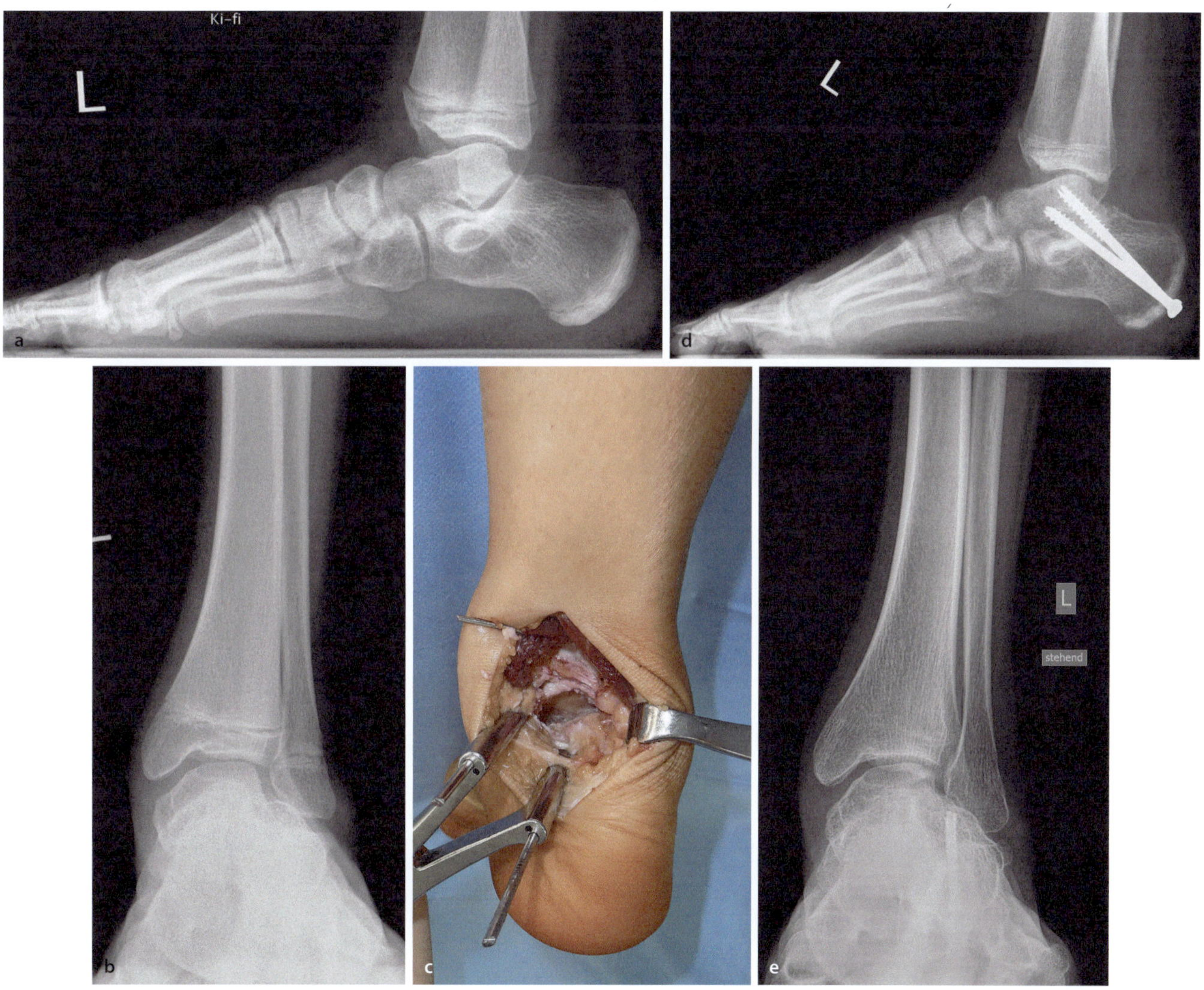

Abb. 1.104a–e Vierzehnjähriger Patient mit Zustand nach operativer Klumpfußbehandlung. Klinisch besteht bei nur leichtem Rückfußvalgus ein schmerzhaftes fibulokalkaneares Impingement, hervorgerufen durch die verminderte Höhe des dysplastischen Corpus tali und einer leicht kugelförmig geformten Trochlea tali mit Abrundung der medialen Taluskante (**a**, **b**). **c** Durch talokalkaneare Interpositionsarthrodese von dorsal (**c**) konnte das fibulokalkaneare Impingement beseitigt werden (**d, e**)

Umformung des medialen Kompartimentes

Im Rahmen des Valgusfehlwachstums kann es zu Umformungen des medialen Kompartimentes kommen mit Abrundung der medialen Talusschulter (Abb. 1.105). Dies führt zu einer medialen Instabilität mit Verkippung des Talus in der Malleolargabel und erfordert ein vollständiges Realignment der Valgus-Komponente und eine suffiziente Stabilisierung des medialen Strahls.

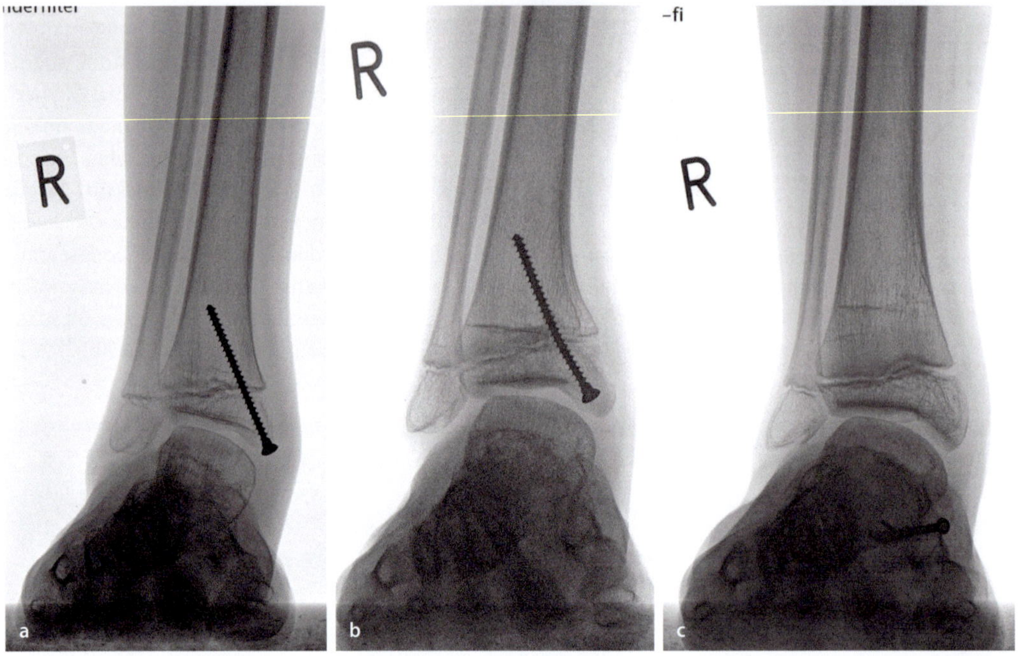

Abb. 1.105a–c OSG-Valgus mit Umformung des medialen OSG-Kompartimentes und hierdurch bedingter deutlicher medialer Instabilität im Rahmen einer Überkorrektur-Symptomatik (**a**). Durch eine mediale Hemiepiphyseodese für 16 Monate konnte die supramalleoläre Achsfehlstellung korrigiert werden (**b**), nicht aber die Abrundung des medialen Kompartimentes mit der Instabilität, in (**c**) 21 Monate später. (Nach Hamel 2015)

Literatur

Handbücher und Monografien

Döderlein L, Wenz W, Schneider U (1999) Der Klumpfuß. Springer-Verlag, Berlin Heidelberg

Krauspe R, Westhoff B, Wild A (2006) Der Klumpfuß. Thieme, Stuttgart

Mosca VS (2014) Principles and management of pediatric foot and ankle deformities and malformations. Wolters Kluwer, Philadelphia

Ponseti IV (1996) Congenital clubfoot – fundamentals of treatment, Oxford University Press, Oxford

Ricco, AI, Richards BS, Herring JA (2014) Disorders of the foot (Chapter 23). In: Tachdjian's Pediatric Orthopaedics. Elsevier Saunders, Philadelphia

Zu 1.2 Pathomorphologie/Pathophysiologie

Ippolito E, Ponseti IV (1980) Congenital clubfoot in the human fetus: a histological study. J Bone Joint Surg 62-A: 8–22

Ippolito E (1995) Update on pathologic anatomy of clubfoot. J Pediatr Orthop 4-B: 17–24

Kolb A, Willegger M, Schuh R, Kaider A, Chiari C, Windhager R (2017) The impact of different types of talus deformation after treatment of clubfeet. Int Orthop 41: 93–99

Mc Kay DW (1982) New concept of and approach to club-foot treatment: Section I – principles and morbid anatomy. J Pediatr Orthop 2: 347–356

Shapiro F, Glimcher M (1979) Gross and histological abnormalities of the talus in congenital club foot. J Bone Joint Surg 61-A: 522–530

Zu 1.3 Klinische Diagnostik/Klassifikation

Dimeglio A, Bensahel H, Soutchet P, Mazeau P, Bonnet F (1995) Classification of clubfoot. J Pediatr Orthop Part B-4: 129–136

Pirani S (2004) A reliable and valid method of assessing the amount of deformity in the congenital clubfoot. Presented at the Pediatric Orthopaedic Society of North America, St. Louis

Zu 1.4 Bildgebende Diagnostik und Pedografie

Aurell Y, Andriesse H, Johannson A, Jonsson K (2005) Ultrasound assessment of early clubfoot treatment. A comparison of the Ponseti method and a modified Copenhagen method. J Pediatr Orthop Part B-14: 347–357

Beatson TR, Pearson JR (1966) A method of assessing correction of clubfoot. J Bone Joint Surg 48-B: 40–50

Desai S, Aroojis A, Mehta R (2008) Ultrasound evaluation of clubfoot correction during Ponseti treatment, J Pediatr Orthop 28: 53–59

Grayhack JJ, Zwavin JK, Shore RM et al. (1995) Assessment of calcaneocuboid joint deformity by magnetic resonance imaging in talipes equinovarus. J Pediatr. Orthop B 4: 36–38

Hamel J (2011) Die Überkorrektur-Problematik beim idiopathischen Klumpfuß – Übersicht, Einteilung und Behandlungsbeispiele. FussSprunggel. 9, 61–71

Hamel J (2015) Knöcherne Deformität des Oberen Sprunggelenks beim operativ behandelten idiopathischen Klumpfuß. OUP 7:349–355

Hamel J, Becker W (1993) Sonographische Diagnostik bei idiopathischem Klumpfuß im Kindesalter. Ultraschall Klin Prax 8: 78–82

Hamel J, Becker W (1996) Sonographic assessment of clubfoot deformity in young children. J Pediatr Orthop Part B-5: 279–286

Hamel J, Nell M (2016) Pedobarographie zur Diagnostik und Therapiekontrolle am Beispiel der Dorsal-Bunion-Deformität. Orthopädie-Technik 20–23

Kang S, Park SS (2015) Lateral tibiocalcaneal angle as a determinant for percutaneous Achilles tenotomy for idiopathic clubfeet. J Bone Joint Surg 97-A: 1246–1254

Moon DK, Gurnett CA, Aferol H, Siegel MJ, Commean PK, Dobbs MB (2014) Soft-tissue abnormalities associated with treatment-resistant and treatment-responsive clubfoot: findings of MRI-analysis. J Bone Joint Surg 96-A: 1249–1256

Pirani S, Zeznik L, Hodges D (2001) Magnetic resonance imaging study of the congenital clubfoot treated with the Ponseti method. J Pediatr Orthop 21: 719–726

Pullinger M, Southorn D, Easton V et al (2014) An evaluation of prenatal ultrasound screening for CTEV. J Bone Joint Surg 96-B: 984–988

Simons GW (1978) A standardized method for the radiographic evaluation of clubfeet. Clin Orthop 135: 107–118

Sinclair MF, Bosch K, Rosenbaum D, Böhm S (2009) Pedobarographic analysis following Ponseti treatment for congenital clubfoot. Clin Orthop Relat Res 469: 1223–1230

Suda R, Suda AJ, Grill F (2006) Sonographic classification of idiopathic clubfoot according to severity. J Pediatr Orthop Part B 15: 134–140

Wallace J, White H, Xi J et al (2016) Pedobarographic changes in Ponseti-treated clubfeet with and without anterior tibialis tendon transfer: changes during growth and surgical intervention. J Pediatr Orthop 25-B: 89–95

Zu 1.5 Behandlungskonzepte für die Klumpfußprimärtherapie

Alker F, Louahem D, Bonnet F et al (2017) Long-term results after extensive soft tissue release in very severe congenital clubfeet. J Pediatr Orthop 37: 500–503

Boehm S, Limpaphayoum N, Alaee F, Sinclair MF, Dobbs MB (2008) Early results of the Ponseti method for the treatment of clubfoot in distal arthrogryposis. J Bone Joint Surg 90-A: 1501–1507

Cooper DM, Dietz SR (1995) Treatment of idiopathic clubfoot. Thirty-year follow-up. J Bone Joint Surg 77-A: 1477–1498

Crawford AH, Marxen JL, Osterfeld DL (1982) The Cincinnati incision: a comprehensive approach for surgical procedures of the foot and ankle in childhood. J bone Joint Surg 64-A: 1355–1358

Dobbs MB, Nunley R, Schoenecker PL (2006) Long-term follow-up of patients with clubfeet treated with extensive soft-tissue release. J Bone Joint Surg 88-A: 986–996

Eberhardt O, Peterlein CD, Fernandez F et al (2012) Die Behandlung komplexer atypischer Klumpfüße mit der modifizierten Ponseti-Redression. Dt Ärzte Verlag, S. 212–217

George HL, Unnikrishnan PN, Garg NK, Sampath J, Bruce CE (2011) Unilateral foot abduction orthosis: is it a substitute for Denis Browne boots following Ponseti technique? J Pediatr Orthop 20-B: 22–25

Gerlach DJ, Gurnett CA, Limpaphayom N et al. (2009) Early results of the Ponseti method for the treatment of clubfoot associated with myelomeningocele. J Bone Joint Surg 91-A: 1350–1359

Hamel J (2012) Klumpfuß-Primärbehandlung nach dem Ponseti-Konzept – sonographische Verlaufsbeobachtungen bis zum 4. bis 7. Lebensjahr. FussSprunggel 10: 166–174

Hosseinzadeh P, Steiner RB, Hayes CB et al. (2015) Initial correction predicts the need for secondary Achilles tendon procedures in patients with idiopathic clubfoot treated with Ponseti casting. J Pediatr Orthop 36: 80–83

Imhäuser G (1984) Die Behandlung des idiopathischen Klumpfußes. Ferdinand Enke Verlag, Stuttgart

Ippolito E, Farsetti P, Caterini R, Tudisco C (2003) Long-term comparative results in patients with congenital clubfoot treated with two different protocols. J Bone Joint Surg 85-A: 1286–1294

Jauregui JJ, Zamani S, Abawi HH, Herzenberg JE (2017) Ankle range of motion after posterior subtalar and ankle capsulotomy for relapsed equinus in idiopathic clubfoot. J Pediatr Orthop 37: 199–203

Kelly AJ, Erdman AL, Karol LA (2017) Plantar pressures after nonoperative treatment for clubfoot: Intermediate follow-up at age 5 years. J Pediatr Orthop 37: 53–57

Krauspe R, Parsch K (1995) Die peritalare Arthrolyse zur Klumpfußkorrektur über den sogenannten Cincinnati-Zugang. Operat Orthop Traumatol 7: 125–140

Laaveg SJ, Ponseti IV (1980) Long-term results of treatment of congenital club foot. J Bone Joint Surg 62-A: 23–31

Lampe R, Mitternacht J, von Pfister L et al. (2017) Development of congenital clubfoot during growth: a long-term study on the basis of pedobarography, biomechanics, and magnetic resonance imaging measurements of muscle volumes. J Pediatr Orthop B 26: 122–132

Mc Kay DW (1983a) New concept of and approach to clubfoot treatment: Section II – correction of the clubfoot. J Pediatr Orthop 3: 10–21

Mindler GT, Kranzl A, Lipkowski CA, Ganger R, Radler C (2014) Results of gait analysis including the Oxford foot model in children with clubfoot treated with the Ponseti method. J Bone Joint Surg 96-A: 1593–1599

Ponseti IV (1992) Treatment of congenital club foot – Current concepts review. J bone Joint Surg 74-A: 448–54

Ponseti IV (1997) Common errors in the treatment of congenital club foot. Int Orthop 21: 137–141

Ponseti IV, El-Khoury GY, Ippolito E, Weinstein SL (1981) A radiographic study of skeletal deformities in treated clubfeet. Clin Orthop 160: 30–42

Radler C, Manner HM, Suda R et al. (2007) Radiographic evaluation of idiopathic clubfeet undergoing Ponseti treatment. J Bone Joint Surg 89-A: 1177–1183

Richards BS, Faulks S, Rathjen KE et al. (2008) A comparison of two nonoperative methods of idiopathic clubfoot correction: The Ponseti method and the french functional physiotherapy method. JBJS 90-A: 2313–2321

Simons GW (1985) Complete subtalar release in club feet: Part I. A preliminary report. J Bone Joint Surg 67-A: 1044–1055

Smith PA, Kuo KN, Graf AN et al (2014) Long-term results of comprehensive clubfoot release versus the Ponseti method: Which is better? Clin Orthop Relat Res 472: 1281–1290

Zionts LE, Sangiorgio SN, Ebramzadeh E et al (2012) The current management of idiopathic clubfoot revisited: results of a survey of the POSNA membership. J Pediatr Orthop 32: 515–520

Zu 1.6 Operative Behandlung jenseits des Säuglingsalters

Al-Aubaidi Z, Lundgaard B, Pedersen NW (2011) Anterior distal tibial epiphysiodesis for the treatment of recurrent equinus deformity after surgical treatment of clubfeet. J Pediatr Orthop 31: 716–720

Burghardt RD, Tettenborn LP, Stücker R (2016) Growth disturbance of the distal tibia in patients with idiopathic clubfeet: Ankle valgus and anteflexion of the distal tibia. J Pediatr Orthop 36: 343–348

Cole WH (1940) The treatment of claw-foot. J Bone Joint Surg 22-A: 895–908

Eberhardt O, Wachowsky M, Wirth T, Fernandez FF (2018) Limitation of flatfoot surgery in overcorrected clubfeet after extensive surgery. Arch Orthop Trauma Surg, 2018 Apr 9. doi: 10.1007/s00402-018-2932-y. [Epub ahead of print]

Evans D (1961) Relapsed clubfoot. J Bone Joint Surg 43-B: 722

Flöter N, Stücker R, Rupprecht M (2015) Wachstumslenkung am distalen Unterschenkel und Fuß. Orthop Unfallchir Praxis 4: 370–375

Grice DS (1952) An extra-articular arthrodesis of the subastragalar joint for correction of paralytic flat feet in children. j Bone Joint Surg 34-A: 927–940

Hamel J (2011) Die Überkorrektur-Problematik beim idiopathischen Klumpfuß – Übersicht, Einteilung und Behandlungsbeispiele. FussSprunggel 9: 61–71

Hamel J, Nell M (2016) Pedobarographie zur Diagnostik und Therapiekontrolle am Beispiel der Dorsal-Bunion-Deformität. Orthopädie-Technik 8/16: 20–23

Haslam PG, Goddard M, Flowers MJ, Fernandes JA (2006) Overcorrection and generalized joint laxitiy in surgically treated congenital talipes equino-varus, J Pediatr Orthop B 15: 273–277

Knutsen AR, Avoian T, Sangiorgio et al. (2015) How do different anterior tibial tendon transfer techniques influence forefoot and hindfoot motion. Clin Orthop Relat Res 473: 1737–1743

Kuo KN (1993) "Reverse Jones" procedure for dorsal bunion following clubfoot surgery. In: The clubfoot, the present and a view of the future (Hrsg.: G.W. Simons), Springer-Verlag New York

Kuo KN, Hennigan SP, Hastings ME (1994) Anterior tibial tendon transfer in residual dynamic clubfoot deformity. J Pediatr Orthop 21: 35–41

Lampasi M, Bettuzzi C, Palmonari M, Donzelli O (2009) Transfer of the tendon of tibialis anterior in relapsed congenital clubfoot. J Bone Joint surg 92-B: 277–283

Lehman WB, Atar D, Bash J et al. (1999) Results of complete soft tissue clubfoot release combined with calcaneocuboid fusion in the 4-year to 8-year age group following failed clubfoot release. J Pediatr Orthop B 8: 181–186

Lichtblau S (1973) A medial and lateral release operation for clubfoot. J Bone Joint Surg 55-A: 1377–1384

Masrouha KZ, Morcuende JA (2012) Relapse after tibialis anterior tendon transfer in idiopathic clubfoot treated by the Ponseti method. J Pediatr Orthop 32: 81–84

McHale KA, Lenhart MK (1991) Treatment of residual clubfoot deformity – the „bean-shaped" foot – by opening wedge medial cuneiform osteotomy and closing wedge cuboid osteotomy. Clinical review and cadaver correlations. J Pediatr Orthop 11: 374–381

Mc Kay DW (1983b) Dorsal bunions in children. J Bone Joint Surg 65-A: 975–980

Yong SM, Smith PA, Kuo KN (2007) Dorsal bunion after clubfoot surgery. J Pediatr Orthop 27: 814–820

Mehrafshan M, Rampal V, Seringe R et al. (2009) Recurrent club-foot deformity following previous soft-tissue release. J Bone Joint Surg 91-B: 949–954

O'Brien SE, Karol LA, Johnston CE (2004) Calcaneus gait following treatment for clubfoot: preliminary results of surgical correction. J Pediatr Orthop 13-B: 43–47

Raab P, Krauspe R (1999) Das Klumpfußrezidiv. Orthopäde 28: 110–116

Radler C, Mindler GT (2016) Kindlicher Klumpfuß – Rezidivbehandlung. Orthopäde 45: 909–924

Rammelt S (2016) Fuß- und Sprunggelenkchirurgie. 1. Aufl., Schattauer Verlag, Stuttgart, 296–300

Rupprecht M, Spiro AS, Breyer S, Vettorazzi E, Ridderbusch K, Stücker (2015) Growth modulation with a medial malleolar screw for ankle valgus deformity. Acta Orthopaedica 5: 1–5

Schäfer D, Hefti F (2000) Combined cuboid/cuneiform osteotomy for correction of residual adductus deformity in idiopathic and secondary club feet. J Bone Joint Surg 82-B: 881–884

Stevens PM, Otis S (1999) Ankle valgus and clubfeet. J Pediatr Orthop 19: 515–518

Stevens PM, Kennedy JM, Hung M (2011) Guided growth for ankle valgus. J Pediatr Orthop 31: 878–883

Tarraf YN, Carroll NC (1992) Analysis of the components of residual deformity in clubfeet presenting for reoperation. J Pediatr Orthop 12: 207–216

Zu 1.7 Klumpfußbehandlung in Entwicklungsländern

Coleman SS (1983) Complex foot deformities in children. Lea & Febiger, Philadelphia

Lambrinudi C (1927) New operation on drop-foot. Br J Surg 15: 193

Legaspi J, Li YH, Chow W, Leong JCY (2001) Talectomy in patients with recurrent deformity in club foot. J Bone Joint Surg 83-B: 384–387

Penny JN (2005) The neglected clubfoot. Techniques in Orthopaedics 20: 153–166

Reize C, Exner GU (2007) Acute correction of severe neglected club feet using a circumferential incision. J Pediatr Orthop B 16: 213–215

Steenbeek M (2002) The Steenbeek foot abduction brace (SFAB). Presented at the Third International Clubfoot Congress, San Diego

Zu 1.8 Bedeutung des oberen Sprunggelenks für die Langzeitprognose

Hamel J (2015) Knöcherne Deformitäten des Oberen Sprunggelenkes beim operativ behandelten idiopathischen Klumpfuß. Orthop Unfallchir Praxis 4: 349–35

Sichelfuß/Serpentinenfuß

J. Hamel, *Operative Behandlung von Fuß und Sprunggelenk im Kindes- und Jugendalter*
https://doi.org/10.1007/978-3-662-56592-6_2

2.1 Therapeutisch relevante Pathomorphologie

Die Sichelfuß-Deformität ist pathomorphologisch gekennzeichnet durch eine Adduktionskontraktur in Höhe der Lisfranc-Linie in der Transversalebene des Fußes. Während am ersten Strahl typischerweise eine Schrägstellung der distalen Gelenkfläche des Cuneiforme mediale besteht, ist der Scheitelpunkt der Deformität am 2. bis 5. Strahl häufig in Höhe der Metatarsal-Basen lokalisiert (◘ Abb. 2.1). Nicht selten ist die Deformität mit einer gewissen Kavus-Komponente des medialen Strahls oder einer supinatorischen Rotation des Mittel- und Vorfußes verbunden.

Die medialen und manchmal auch die plantaren Weichteile des Fußes weisen eine Verkürzung auf, insbesondere der M. abductor hallucis, wodurch zusätzlich die Großzehe in Abduktion steht. Typisch ist eine mediale Hautfalten-Bildung, ähnlich dem idiopathischen Klumpfuß (▶ Kap. 1, dort Abb. 1.13c).

Häufig besteht zusätzlich eine primäre Eversion des talokalkaneo-navikularen Komplexes (◘ Abb. 2.2). Ist diese kontrakt und sehr ausgeprägt, spricht man von einem Serpentinenfuß. Die Rückfußeversion kann jedoch auch sekundär iatrogen entstehen oder verstärkt werden, wenn therapeutische Manipulationen unpräzise erfolgen oder eine unphysiologisch hohe Belastung des lateralen Mittelfußes den talokalkaneonavikularen Komplex in die Eversion treibt (◘ Abb. 2.16). Eine Verkürzung der Wadenmuskulatur besteht typischerweise nicht, jedoch häufig eine Unterschenkel-Innenrotations-Komponente. In der Literatur wird der – harmlose – Metatarsus varus (Sichelfuß) z. T. scharf vom gravierenderen Metatarsus adductus (Serpentinenfuß) abgegrenzt (Coleman 1983). Nach der Erfahrung des Autors sind jedoch fließende Übergänge möglich.

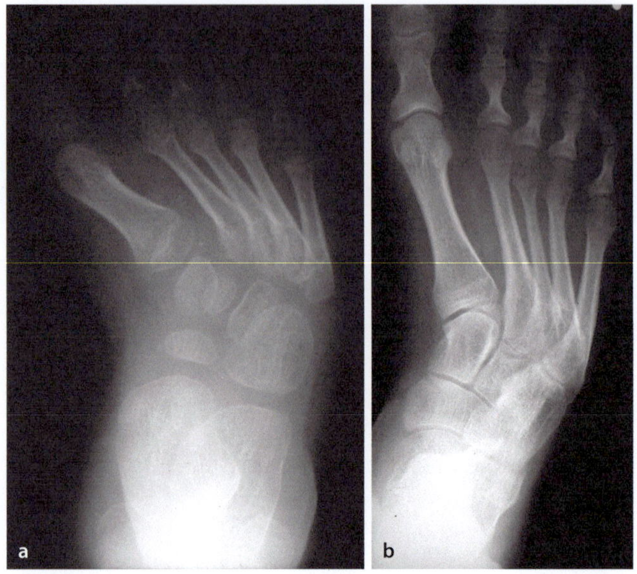

◘ **Abb. 2.1a,b** Schwere Sichelfuß-Deformität der gleichen Patientin im Kleinkindalter (**a**) und im Alter von 15 Jahren nach rein weichteiligem Korrekturversuch (**b**). Die Schrägstellung der distalen Gelenkfläche des Os cuneiforme mediale und die Deformierung der Metatarsal-Basen 2 bis 5 sind deutlich zu erkennen (**b**)

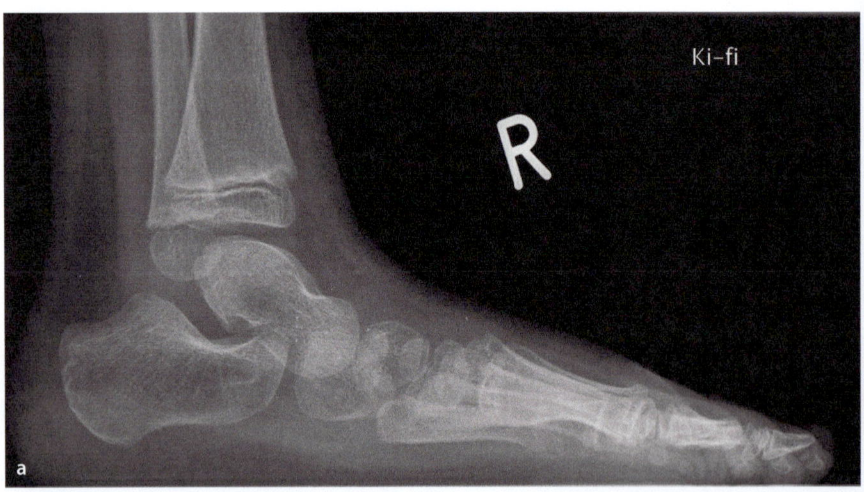

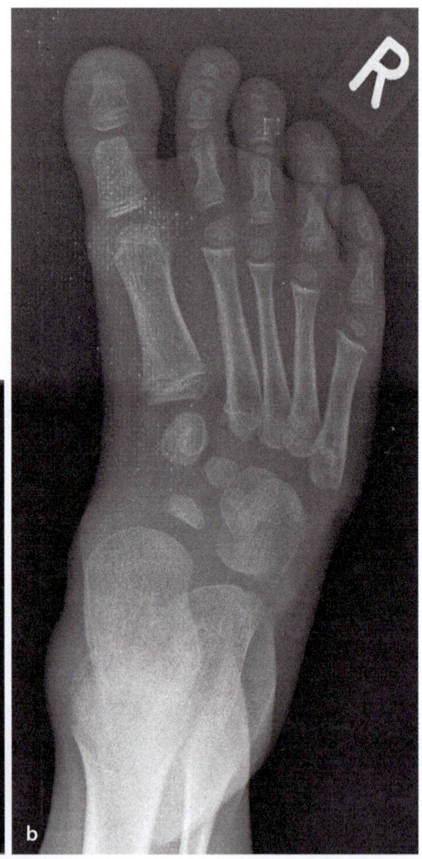

◘ **Abb. 2.2a,b** Mittelgradige Serpentinenfuß-Deformität im Alter von 5 Jahren. Die Zeichen der Rückfußeversion sind in beiden Ebenen deutlich zu erkennen (Lateralpositionierung des Os naviculare in **b** und Plantarflektion des Talus in **a**. Der Kalkaneus-Metatarsale-II-Winkel im ap-Bild ist auf knapp 20° erhöht. Dagegen ist der Talus-Metatarsale-I-Winkel im ap-Strahlengang nur leicht im positiven Bereich, da sich Mittel-Vorfuß-Adduktion und Rückfuß-eversion gegenseitig kompensieren. Dieser Winkel beschreibt die Deformität deshalb weniger aussagekräftig

2.2 Klinische Diagnostik

Die Erfassung der Adduktionskontraktur als Hauptkomponente der Sichelfuß-Deformität erfolgt durch Beurteilung des Fußes von plantar in Spontanhaltung und weitestmöglicher Korrektur. In leichten, weniger kontrakten Fällen ist eine Korrektur bis zur Neutralstellung des Fußes nahezu vollständig möglich, erkennbar an der Ausgradung des lateralen Fußrandes. In mittelschweren Fällen verbleibt jedoch eine Deformität auch beim Korrekturversuch. Es kann eine Fersenhalbierende gebildet werden, deren Verlängerung bei weitestmöglicher Korrektur am normalen Fuß den ersten oder zweiten Zwischenzehenraum trifft (◘ Abb. 2.3). In schweren Fällen ist die Bananen-Form des Fußes ausgeprägter, es ist eine mediale Hauteinziehung zu erkennen und die manuelle Korrigierbarkeit ist gering.

Bei einem bereits gehfähigen Kind imponiert klinisch besonders der Innenrotationsgang. Differenzialdiagnostisch müssen andere, bzw. zusätzlich bestehende häufige Ursachen des Innenrotationsganges ausgeschlossen werden, wie die alterstypisch vermehrte Antetorsion des Schenkelhalses und die Unterschenkel-Innenrotationsfehlstellung.

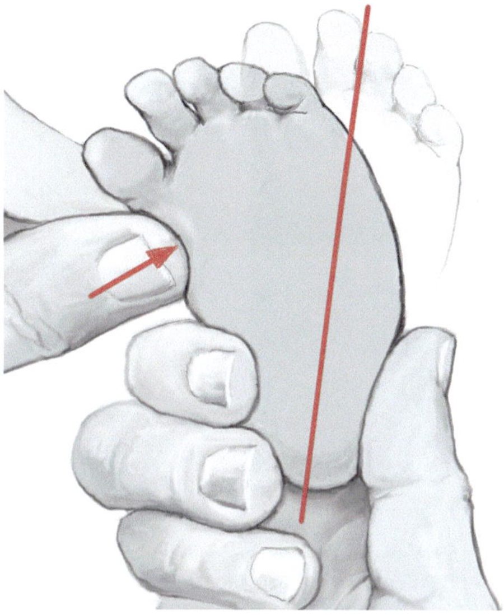

◘ **Abb. 2.3** In der klinischen Untersuchung wird beurteilt, welchen Zwischenzehenraum die Fersenhalbierende in Spontanhaltung und in maximaler Korrekturstellung trifft und inwieweit sich der laterale Fußrand ausgraden lässt

2.3 Bildgebung

In der Transversalebene sind es entsprechend der Pathomorphologie (► Abschn. 2.1) im Wesentlichen zwei Phänomene, die bildgebend imponieren (◘ Abb. 2.2): Die Adduktion in Höhe der Lisfranc-Linie (Sichelfuß) und oft zusätzlich eine Eversion des Rückfußkomplexes (Serpentinenfuß). Die Übergänge zwischen Sichel- und Serpentinenfuß sind hierbei fließend, d.h. eine Tendenz zur Rückfußeversion ist häufig auch beim „reinen" Sichelfuß zu erkennen.

Beide Phänomene lassen sich im sonografischen Transversalschnitt bereits im Säuglingsalter quantitativ erfassen: Die Rückfußeversion anhand des TnC_E-Winkels (► Kap. 1.4.2) und die Adduktion in der Lisfranc-Linie anhand des $TnCMT_E$-Winkels (**T**alus-**n**ucleus-**C**uneiforme-**M**etatarsale-I-Winkel in maximaler **E**version), der am Normalfuß bei 0° liegt und beim Sichelfuß deutlich positive Werte erreicht (◘ Abb. 2.4). Es wird hierfür der Winkel TnC_E konstruiert (► Kap. 1.4.2) und zusätzlich die Tangente an das Metatarsale I eingezeichnet.

In Entsprechung zur sonografischen Darstellung beim Säugling wird die Sichel-/Serpentinenfuß-Deformität beim älteren Kind radiologisch in der ap-Aufnahme beurteilt. Für die Adduktion in der Lisfranc-Linie wurden zahlreiche Winkelmaße beschrieben. Besonders bewährt hat sich der Kalkaneus-Metatarsale-II-Winkel, der ausschließlich die Stellungsverhältnisse der subtalaren Fußplatte wiedergibt und am Normalfuß unter etwa +10° beträgt (◘ Abb. 2.5). Der TMT-I-Winkel (Talus-Metatarsale-I-Winkel) ist dagegen wenig aussagekräftig, da beide Phänomene ihn gegenläufig verändern und sich die Fehlstellungskomponenten daher gegenseitig kompensieren (◘ Abb. 2.2). Typisch ist weiterhin die Überlagerung der Metatarsale-Basen im ap-Röntgenbild (◘ Abb. 2.1b).

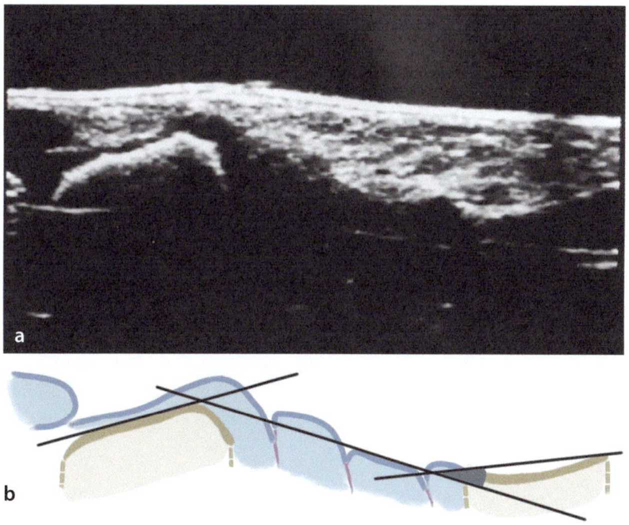

◘ **Abb. 2.4a,b** Sonografischer Transversalschnitt des medialen Strahles bei einem kontrakten Sichelfuß im Alter von 4 Monaten, zur Technik ► Kap. 1.4.2. Der eingezeichnete $TnCMT_E$-Winkel – in diesem Fall etwa +20° – erlaubt eine Quantifizierung der Mittel-Vorfuß-Adduktion

Die Rückfußeversion kann radiologisch in der dorsoplantaren Aufnahme anhand des TMT-I-Basis-Winkels (► Kap. 4.4) evaluiert werden. Noch aussagekräftiger ist der TMT-Index, der aus dem ap-Bild und der seitlichen Aufnahme gewonnen wird (► Kap. 4.4). Zu berücksichtigen ist, dass der Ossifikationskern des Os naviculare häufig weit lateral gelegen ist und dies den Eindruck der Eversion noch verstärkt (◘ Abb. 2.6).

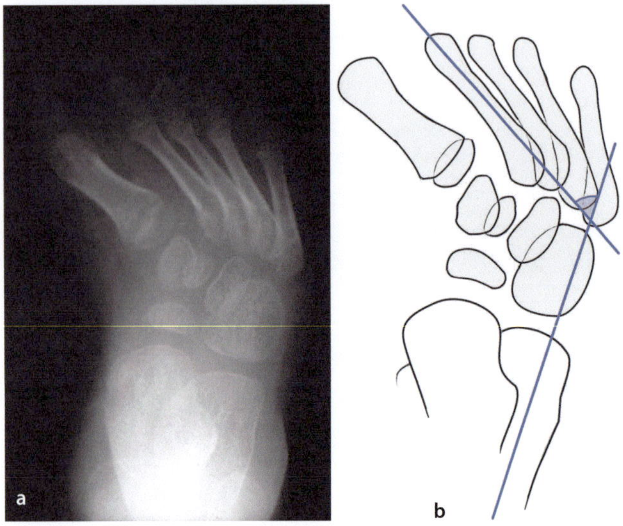

Abb. 2.5a,b Der Kalkaneus-Metatarsale-II-Winkel quantifiziert die Mittel-Vorfuß-Adduktion besonders aussagekräftig. Er ist unabhängig vom Ausmaß einer häufig zusätzlich vorhandenen Rückfußeversion und daher besser geeignet als etwa der TMT-I-Winkel. Im dargestellten Fall (**a**) beträgt er etwa +60° (**b**)

Radiologische Parameter des Sichel-/Serpentinenfußes im ap-Röntgenbild

Mittel-Vorfuß-Adduktion	Normalwerte
– Kalkaneus-Metatarsale-II-Winkel	< 10°
Rückfuß-Eversion	
– TMT-Index	bis -35°
– TMT-I-Basiswinkel	bis -20°

2.4 Spontanprognose und Behandlungsindikation

Der angeborene oder in den ersten Lebensmonaten auffällig werdende Sichelfuß hat in den leichteren Ausprägungen eine absolut günstige Spontanprognose (Farsetti et al. 1994). Die Verlaufsbeobachtung in Abb. 2.6 zeigt eine kontinuierliche Reduktion der Mittel-Vorfuß-Adduktion. Es gibt aber vereinzelt Fälle, in denen die Spontankorrektur ausbleibt oder unvollständig ist, bzw. die Adduktionskontraktur der Lisfranc-Linie durch vermehrte Eversion des Rückfußkomplexes kompensiert wird („kompensierte Adductus-Deformität"). Auch werden Fälle beobachtet, bei denen eine deutliche Überlastung des lateralen Fußrandes verbleibt (Abb. 2.16). Daher sollte der Sichelfuß nicht grundsätzlich bagatellisiert werden.

Wirksame und praktikable Korrekturmaßnahmen sind insbesondere die Gipsredression im jüngeren Alter und Osteotomien im Klein- und Schulkindalter. Dagegen sind korrigierende Lagerungsschienen, Dreibacken-Einlagen und Antivarus-Schuhe nur von begrenzter Praktikabilität und Wirksamkeit und überfordern in der konsequenten Anwendung nicht selten die betroffene Familie. Derartige orthetische Maßnahmen sind eher zur wuchslenkenden Retention geeignet, weniger zur Korrektur. Reine Weichteileingriffe sind allenfalls im Zusammenwirken mit längerer Nachredression sinnvoll und als isolierte Maßnahme insgesamt weniger empfehlenswert.

In Anbetracht der meist günstigen Spontanprognose stellt sich die Frage, in welchen Fällen überhaupt eine eingreifendere Behandlung erforderlich ist, oder ob sich der Sichelfuß nicht immer ohne Behandlung „verwächst". Klare wissenschaftliche Erkenntnisse, die zur Klärung der Frage der Therapie-Notwendigkeit beitragen, fehlen weitgehend. In der Literatur der letzten 20 Jahre finden sich erstaunlicherweise kaum aussagekräftige

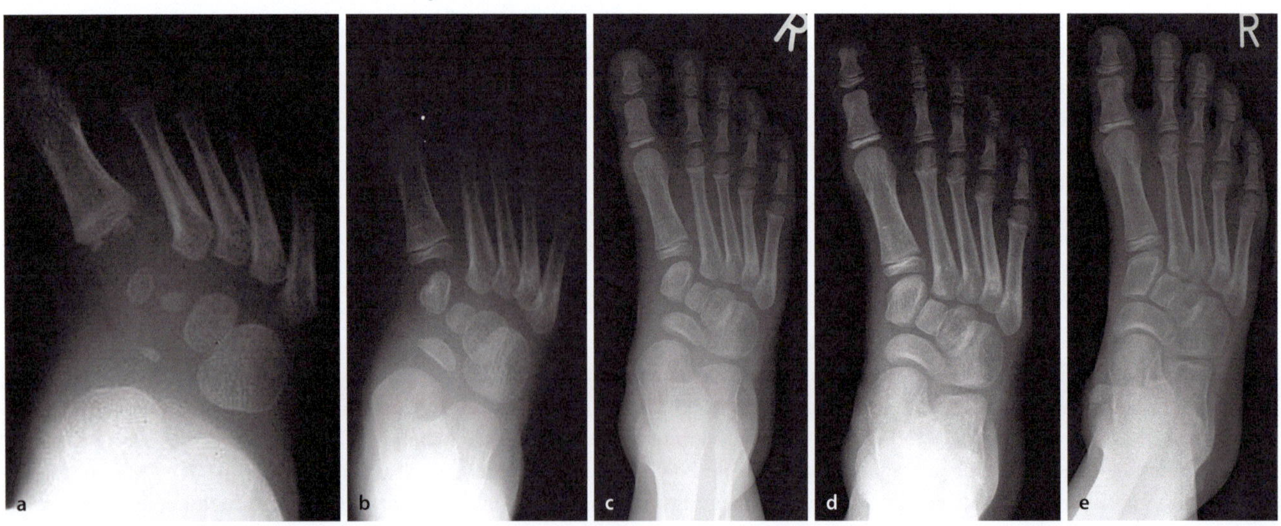

Abb. 2.6a–e Spontanverlauf einer Serpentinenfuß-Deformität ohne Behandlung mit (**a**) 21, (**b**) 42, (**c**) 68, (**d**) 86 und (**e**) 140 Lebensmonaten. Eine kontinuierliche Ausgradung ist zu beobachten, es verblieb jedoch eine mittelgradige Rückfußvalgus-Komponente

Mitteilungen zu Behandlungsergebnissen. Dem Autor sind aber immer wieder Fälle im Kleinkind- und frühen Schulkindalter vorgestellt worden, in denen retrospektiv betrachtet der Sichelfuß primär unterschätzt wurde und dann aufwendigere Behandlungen erforderlich wurden (◘ Abb. 2.11). Es hat sich daher praktisch bewährt, in schweren Fällen eine Frühredression mit Anwendung von Oberschenkel-Hartverbänden in den ersten Lebenswochen einzuleiten, in mittelschweren Fällen dann, wenn bis zum etwa 4. Lebensmonat keine deutliche Besserung zu erkennen ist.

Die Indikation zur operativen Behandlung im Klein- und Schulkindalter wird aus dem Schweregrad und insbesondere der Verlaufsbeobachtung abgeleitet. Klare Kriterien sind aus der vorliegenden Literatur kaum zu definieren. Unbehandelt kann ein Innenrotationsgang mit Überlastung des lateralen Mittelfußes persistieren (◘ Abb. 2.16). Echte Spätfolgen werden eher selten beobachtet, bzw. sind schwer vollkommen schlüssig zu belegen (◘ Abb. 2.7 und ◘ Abb. 2.8). Bei den in aller Regel günstigen Ergebnissen operativer Korrekturen erscheint eine chirurgische Lösung gegenüber einem langwierigen und belastenden Versuch mit rein orthetischen Maßnahmen nicht selten vorteilhaft.

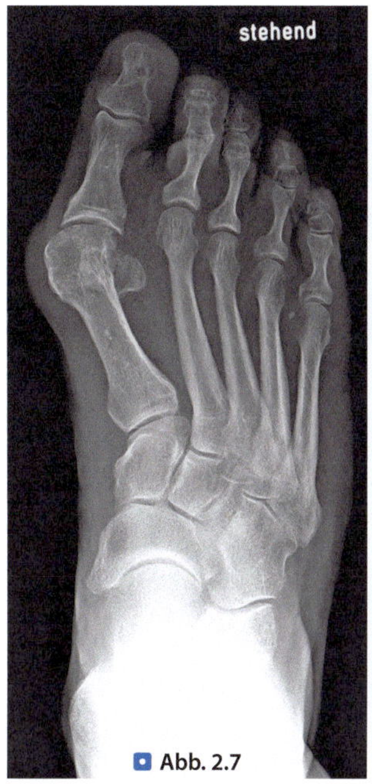

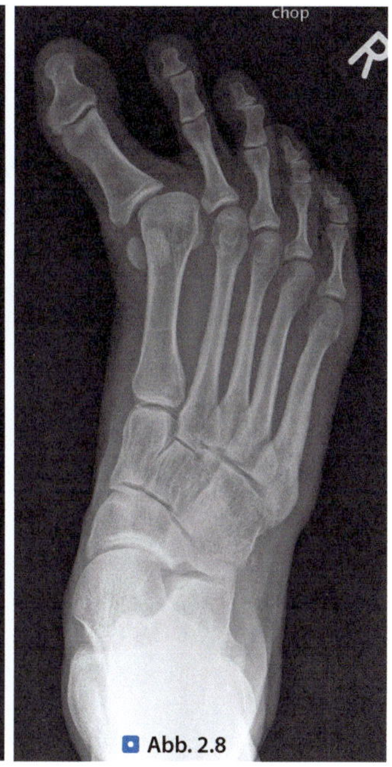

◘ **Abb. 2.7** Erwachsene Patientin mit Hallux-valgus-Syndrom und Mittel-Vorfuß-Adduktion. Die Patientin wurde in der frühen Kindheit wegen eines Sichelfußes zeitweilig konservativ behandelt. Inwieweit es sich bei der Mittel-Vorfuß-Adduktion damit tatsächlich um ein Relikt der angeborenen Deformität handelt, lässt sich allerdings nicht beweisen

◘ **Abb. 2.8** Seltene schwere Hallux-varus-Deformität mit Varuszehen-Fehlstellung auch der Kleinzehen im Erwachsenenalter. Im Neugeborenenalter bestand eine Sichelfuß-Deformität, die nicht behandelt wurde

2.5 Redression und Retention

Die Frühbehandlung schwerer und mittelschwerer Fälle im Oberschenkel-Redressionsgipsverband mit wöchentlichen Gipswechseln erfolgt – anders als beim idiopathischen Klumpfuß – nach dem Dreipunkt-Korrektur-Prinzip (◘ Abb. 2.9). Extrem wichtig ist der suffiziente Gegenhalt am Kuboid (◘ Abb. 2.10), um eine iatrogene Serpentinenfuß-Entwicklung zu vermeiden. Dies ist mit hoher Präzision nur im Gipsverband wirklich möglich. Alle alternativ angebotenen Orthesen leisten dies nur unzureichend. Besonders auch die ursprünglich für die Sichelfuß-Behandlung entwickelte Denis-Browne-Schiene kann die Rückfußeversion verstärken.

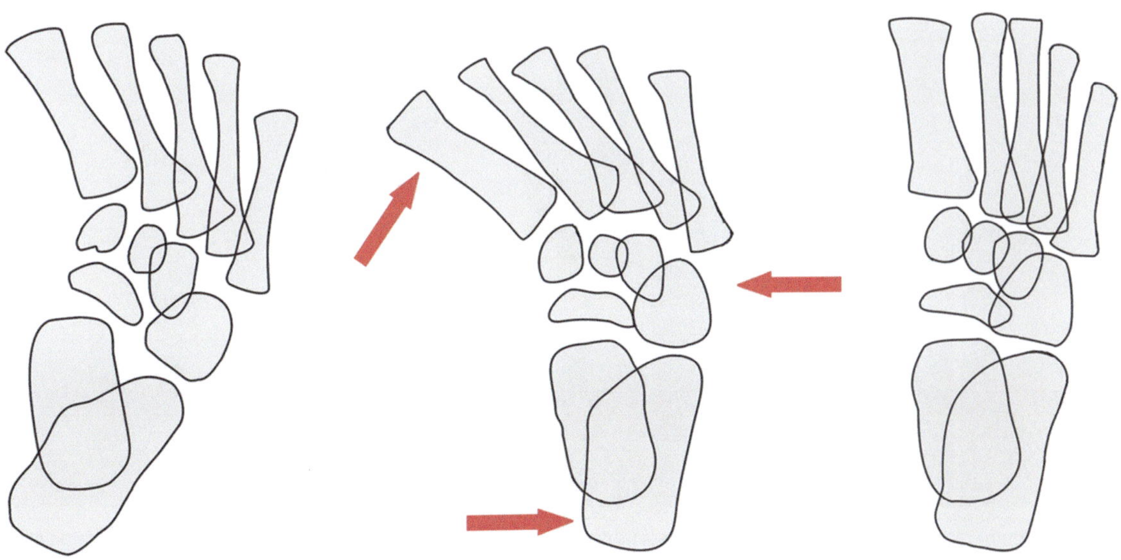

◘ **Abb. 2.9** Ansatz der Korrektur-Kräfte bei der Sichelfuß-Redression nach dem Dreipunkt-Prinzip. Wichtig ist der exakte Gegenhalt lateralseitig am Os cuboideum zur Vermeidung einer iatrogenen Verstärkung der Rückfußeversion

Die Gipsbehandlung wird bis zur leichten Überkorrektur fortgesetzt wegen der hohen Rückstellkräfte (Rebound-Phänomen). Schienen werden nachfolgend – wenn überhaupt erforderlich – nur zur Retention nach erfolgter Korrektur eingesetzt. Korrekturversuche mit Nachtlagerungsschienen und Dreibackeneinlagen (◘ Abb. 2.11) können sicher einen gewissen Effekt im Sinne der Wuchslenkung entwickeln, sind aber oft mit hohem Aufwand und möglichen Problemen verbunden (z. B. schwierige Schuhversorgung, Druckstellenproblematik, unpräzise Korrektureffekte, Wirkungslosigkeit durch Rotation der Unterschenkel-Orthesen um den Unterschenkel). Es ist daher vorzuziehen, die Korrektur auf anderem Wege herbeizuführen und den orthetischen Maßnahmen die Aufgabe der Retention und Wuchslenkung zu überlassen.

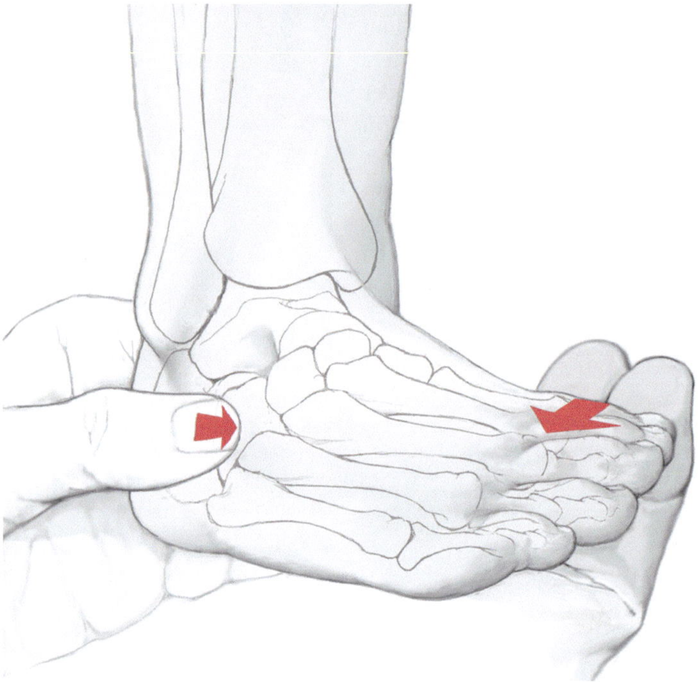

◘ **Abb. 2.10** Dreipunkt-Redressionsgriff an einem rechten Fuß zur Korrektur der Sichelfuß-Deformität: Die Langfinger der linken Therapeuten-Hand umgreifen den Tuber calcanei von medial, der Daumen der gleichen Hand hält präzise am Kuboid gegen (*linker Pfeil*), während die rechte Hand des Therapeuten den Mittel-Vorfuß-Komplex nach lateral redressiert (*rechter Pfeil*). Ohne den Gegenhalt am Os cuboideum würde hierdurch die Rückfußeversion verstärkt

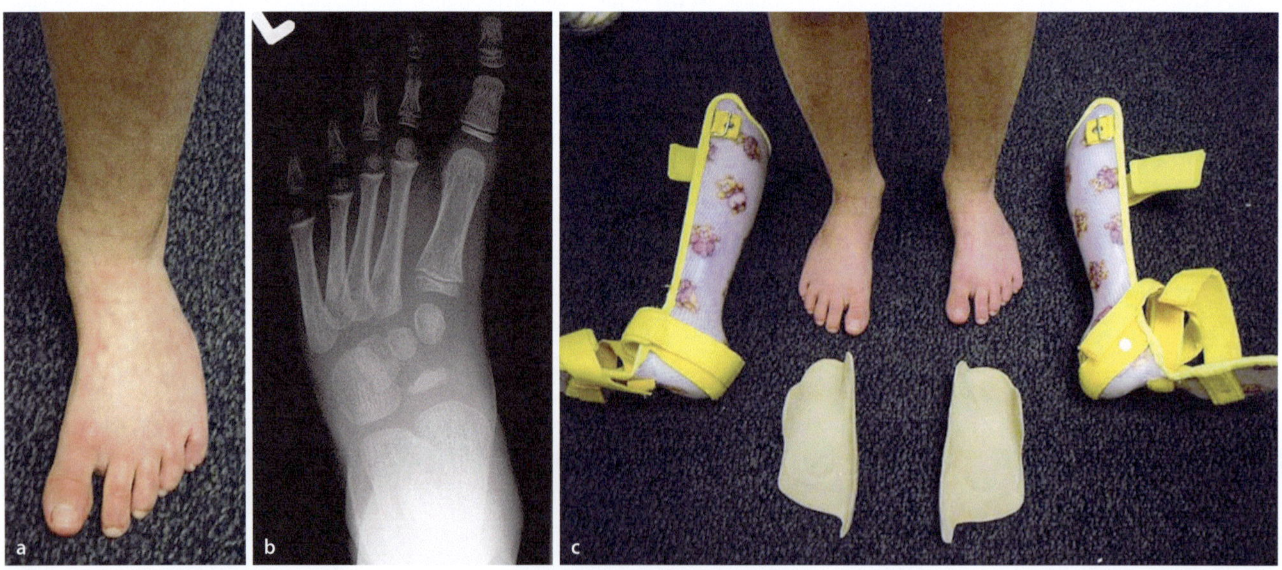

◘ **Abb. 2.11a–c** 5-jähriges Mädchen mit konservativ behandeltem mäßiggradigem Sichelfuß (**a** und **b**). Über Jahre wurde mit Dreibackeneinlagen und Unterschenkel-Nachtschienen behandelt mit erheblichem Aufwand für das Kind und die Familie

2.6 Weichteilkorrekturen – mediale Fußrandentflechtung

In der Literatur wird für persistierende Sichelfüße etwa im 2. bis 6. Lebensjahr ein medialer Weichteileingriff („mediale Fußrandentflechtung") als Option angegeben (Asirvatham und Stevens 1997; Ghali et al. 1984; Thompson und Abaza 2010). Der Autor hat damit keine eigenen Erfahrungen sammeln können, sondern kleinere Kinder in Ausnahmefällen stattdessen einer Redressionsgips-Behandlung mit nachfolgender Nachtschienung unterzogen (im Laufalter allerdings deutlich eingreifender für das Kind), meist aber zunächst den Spontanverlauf abgewartet und ggf. spätere knöcherne Korrekturen (▶ Abschn. 2.7) geplant. Da aber eine mediale Entflechtung zumindest im Zusammenhang mit Osteotomien sinnvoll sein kann, soll sie hier Erwähnung finden.

Aus mehreren Gründen als obsolet zu betrachten ist der früher empfohlene Eingriff nach Heyman und Herndon mit Kapsulolysen der zentralen Tarsometatarsale-Gelenke. Er bietet gegenüber den Metatarsale-Basis-Osteotomien (▶ Abschn. 2.7) deutliche Nachteile.

Technik: mediale Fußrandentflechtung

- Über eine mediale Inzision im Bereich des tarsometatarsalen Übergangs wird zunächst eine intramuskuläre Verlängerung des M. abductor hallucis durch ein- oder mehrfache Durchtrennung seines sehnigen Anteiles durchgeführt.
- Das Talonavikulargelenk wird nicht tangiert.
- Das Naviculokuneiformemediale-Gelenk und das Tarsometatarsale-I-Gelenk werden dagegen semizirkulär medialseitig eröffnet, so dass die Gelenkspalten deutlich klaffen. Am Tarsometatarsale-I-Gelenk müssen hierbei der Ansatz der Tibialis-anterior-Sehne und auch die Wachstumsfuge an der Metatarsale-I-Basis sorgfältig geschont werden.
- Bei weit distal gelegenem Ansatz der Tibialis-anterior-Sehne kann diese ggf. proximal der Lisfranc-Linie rückverlagert werden, z. B. auch durch Transposition nur der distalen, an der Metatarsale-I-Basis ansetzenden Sehnen-Insertion mit ansatznaher Längsspaltung der Sehne (▶ Kap. 4, Abb. 4.14).
- Postoperativ sollte in deutlicher Abduktion retiniert werden, um das erwünschte nachholende Wachstum der gelenknahen Anteile der Skelettelemente und damit eine dauerhafte Korrektur zu gewährleisten.

2.7 Osteotomien

In der Literatur finden sich Vorschläge zur weichteiligen operativen Korrektur im 2. und 3. Lebensjahr (▶ Abschn. 2.6). In praxi hat es sich dem Autor jedoch bewährt, zunächst den weiteren Verlauf abzuwarten und etwa ab Ende des 4. Lebensjahres bei unzureichender Spontan-Korrektur durch Osteotomien am Ort der Fehlstellung zu korrigieren (Cahuzac et al. 1993). Die Grenze zur Korrekturbedürftigkeit wird etwa bei +20° bis +30° Kalkaneus-Metatarsale-II-Winkel angesetzt. Es hat sich gezeigt, dass einerseits der Spontanverlauf eine kontinuierliche Reduktion des Winkels erkennen lässt (◘ Abb. 2.6), deshalb sollten nur ausgeprägtere Fälle, ggf. auch nach radiologischer Verlaufsbeobachtung, operativ korrigiert werden; andererseits sind die Ergebnisse nach operativer Korrektur sehr überzeugend (◘ Abb. 2.14, ◘ Abb. 2.15, ◘ Abb. 2.16), so dass in ausgeprägten Fällen durchaus zugeraten werden kann.

Es hat sich gezeigt, dass die Korrektur an den Metatarsale-II-V-Basen, also am Ort der Deformität, der wichtigste Korrekturschritt bei der Behandlung der Sichelfuß-Deformität ist. Selbst ohne Osteotomie des Os cuneiforme mediale kann es in leichteren Fällen zur Korrektur der Gelenkfläche durch nachholendes Wachstum kommen, wie ◘ Abb. 2.14 erkennen lässt und wie auch ein von Knörr et al. (2014) vorgestelltes perkutanes Operations-

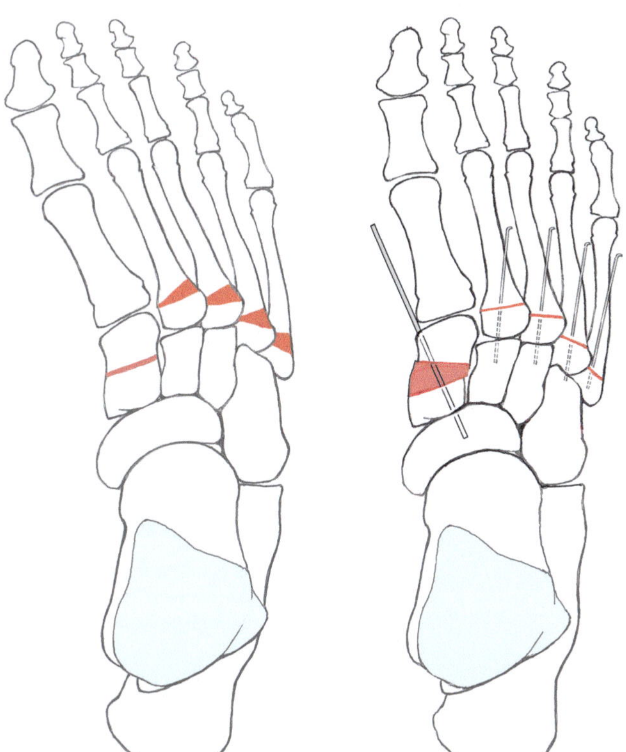

◘ **Abb. 2.12a,b** Knöcherne Sichelfußkorrektur durch multiple Osteotomien von Os cuneiforme mediale und Metatarsalbasen II bis V

Technik: Cuneiforme-/Metatarsalbasis-Osteotomien

- Über den Metatarsale-II-V-Basen wird eine schräge Hautinzision angelegt (◘ Abb. 2.13).
- Unter sorgfältiger Schonung neurovaskulärer Strukturen, der langen Strecksehnen und der kurzen Fußmuskulatur durch Präparation im Längsverlauf werden die Metatarsal-Basen einzeln dargestellt und jeweils mit kleinen Hohmann-Haken subperiostal umfahren.
- Basisnah wird mit sehr kleinen Sägeblättern eine lateralbasige Keilentnahme durchgeführt (◘ Abb. 2.12), meist mit kompletter Durchtrennung des Knochens und bei Bedarf auch mit leichtem Längenverlust.
- Über eine separate Hautinzision medialseitig über dem Os cuneiforme mediale erfolgt zunächst eine intramuskuläre Verlängerung des M. abductor hallucis.
- Nachfolgend wird das Os cuneiforme mediale mit dem Röntgenbildwandler dargestellt und proximal und distal mit jeweils einem K-Draht armiert.
- Der Knochen wird zwischen den beiden Drähten komplett durchtrennt und mit einem Osteotomiespreizer, der an den K-Drähten angesetzt wird, aufgespreizt. Je nach Alter des Kindes wird etwas Knochenmaterial eingelagert. Bei kleineren Kindern kann hierauf verzichtet werden, bei größeren Kindern und deutlich schräggestellter distaler Gelenkfläche des Os cuneiforme mediale ist ggf. ein corticospongiöser Beckenkammspan zu verwenden.
- Die manuelle Korrektur der Adductus-Deformität ist nun möglich. Alle 5 Osteotomien werden mit dünnen K-Drähten gesichert. An den Metatarsale-II-V-Basen wird hierfür zunächst im distalen Osteotomiepartner ein streckseitiges Eintrittsloch mit einem dickeren K-Draht angebracht, welches das Eindringen des danach perkutan von distal eingebrachten, dünneren K-Drahtes in den Knochen erheblich erleichtert (◘ Abb. 2.13).
- Der Sinn der K-Draht-Osteosynthese besteht ausschließlich darin, die Osteotomiepartner einander präzise gegenüberzustellen und eine Verwachsung benachbarter Metatarsalia zu verhindern. Das Aufrechterhalten der Korrekturstellung selbst erfolgt im Oberschenkel-Hartverband mit gebeugtem Kniegelenk. Auch sekundäre Nachkorrekturen sind beim Gipswechsel noch möglich.

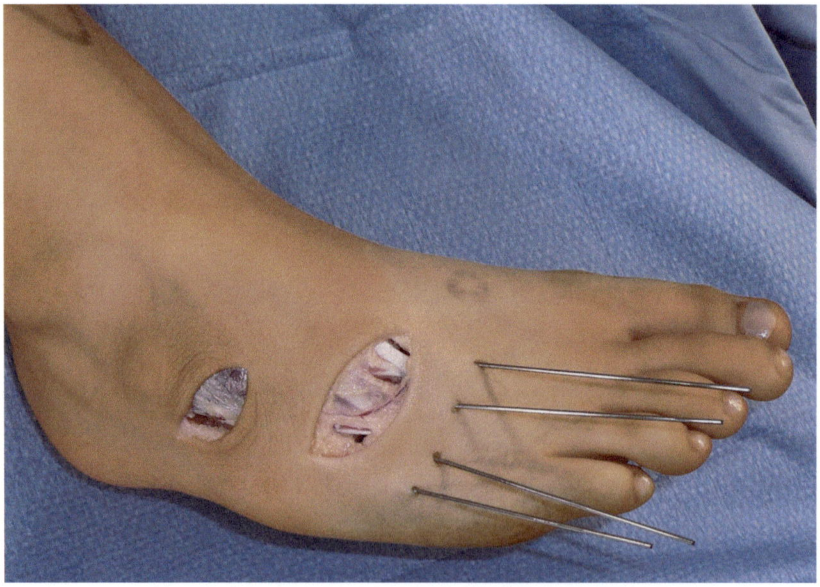

◘ **Abb. 2.13** Intraoperatives Bild nach Vorbereitung der perkutanen K-Draht-Osteosynthese der Metatarsalebasis-Osteotomien. In diesem Fall wurde zusätzlich eine Kuboidkeilentnahme durchgeführt und der hier gewonnene Knochenkeil in das Os cuneiforme mediale eingesetzt

verfahren ohne Kuneiforme-Osteotomie zeigte. Bei noch unzureichendem Ossifikationszustand des Os cuneiforme mediale kann alternativ eine Metatarsale-I-Basis-Osteotomie durchgeführt werden unter Beachtung der proximal-gelegenen Wachstumsfuge (◘ Abb. 2.15). Napiontek et al. (2003) beschrieben eine erfolgreiche Osteotomie des Os cuneiforme mediale auch schon bei kleineren Kindern. Durch die Beseitigung der Mittel-Vorfuß-Adduktion kommt es in Fällen nicht zu ausgeprägter Rückfußeversion zu einer spontanen Korrektur derselben (◘ Abb. 2.16), so dass es keiner weiteren operativen Maßnahme diesbezüglich bedarf. Ähnliche Beobachtungen finden sich auch bei Feng und Sussmann (2016).

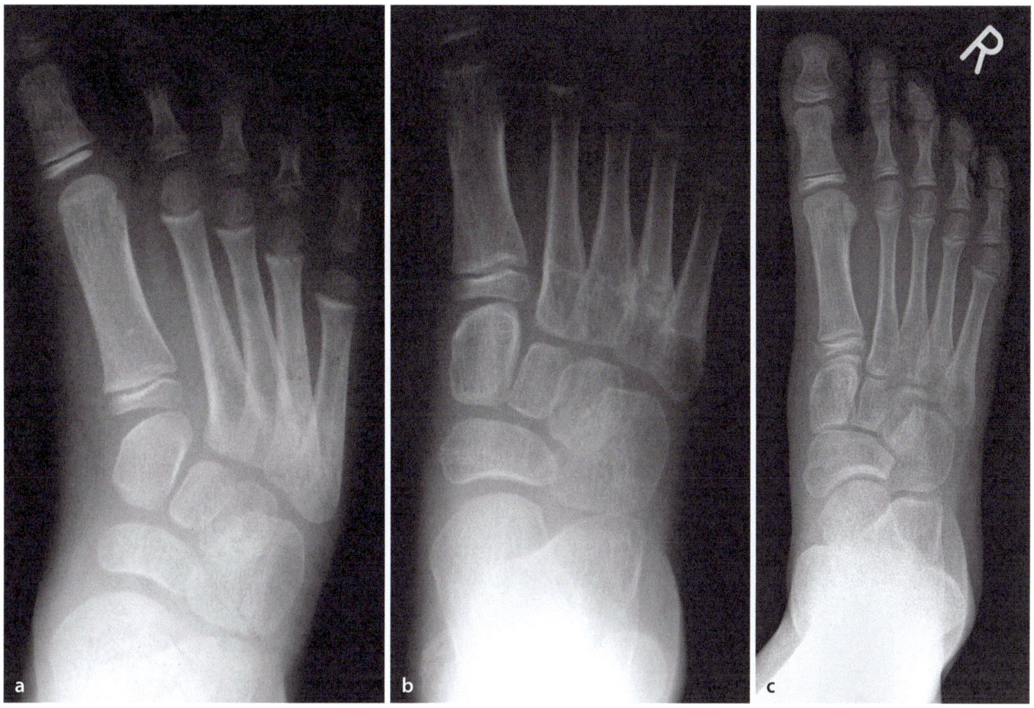

Abb. 2.14a–c 5,5-jährige Patientin mit deutlichem Sichelfuß (**a**). Ein Jahr (**b**) und fünf Jahre (**c**) nach Metatarsale-II-V-Basis-Osteotomien und Abductor-hallucis-Release vollständige Korrektur der Deformität. Bemerkenswert ist, dass sich die distale Gelenkfläche des Os cuneiforme mediale in diesem Fall auch ohne Osteotomie gut korrigiert hat

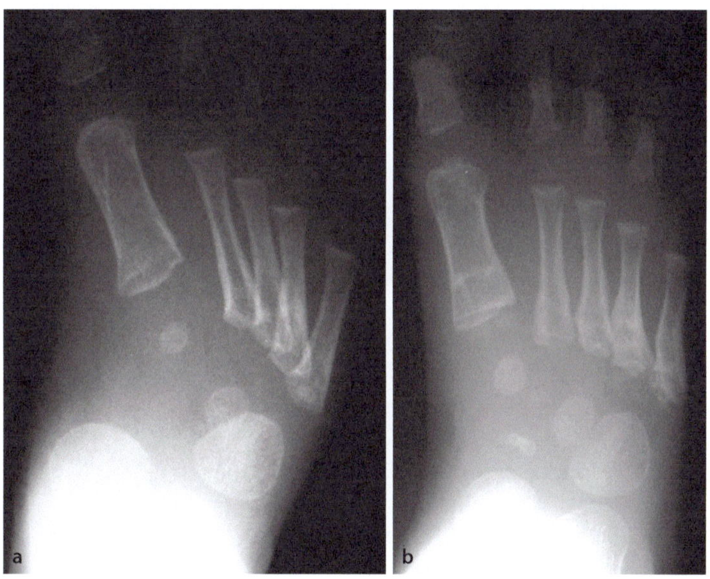

Abb. 2.15a,b 2,8-jähriger Junge mit deutlichem Sichelfuß (**a**). 7 Monate nach MT I-V-Osteotomie, Abductor-hallucis-Release und TMT-I-Release zeigt sich eine gute Ausgradung des Fußes (**b**)

Osteotomien bei Sichel-/Serpentinenfuß

Mittel-/Vorfuß-Adduktion

- Metatarsale-II-V-Basis-Osteotomie
- Kuneiformemediale-Open-wedge-Osteotomie
- (vor dem 4. Lebensjahr alternativ Metatarsale-I-Osteotomie)
- (Kuboid-Closed-wedge-Osteotomie)

Rückfußeversion

- Kalkaneus-Verlängerungsosteotomie
- Kalkaneus-Verschiebeosteotomie
- (subtalarer Spacer)

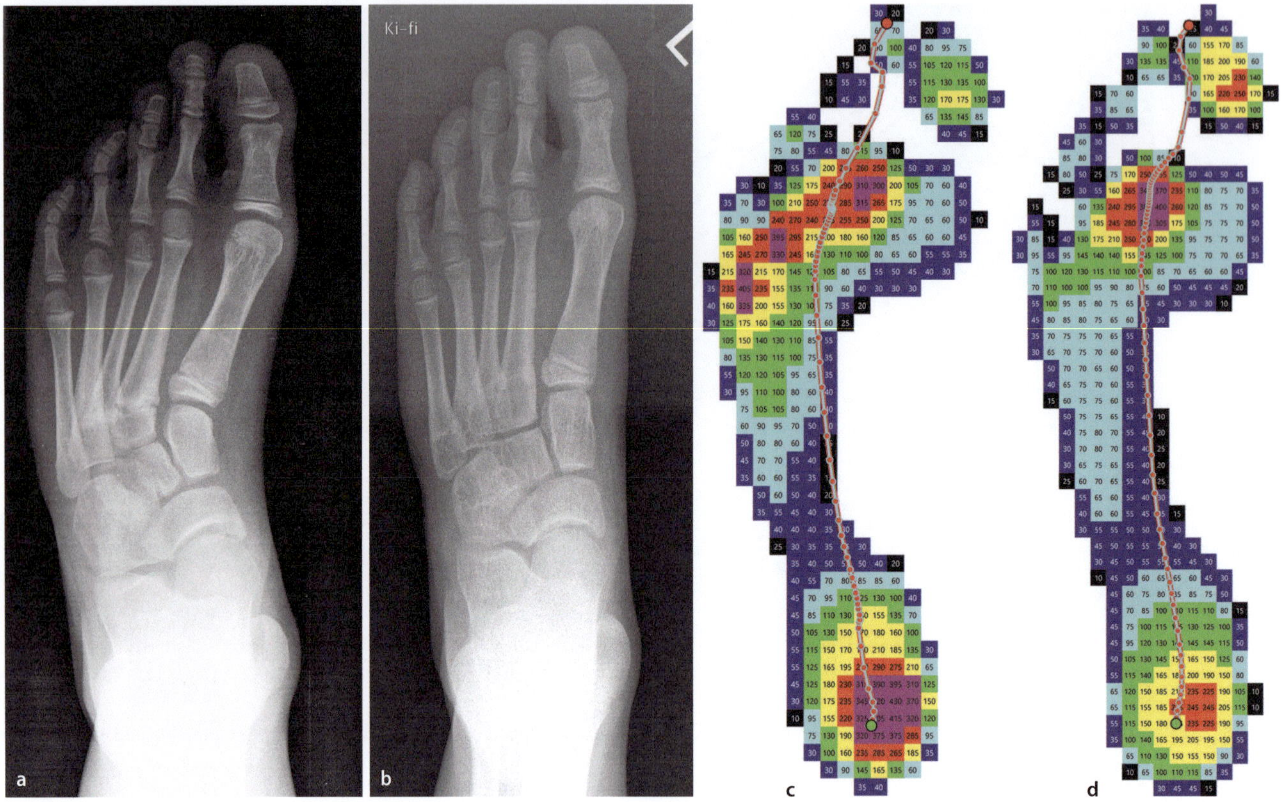

Abb. 2.16a–d 8-jährige Patientin mit klinisch deutlichem Sichelfuß vor (**a** und **c**) und ein Jahr nach (**b** und **d**) operativer Korrektur (Metatarsale-II-V-Basis-Osteotomien mit Epiphyseodese einer akzessorischen Wachstumsfuge am Metatarsale II, Kuboidkeilentnahme mit open-wedge-Osteotomie des Os cuneiforme mediale, intramuskuläre Verlängerung des M. abductor hallucis). Radiologisch ist die spontane Korrektur des Talonavikulargelenks eindrucksvoll zu erkennen (**b**), ohne dass die Rückfußeversion operativ adressiert wurde. Durch die präoperativ hohe Belastung des lateralen Mittelfußes (**c**) wurde der peritalare Gelenkkomplex in die evertierte Stellung getrieben; dies zeigt sich postoperativ normalisiert (**d**)

2.8 Serpentinenfuß

Bei der Serpentinenfuß-Deformität ist zusätzlich zur Korrektur der Adduktion wie oben beschrieben ein Eingriff zur Reduktion der Rückfußeversion dann zu erwägen, wenn diese sehr ausgeprägt ist. Leichtere Rückfußfehlstellungen korrigieren sich durch Mittelfuß-Osteotomien spontan mit (Abb. 2.16). Bei schwerer Rückfußeversion kommen eine Kalkaneus-Verlängerungsosteotomie oder eine Kalkaneus-Doppelosteotomie in Betracht (▶ Kap. 4.9). Die Kalkaneus-Verlängerungsosteotomie verstärkt die Mittel-Vorfuß-Adduktion, die deshalb immer im gleichen Eingriff mit zu korrigieren ist (Abb. 2.17 und Abb. 2.18). Alternativ kann auch eine Arthrorise durchgeführt werden.

Es ist bei der Indikation zum operativen Eingriff jedoch zu bedenken: Beide Fehlstellungs-Komponenten – Mittel-Vorfuß-Adduktion und Rückfußeversion – kompensieren sich gegenseitig, so dass klinisch oft keine deutliche Fußdeformität imponiert. Die Patienten sind nicht selten völlig beschwerdefrei. Eine Spontankorrektur ist zumindest in gewissem Umfang zu erwarten (Abb. 2.6) Der operative Aufwand ist hoch, wenn beide Komponenten einer Korrektur bedürfen. Daher muss in weniger schweren Fällen sorgfältig abgewogen werden, ob ein derartiger Eingriff gerechtfertigt ist, oder z. B. bei deutlichem Rückfußvalgus eine medialisierende Kalkaneus-Verschiebeosteotomie ggf. ausreicht.

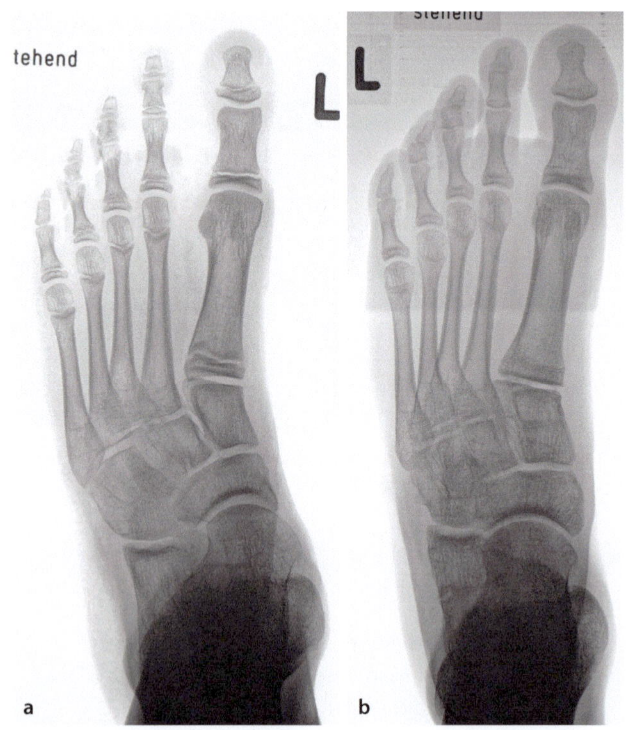

Abb. 2.17a,b 12-jähriger Patient mit Serpentinenfuß, leichtere Mittel-Vorfuß-Adduktion mit deutlichem Rückfußvalgus (**a**). Vordertarsus-Osteotomien mit Kalkaneus-Verlängerung, 2,5 Jahre postoperativ (**b**) gutes Korrekturergebnis

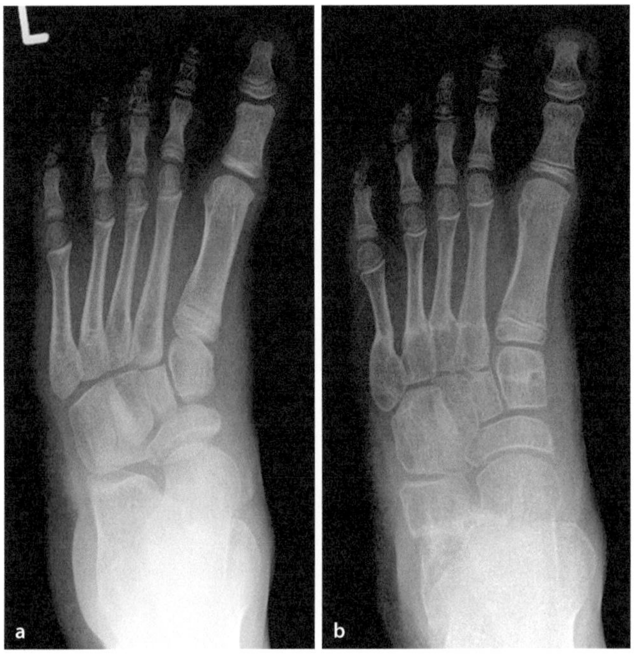

Abb. 2.18a,b 10-jähriger Patient mit mäßiggradiger Serpentinenfuß-Deformität (**a**). Nach Kalkaneus-Verlängerungsosteotomie, Kuneiformemediale-Osteotomie und Metatarsale-II-V-Basis-Osteotomien vollständige Reposition des Talonavikulargelenks und gute Korrekturstellung insgesamt

Literatur

Asirvatham R, Stevens PM (1997) Idiopathic forefoot-adduction deformity: medial capsulotomy and abductor hallucis lengthening for resistant and severe deformities. J Pediatr Orthop 17: 496–500

Cahuzac JP, Laville JM, Sales de Gauzy J, Lebarbier P (1993) Surgical correction of metatarsus adductus. J Pediatr Orthop Part B 2: 176–181

Coleman SS (1983) Complex foot deformities in children. Lea & Febiger, Philadelphia

Farsetti P, Weinstein SL, Ponseti IV (1994) The long-term functional and radiographic outcomes of untreated and non-operatively treated metatarsus adductus. J Bone Joint Surg 76-A: 257–265

Feng L, Sussmann M (2016) Combined medial cuneiform osteotomy and multiple metatarsal osteotomies for correction of persistent metatarsus adductus in children. J Pediatr Orthop 36: 730–735

Ghali NN, Abberton MJ, Silk FF (1984) The management of metatarsus adductus et supinatus. J Bone Joint Surg 66-B: 376–380

Knörr J, Soldado F, Pham TT, et al (2014) Percutaneous correction of persistent severe metatarsus adductus in children. J Pediatr Orthop 34: 447–452

Mosca VS (2014) Principles and management of pediatric foot and ankle deformities and malformations. Wolters Kluwer, Philadelphia

Napiontek M, Kotwicki T, Tomaszewski M (2003) Opening wedge osteotomy of the medial cuneiform before age 4 years in the treatment of forefoot adduction. J Pediatr Orthop 23: 65–69

Thompson GH, Abaza H (2010) Metatarsus adductus and metatarsus varus. In: Mc Carthy JJ, Drennan JC (Hrsg) The child´s foot and ankle. Wolters Kluwer, Philadelphia

Talus verticalis

J. Hamel, *Operative Behandlung von Fuß und Sprunggelenk im Kindes- und Jugendalter*
https://doi.org/10.1007/978-3-662-56592-6_3

Der angeborene kontrakte Plattfuß ist mit etwa 1:10.000 wesentlich seltener als der angeborene Klumpfuß und häufig mit syndromalen Erkrankungen wie z. B. der Arthrogrypose assoziiert.

3.1 Therapeutisch relevante Pathomorphologie

Der Talus verticalis zeigt pathomorphologisch eine vollständige und manuell irreponible Luxation des Talonavikulargelenks (◘ Abb. 3.1). Das bis ins Kleinkindalter rein knorpelig geformte Os naviculare liegt dem Talushals dorsolateral auf, und der Talus steht steil nach plantar gerichtet in maximaler Equinus-Stellung des oberen Sprunggelenks. Etwas weniger deutlich ist die Fehlstellung auch am Kalkaneokuboid-Gelenk. Wadenmuskulatur, alle Extensoren und die peroneale Muskulatur sind verkürzt, so dass eine Tintenlöscherform der subtalaren Fußplatte resultiert. Der Mittel-Vorfuß-Komplex steht in deutlicher Abduktion (Drennan 1995).

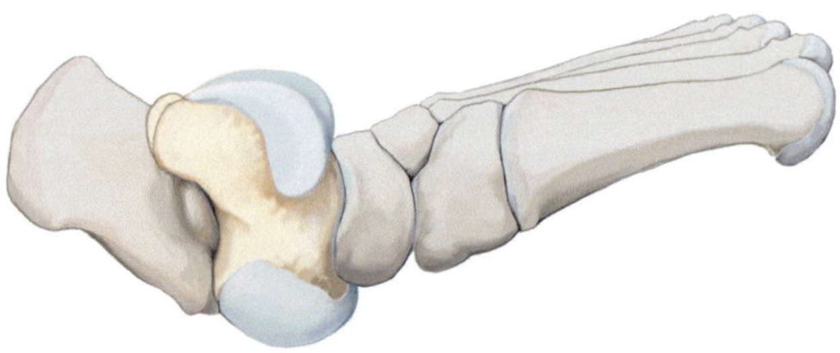

◘ **Abb. 3.1** Skelettäre Pathomorphologie des Talus verticalis mit kontrakter Luxation des Talonavikulargelenks. Das Os naviculare liegt dem Talushals auf, Talus und Kalkaneus stehen deutlich plantarflektiert und die Wadenmuskulatur ist immer verkürzt, erkennbar an dem Kalkaneus-Hochstand

3.2 Klinische Diagnostik

Mit der manuellen Untersuchung wird das Ausmaß der Muskel-Sehnen-Verkürzung geprüft, sowie der Grad der Reponierbarkeit der Chopart-Gelenke. Hierfür ist der auch zur manuellen Redression genutzte Handgriff anzuwenden (◘ Abb. 3.5): Durch Druck von plantar auf den medioplantaren Taluskopf mit dem Daumen und eine Plantarisierung und Adduktion des Mittel-Vorfußes mit der anderen Untersucherhand gewinnt man einen Eindruck von der Kontraktheit der Deformität. Liegt eine nahezu vollständige Korrigierbarkeit des Talonavikulargelenks vor, so spricht man von einem Talus obliquus (▶ Kap. 4.7). Die Achillessehne (Wadenmuskulatur) ist beim echten Talus verticalis immer deutlich verkürzt, ein wesentliches Unterscheidungsmerkmal zu dem lockeren Planovalgus-Fuß oder Hackenfuß des Säuglings.

3.3 Bildgebung

Sonografisch lässt sich – meist erst nach vorheriger Redression – mit einem dorsalen Längsschnitt (◘ Abb. 3.2) in weitestmöglicher Korrekturstellung, wie für die klinische Untersuchung beschrieben (◘ Abb. 3.5), dokumentieren, inwieweit eine Teilreposition des – noch nicht ossifizierten – Os naviculare vor den Taluskopf möglich ist, hinweisgebend auf den Schweregrad der Deformität (Hamel und Becker 1995).

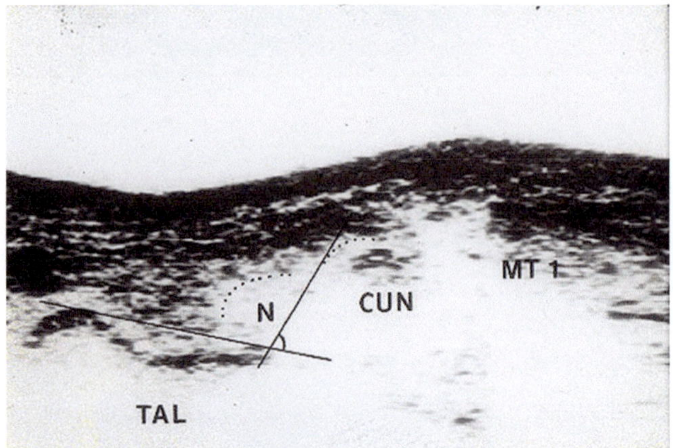

◘ **Abb. 3.2** Sonografischer dorsaler Längsschnitt des medialen Tarso-Metatarsal-Strahls in weitestmöglicher Plantarflektion bei Talus verticalis im 2. Lebensjahr nach redressierender Vorbehandlung. Der eingezeichnete TnC_P-Winkel (**T**alus-**n**ucleus-**C**uneiforme mediale in **P**lantarflektion) beträgt am Normalfuß etwa 0° (Nach Hamel und Becker 1995)

Röntgenologisch wird im seitlichen Strahlengang und dorsoplantar untersucht. Im seitlichen Strahlengang schneidet die Verlängerung der Metatarsale-I-Achse in etwa den Taluskopf. Aufschlussreich ist eine zusätzliche seitliche Funktionsaufnahme in weitestmöglich reponierter Stellung unter Plantarflektion des Mittel-Vorfuß-Komplexes in Entsprechung zur sonografischen Untersuchung. In klinisch unklaren Fällen kann auf diese Weise ein kontrakter Talus verticalis bestätigt oder ausgeschlossen werden (◘ Abb. 3.4).

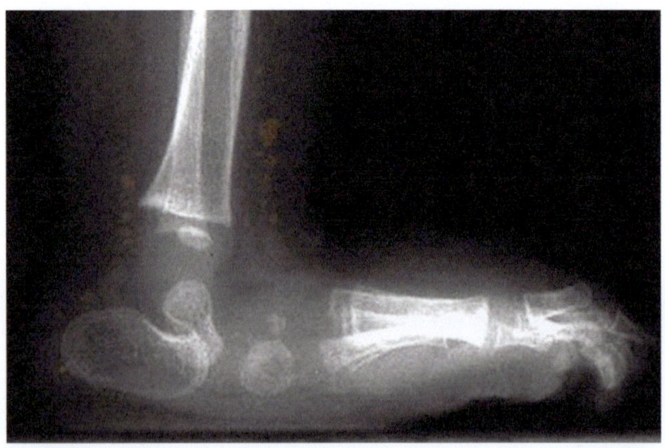

◘ **Abb. 3.3** 9 Monate altes Kind mit vorredressiertem Talus verticalis. Das Os naviculare ist noch nicht ossifiziert und radiologisch damit nicht erkennbar. Die Tatsache, dass die Verlängerung der Metatarsale-I-Längsachse den Taluskopf nicht trifft, beweist die schwere talonavikulare Fehlstellung. Der TAMBA-Winkel nach Hamanishi beträgt in diesem Fall knapp 90°

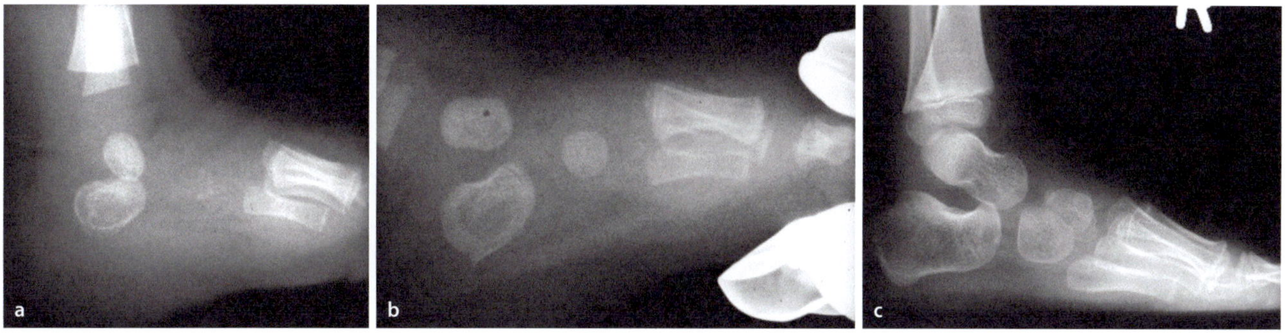

Abb. 3.4a–c Das seitliche Röntgenbild eines Säuglingsfußes wurde mit Verdacht auf Talus verticalis vorgestellt (a). Bereits das Fehlen der für den Talus verticalis obligatorischen Equinus-Stellung des Kalkaneus sprach allerdings eher gegen diese Diagnose. Ein zwei Monate später gefertigtes Bild in maximaler Plantarflektion (b) bestätigt die normale Ausrichtung von Talus und Metatarsale I. Der Fuß entwickelte sich ohne weitere Behandlung normal bis ins 4. Lebensjahr (c)

Hamanishi (1984) beschrieb den TAMBA-Winkel (talar-axis-first-metatarsal-base-angle) im seitlichen Röntgenbild zur Quantifizierung der Fehlstellung am medialen Tarso-Metatarsal-Strahl (Normalwert nahe 0°). Er wird gebildet aus der Talus-Längsachse und einer Linie, die die vordere Taluskontur mit der Metatarsale-I-Basis verbindet, Abb. 3.3. Beim Vergleich der seitlichen Aufnahmen in Spontanhaltung und maximaler Plantarflektion ergibt die Differenz des TAMBA-Winkels in beiden Ebenen ein Maß der Reponierbarkeit und damit für den Schweregrad der Kontraktur. In ausgeprägten Fällen kann dieser Winkel über 120° erreichen und reduziert sich durch manuelle Reposition um weniger als 25° (Eberhardt et al. 2012). In diesen Fällen ist nach der Erfahrung dieser Autoren eine operative Reposition erforderlich.

3.4 Redression und Retention

Die primäre Behandlungsmaßnahme besteht in einer manuellen Redression zur Aufdehnung der kontrakten Weichteile und weitestmöglicher Reposition der Deformität. Hierfür wird der Fuß in Spitzfußstellung gehalten. Durch dosierten Druck auf den medioplantar prominenten Taluskopf und manuelle Plantarflektion und Adduktion des Mittel-Vorfuß-Komplexes wird der Fuß in die weitestmöglich reponierte Stellung im Bereich der Chopart-Linie manipuliert (Abb. 3.5). Dies ist mit einer sukzessiven Aufdehnung der stark verkürzten streck- und lateralseitigen Weichteilstrukturen verbunden. Der Kalkaneushochstand wird bewusst nicht korrigiert. In der jeweils bestmöglichen Stellung werden Oberschenkel-Redressionsgipse angelegt und wöchentlich gewechselt.

Konventionell schloss sich bis vor einigen Jahren daran – häufig erst ab Ende des ersten Lebensjahres – regelhaft ein umfangreicher Release-Eingriff an, für den z. B. der Cincinnati-Zugang empfohlen wurde (Krauspe und Raab 2000), aber auch andere Zugangsformen (Mosca 2014).

Nach Verbreitung der Ponseti-Methode zur Behandlung des idiopathischen Klumpfußes beschrieben Dobbs et al. (2006) eine „Reversed-Ponseti-Methode“ zur Frühbehandlung des Talus verticalis und entwickelten das Verfahren in den Folgejahren weiter (Chalayon et al. 2012). Auch Eberhardt et al. (2011) konnten zeigen, dass zumindest die leichteren Fälle von Talus verticalis z. T. rein konservativ reponiert werden können und eine temporäre K-Draht-Stabilisierung des Talonavikulargelenks in reponierter Stellung mit Tenotomie der Achillessehne ausreichen kann zur Erzielung günstiger Ergebnisse (Abb. 3.6). Ein konservativer Behandlungsversuch erscheint heute daher in jedem Fall gerechtfertigt. Auch in später operativ korrigierten Fällen dient er der Vordehnung der Weichteile und erleichtert das spätere chirurgische Vorgehen.

Die Behandlung des Talus verticalis gilt als ausgesprochen schwierig und die Ergebnisse sind mit einer hohen Rezidiv-Quote behaftet. Daher ist nach vollständiger Stellungskorrektur eine längerfristige Sicherung des erreichten Ergebnisses durch Orthesen oder aufwendige Einlagenversorgungen erforderlich (Abb. 3.7).

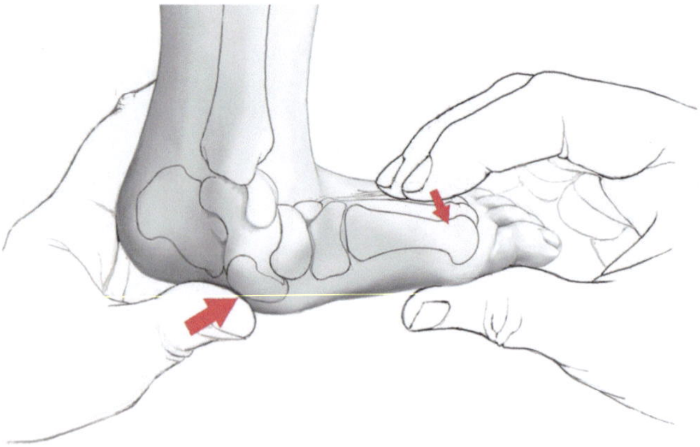

Abb. 3.5 Manuelle Redression des Talus verticalis. Der Mittel-Vorfuß-Komplex wird plantarflektiert unter Gegenhalt am Taluskopf von medioplantar. Hierdurch kommt es zur Dehnung der verkürzten Fußrücken-seitigen Weichteile

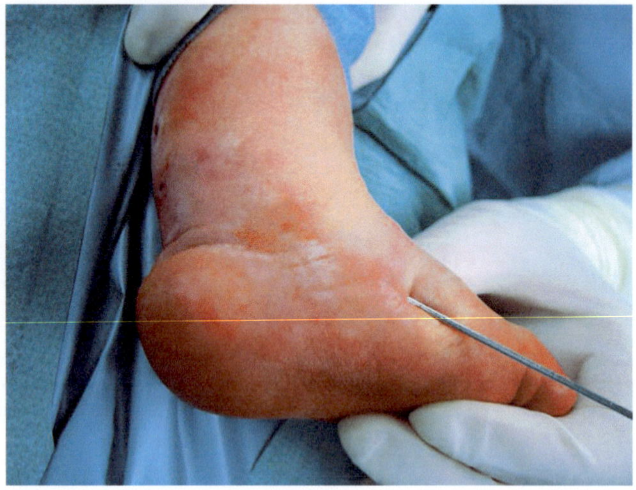

Abb. 3.6 Nach konservativer redressierender Vorbehandlung eines mittelschweren Talus verticalis wird das Talonavikulargelenk in reponierter Stellung durch einen perkutan eingebrachten Kirschner-Draht reponiert und die Achillessehne perkutan tenotomiert

3.5 Chirurgisches Release und Reposition

Gelingt die Reposition konservativ nicht ausreichend, sind unterschiedliche operative Verfahren anwendbar:

- Nach dem minimal-invasiven Konzept („Reversed Ponseti") von Dobbs et al. (2007) sind eine offene Talonavikulargelenks-Reposition über eine kleine medioplantare Längsinzision und K-Draht-Stabilisierung sowie Rückverlagerung der Tibialis-anterior-Sehne häufig ausreichend. Die Achillessehne wird perkutan tenotomiert. Gegebenenfalls müssen weitere Muskel-Sehnen-Einheiten intramuskulär verlängert werden.
- Herkömmlich wurde ein peritalares Release über eine semizirkuläre Cincinnati-Inzision empfohlen (Krauspe und Raab 2000). Das Release umfasst hierbei die dorsalen Weichteilstrukturen (Achillessehne, OSG-Kapsel), die Peronealsehnen sowie auch die Extensorensehnen. Talonavikular-, Talokalkanear- und Kalkaneokuboid-Gelenk werden offen reponiert und durch Kapselplastik und temporäre Kirschnerdraht-Fixation stabilisiert. Die Sehne des M. tibialis anterior wird auf die medioplantare Kapsel der Talonavikular-Region rückverlagert.
- Mosca (2014) und zuvor Coleman (1983) beschreiben ein ebenfalls umfangreiches Weichteilrelease über eine quere Inzision auf dem Fußrücken, über die sich die kontrakten Strecksehnen und auch das Talonavikulargelenk gut erreichen lassen. Zusätzlich wird eine perkutane Tenotomie der Achillessehne durchgeführt. Auch Ramanoudjame et al. (2014) adressieren weniger das Subtalargelenk als mehr die Talonavikular- und Kalkaneokuboid-Region ohne peritalares Release und z. T. ohne Achillessehnen-Verlängerung.

Die beiden erstgenannten Zugangsformen bieten Vorteile bei der Kapselplastik des Talonavikulargelenks, während der streckseitige Zugang ein direkteres Eingehen auf die weichteilig kontrakten Strukturen ermöglicht. Eine wesentliche Komponente der chirurgischen Behandlung stellt die weichteilige Stabilisierung des Talonavikulargelenks nach erfolgter Reposition dar. Hierbei wird eine Kapselplastik mit Doppelung der stark überdehnten medioplantaren Kapselanteile mit Verwendung nicht-resorbierbarer Nähte verbunden mit einer (Teil-) Verlagerung des Tibialis-anterior-Sehnenansatzes auf die Kapselstrukturen des medioplantaren Talonavikulargelenks. Häufig bietet sich auch eine Raffung oder Distalisierung des Tibialis-posterior-Sehnenansatzes an. Dies entspricht etwa dem historisch von Schede (1929) beschriebenen Weichteil-Eingriff auch bei anderen Planovalgus-Formen. Die Rückversetzung des Tibialis-anterior-Ansatzes schaltet dessen Deformitäts-fördernde Wirkung auf das Talonavikulargelenk aus und wirkt als Suspensorium für den Taluskopf. Die damit verbundene leichte Schwächung der Dorsalextension ist häufig erwünscht.

Es scheint heute – im Gegensatz zur früheren Praxis (Drennan 1995) – in jedem Fall sinnvoll, grundsätzlich wie beim idiopathischen Klumpfuß im Säuglingsalter zunächst dem Reversed-Ponseti- Konzept zu folgen, einschließlich einer geschlossenen oder offenen Talonavikulargelenks-Reposition mit perkutaner Achillessehnen-Verlängerung vor Gehbeginn. Insbesondere die arthrogrypotischen und syndromalen Formen des Talus verticalis bedürfen jedoch in höherer Zahl nachfolgend oder primär einer ausgedehnten chirurgischen Reposition. Hier stellt sich die Frage des optimalen Operationszeitpunktes (▶ Abschn. 3.6), die auch im Rahmen der Gesamtbehinderung und der erforderlichen Nachbehandlung bedacht werden muss.

3.6 Behandlungsergebnisse und Fallbeispiele

Langfristige Behandlungsergebnisse nach früher Primärkorrektur des Talus verticalis finden sich kaum in der Literatur. Überwiegend zufriedenstellende kurz- bis mittelfristige Ergebnisse werden in etwa 80 % der Fälle berichtet (Ricco et al. 2014), allerdings mit teils deutlichen Restdeformitäten. Von Bedeutung ist besonders die Frage des optimalen Operationszeitpunkts für den Primäreingriff. Häufig wird im zweiten oder dritten Lebenshalbjahr bei oder nach beginnender Gehfähigkeit korrigiert (■ Abb. 3.8 und ■ Abb. 3.9), um die weitere Entwicklung der Knochen- und Gelenkstrukturen positiv zu beeinflussen. Napiontek (1995) beschrieb mittel- bis langfristige Ergebnisse bei 32 Behandlungsfällen teils älterer Kinder mit 53 % guten und sehr guten Ergebnissen. Eberhardt et al. (2012) kamen in 70 % der von ihnen mit dem Reversed-Ponseti-Konzept behandelten 20 Kinder zur vollständigen primären Korrektur, bei Chalayon et al. (2012) wurde dies in allen 15 behandelten Fällen von syndromalem Talus verticalis beobachtet. Yang und Dobbs (2015) konnten die Überlegenheit des minimalinvasiven Vorgehens gegenüber den ausgedehnteren Release-Maßnahmen nachweisen.

Unerwünschte Ergebnisse sind häufig unvollständige Korrekturen oder Korrekturverlust im Bereich der talonavikularen Fehlstellung. Neben erneuten Weichteilkorrekturen kommen hier je nach Befund z. B. eine extraartikuläre talokalkaneale Arthrodese nach Grice (1952) (■ Abb. 3.10) oder auch eine Resektion des gesamten Navikulare in Betracht, später auch versteifende Eingriffe im Bereich der Chopart-Linie (■ Abb. 3.12).

In ■ Abb. 3.7, ■ Abb. 3.8, ■ Abb. 3.9, ■ Abb. 3.10, ■ Abb. 3.11 und ■ Abb. 3.12 werden Beispiele operativ behandelter Talus-verticalis-Fälle dargestellt, die einige der typischen Folgezustände und Begleitprobleme in der Therapie dieses Krankheitsbildes erkennen lassen:

- die häufig nicht ganz vollständig zu haltende Korrektur im weiteren Verlauf (■ Abb. 3.9),
- die Notwendigkeit intensiver orthetischer Nachsorge (■ Abb. 3.7) und
- die häufig erforderliche erneute operative Korrektur (■ Abb. 3.10).

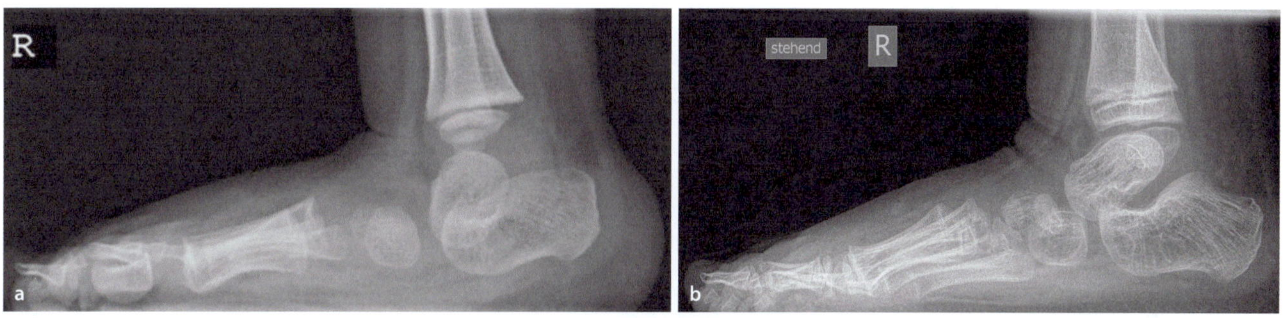

■ **Abb. 3.7a,b** Mittelschwere Talus verticalis-Deformität im Alter von 3 Jahren (**a**). 26 Monate nach offener Achillessehnenverlängerung mit Kapselplastik des Talonavikulargelenks und temporärer K-Draht-Stabilisierung zeigt sich eine weitgehend aber nicht vollständig korrigierte Stellung des medialen Tarso-Metatarsal-Strahles (**b**). Postoperativ wurde nach 3-monatiger Gips-Ruhigstellung für 6 Monate in einer Unterschenkel-Orthese behandelt, nachfolgend eine Rückfuß-umfassende Einlage mit Stützung der Längswölbung getragen

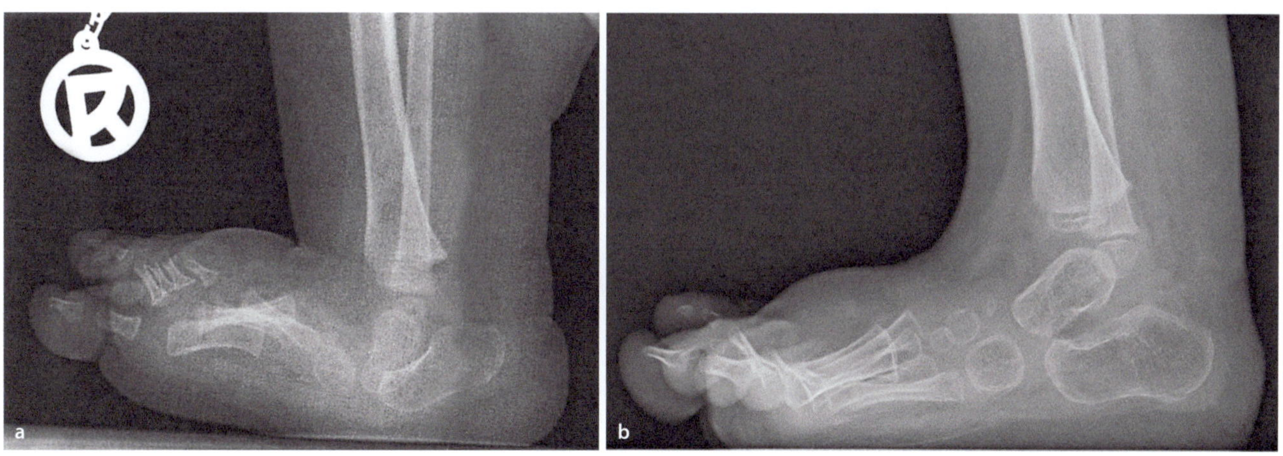

■ **Abb. 3.8a,b** Schwerer Talus verticalis (**a**), operative Korrektur mit 15 Monaten in Form eine peritalaren Releases: Verlängerung von Achillessehne und Peroneus-brevis-Sehne, Rückversetzung der Tibialis-anterior-Sehne und Kapselplastik des Talonavikulargelenks. 7 Monate postoperativ (**b**) deutliche, aber nicht vollständige Reposition

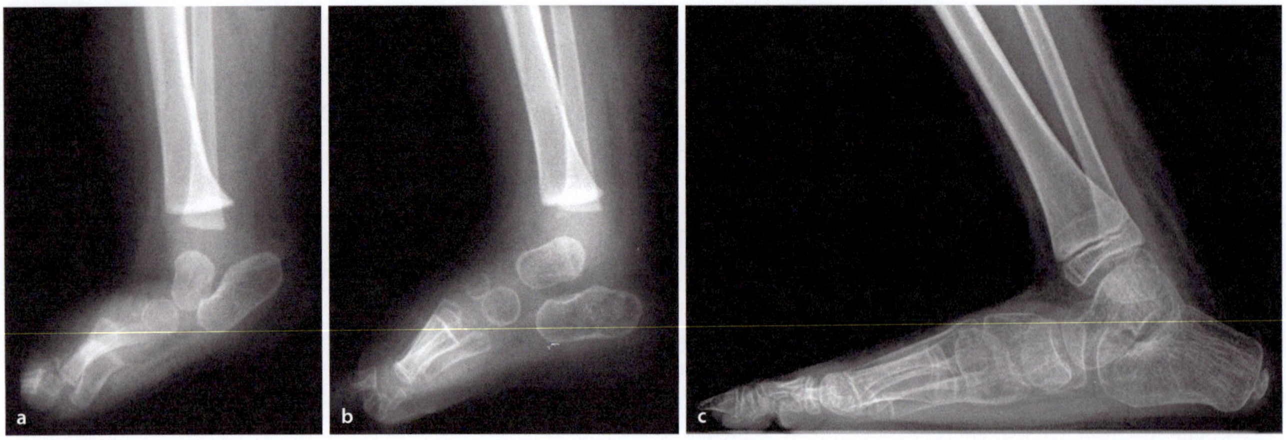

Abb. 3.9a–c Talus verticalis bei syndromaler Grunderkrankung (**a**). Operatives peritalares Release mit 9 Monaten (Verlängerung von Achillessehne, Peroneal-Sehnen und Zehenstrecksehnen sowie Rückversetzung der Tibialis-anterior-Sehne. 5 Monate postoperativ vollständige, sogar leicht übermäßige Korrektur (**b**). 7 Jahre postoperativ Korrekturverlust, aber weiterhin ausreichend stabile Verhältnisse am medialen Fußstrahl in einer Aufnahme in maximaler Dorsalextension des OSG (**c**)

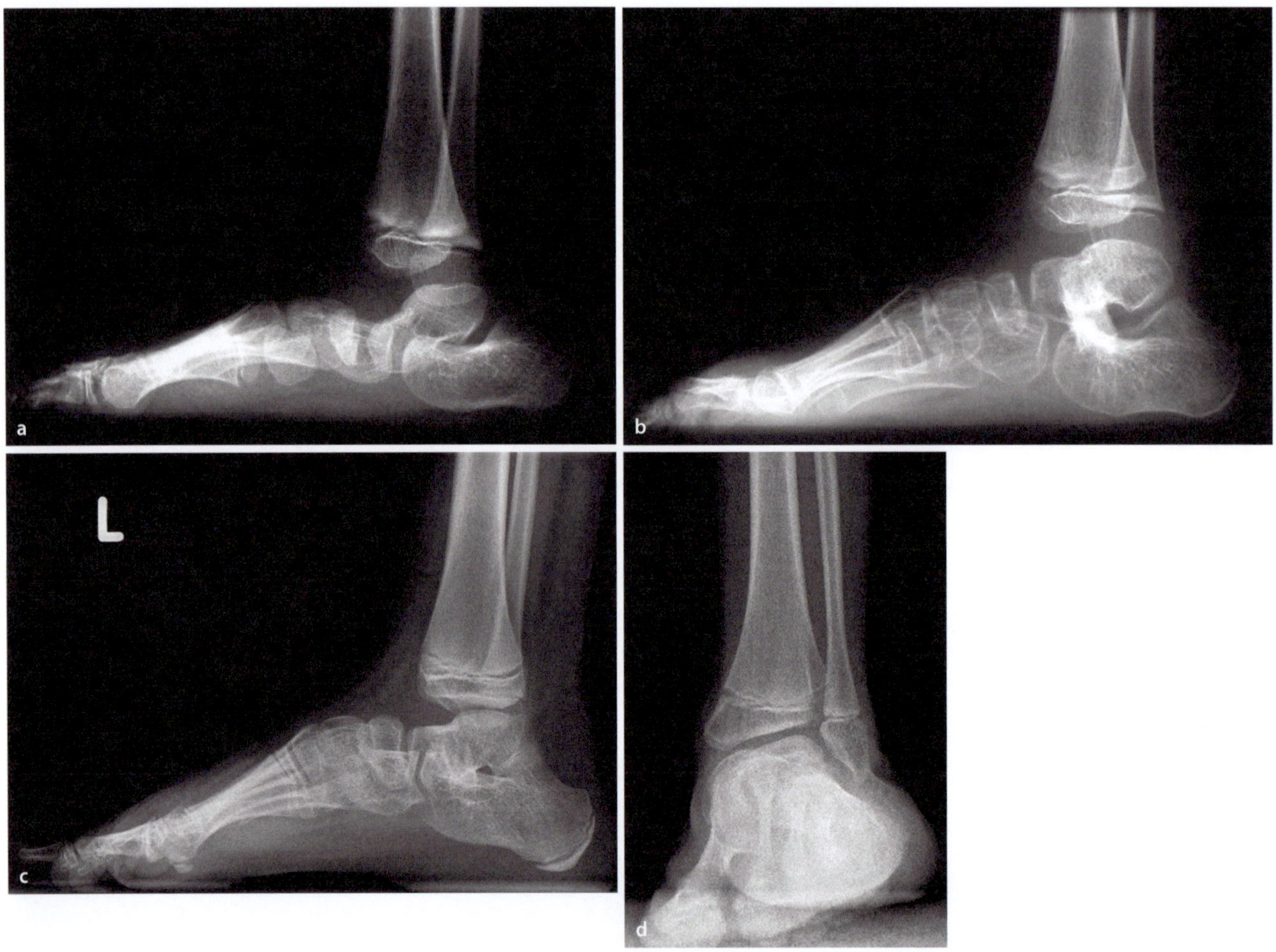

Abb. 3.10a–d Rezidiv eines auswärtig operativ vorbehandelten, nicht-syndromalen Talus verticalis im Alter von 6 Jahren (**a**). Rückfußkorrektur und Stabilisierung des Talokalkanealgelenks mit extraartikulärer Grice-Arthrodese und Tibialis-anterior-Rückversetzung, zwei Jahre postoperativ gute Stellungskorrektur (**b**). Im weiteren Verlauf entwickelte sich eine deutliche supramalleoläre Valgus-Deformität (s. Kap. 8) bei weitgehend stabilen Verhältnissen des Rückfußes und leichter Kavus-Deformität 6 Jahre postoperativ (**c** und **d**)

Nicht selten stellt sich die Frage jenseits des Kleinkindalters, ob verbliebene talonavikulare Fehlstellungen nochmals operativ angegangen werden sollen. In diesen Fällen ist insbesondere auch die Situation am oberen Sprunggelenk zu berücksichtigen. Ist es deutlich eingeschränkt in seiner Dorsalextension (seitliches Röntgenbild in maximaler Dorsalextension) und findet die sagittale Beweglichkeit eher im Talonavikulargelenk statt, so ist eine nochmalige Korrektur mit weichteiliger Stabilisierung des Talonavikulargelenks, Tibialis-anterior-Rückverlagerung und Achillessehnenverlängerung in jüngeren Altersstufen zu erwägen, um die weitere Entwicklung des oberen Sprunggelenks zu optimieren (◘ Abb. 3.11). Später ist der vorgegebene Bewegungsumfang des oberen Sprunggelenks zu respektieren (◘ Abb. 3.12).

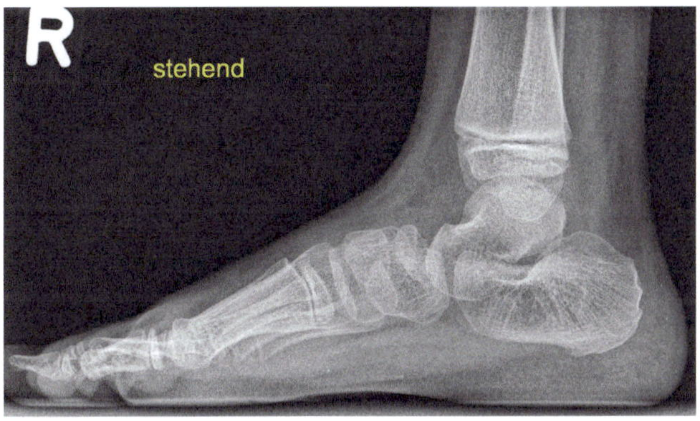

◘ **Abb. 3.11** Talus verticalis bei 7-jährigem Patient, als Säugling mit Redression und medialem Weichteil-Release behandelt, keine Achillessehnen-Verlängerung, klinisch akzeptable Stellung. Die Ausformung des Talonavikulargelenks lässt erkennen, dass eine pathologische Beweglichkeit in der Sagittalebene vorliegt. Bei regelrechter Ausformung der Trochlea tali könnte eine weichteilige Korrektur mit Rückverlagerung der Tibialis-anterior-Sehne, ggf. in Kombination mit einer Grice-Arthrodese in diesem Alter erwogen werden

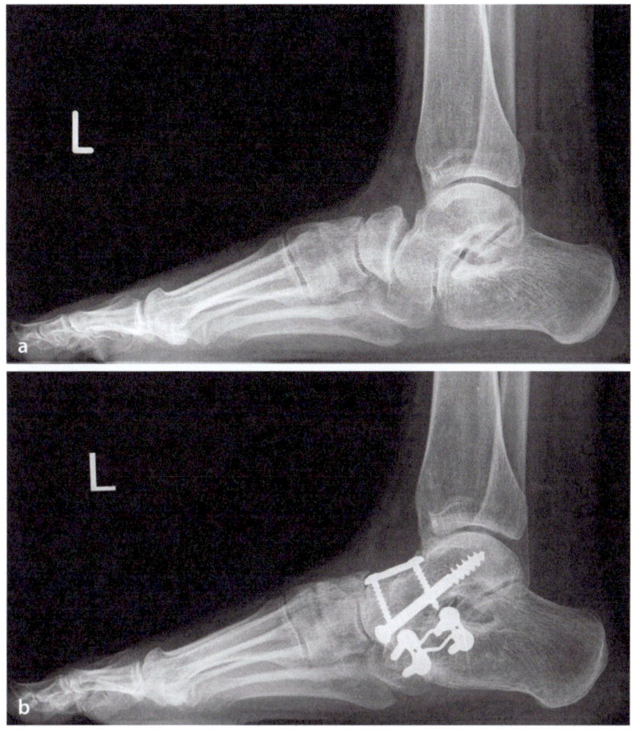

◘ **Abb. 3.12a,b** Erwachsene Patientin mit zunehmenden talonavikularen Beschwerden. Die Formung der Trochlea tali ist bei der Chopart-Arthrodese mit zu bedenken. Durch unvollständige Reposition des Talonavikulargelenks und Notchplastik am Talus konnte eine ausreichende Dorsalextension des OSG erhalten werden

Literatur

Chalayon O, Adams A, Dobbs MB (2012) Minimally invasive approach for the treatment of non-isolated congenital vertical talus. J Bone Joint Surg 94-A: e73

Coleman SS (1983) Complex foot deformities in children. Lea & Febiger, Philadelphia

Dobbs MB, Purcell DB, Nunley R, Morcuende JA (2006) Early results of a new method of treatment for idiopathic congenital vertical talus. J Bone Joint Surg 88A: 1192–1200

Dobbs MB, Purcell DB, Nunley R, Morcuende JA (2007) Early results of a new method of treatment for idiopathic congenital vertical talus. Surgical technique. J Bone Joint Surg 89-A: 111–121

Drennan JC (1995) Congenital vertical talus. J Bone Joint Surg 77-A: 1916–1923

Eberhardt O, Fernandez FF, Wirth T (2011) Die Behandlung des Talus verticalis mit der Methode nach Dobbs. Z Orthop Unfall 149: 219–224

Eberhardt O, Fernandez FF, Wirth T (2012) The talar axis-first metatarsal base angle in CVT treatment: a comparison of idiopathic and non-idiopathic cases treated with the Dobbs method. J Child Orthop 6: 491–496

Grice DS (1952) An extra-articular arthrodesis of the subastragalar joint for correction of paralytic flat feet in children. J Bone Joint Surg 34-A: 927–940

Hamanishi C (1984) Congenital vertical talus: classification with 69 cases and new measurement system. J Pediatr Orthop 4: 318–326

Hamel J, Becker W (1995) Sonographische Diagnostik bei Talus verticalis im Säuglings- und Kleinkindesalter. Ultraschall Klein Prax 9: 185–189

Krauspe R, Raab P (2000) Die Operation des Talus verticalis congenitus. Operat Orthop Traumatol 12: 154–170

Mosca VS (2014) Principles and management of pediatric foot and ankle deformities and malformations. Wolters Kluwer, Philadelphia

Napiontek M (1995) Congenital vertical talus: a retrospective and critical review of 32 feet operated on by peritalar reduction. J Pediatr Orthop B 4: 179–187

Ramanoudjame M, Loriaut P, Seringe R, Glorion C, Wicart P (2014) The surgical treatment of children with congenital convex foot (vertical talus). Bone Joint J 96: 837–844

Ricco AI, Richards BS, Herring JA (2014) Disorders of the foot (Chapter 23). In: Tachdjian's Pediatric Orthopaedics. Elsevier Saunders, Philadelphia

Schede F (1929) Die Operation des Plattfußes. Z Orthop Chir 50: 528–538

Yang JS, Dobbs MB (2015) Treatment of congenital vertical talus: comparison of minimally invasive and extensive soft-tissue release procedures at minimum five-year follow-up. J Bone Joint Surg 97-A: 1354–1365

Der flexible Knicksenkfuß

J. Hamel, *Operative Behandlung von Fuß und Sprunggelenk im Kindes- und Jugendalter*
https://doi.org/10.1007/978-3-662-56592-6_4

Empfohlene Übersichtsliteratur zum lockeren Knicksenkfuß im Wachstumsalter

- Döderlein L, Wenz W, Schneider U (2002) *Der Knickplattfuß* Umfangreiches lexikalisches Werk, Kindes- und Erwachsenenalter
- Mosca VS (2010) *Flexible flatfoot and skewfoot*
- Mosca VS (2010) *Flexible flatfoot in children and adolescents* Sichtweise der amerikanischen Kinderorthopädie
- Mahan KT, Flanigan KP (2013) *Flexible valgus deformity* Aspekte der amerikanischen Podiatrie

Der lockere Knicksenkfuß nimmt in einer Kinderfuß-Sprechstunde wegen der Häufigkeit der Fragestellung einen besonderen Stellenwert ein und wirft insbesondere zahlreiche Fragen zum Krankheitswert und zur Behandlungsindikation auf. Deshalb soll der hiermit verbundenen Propädeutik in ▶ Abschn. 4.1 und ▶ Abschn. 4.2 größerer Raum gewidmet werden. Offenbar begünstigen zivilisatorische Phänomene wie der unter Heranwachsenden zunehmende Bewegungsmangel und die Übergewichtigkeit die Knicksenkfüßigkeit, so dass die körperlich weniger aktiven Kinder und Jugendlichen bevorzugt betroffen sind.

4.1 Entwicklungsstadien des kindlich-jugendlichen Fußes – Spontanverlauf

Der menschliche Fuß macht in seiner Ausreifung bis zum Erwachsenenalter Entwicklungsschritte durch, deren Kenntnis von Bedeutung ist für die – im Einzelfall schwierige – Abgrenzung pathologischer Planovalgus-Zustände vom Bereich des Physiologischen. Der Fuß des Gehbeginners und Kleinkindes weist in der Regel die morphologischen Charakteristika des Planovalgus-Fußes auf und durchläuft einen Prozess der spontanen Aufrichtung, der etwa bis zum Alter von 8–10 Jahren andauert (◻ Abb. 4.1), sich dann aber verlangsamt. Folgende morphologischen Vorgänge liegen dieser Spontankorrektur zugrunde:

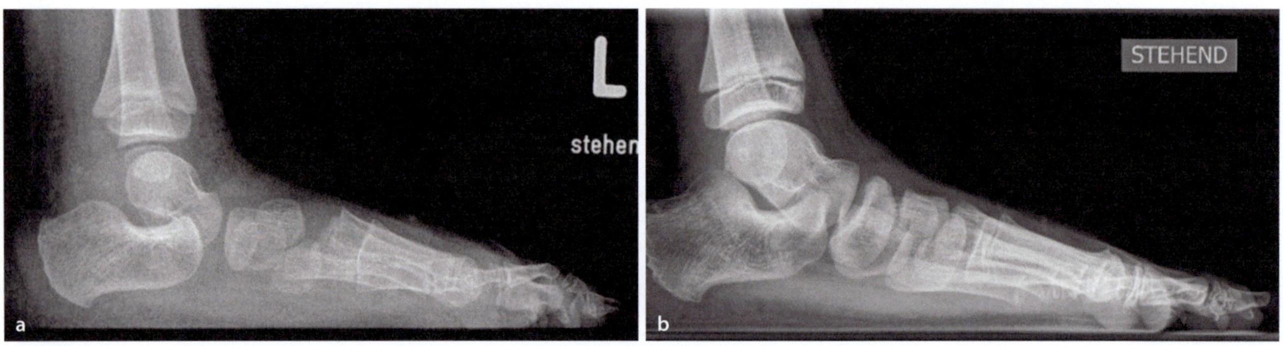

◻ **Abb. 4.1a,b** 3,5-jähriger Patient mit kleinkindlicher Planovalgus-Deformität (**a**) und Spontanverlauf bis ins Alter von 9,5 Jahren (**b**). Hier ist eine gewisse Spontankorrektur – ablesbar etwa am Talusboden-Winkel und am Talus-Metatarsale-I-Winkel – ohne Behandlung festzustellen, die allerdings unvollständig blieb

Faktoren der Spontankorrektur des kleinkindlichen Knicksenkfußes

- Rückgang des beim Gehbeginner noch vorhandenen plantaren Fetts im Bereich der späteren Längswölbung
- Korrektur der im Säuglings- und frühen Kleinkindesalter noch valgischen Ausformung der Supramalleolar-Region
- Rückgang der für das frühe Kindesalter typischen Bandlaxität und der hierdurch bedingten Hypermobilität
- Kräftigung der stabilisierenden Muskulatur
- Vermutlich sind auch Wachstumsvorgänge des Tarsometatarsal-Skeletts (z. B. des Kalkaneus) beteiligt, wozu noch kaum Erkenntnisse vorliegen.

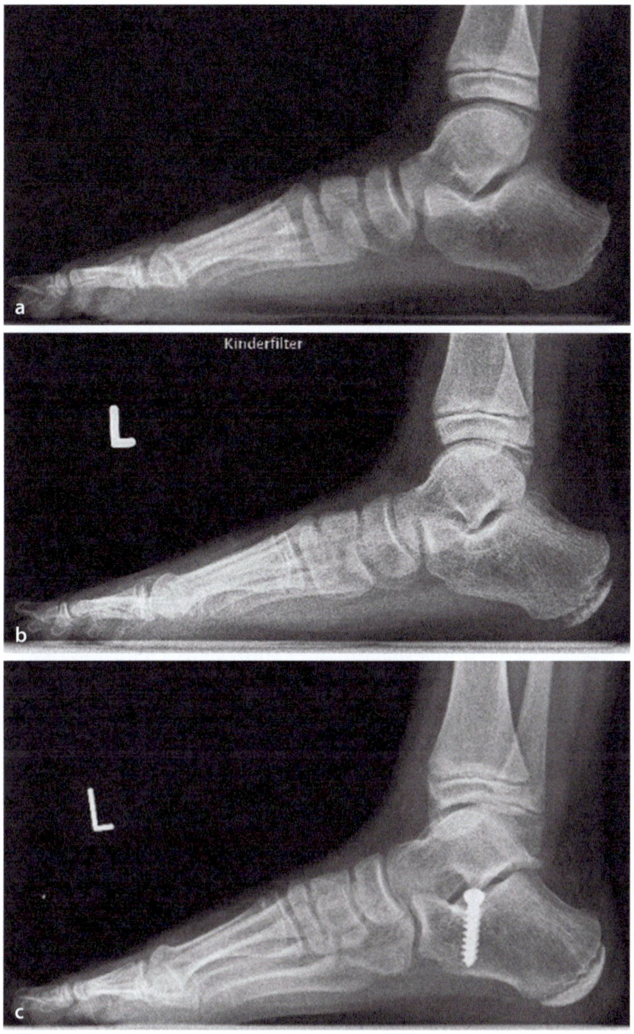

◼ **Abb. 4.2a–c** Bei diesem Jungen war zwischen dem Alter von 7 (**a**) und 10 Jahren (**b**) keine spontane Stellungskorrektur zu erkennen. Nach Arthrorise mit 10 Jahren deutliche Stellungsverbesserung im Alter von 12 Jahren (**c**)

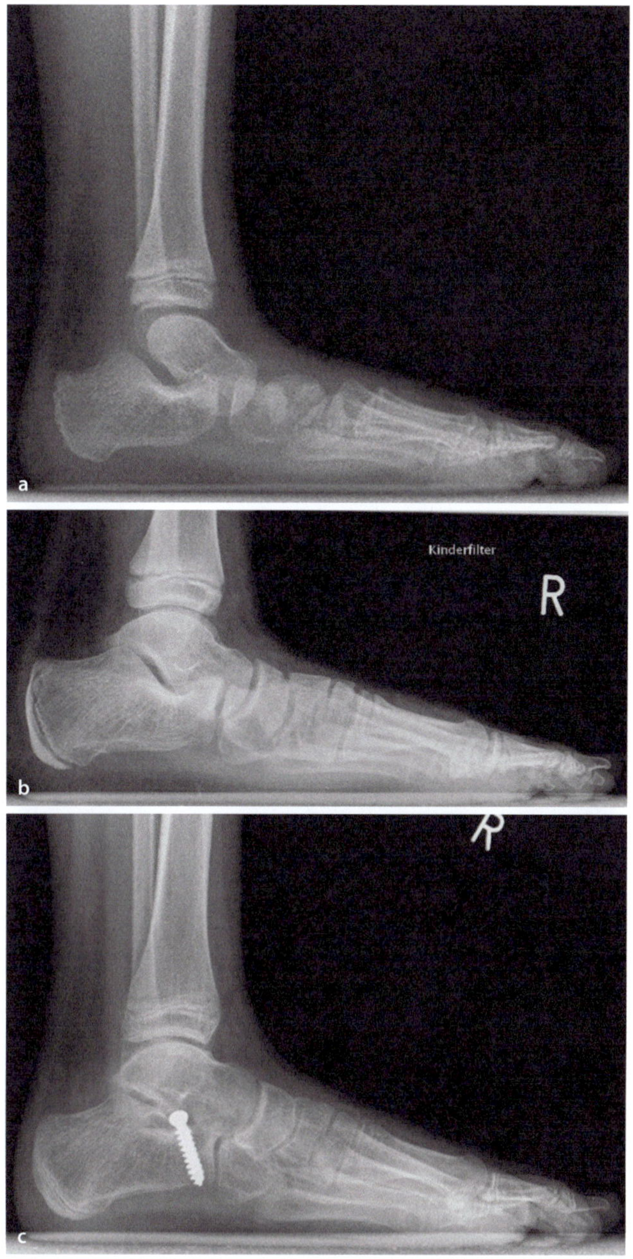

◼ **Abb. 4.3a–c** Dieser Junge zeigte eine spontane Aufrichtung zwischen dem Alter von 6 Jahren (**a**) und 12 Jahren (**b**) nur in geringem Maße. 3 Jahre nach Kalkaneostop-Arthrorise ist eine deutliche Stellungskorrektur (**c**) erkennbar

Wegen dieser Entwicklungsvorgänge, die spontan mit der Vertikalisierung und danach ablaufen, sind operative Eingriffe beim nichtkontrakten Planovalgus-Fuß heute nur in Ausnahmefällen (► Abschn. 4.7) vor dem 9.–10. Lebensjahr indiziert.

Die Frage, bis zu welchem Alter mit einer Spontankorrektur gerechnet werden kann, ist nicht vollständig geklärt. In der Regel wird das Alter von 8–10 Jahren angenommen. Eigene Untersuchungen zeigen, dass solche Kinder, bei denen vor der operativen Korrektur ein radiologischer Verlauf vorliegt, in den meisten Fällen keine deutlich positive Entwicklung erkennen ließen (◼ Abb. 4.2 und ◼ Abb. 4.3). Es sind aber auch deutliche weitere Verschlechterungen möglich (◼ Abb. 4.11). Park et al. (2013) ermittelten in einer umfangreichen Untersuchung an plattfüßigen Kindern eine durchschnittliche Spontankorrektur-Rate des Talus-Metatarsale-I-Winkels im seitlichen Strahlengang um 0,7° pro Jahr bis zum Wachstumsabschluss.

Prognostisch ungünstige Faktoren für die Spontankorrektur

- Verkürzung der Gastrocnemius-Muskulatur
- Schmerzhaftes Os tibiale externum
- Ausgeprägte Genu-valgum-Fehlstellung
- Generalisierte Hypermobilität
- Hohes Körpergewicht

4

4.2 Spätprognose

Wird ein im Kindesalter beschwerdefreier Planovalgus-Fuß im jungen Erwachsenenalter symptomatisch werden? Auch hierzu liegen keine aussagekräftigen Daten vor und eine Voraussage ist im Einzelfall nicht möglich. Die eigene Erfahrung zeigt jedoch – in Übereinstimmung auch mit Hansen (2010), der ebenfalls am Kinder- und Erwachsenenfuß gearbeitet hat –, dass nicht selten Patienten im jüngeren Erwachsenenalter mit schweren Planovalgus-Deformitäten zur operativen Korrektur vorstellig werden (■ Abb. 4.4). Auch der Zusammenhang der über das Kindesalter hinaus fortbestehenden Planovalgus-Fehlstellung mit einem späteren symptomatischen Erwachsenen-Plattfuß (adult-aquired-flatfoot deformity, AAFD) mit Insuffizienz der weichteiligen Stabilisatoren und Tibialis-posterior-Dysfunktion bleibt noch unklar. Allerdings wird heute zunehmend die Auffassung vertreten, dass die Fehlstatik selbst und nicht Veränderungen an der Tibialis-posterior-Sehne pathogenetisch am Anfang dieses häufigen Krankheitsbildes stehen und damit ein Zusammenhang zur lockeren kindlichen Planovalgus-Deformität nicht unwahrscheinlich ist.

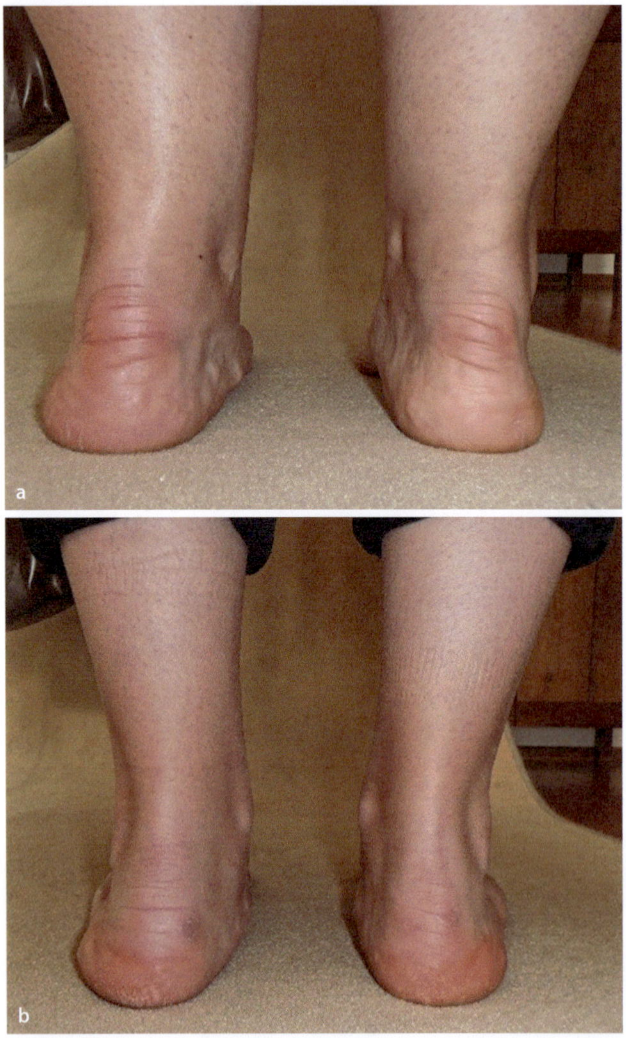

■ **Abb. 4.4a,b** Mutter (**a**) und Tochter (**b**) im Alter von 56 bzw. 18 Lebensjahren mit chronischen Belastungsbeschwerden linksseitig bei klinisch deutlicher Rückfußvalgus-Deformität

4.3 Chirurgisch relevante Pathomorphologie der Planovalgus-Deformität

Klinisch handelt es sich bei der Planovalgus-Deformität um eine im Stand zu beobachtende dreidimensionale Fehlstellung, bestehend aus Rückfußvalgus-Komponente, Mittel-Vorfuß-Abduktion und Abflachung der medialen Längswölbung.

Die nicht-kontrakte Planovalgus-Deformität lässt sich pathomorphologisch fassen als eine unter Belastung des Fußes auftretende Kombination einer exzessiven Eversion des talokalkaneo-navikularen Gelenkkomplexes und einer Destabilisierung des medialen Fußstrahles. Beide Phänomene bedingen sich gegenseitig und können nicht isoliert voneinander auftreten. An diesen zwei „regions of interest" greifen auch die therapeutischen Ansätze zur Stabilisierung an. Ganganalytisch konnten signifikante funktionelle Auffälligkeiten beim lockeren kindlichen Knicksenkfuß nachgewiesen werden (Hösl et al. 2014).

In vielen Fällen ausgeprägter Planovalgus-Deformitäten besteht eine isolierte Gastrocnemius-Verkürzung. Es bleibt dabei unklar, ob diese Ursache oder Folge der Planovalgus-Fehlstellung ist. Nicht selten findet sich mit der Planovalgus-Deformität assoziiert ein schmerzhaftes Os tibiale externum (■ Abb. 4.18), gewissermaßen die kindliche Form der Tibialis-posterior-Dysfunktion. Die Sehne selbst ist im Kindes- und Jugendlichen-Alter nicht verändert. Eine operative Entfernung des Os tibiale externum mit Refixation der Sehne ist bei therapieresistenten Beschwerden indiziert (Mosca 2014).

4.3.1 Exzessive Rückfußeversion

Bei der exzessiven Eversion des Rückfußkomplexes nimmt die osteoligamentäre Kette von Kalkaneus, Kuboid und Navikulare unter Belastung eine Position gegenüber dem Talus ein, die als Abduktion (Transversalebene), Valgisation (Frontalebene) und Extension (Sagittalebene) beschrieben werden kann (■ Abb. 4.5b; Inman 1976). In der Betrachtung am stehenden Fuß (closed kinetic chain) zeigt die Position des Talus eine Innenrotation und Plantarflektion gegenüber dem feststehenden Kalkaneus. Am deutlichsten kann diese Stellungsbeziehung am Talonavikulargelenk beobachtet werden, das den größten Bewegungsausschlag der Tarsalgelenke aufweist.

Die Bewegungsachse des subtalaren Gelenkkomplexes verläuft von lateral-plantar nach medial-dorsal durch das Zentrum des Talokalkaneargelenks (■ Abb. 4.6). Wichtig ist die Feststellung, dass dieser Gelenkachsenverlauf insbesondere in der Sagittalebene individuell sehr unterschiedlich sein kann (Isman und Inman 1968): Bei flachem Gelenkachsenverlauf imponiert mehr die Fehlstellung in der Frontalebene (Rückfußvalgus) mit ausgeprägter Abflachung der medialen Längswölbung, bei eher steilem Gelenkachsenverlauf dominiert die Fehlstellung in der Transversalebene (Mittel-Vorfuß-Abduktion) mit weniger stark ausgeprägter Abflachung der Längswölbung. Diese Gegebenheit wird mit dem Begriff der „planaren Dominanz" (Mahan 1992)

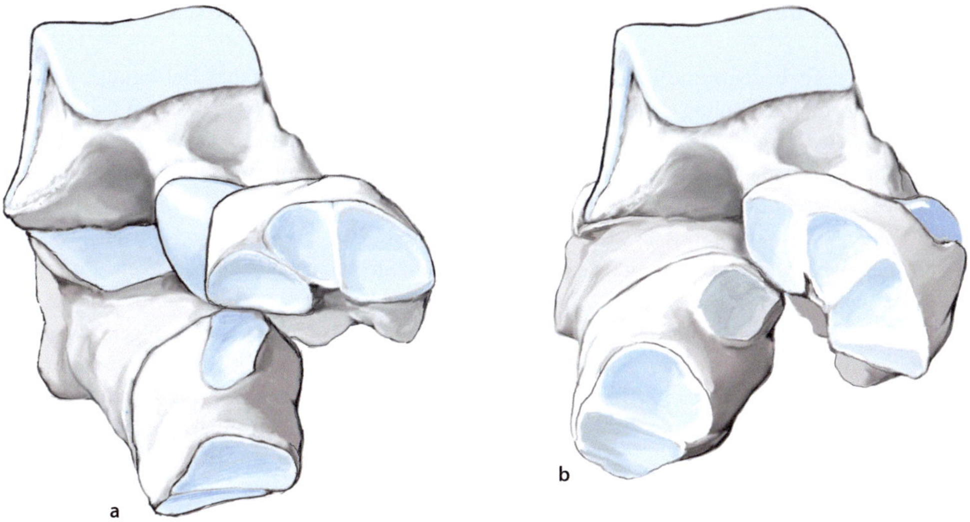

Abb. 4.5a,b Der Rückfußkomplex in invertierter (**a**) und evertierter (**b**) Stellung. Die Funktionseinheit der osteoligamentären Kette aus Kalkaneus, Os cuboideum und Os naviculare vollzieht gemeinsam eine Bewegung gegenüber dem Talus im dargestellten Sinn. Dabei kommt es in invertierter Stellung zu einer stabilen Verriegelung des Rückfußkomplexes; in der Eversion nehmen die Gelenkachsen von Talonavikular- und Kalkaneokuboid-Gelenk eine eher parallele Lage zueinander ein. Hierdurch wird das System in einen mobilen Zustand versetzt

bezeichnet und erklärt die durchaus unterschiedlichen klinischen Erscheinungsformen der Planovalgus-Deformität, bei der in manchen Fällen mehr die Mittelvorfuß-Abduktion, in anderen mehr die Rückfußvalgus-Deformität dominiert. Die Variationen in der planaren Dominanz sind auch der Grund dafür, dass nur eine radiologische Erfassung in zwei Ebenen geeignet ist, das Fehlstellungsausmaß aussagekräftig wiederzugeben (▶ Abschn. 4.5). Dieses Phänomen der planaren Dominanz kommt auch in der radiologischen Analyse von Bourdet et al. (2013) zum Ausdruck, die den „subtalaren Pes-planus-Typ" vom „midtarsalen Pes-planus-Typ" unterscheiden.

Pathologische Veränderungen im Bereich der Tibialis-posterior-Sehne oder den medial stabilisierenden Weichteilen wie bei der Erwachsenen-Planovalgus-Deformität liegen abgesehen von einer gewissen Laxität des Spring-Ligaments und der medialen talonavikularen Kapsel nicht vor. Ein schmerzhaftes Os tibiale externum wird jedoch gehäuft im Verbund mit einer Planovalgus-Deformität gesehen und kann als kindliche Form der Tibialis-posterior-Dysfunktion betrachtet werden. Der aktive Stabilisator des Rückfußkomplexes ist der M. tibialis posterior, dessen – z. B. traumatischer – Funktionsausfall im Kindesalter zu einer schweren Planovalgus-Deformität führt.

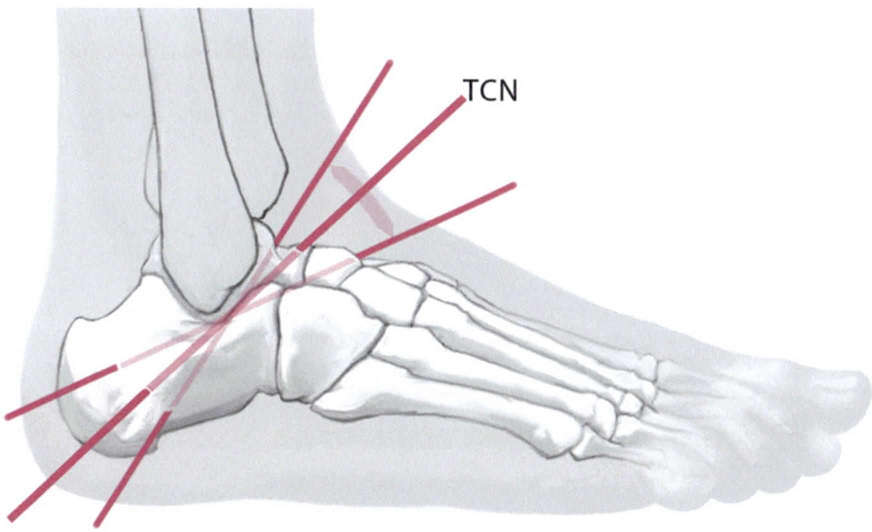

Abb. 4.6 Individuell variierender Gelenkachsenverlauf des talokalkaneo-navikularen Komplexes (TCN) in der Sagittalebene

4.3.2 Destabilisierung des medialen Strahls

Das zweite pathomorphologisch bedeutsame Phänomen, die Destabilisierung der – am Normalfuß (Roling et al. 2002) relativ stabilen – medialen Säule, betrifft im Kindes- und Jugendalter das Talonavikulargelenk und besonders die Navikulokuneiforme-Gelenkreihe („naviculo-cuneiforme sag“) in unterschiedlicher Ausprägung, weniger die tarsometatarsalen Gelenkverbindungen. ◘ Abb. 4.7 zeigt die Bewegungsrichtung des walzenförmig geformten Navikulokuneiforme-Gelenks, das bei der Planovalgus-Deformität zur Hypermobilität neigt (Hamel 2016). Der wichtigste aktive Stabilisator der medialen Säule ist der M. peroneus longus mit seiner kräftigen plantarflektierenden Wirkung auf den medialen Fußstrahl.

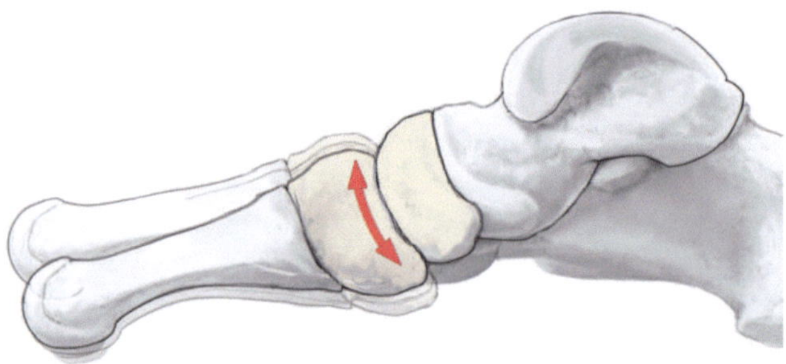

◘ **Abb. 4.7** Navikulokuneiforme-Gelenk mit seinem Bewegungsausschlag in der Sagittalebene. Die Hauptbeweglichkeit des physiologisch stabilen medialen Tarso-Metatarsal-Strahls besteht in der Navikulokuneiforme-Gelenklinie und kann bei der Planovalgus-Deformität ein erhebliches Ausmaß erreichen

4.3.3 Die isolierte Rückfußvalgus-Deformität

Einen Sonderfall stellen isolierte Rückfußvalgus-Deformitäten dar, bei denen die klinischen und radiologischen Zeichen der exzessiven Eversion und der Destabilisierung der medialen Säule zumindest deutlich weniger imponieren, aber eine ausgeprägte – isolierte – Valgität des Rückfußes besteht. Das Erkennen einer derartigen Konstellation ist insofern therapeutisch bedeutsam, als hier eine bewegungsbegrenzende Arthrorise weniger indiziert ist als eine korrigierende Osteotomie des Kalkaneus (▶ Abschn. 4.11.1).

4.4 Anamnese und klinische Untersuchung

Die Anamnese ergibt bei Befragung der Eltern fast immer, dass das Kind „schon immer“ einen Plattfuß gehabt habe, häufig mit dem Zusatz, dass Einlagen „nicht geholfen“ haben. Neben dem Ausschluss anderer relevanter Erkrankungen richtet sich die weitere Befragung von Patient und Eltern auf die Leistungsfähigkeit. Hier muss sehr gezielt nach längeren Gehstrecken, langem Stehen, nach „Fußmüdigkeit“ und früher Ermüdbarkeit („fatigue“) gefragt werden. Häufig handelt es sich bei den betroffenen Patienten um eher weniger bewegungsfreudige, kaum sportlich aktive Kinder, wobei Ursache und Folge manchmal schwer auseinanderzuhalten sind.

Aktiv vom Kind geäußerte Schmerzen sind eher selten und werden dann meist diffus im Bereich der Längswölbung angegeben. Andere Schmerzursachen wie ein symptomatisches Os tibiale externum oder eine Coalitio sollten durch Palpation, Schmerzlokalisation bzw. Bewegungsprüfung ausgeschlossen werden und erfordern ggf. andere operative Maßnahmen. Nach Mosca (2010) stehen Schmerzhaftigkeit und Wadenmuskelverkürzung in engem Zusammenhang. In ausgeprägten Fällen werden Druckstellen mit vermehrter Schwielenbildung im Bereich der medialen Längswölbung beobachtet, häufig verstärkt durch stützende Einlagen (◘ Abb. 4.8).

Eine retrospektiv nach Arthrorise durchgeführte Befragung der Patienten und ihrer Eltern im eigenen Krankengut ergab, dass nur in 35 % der Fälle präoperativ „erhebliche Beschwerden“ vorgelegen hatten, aus Sicht der Eltern bzw. des Patienten also eher das Ausmaß der Deformität im Vordergrund stand. Auch eine Einschränkung der Leistungsfähigkeit wurde präoperativ weniger angesprochen, aber in 62 % der Fälle wurde postoperativ eine deutliche Zunahme der Leistungsfähigkeit angegeben. Häufig nehmen die kindlich-jugendlichen Patienten die Zunahme der Belastbarkeit postoperativ erst im Vergleich mit der nicht behandelten Gegenseite wahr. Diese Ergebnisse relativieren die Aussagekraft präoperativ erhobener Angaben.

In der klinischen Untersuchung ist die Beurteilung der Gastrocnemius-Länge besonders wichtig. Bei voller Kniestreckung und Stabilisierung des Rückfußkomplexes in Neutral- oder leicht invertierter Stellung sollte eine Dorsalextension des Fußes von

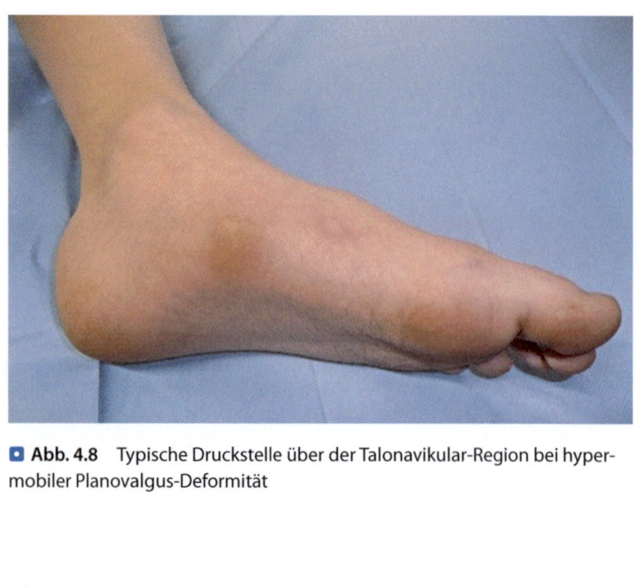

◘ **Abb. 4.8** Typische Druckstelle über der Talonavikular-Region bei hypermobiler Planovalgus-Deformität

mindestens 10° möglich sein. Bei der Prüfung auf Flexibilität des Rückfußes zum Ausschluss einer Coalitio kann eine Einschränkung durch Hypermobilität von Nachbargelenken leicht übersehen werden. Nicht alle kindlichen Pes-planovalgus-Deformitäten zeigen eine tarsale Hypermobilität. Es werden auch Fälle beobachtet, die einen normalen, aber in Richtung der Eversion verschobenen Bewegungsumfang aufweisen. Die Beurteilung des Unterschenkel-Rotationsprofils lässt gelegentlich eine Außenrotation der Malleolarachse gegenüber der Kniegelenksbewegungsachse erkennen (▶ Kap. 1, Abb. 1.69). Der durch die Mittel-Vorfuß-Abduktion ohnehin pathologische Fußöffnungswinkel kann hierdurch zusätzlich verstärkt imponieren.

Die häufig als Kriterium genannte Aufrichtung (Varisierung) der Ferse im Ballenstand wie auch die Ausbildung einer Längswölbung bei passiver Dorsalextension der Großzehe im Stand sind eher aussagekräftig für die Flexibilität des Rückfußes, weniger für den Schweregrad der Planovalgus-Deformität. Auch bei schwerer kindlicher Planovalgus-Deformität ist eine aktive Varisierung beim Ballenstand meist erhalten.

4.5 Röntgendiagnostik

Wie bei anderen Fehlstellungen der Bewegungsorgane ist die standardisierte Röntgendiagnostik das geeignete Verfahren, die Deformität des osteoligamentären Systems „Fuß" in schweren Fällen zu quantifizieren. Sie erfolgt unter entspannter Belastung des Fußes im beidbeinigen Stand und damit unter Ausschaltung von muskulären Kräften. Die Bedeutung einer Vollbelastung für die dargestellten Stellungsverhältnisse ist besonders zu betonen (◘ Abb. 4.9). Die Röntgen-Diagnostik umfasst immer ein seitliches Bild und eine dorsoplantare Aufnahme mit um ca. 20° gekippter Röhre.

Zumindest bei Verdacht auf eine supramalleoläre Valgus-Komponente (▶ Kap. 8) ist eine OSG-ap-Aufnahme hinzuzufügen. In der Literatur finden sich zahlreiche Vorschläge und Erkenntnisse zur radiologischen Erfassung des kindlichen Fußes und der Planovalgus-Deformität. Einige wichtige Arbeiten sollen in ihren wesentlichen Aussagen angeführt werden:

- Vanderwilde et al. (1988) erfassten Normalbereiche für einzelne Röntgen-Winkel. Es wurde eine erhebliche Veränderung in Abhängigkeit vom Lebensalter und eine besonders große Streubreite im Kleinkind-Alter festgestellt.
- Der TMT-I-Winkel im seitlichen Strahlengang („TMT-I-Winkel lat.") erwies sich bei vielen Autoren als gut definierter Parameter mit eher geringerer Schwankungsbreite.
- Mehrere Autoren haben Vorschläge zur Erfassung der talonavikularen Stellungsbeziehung im ap-Röntgenbild geliefert: „Hyperpronation" nach Gould (1983), „talar head uncovering" nach Alman et al. (1993), „talonavicular angle" nach Giannestras (1976).

Im Folgenden soll die eigene Herangehensweise dargestellt werden, die die o.g. Ergebnisse aus der Literatur z. T. aufgreift. Wegen der Dreidimensionalität und der „planaren Dominanz" (▶ Abschn. 4.3.1) sind immer zumindest zwei Projektionsebenen

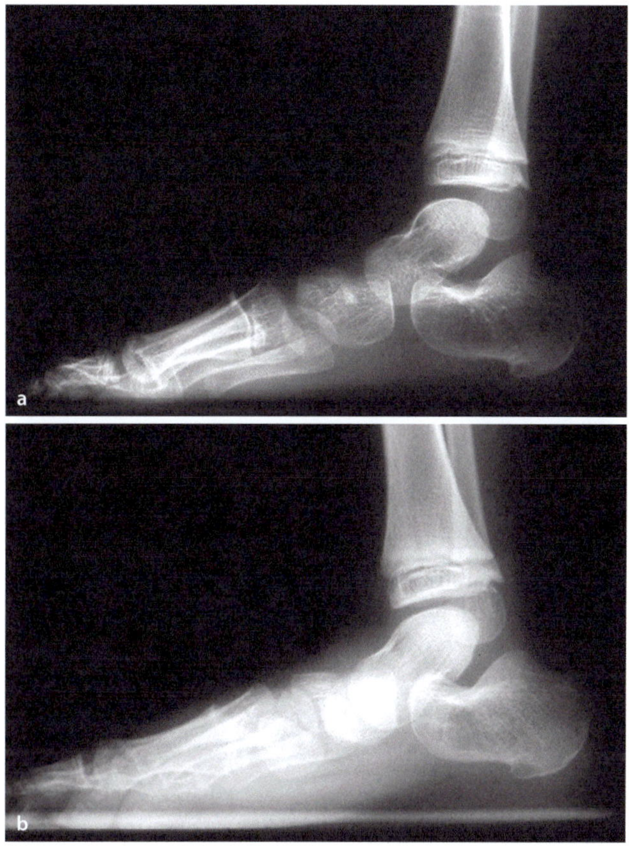

◘ **Abb. 4.9a,b** Seitliches Röntgenbild „unter Belastung" bei einem 7-jährigen Jungen. Beide Aufnahmen wurden am gleichen Tag gefertigt. Bei der zuerst gefertigten (**a**) hat das Kind offenbar nur vorsichtig teilbelastet, während bei der Wiederholung (**b**) auf eine volle Belastung im Beidbeinstand geachtet wurde. Die unterschiedliche Einstellung insbesondere des Talus ist deutlich zu erkennen

erforderlich zur Beurteilung und – wie beim Klumpfuß (Beatson und Pearson 1966) – kein Winkelmaß ist einzeln geeignet, den Schweregrad der Fehlstellung verlässlich zu definieren. Der Tarso-Metatarsal-Index (TMT-Index) nach Hamel und Kinast (2006) hat sich in der Praxis als einfach zu bestimmendes Maß zur Quantifizierung der Planovalgus-Deformität erwiesen. Er wird gebildet aus der Summe des bekannten TMT-I-Winkel im seitlichen Strahlengang („TMT-I-Winkel lat.") und dem „TMT-I-Basiswinkel" in der dorsoplantaren Aufnahme mit senkrechter Ausrichtung des Zentralstrahls auf den Mittel-Vorfuß (◘ Abb. 4.10). In diesen Winkel-Index gehen damit sowohl die exzessive Eversion des talokalkaneo-navikularen Komplexes als auch die Destabilisierung der medialen Säule als pathomorphologische Faktoren der Planovalgus-Deformität (▶ Abschn. 4.3) ein. Eine Validierung dieses Indexes für unterschiedliche Altersstufen steht allerdings noch aus. Für den TMT-I-Winkel lat. im seitlichen Strahlengang geben Davids et al. (2005) Normalwerte von -13° (Standardabweichung 7,5°) für 10-jährige Kinder an. Der TMT-I-Basiswinkel in der Transversalebene wurde gegenüber dem in der Literatur gebräuchlichen Talus-Metatarsale-I-Winkel in der dorsoplantaren Aufnahme (◘ Abb. 4.18) zur Bildung des TMT-Index vorgezogen, da er durch eine neben der Rückfußeversion möglicherweise zusätzlich bestehende Adduk-

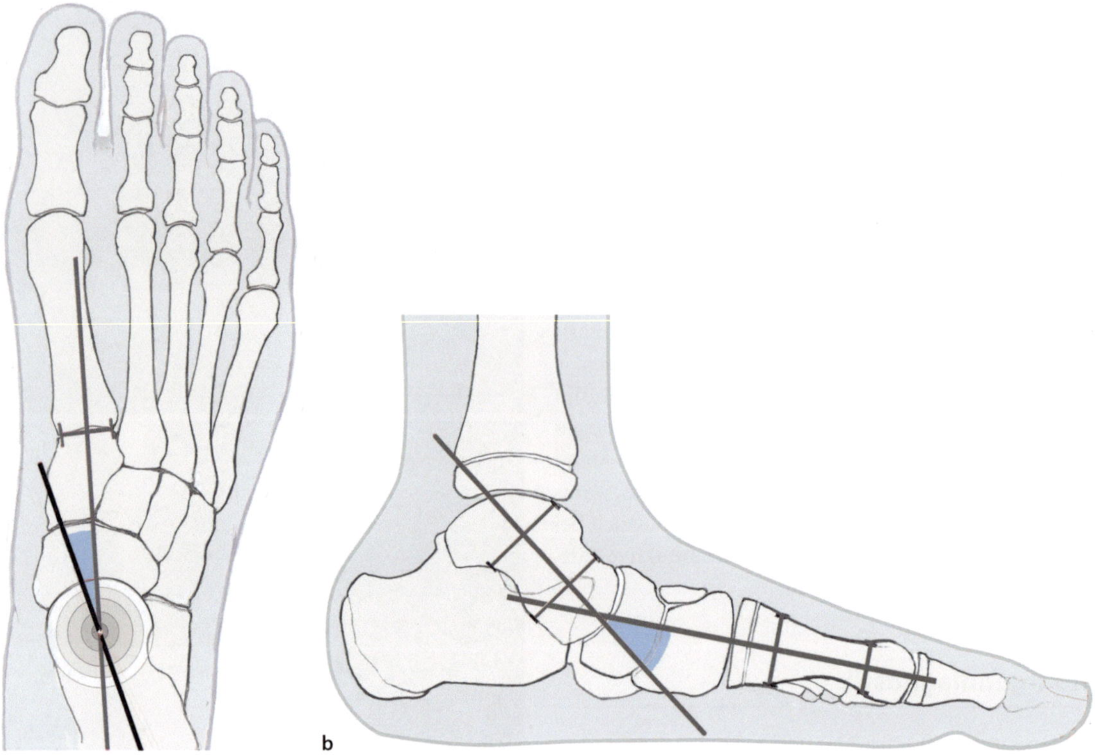

Abb. 4.10a,b Der zur Quantifizierung der Planovalgus-Deformität bewährte TMT-Index nach Hamel und Kinast (2006) als Summe des TMT-I-Basiswinkels (**a**) und des TMT-I-Winkels lat. (**b**). Der TMT-I-Basiswinkel wird gebildet aus der Längsachse des Talus, wobei man sich an der medialen Talus-Kontur orientiert, und einer zweiten Linie, die den geometrischen Taluskopfmittelpunkt mit dem Zentrum des ersten Tarsometatarsal-Gelenks verbindet

tion (Serpentinenfuß) oder Abduktion in der Lisfranc-Linie nicht beeinflusst und damit hinsichtlich der tatsächlichen Rückfußfehlstellung verfälscht werden kann.

Folgende weiteren radiologischen Parameter haben eine Bedeutung im Zusammenhang mit der Beurteilung der Planovalgus-Deformität:

- Die Abflachung des Kalkaneusboden-Winkels zeigt einen gewissen Zusammenhang mit der Verkürzung der Wadenmuskulatur (Abb. 4.20).
- Der erhöhte Talus-Boden-Winkel ist ein wichtiges Maß der exzessiven Eversion des talokalkaneo-navikularen Komplexes und zugleich der Equinus-Einstellung des oberen Sprunggelenks.
- Der MASA-Winkel („medial arch sag angle", Winkel zwischen proximaler Gelenkfläche des Os naviculare und des Os metatarsale I im seitlichen Bild, Abb. 4.26) nach Aiyer et al. (2016) erfasst die Verhältnisse am Navikulokuneiforme-Gelenk, ist allerdings zur Beurteilung der Stabilität nur dann aussagekräftig, wenn der mediale Strahl belastet ist (z. B. im „reversed Coleman-Block-Test" mit Unterlegen eines Brettchens unter den medialen Strahl). Seine Aussage geht ansonsten nicht wesentlich über die des Talus-Metatarsale-I-Winkels im seitlichen Strahlengang hinaus.
- Die Höhe der medialen Längswölbung kann anhand der Distanz des Os naviculare zur Belastungsfläche abgeschätzt werden. Da es sich um ein Längenmaß handelt, ist dieser Parameter größenabhängig.

Radiologische Parameter zur Erfassung der Planovalgus-Deformität im Schulkindalter

(angegebene „Normalbereiche" nach eigener Erfahrung)

TMT-Index (nach Hamel und Kinast)	normal etwa -20° bis -30°
– TMT-I-Winkel (lat.)	normal -10° bis -20°
– TMT-I-Basiswinkel (ap)	normal -10° bis -15°
Kalkaneus-Boden-Winkel	normal 10° bis 20°
Talus-Boden-Winkel	normal bis etwa 30°
MASA-Winkel („medial arch sag angle")	normal nahe 0°
Höhe der Längswölbung am Os naviculare	(größenabhängig)

4.6 Pedografie

Mit der Pedografie (► Kap. 1.4.3) lassen sich schwere Planovalgus-Zustände – auch im Verlauf – eindrucksvoll dokumentieren (◘ Abb. 4.11). Die Überlastung des medialen Fußrandes, das Fehlen der Taillierung der belasteten Sohlenfläche und der vermehrte (kompensatorische) Einsatz der Zehen in der späten Standbeinphase sind einige der typischen Charakteristika der lockeren Planovalgus-Deformität. Der prä- und postoperative Verlauf geben Aufschluss über die erreichte Funktions-Verbesserung (z. B. ◘ Abb. 4.19, ◘ Abb. 4.33, ◘ Abb. 4.43 und ◘ Abb. 4.44). In der Indikationsstellung zur Durchführung einer operativen Korrektur hat sich die Pedografie dagegen gerade in Grenzfällen wenig bewährt, da die aufgezeichneten Belastungsphasen oft sehr stark voneinander differieren können, je nach – spontan wechselndem – Einsatz der stabilisierenden Muskulatur, z. B. der langen Zehenbeuger (◘ Abb. 4.11) und des M. peroneus longus.

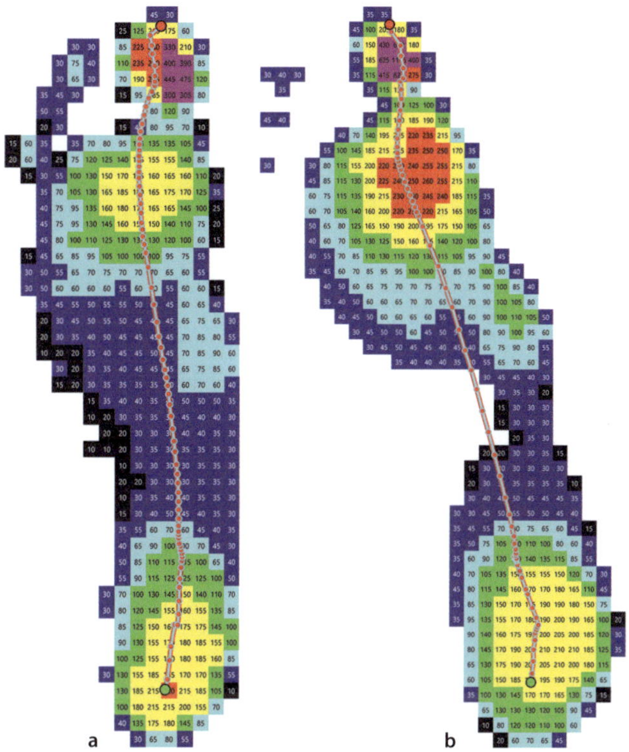

◘ **Abb. 4.11a,b** Pedografische Verlaufsuntersuchung eines unbehandelten Patienten mit ausgeprägter Planovalgus-Deformität im Alter von 11 (**a**) und 15 Jahren (**b**). Die deutliche funktionelle Verschlechterung ist klar erkennbar, insbesondere im Vergleich zur operativ behandelten Gegenseite (◘ Abb. 4.19). Der in **b** deutlich verminderte Einsatz der Zehenflektoren verstärkt allerdings den Eindruck der Planoabduktovalgus-Deformität zusätzlich

Pedografische Charakteristika der Planovalgus-Deformität

- Fehlende Taillierung des Fußabdruckes
- Verschiebung der Metatarsale-Druck- und Kraft-Verteilung nach medial
- Vermindertes Kraftmaximum des Vorfußes
- Kompensatorisch vermehrter Einsatz des Zehenabdruckes
- Fehlende medial-konvexe Krümmung der Ganglinie nach dem Initialkontakt

4.7 Indikation zur operativen Behandlung

Die Empfehlungen der Literatur und entsprechende Leitlinien zur operativen Behandlung des Pes planovalgus im Kindes- und Jugendalter in den vergangenen Jahrzehnten haben sich stark gewandelt: In der Mitte des 20. Jahrhunderts standen Weichteil-Eingriffe im Vordergrund (Niederecker 1959) und z. B. Imhäuser warnte ausgesprochen vor knöchernen Eingriffen. Dies wirkte bis in die AWMF-Leitlinien 2001 nach, in denen die mittlerweile verbreiteten knöchernen Korrekturverfahren noch gar keine Rolle spielten. Durch Reihenuntersuchungen an jungen Erwachsenen, die keinerlei Leistungseinschränkungen knicksenkfüßiger Individuen ergaben einerseits, und durch schlechte Spät-Ergebnisse weichteilig oder auch durch tarsale Teilarthrodesen (Ricco et al. 2014) korrigierter Patienten andererseits geriet die operative Behandlung im kinderorthopädischen Bereich generell in Misskredit. Gegenläufig hierzu wurde insbesondere von Mosca (1995) für besonders ausgeprägte und symptomatische Fälle die Kalkaneus-Verlängerungsosteotomie propagiert, in Deutschland von Wagner (1986) die Kalkaneus-Verschiebeosteotomie und von den amerikanischen Podiatern und später von de Pellegrin (2007) verschiedene Arthrorise-Techniken, die z. T. ausgesprochen großzügig indiziert wurden. Im Folgenden soll der Versuch einer Neubestimmung der Indikationsgrenzen unternommen werden.

Der lockere Knicksenkfuß ohne Kontraktur der Tarsalgelenke sollte nach Vertikalisierung des Kindes grundsätzlich zunächst nur beobachtet und nur in besonders schweren Fällen ggf. ab dem Alter von etwa 3–4 Jahren orthetisch gestützt werden. Eine entwicklungsmäßig in diesem Lebensalter noch vorhandene supramalleoläre Valgus-Komponente, die allgemeine Bandlaxität dieses Lebensabschnittes, noch gering entwickelte Kraft der stabilisierenden Muskulatur und ein ausgeprägtes Fettpolster im Bereich der Längswölbung ergeben bei Gehbeginn oft eindrucksvolle Deformierungen im Stand (► Abschn. 4.1). Alle diese Phänomene haben grundsätzlich eine Spontanheilungstendenz. Daher sind die früher vielfach empfohlenen Weichteil-Eingriffe (z. B. Schede 1929; Niederecker 1959) in diesem Lebensalter heute nahezu obsolet.

Es gibt – selten – Fälle von Talus obliquus, die anders zu behandeln sind (► Abschn. 4.8). Sie nehmen pathomorphologisch eine Mittelstellung zwischen dem lockeren Knicksenkfuß und dem Talus verticalis (► Kap. 3) ein: Verkürzung der Wadenmuskulatur, unvollständige Reponierbarkeit des Talonavikulargelenks und damit eine (leichtere) Kontraktur.

Operative wuchslenkende Maßnahmen (Arthrorisen) kommen in der Regel dann in Betracht, wenn eine ausreichende Aufrichtung bis etwa zum Alter von 8–10 Jahren nicht erfolgt ist. Es gibt noch unzureichende Erkenntnisse, inwieweit auch nach dem Alter von 10 Jahren noch mit weiteren spontanen Korrektur-Phänomenen zu rechnen ist. Diese sind jedoch eher von geringem Ausmaß (Park et al. 2013) und es stellt sich im Einzelfall die Frage, ob die letzten Jahre der Fußentwicklung durch Wuchslenkung („guided growth") genutzt werden sollen, um die Fuß-Statik und die weitere Ausreifung – auch des oberen Sprunggelenks – mit geringem operativem Aufwand zu verbessern. Verbleibt bis zum Wachstumsende (des Fußes) nicht mehr genügend Zeit, um durch Wuchslenkung ausreichend Effekt zu erzielen, so kommen knöcherne Korrekturen (Osteotomien) grundsätzlich in Betracht. Die Indikationsstellung zu beiden Verfahren unterscheidet sich insofern deutlich, als es sich bei den Arthrorisen um altersgebundene und minimalinvasive Eingriffe handelt, während die Osteotomieverfahren nicht an eine bestimmte Altersstufe gebunden und operativ aufwendiger sind.

Die Diskussion zum Nutzen der operativen Planovalgus-Korrekturen im Wachstumsalter ist von sehr unterschiedlichen Standpunkten geprägt, deren Extrempositionen hier kurz skizziert werden sollen:

Position 1

Operativ eingegriffen wird grundsätzlich nur bei „Beschwerden" oder Kontrakturen (wobei die fast immer anzutreffende Gastrocnemius-Verkürzung unterschiedlich bewertet wird), da nicht genügend Evidenz vorliegt, dass die betroffenen Kinder und Jugendlichen später Sekundärschäden und Schmerzen entwickeln werden (z. B. im Sinne der Tibialis-posterior-Dysfunktion). So lehnen Fachleute, wie z. B. Vince Mosca, Arthrorisen insbesondere bei Beschwerdefreiheit weiterhin grundsätzlich ab (Mosca 2010).

Position 2

Es lohnt sich, auch leichtere Fehlstellungen – oder auch nur auf Elternwunsch hin (die Eltern sind in der Regel zufrieden mit den Arthrorise-Ergebnissen) – zu behandeln, da ansonsten mit späteren Beschwerden gerechnet werden muss. In der Diskussion über die Genese der Erwachsenen-Planovalgus-Deformität (AAFD) wird in den letzten Jahren immer mehr betont, dass die Insuffizienz der talonavikularen Kapselstrukturen und der Tibialis-posterior-Sehne mehr Folge als Ursache dieses häufigen Krankheitsbildes ist. Damit käme der im Wachstum verbliebenen Fehlstatik eine größere Bedeutung zu, als früher angenommen.

Der Autor nimmt hier eine Mittelstellung zwischen den beiden dargestellten Positionen ein und vertritt eine differenziertere Sichtweise zur Indikation, die näher ausgeführt werden soll: **Anamnese**, **Klinik** und **Fehlstellungsausmaß** sollten in Kombination in die Entscheidung zur Operation mit einfließen, ◘ Abb. 4.12. Auch die möglichen Komplikationen sollten im Aufklärungsgespräch mit angesprochen werden (▶ Abschn. 4.10 und 4.11). Es hat sich bewährt, bei der Information von Patient und Eltern klarzustellen, dass nicht operiert werden „muss", sondern dass bei der Indikationsstellung die Frage gestellt werden sollte, durch welche Behandlung mit dem prognostisch besten Ergebnis zu rechnen ist.

Die Indikation zur operativen Stabilisierung am wachsenden Fuß wird gestellt auf der Basis des Ausmaßes der Fehlstellung in Kombination mit klinischen Befunden wie Gastrocnemius-Verkürzung, Schwielenbildung und Schuhverschleiß. Eine Gastrocnemius-Verkürzung und eine ausgeprägte tarsale Hypermobilität sprechen eher für einen stabilisierenden (und damit bewegungsbegrenzenden) Eingriff. Anamnestisch geäußerte Beschwerden und Einschränkungen der Leistungsfähigkeit (De Pellegrin et al. 2014), die allerdings nicht selten erst retrospektiv genauer eingeschätzt werden können, sind weitere wichtige Parameter. Das Fehlstellungsausmaß wird röntgenologisch (TMT-Index) bestimmt, wie in allen anderen Bereichen der Orthopädie auch, das Ausmaß der Rückfußvalgus-Komponente durch klinische Beurteilung. Bei hohem Fehlstellungsausmaß wird ggf. auch ohne „Beschwerden" behandelt, bei geringerem Fehlstellungsausmaß wird allenfalls dann behandelt, wenn die anamnestisch-klinischen Parameter (▶ Abschn. 4.4) dies nahelegen. De Pellegrin et al. (2014) berichten bei nur 16 % der von ihnen mit einer Arthrorise behandelten Kinder von präoperativ geäußerten Leistungseinschränkungen („fatigue") und nur bei 11 % von Schmerzen. Das heißt, dass überwiegend das Ausmaß der Fehlstellung den Ausschlag bei der Indikationsstellung gab. Eine eigene, retrospektiv erhobene Befragung ergab, dass die Leistungseinschränkungen oft präoperativ weniger deutlich angegeben wurden und erst retrospektiv benannt werden (▶ Abschn. 4.10.2.2).

Die angebotenen konservativen Behandlungsverfahren physiotherapeutischer und orthopädietechnischer Art sind nicht Thema dieses Buches. Hinsichtlich der passiven oder aktiven Korrektur durch stützende oder sensomotorische Einlagen fehlt weiterhin jeder Wirkungsnachweis trotz jahrzehntelanger Anwendung. Physiotherapeutisch könnte die Spiraldynamik am ehesten einen Ansatz bieten, sofern die entsprechenden Kräftigungsübungen mit Aktivierung von M. tibialis posterior und M. peroneus longus, den wichtigsten aktiven Stabilisatoren des Fußes, in ausreichendem Umfang durchgeführt werden. Hierzu wird wegen fehlender eigener Erfahrung auf die spezielle Literatur verwiesen.

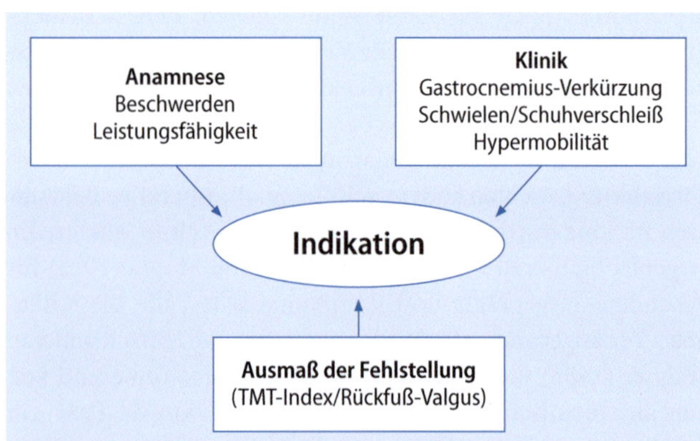

◘ **Abb. 4.12** Indikationskriterien für die operative Behandlung des juvenilen Pes planovalgus

4.8 Weichteil-Korrektur im Kleinkindalter

Ältere Lehrbücher beinhalten unterschiedliche Vorschläge für weichteilige Korrektureingriffe mit Kapselplastiken und Sehnentransfers im Bereich der Ansätze der tibialen Muskulatur (Schede 1929; Niederecker 1959). Diese als isolierter Eingriff durchgeführten Verfahren werden heute als weitgehend obsolet betrachtet (abgesehen von der Resektion des schmerzhaften Os tibiale externum), da sie mit häufigen Rezidiven, aber auch sekundären Problemen behaftet waren und die Arthrorise-Techniken in einem etwas späteren Lebensalter deutlich überlegen erscheinen. Seltene Ausnahmen für Frühkorrekturen bereits im Kleinkindes- und frühen Schulkindalter beschränken sich auf:

- Talus obliquus (extreme und meist leicht-teilkontrakte Steilstellung des Talus, Abortivfälle des Talus verticalis (▶ Kap. 3) ohne weitgehende Kontraktur des Talonavikulargelenks)
- Planovalgus-Deformitäten mit besonders ausgeprägter Wadenmuskelverkürzung (Abb. 4.13)

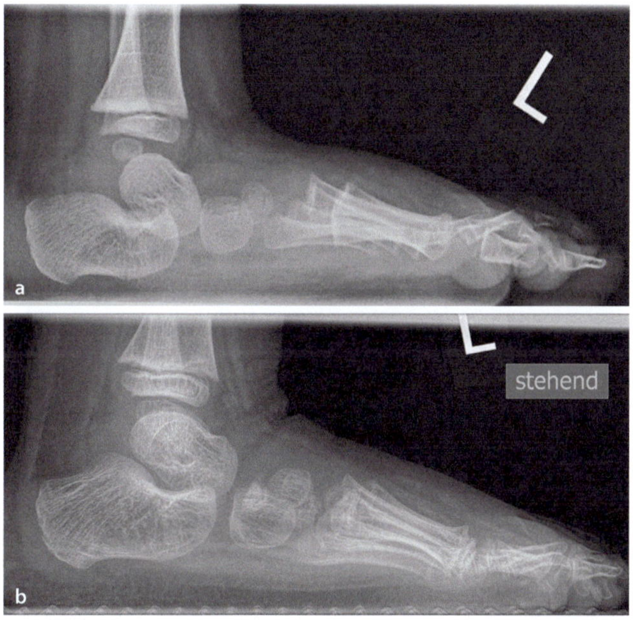

Abb. 4.13a,b 3-jähriges Kind mit deutlicher Wadenmuskelverkürzung (**a**). In der Annahme, dass die Wadenmuskelverkürzung eine spontane Aufrichtung des Fußes beeinträchtigt, wurde eine offene Achillessehnenverlängerung mit einer Kapselplastik des Talonavikulargelenks und temporärer Kirschner-Draht-Stabilisierung verbunden. 26 Monate postoperativ deutlich gebesserte Rückfußstellung (**b**)

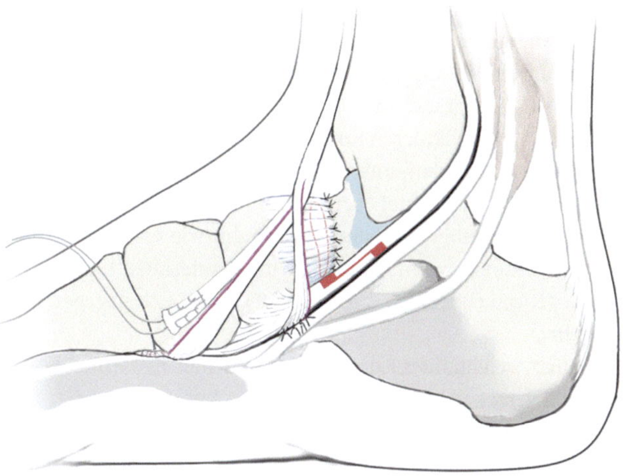

Abb. 4.14 Die rein weichteilige Stabilisierung der Planovalgus-Deformität umfasst eine Kapselraffung der talonavikularen Gelenkkapsel, eine Verkürzung der Tibialis-posterior-Sehne und eine Rückverlagerung der distalen Hälfte des Tibialis-anterior-Sehnenansatzes auf den medioplantaren Navikulare-Pol

Technik: Weichteil-Korrektur

- Über eine Längsinzision medial über der Talonavikular-Region werden die Sehnen-Ansätze von Mm. tibialis anterior und posterior sowie die überdehnte talonavikulare Kapsel dargestellt.
- Die Tibialis-posterior-Sehne wird Z-förmig durchtrennt und nach leichter Kürzung beider Sehnenschenkel unter Verkürzung stabil vernäht. Alternativ wurde auch eine Distalisierung des Tibialis-posterior-Ansatzes auf das Os cuneiforme mediale („advancement") beschrieben.
- Aus der talonavikularen Kapsel wird entweder ein ovalärer Anteil reseziert und stabil vernäht, oder die Kapsel wird nach Inzision überlappend genäht, so dass es zu einer reponierten Stellung des Talonavikulargelenks kommt.
- Temporär kann mit einem talonavikular-transfixierenden Kirschner-Draht stabilisiert werden. Zusätzlich kommt eine Verlagerung der distalen Sehnenhälfte des Tibialis-anterior-Ansatzes nach proximal auf die talonavikulare Kapsel und den Tibialis-posterior-Sehnenansatz in Betracht.

Dies entspricht in etwa dem historisch von Schede 1929 (Hamel et al. 1994) beschriebenen Weichteil-Eingriff (Abb. 4.14).

4.9 Prinzipien der Stabilisierung im Schulkindalter

Die operative Korrektur kindlich-jugendlicher Planovalgus-Deformitäten kann entsprechend der Pathomorphologie (▶ Abschn. 4.3) grundsätzlich am Rückfußkomplex und/oder am medialen Tarso-Metatarsal-Strahl ansetzen. Zumeist wird ein knöcherner Eingriff am Rückfuß im Sinne einer Arthrorise, Osteotomie oder Arthrodese zunächst in Erwägung zu ziehen sein. Immer ist jedoch die Situation am medialen Strahl mit zu bedenken: Bei jüngeren Kinder darf von einem gewissen spontanen Stabilisierungs-Potenzial unter dem dynamischen Einfluss der Peroneus-longus-Wirkung während der weiteren Entwicklung etwa nach einer Arthrorise ausgegangen werden. Im späteren Kindes- und Jugendalter ist eine zusätzliche stabilisierende Maßnahme durch Osteotomie oder Arthrodese im Bereich des Navikulokuneiforme-Gelenks immer mit zu erwägen. Aus den Erfahrungen am Erwachsenenfuß ist abzuleiten, dass eine erfolgreiche Stabilisierung des medialen Strahls eine eigenständige, aufrichtende Wirkung auf den Rückfuß entfaltet (Benthien et al. 2007). So kann geschlossen werden, dass die Stabilisierung des talokalkaneo-navikularen Komplexes und der medialen Säule als zueinander komplementäre, sich gegenseitig unterstützende Maßnahmen betrachtet werden können. Eine Stabilisierung ausschließlich über den medialen Strahl, wie es in Form einer Navikulokuneiforme-Arthrodese im Kindesalter beschrieben wurde (Ricco et al. 2014, Coleman 1983), hat sich dagegen nicht bewährt.

Auch weichteilige Korrekturen kommen in Betracht, etwa die Rückversetzung des Tibialis-anterior-Ansatzes und die Distalisierung des Tibialis-posterior-Ansatzes („advancement"), jedoch immer nur additiv zur Rückfußstabilisierung (vgl. Hamel et al. 1994). Das immer wieder aus der Arbeit von Basmajian und Stecko (1963) abgeleitete Argument, muskuläre Kräfte hätten keinen Einfluss auf die Integrität der Fußarchitektur, gilt nur im Stand. So hat z. B. die Rückverlagerung des Tibialis-anterior-Sehnenansatzes ihre biomechanische Begründung u. a. darin, dass die Wirkung des antagonistischen, die mediale Säule stabilisierenden M. peroneus longus gesteigert wird, zusätzlich zu seinem höheren Wirkungsgrad bei gleichzeitiger Rückfußaufrichtung.

4.10 Wachstumslenkung durch Arthrorise

Arthrorisen sind bewegungsbegrenzende Eingriffe zur Reduktion der exzessiven Eversion des talokalkaneo-navikularen Komplexes, die im Sinne der Wachstumslenkung eine Stabilisierung herbeiführen sollen, die auch nach Entfernung der Implantate nach Wachstumsabschluss dauerhaft verbleibt. Es handelt sich um minimalinvasive Verfahren, die eine sofortige Belastung des Fußes erlauben und daher nicht zu längerfristiger postoperativer Beeinträchtigung des Kindes führen. In der Regel wird eine verbleibende Wachstumsphase von ca. 2–3 Jahren als Voraussetzung zur Durchführung einer Arthrorise gefordert; allerdings werden auch bei später durchgeführtem Eingriff noch günstige Ergebnisse beobachtet und in Kombination mit anderen Verfahren werden Arthrorisen heute auch nach Wachstumsabschluss erfolgreich eingesetzt. Zwei konkurrierende Techniken sind im Kindesalter üblich und sollen näher beschrieben werden. Vermutlich beinhaltet die Wirkungsweise der Arthrorisen sowohl eine rein mechanische Komponente als auch sensomotorische Effekte. Ein dichter Besatz der Weichteil-Strukturen im Bereich des Sinus tarsi mit propriozeptiv-aktiven Rezeptoren ist nachgewiesen (Rein et al. 2013). Es kommt unter dem Einfluss der Arthrorise zu einer nachholenden Entwicklung der subtalaren Gelenkflächen und der weichteiligen Stabilisatoren, so dass nach Entfernung des Implantats keine erneute Fehlstellung eintritt.

Arthrorisen haben neben ihrer Rückfuß-stabilisierenden Wirkung keinen direkten Effekt auf die Destabilisierung des medialen Strahls. Man geht davon aus, dass in der weiteren Entwicklung die stabilisierende Wirkung insbesondere des M. peroneus longus ausreicht, um auch hier genügend Stabilität zu bewirken (vgl. z. B. pedografischen Verlauf in ◘ Abb. 4.19). Fügt man eine plantarisierende Maßnahme am medialen Strahl hinzu, würde man den Vorteil der sofortigen vollen Belastbarkeit verlieren.

4.10.1 Indikationskriterien zur Arthrorise

Als Anhaltspunkt für die Indikationsstellung zur Arthrorise hat sich ein TMT-Index von etwa -35° als Grenzwert praktisch bewährt. Das Kriterium für eine Verkürzung des Gastrocnemius-Anteils der Wadenmuskulatur ist eine passive Dorsalextension unter 10° bei gestrecktem Kniegelenk. Beschwerden werden – wenn vorhanden – diffus im Bereich der Fußlängswölbung angegeben (ein schmerzhaftes Os tibiale externum sollte hierbei ausgeschlossen werden) oder auch im medialen Kniegelenksbereich. Hiernach muss aktiv gefragt werden. Nicht selten berichten kindliche Patienten erst retrospektiv nach erfolgreicher Korrektur, dass sie zuvor diffuse Belastungsschmerzen hatten, die sie aber nicht bewusst registrierten. Eltern stellen häufig eine Steigerung der Leistungsfähigkeit etwa bei längeren Gehstrecken fest oder berichten davon, dass ihr Kind „aktiver" geworden sei.

Liegt bei sorgfältig durchgeführter Röntgendiagnostik ein TMT-Index deutlich unter -35° vor, so erscheint die Indikation zur Arthrorise nicht gegeben. Wird klinisch aber eine ausgeprägte Rückfußvalgus-Komponente beobachtet, so ist eine Kalkaneus-Verschiebeosteotomie alternativ zu erwägen.

Eine Arthrorise ist bei Vorliegen einer Coalitio (rigide Planovalgus-Deformität) allenfalls nach Resektion der Knochenbrücke indiziert (▶ Kap. 5, Abb. 5.31). Wird die Coalitio übersehen oder wird sie nach Arthrorise erst später offensichtlich, so bleiben der angestrebte Korrektureffekt und die Schmerzfreiheit aus (◘ Abb. 4.28).

Arthrorisen können bei spezieller Indikation schon im Alter von 7–8 Jahren durchgeführt werden; in der Regel wird man aber wegen der in dieser Altersgruppe noch möglichen Spontankorrektur eher noch zuwarten (De Pellegrin et al. 2014). Als ideales Alter ist beim Mädchen etwa 10–11 Jahre und beim Jungen etwa 10,5–12 Jahre zu nennen, je nach „biologischem Alter" (Körpergröße, Menarche, sekundäre Geschlechtsmerkmale u.a.). Die obere Altersgrenze ist umstritten; es wurden positive Ergebnisse auch bei deutlich älteren Patienten berichtet (pers. Mitteilung Dr. G. Minder, Wien-Speising), insbesondere bei syndromalen Krankheitsbildern mit verzögerter Entwicklung und retardiertem Skelettalter (De Pellegrin et al. 2014).

4.10.2 Kalkaneostop-Arthrorise

Die Kalkaneostop-Arthrorise wurde nach früheren Vorläufern insbesondere von De Pellegrin (2007) in Mitteleuropa eingeführt. Es wird eine Großfragment-Schraube im vorderen Kalkaneusabschnitt so platziert, dass ihr Schraubenkopf einen Anschlag für den Processus lateralis tali bewirkt und dadurch die Eversion mechanisch begrenzt. Zusätzlich scheinen propriozeptiv vermittelte Effekte wirksam zu sein. Es wurde eine hohe Dichte von sensorischen Rezeptoren im Bereich des Sinus tarsi nachgewiesen (Rein et al. 2013). Im angloamerikanischen Raum ist diese Form der Arthrorise kaum bekannt.

4.10.2.1 OP-Verfahren

Bei den Anwendern des Verfahrens bestehen Unterschiede in der Vorgehensweise im Wesentlichen in drei Punkten: Einseitiger oder beidseitiger Eingriff, mit oder ohne Wadenmuskel-Verlängerung, mit oder ohne temporäre Ruhigstellung im Hartverband. Der Autor führt – wie auch de Pellegrin et al. (2014) – den Eingriff in der Regel einseitig durch, kombiniert ihn aber in den meisten Fällen mit einer intramuskulären Gastrocnemius-Verlängerung (▶ Kap. 6.3.1) und stellt 4 Wochen im Unterschenkel-Hartverband mit primärer Vollbelastung ruhig. Der Effekt der Rückfußaufrichtung ist in der Regel direkt postoperativ erkennbar (◘ Abb. 4.17).

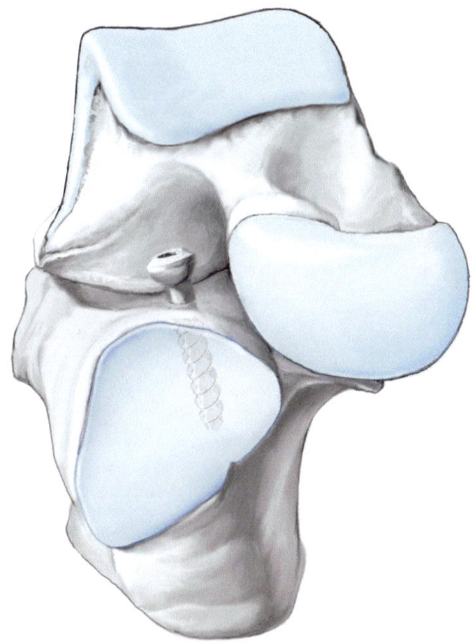

◘ **Abb. 4.15** Position der Kalkaneostop-Schraube mit Anschlag des Schraubenkopfes am Processus lateralis tali. Durch Vor- und Zurückdrehen der Schraube kann der Effekt dosiert werden

Technik: Kalkaneostop-Arthrorise

- Über dem Sinus tarsi wird eine ca. 1,5 cm lange Inzision im Verlauf der Hautspaltlinien angelegt.
- Die subkutanen Weichteile werden zur Schonung der Suralisäste parallel zu deren vermutetem Verlauf inzidiert und die Wunde wird aufgespreizt, bis die Kranialfläche des Kalkaneus mit dem Elevatorium zu palpieren ist.
- Ein Kirschner-Draht wird in maximaler Inversion des Rückfußes am tiefsten Punkt der kranialen Einsenkung des Kalkaneus leicht schrägt von dorsal kranial nach anteriorplantar eingebracht und seine Lage im Bildwandler kontrolliert. Der Kirschner-Draht liegt dabei dem Vorderrand der Fibula eng an.
- Über den Draht wird eine Großfragmentlochschraube eingebracht.
- Alternativ kann der Zugang auch etwas erweitert werden, so dass unter Sicht ein 2-mm-Kirschner-Draht eingebohrt und wieder entfernt werden kann. Ein dünnerer, am Ende umgebogener Kirschner-Draht wird in den vorbereiteten Kanal eingebracht, und so kann der Effekt der geplanten Schraubenlage unter Sicht geprüft werden.
- Wenn der umgebogene Kirschner-Draht bei Eversion des Rückfußes wie gewünscht mit dem Processus lateralis tali kontaktiert, wird mit einem 3,2 mm Bohrer aufgebohrt und eine 25–30 mm lange 6,5-mm-Spongiosaschraube mit durchgehendem Gewinde eingebracht (◘ Abb. 4.15). Eine Verletzung der dabei sehr tangential penetrierten Haut sollte ggf. durch leichte Schnitterweiterung und Gewebeschutz vermieden werden.

4

Technik: Kalkaneostop-Arthrorise (Fortsetzung)

- Durch Vor- und Rückdrehen der Schraube kann der Effekt der Eversions-Hemmung dosiert werden. Es soll ein „Anschlag" etwa in ganz leichter Eversion, nahe der Neutralstellung spürbar sein. Im Bildwandler kann das Anschlag-Phänomen durch In- und Eversion geprüft werden (◘ Abb. 4.16). Die Schraube darf nicht zu weit lateral eingebracht werden, da ein Kontakt des Schraubenkopfes mit dem Processus lateralis tali sonst nicht gegeben ist (◘ Abb. 4.23).
- Es ist grundsätzlich eine primäre Vollbelastung möglich. Da in vielen Fällen zusätzliche eine intramuskuläre Gastrocnemius-Verlängerung (▶ Kap. 6.3.1) durchgeführt wird, ist die Anlage eine Unterschenkel-Hartverbandes deshalb ohnehin notwendig und nach der Erfahrung des Autors auch ohne diese im Kindesalter aus praktischen Gründen sinnvoll (Schulbesuch, zügige Lastaufnahme, Schutz vor Gelegenheitsverletzungen).

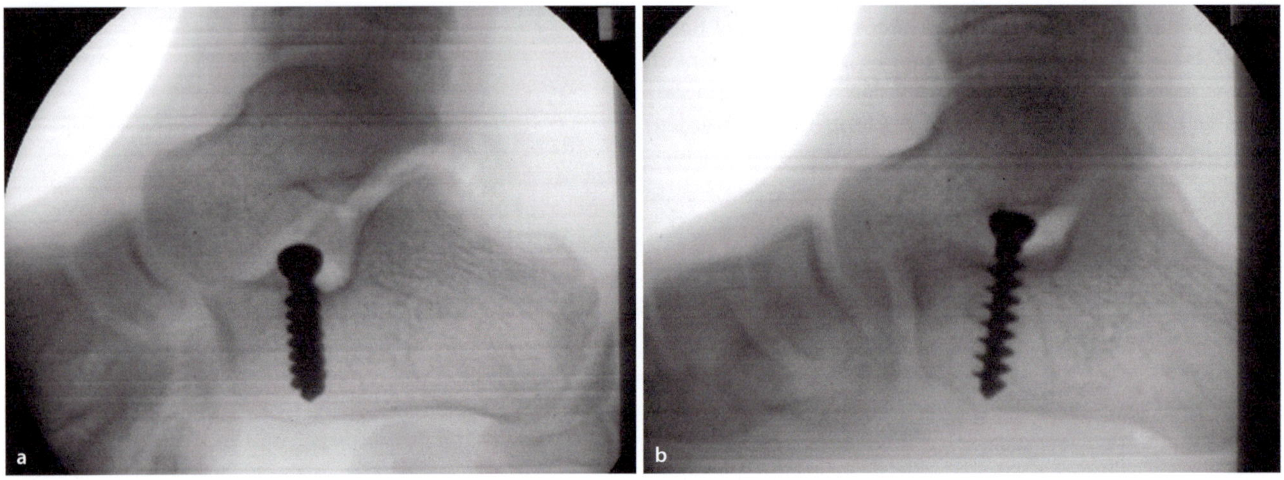

◘ **Abb. 4.16a,b** Intraoperative Bildwandler-Dokumentation in Inversion (**a**) und Eversion (**b**) des talokalkaneo-navikularen Komplexes mit Anschlag des Schraubenkopfes am Processus lateralis tali in evertierter Stellung (**b**)

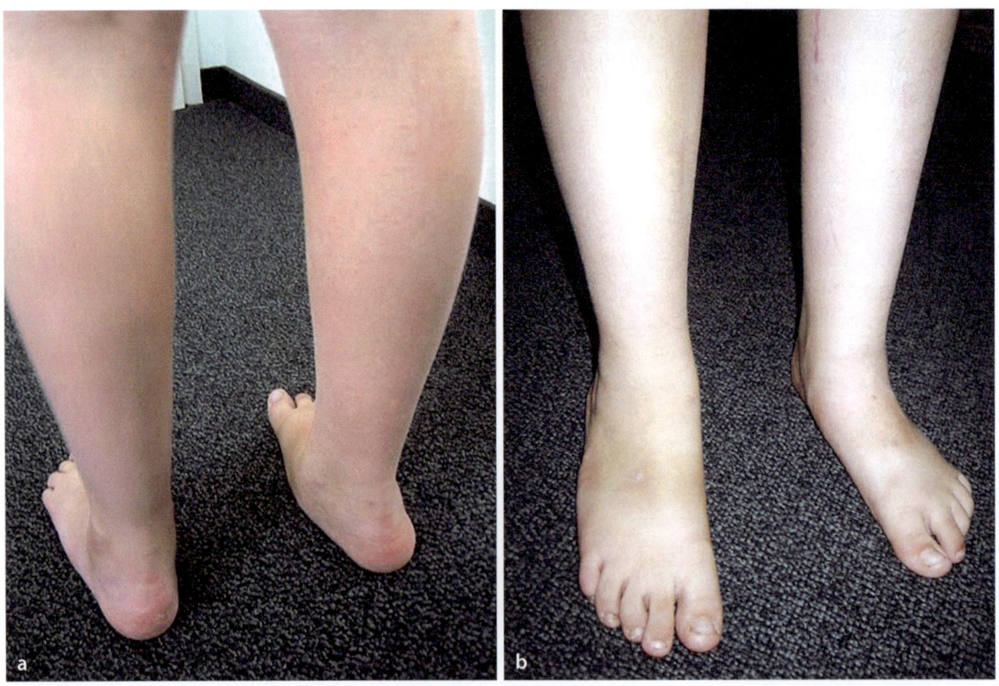

◘ **Abb. 4.17a,b** 10-jährige Patientin, 4 Wochen nach Kalkaneostop-Arthrorise mit Gastrocnemius-Verlängerung links zeigt sich eine vollständige Aufrichtung gegenüber der präoperativ etwas weniger betroffenen Gegenseite

4.10.2.2 Ergebnisse und Behandlungsbeispiele

Über die größten Erfahrungen mit dem Kalkaneostop-Verfahren verfügen De Pellgrin et al. (2014). De Pellegrin hat aufbauend auf früheren Mitteilungen anderer Autoren dieses Verfahren seit den 90er-Jahren propagiert und kann als Initiator der Methode gelten. Er berichtet über 93,7 % gute Ergebnisse drei Monate nach dem Eingriff an einer großen Fallzahl ansonsten gesunder Kinder, aber auch bei Patienten mit syndromalen Erkrankungen. Die von De Pellegrin et al. (2014) gemessenen Winkel im seitlichen Strahlengang besserten sich im kurzfristigen Verlauf um 17° (Costa-Bartani-Winkel), 18° (Talus-Neigungswinkel) bzw. 3° (Kalkaneus-Boden-Winkel) und lagen postoperativ damit im jeweiligen Normalbereich. Eine Teilgruppe dieser Patienten zeigte 2,9 Jahre nach Schraubenentfernung noch deutlich ausgeprägtere Winkelkorrekturen. Eine zweite Röntgenebene wurde leider nicht berücksichtigt, so dass die erreichte Stellungskorrektur nur eingeschränkt beurteilt werden kann (▶ Abschn. 4.5). Abbara-Czardybon et al. (2014) fanden bei 68 Fällen eine mittlere Korrektur des TMT-Index nach Hamel und Kinast (2006) um 19,3° und klinisch überwiegend günstige Ergebnisse, Arbab et al. (2017) bei dem teilweise der gleichen Patientengruppe (73 Fälle) um durchschnittlich 15,2° nach 30,6 Monaten Beobachtungszeit im Mittel.

Der Autor hat das Verfahren seit 2004 in etwa 180 Fällen angewandt mit ebenfalls ganz überwiegend guten und sehr guten Ergebnissen. Eine retrospektive Befragung (nicht publiziert) bei 37 Patienten im Mittel 26 Monate nach dem Eingriff ergab, dass bei etwa 35 % der Patienten präoperativ belastungsabhängige Beschwerden im engeren Sinne vorgelegen hatten. Eine Zunahme der Belastungsfähigkeit nach dem Eingriff wurde in 62 % der Fälle angegeben. Leichtere bzw. gelegentliche Schmerzen bei sportlicher Belastung wurden postoperativ in 27 % der Fälle angegeben. 86,5 % der Patienten waren „sehr zufrieden", 13,5 % „zufrieden", kein Patient war unzufrieden.

Die mittels des TMT-Index (Hamel und Kinast 2006) ermittelte Stellungsverbesserung betrug bei einer Gruppe von 26 konsekutiven Patienten 22,8° (von -42,3° auf -19,5°) und lag damit etwas unter dem im gleichen Zeitraum mit der Kalkaneus-Verlängerung erzielten Korrekturausmaß von 29,8° (Hamel 2010). Insbesondere in der Transversalebene lag der Korrektureffekt bei der Kalkaneus-Verlängerung mit durchschnittlich 13,8° höher als bei der Arthrorise mit 8,7° im Mittel.

Es sollen 5 repräsentative Behandlungsbeispiele dargestellt werden:

1. ◘ Abb. 4.18 und ◘ Abb. 4.19 zeigen zwei typische Fälle mit guter Aufrichtung, erkennbar insbesondere auch an der postoperativ horizontalisierten Ausrichtung des Talus im seitlichen Bild, ◘ Abb. 4.18b.
2. In ◘ Abb. 4.19 stellt sich auch die Ebene des Subtalargelenks postoperativ deutlich horizontaler dar als präoperativ, was mit einem reduzierten Schub des Talus nach medioplantar einhergehen dürfte. Der pedografische Verlauf zeigt hier eine weitgehende Normalisierung auch der Kräfteverhältnisse bei der Gangabwickelung mit Zunahme der Maximalkraft im Vorfuß-Bereich.
3. Der Fall in ◘ Abb. 4.20 zeichnet sich durch eine besonders ausgeprägte Wadenmuskel-Verkürzung aus, die präoperativ eine Fersenbelastung kaum zuließ (◘ Abb. 4.20c) und einer Achillessehnen-Verlängerung bedurfte.
4. Auch sehr schwere Deformitäten können durch Arthrorise erfolgreich korrigiert werden, wie die Beispiele in ◘ Abb. 4.21 und
5. ◘ Abb. 4.22 zeigen, letztere bei einem Patienten mit Trisomie.

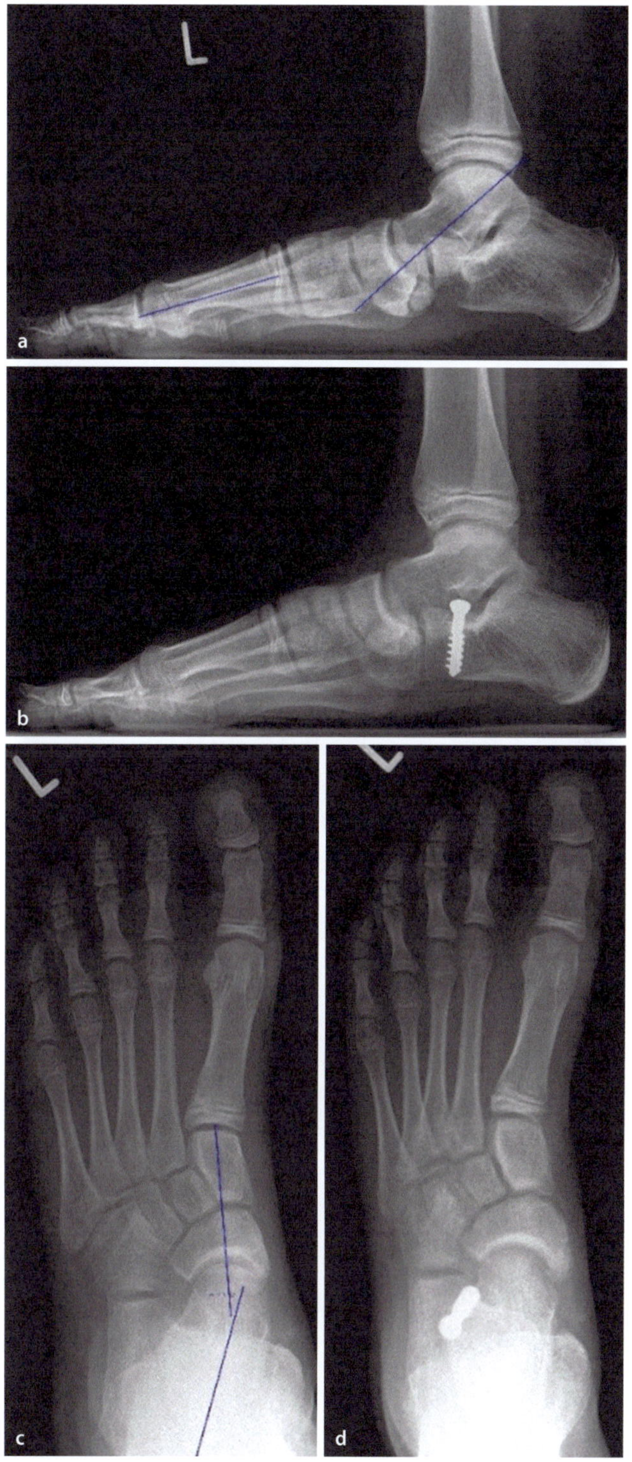

◘ **Abb. 4.18a–d** 9-jähriges Mädchen vor (**a** und **c**) und 5 Monate nach Kalkaneostop-Arthrorise mit Gastrocnemius-Verlängerung (**b** und **d**). Die vollständige Korrektur in beiden Ebenen ist gut erkennbar. Der TMT-Index konnte von etwa -45° auf etwa -18° verbessert werden

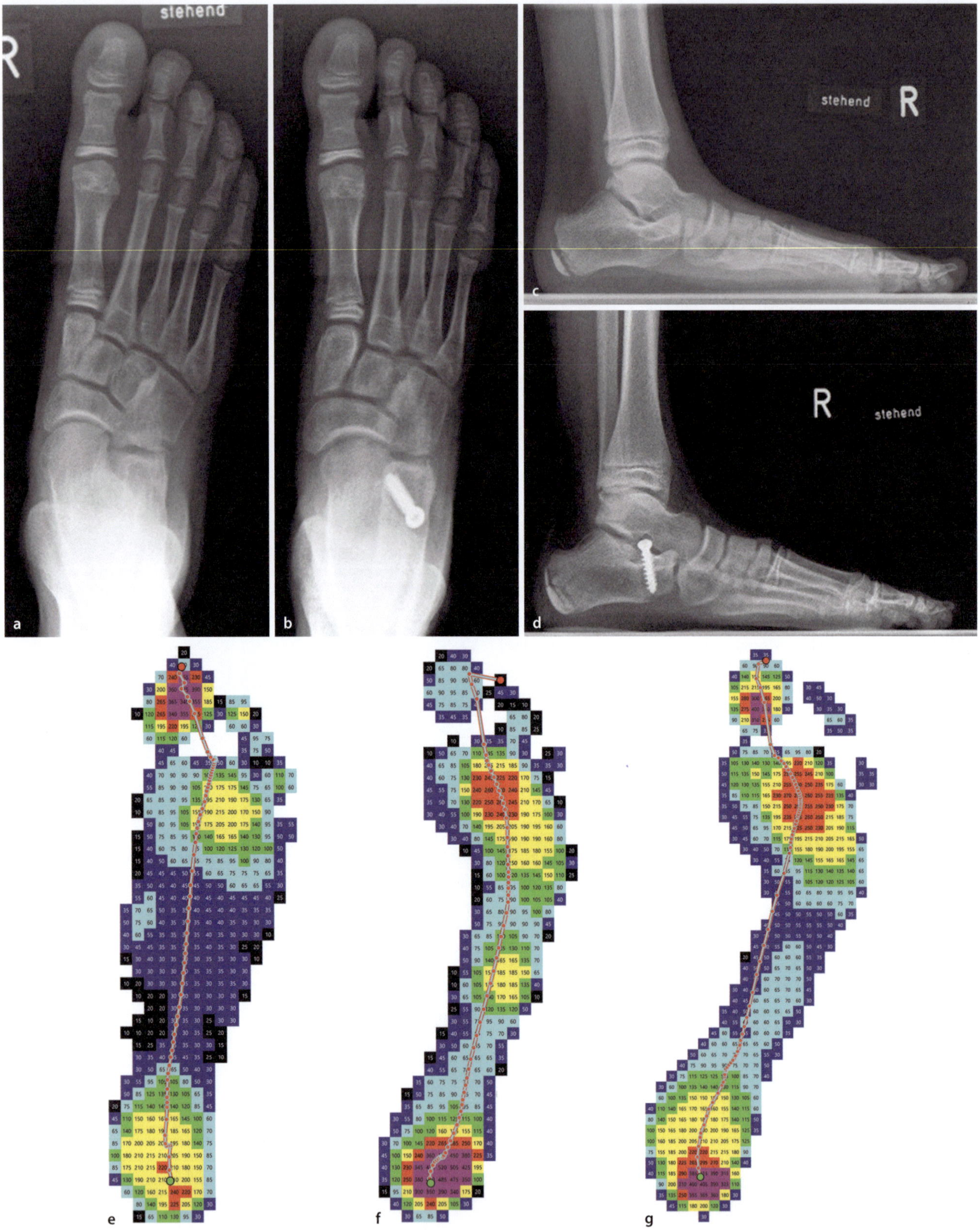

Abb. 4.19a–j Patient jeweils vor (**a**, **c**, **e**, **h**), 18 Monate (**b**, **d**, **f**, **i**) und 4 Jahre (**g**, **j**) nach Kalkaneostop-Arthrorise mit Gastrocnemius-Verlängerung bei einem Jungen im Alter von 12 Jahren zum Zeitpunkt der Operation. Die im seitlichen präoperativen Bild steilgestellte Gelenkfläche des Subtalargelenks (**c**) stellt sich postoperativ deutlich horizontaler ein (**d**). Der pedografische Verlauf zeigt 1,5 Jahre postoperativ (**f**) noch eine vermehrte Fußaußenrand-Belastung gegenüber präoperativ (**e**), die sich im weiteren Verlauf über 4 Jahre postoperativ zurückbildet (**g**).

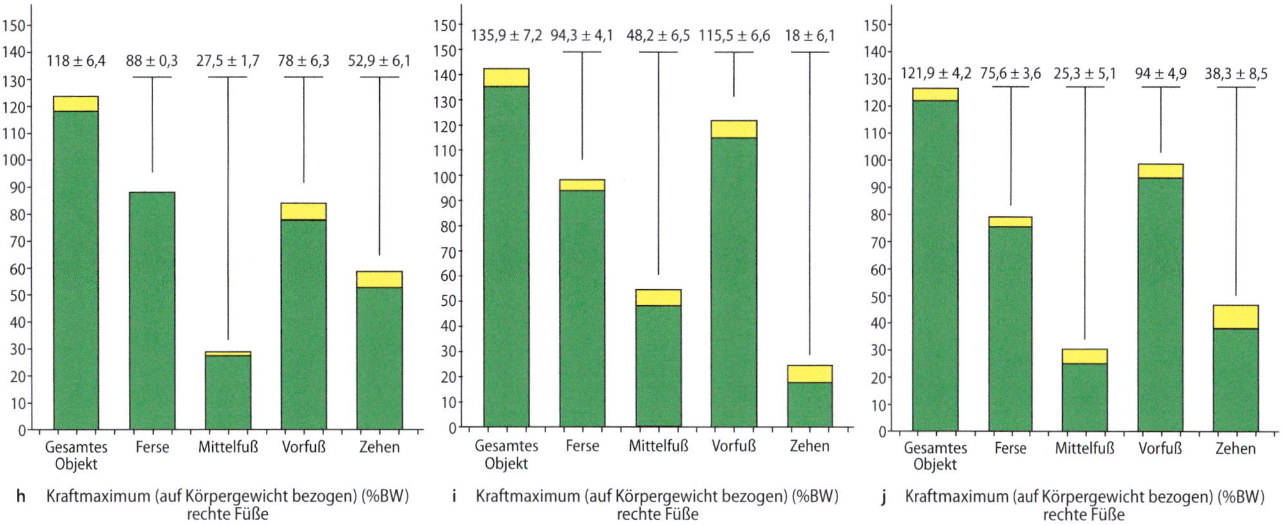

Abb. 4.19h–j (Fortsetzung) Das körpergewichtsbezogene Kraftmaximum im Vorfußbereich nimmt postoperativ nach 1,5 (i) und 4 (j) Jahren gegenüber präoperativ (h) deutlich zu, bei Reduktion des präoperativ kompensatorisch vermehrten Zeheneinsatzes. Abb. 4.11 zeigt die pedografische Entwicklung der nicht behandelten linken Gegenseite im gleichen, über 4-jährigen Verlauf mit deutlicher Funktionsverschlechterung

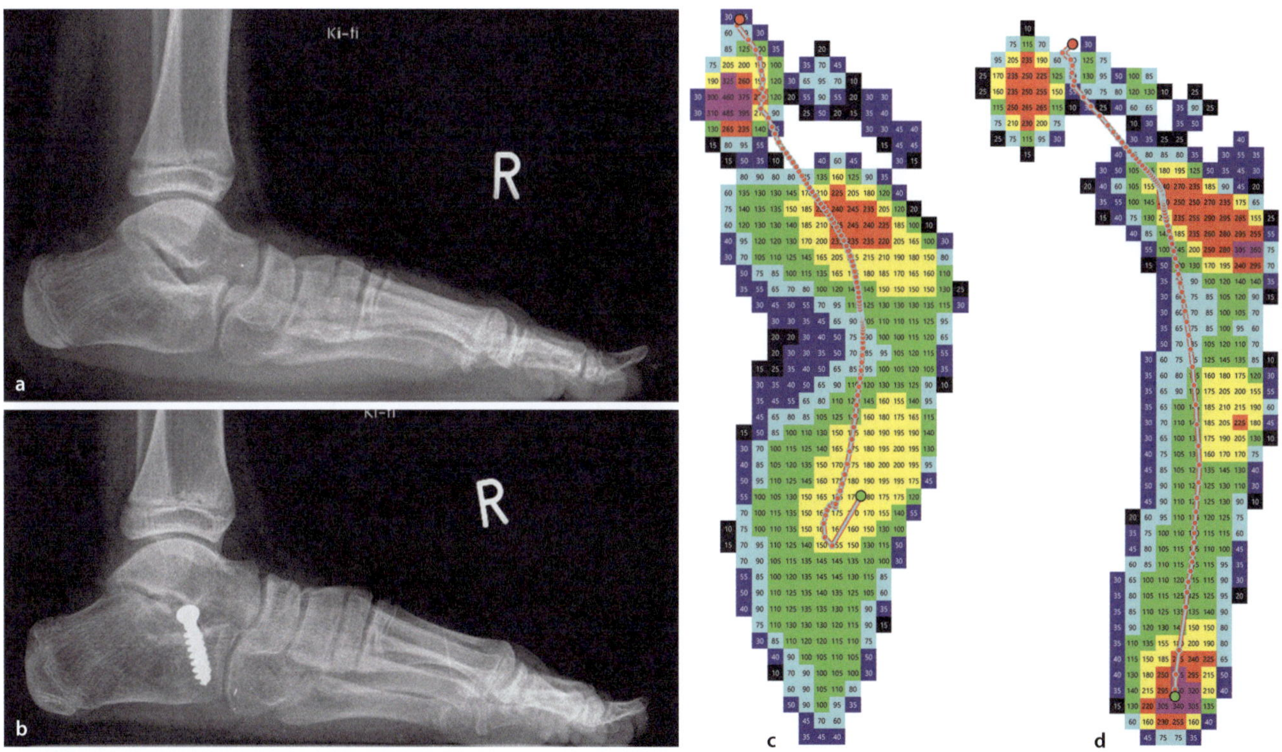

Abb. 4.20a–d 11-jähriger Junge mit Chiari-Malformation und präoperativ (**a** und **c**) besonders schwerer Wadenmuskelverkürzung, erkennbar auch an dem leicht negativen Kalkaneus-Boden-Winkel. 7 Monate nach Kalkaneostop-Arthrorise mit Gastrocnemius-Verlängerung und zusätzlicher dosierter Z-förmiger Achillessehnen-Verlängerung (**b** und **d**) ist eine Fersenbelastung wieder möglich. Die postoperativ bestehende Elevation des medialen Strahls ist radiologisch und pedografisch noch deutlich zu erkennen

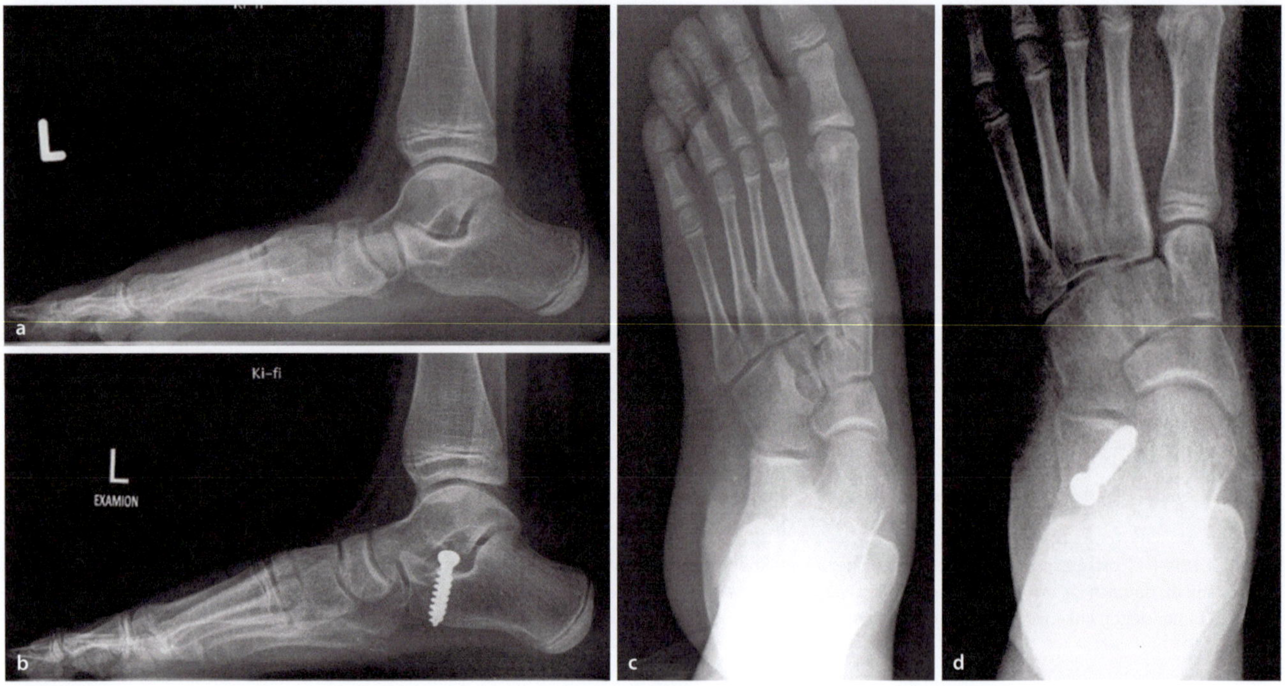

Abb. 4.21a–d Besonders schwere hypermobile Planovalgus-Deformität bei einem 11-jährigen Jungen prä- (**a** und **c**) und postoperativ (**b** und **d**). Die Aufrichtung des Talus ist deutlich zu erkennen, der TMT-Index wurde von -60° auf -28° reduziert

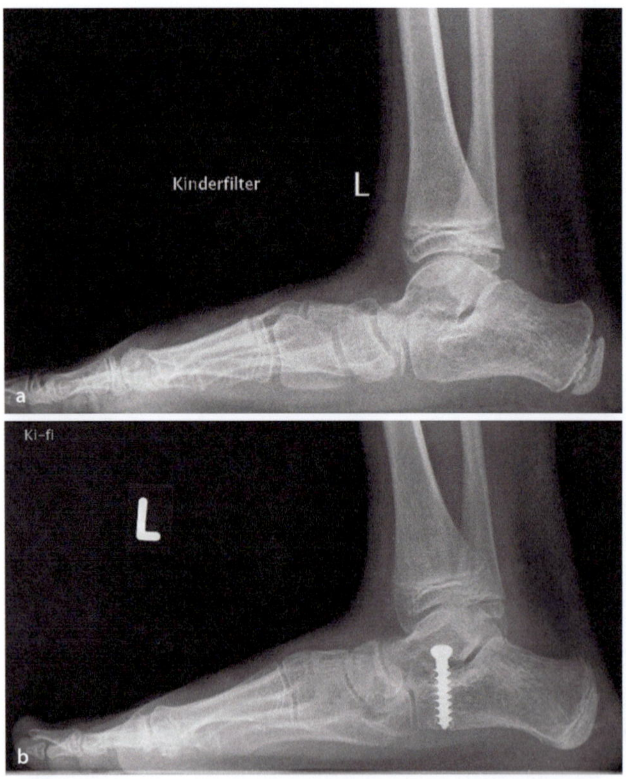

Abb. 4.22a,b 12-jähriger Junge mit Trisomie 21 und extremer Planovalgus-Deformität (**a**). Deutliche Stellungsverbesserung 9 Monate nach Kalkaneostop-Arthrorise (**b**)

4.10.2.3 Fehler, Probleme und Komplikationen

Die Kalkaneostop-Arthrorise ist ein minimalinvasives Verfahren, das keinerlei Gelenkstrukturen irreversibel verletzt. Es ist aber nicht vollständig komplikationsfrei, worauf insbesondere bei Grenzindikationen hingewiesen werden muss. In der Literatur wird kaum näher über unerwünschte Ergebnisse berichtet. De Pellegrin et al. (2014) geben eine Komplikationsrate von 6,3 % im kurzfristigen Verlauf an. Hamel (2010) beschrieb in einer ersten Mitteilung gute Stellungskorrekturen mit allerdings einem größeren Anteil zumindest vorübergehender unerwünschter Erscheinungen. In der überwiegenden Zahl dieser Patienten waren die Probleme von vorübergehender Art oder durch Folgeeingriff lösbar, bzw. entsprechen auch der Lernkurve des Autors mit diesem Verfahren. Es sollen im Folgenden einige Beispiele unerwünschter Ergebnisse dargestellt werden, die z. T. auf fehlerhafter Durchführung beruhen.

Probleme und Komplikationen der Kalkaneostop-Arthrorise

- Fehlpositionierung der Schraube
- Schmerzhaftes Impingement
- Peronealspasmus
- Unterkorrektur
- Später diagnostizierte Coalitio

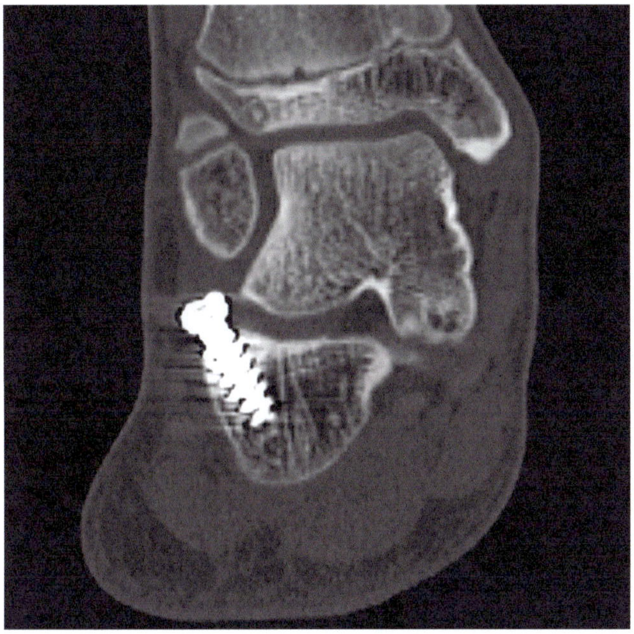

Abb. 4.23 Auswärts fehlpositionierte Kalkaneostop-Schraube ohne Wirkung des Schraubenkopfes auf den Processus lateralis tali (CT-Frontalschnitt)

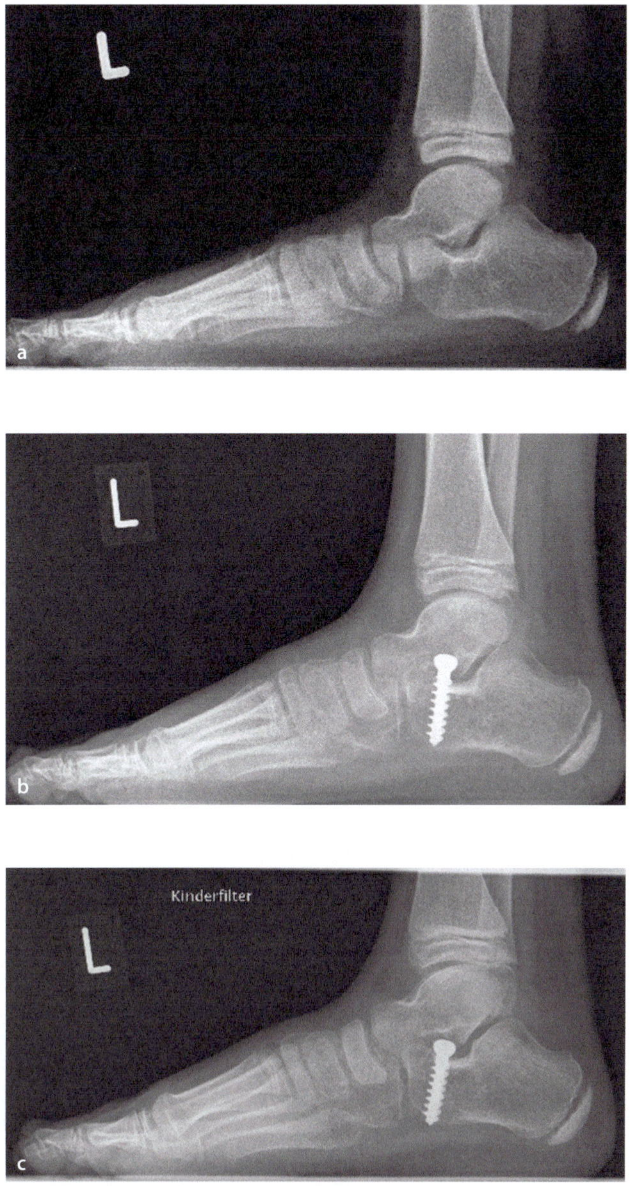

Abb. 4.24a–c 10-jähriger Junge mit Planovalgus-Deformität (**a**). Nach Arthrorise und Gastrocnemius-Verlängerung kam es zu einer deutlichen Korrektur (**b**), allerdings verbunden mit deutlichen Schmerzen an der Schraube. Nach Tieferdrehen der Schraube 4 Monate postoperativ resultierte ein gutes funktionelles Ergebnis mit vollständiger Korrektur (**c**)

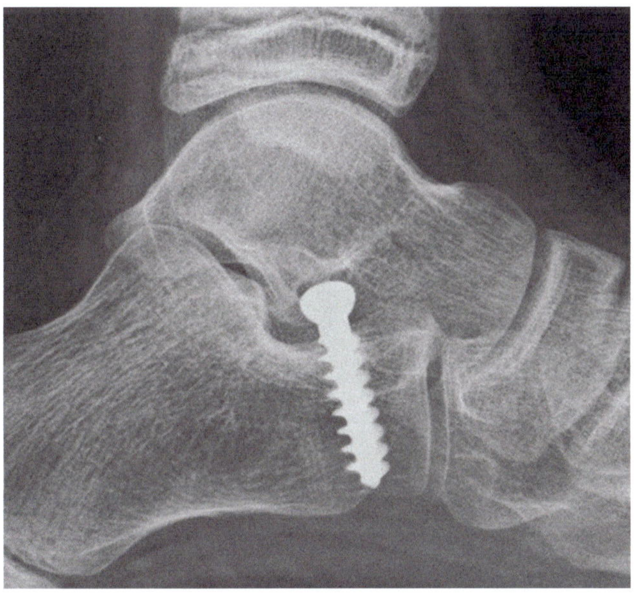

Abb. 4.25 Deutliches Schrauben-Impingement mit Schmerzen und langwierigem Peronealspasmus. Eine – intraoperativ bestätigte – knöcherne Arrosion am Processus lateralis tali durch den Schraubenkopf ist zu erkennen

Da es sich um ein zumindest überwiegend mechanisch wirkendes Verfahren handelt, hat die Positionierung der Schraube erhebliche Bedeutung für das Ergebnis. Das Prinzip des Verfahrens besteht darin, dass der Schraubenkopf ab einer gewissen Eversion Kontakt mit dem Processus lateralis tali aufnimmt und die weitere Eversion verhindert. Damit sind die Lage der Schraube (Abb. 4.23) und auch die Eindrehtiefe von Bedeutung. Wird die Eversion durch zu weites Vorstehen der Schraube zu ausgeprägt eingeschränkt (Überkorrektur, „Impingement"), so kann es zu Schmerzen und sehr hartnäckigem Peronealspasmus kommen (Abb. 4.24 und Abb. 4.25), der in manchen Fällen durch lokale Kortikoidapplikation zu beheben ist; wird sie zu tief eingedreht, wird die Wirkung der Aufrichtung des Fußes zu gering ausfallen (Unterkorrektur). Allerdings zeigt die praktische Erfahrung, dass auch eine suboptimale Schraubenlage mit einem günstigen Ergebnis vereinbar sein kann. Weitere Ausführungen zur Schrauben-Positionierung finden sich bei Hamel (2010).

In der Beurteilung ungünstiger Ergebnisse bleiben jedoch Unklarheiten. So ist aufgrund der Schraubenpositionierung in den in ◘ Abb. 4.26 und ◘ Abb. 4.27 dargestellten Fällen nicht eindeutig zu erklären, warum die angestrebte Aufrichtung hier nicht eintrat. Ein Rückdrehen der Schraube zur Erhöhung des Effektes wäre u. U. zu erwägen in den genannten Fällen. Möglicherweise spielen das Lebensalter, die Verhältnisse an der Navikulokuneiforme-Linie und die Tatsache, dass die Destabilisierung der medialen Säule bei der Rückfuß-Arthrorise grundsätzlich nicht mitbehandelt wird, eine Rolle. Eine Kombination der Arthrorise mit einer Stabilisierung des medialen Strahls (Kuneiforme-mediale-Osteotomie oder Navikulokuneiforme-Arthrodese) bei deutlich pathologischem MASA-Winkel hätte vermutlich zu einer besseren Korrektur geführt. Als praktikable Lösung bietet sich der Verfahrenswechsel auf eine Dübel-Arthrorise an (◘ Abb. 4.27).

Wird eine Arthrorise irrtümlich bei Vorliegen einer rigiden Planovalgus-Deformität bei noch nicht erkennbarer oder nicht erkannter Coalitio durchgeführt, so ist mit einem günstigen Ergebnis nicht zu rechnen (◘ Abb. 4.28). Dagegen kann die Arthrorise in geeigneten Fällen in Kombination mit einer Coalitio-Resektion eingesetzt werden (► Kap. 5).

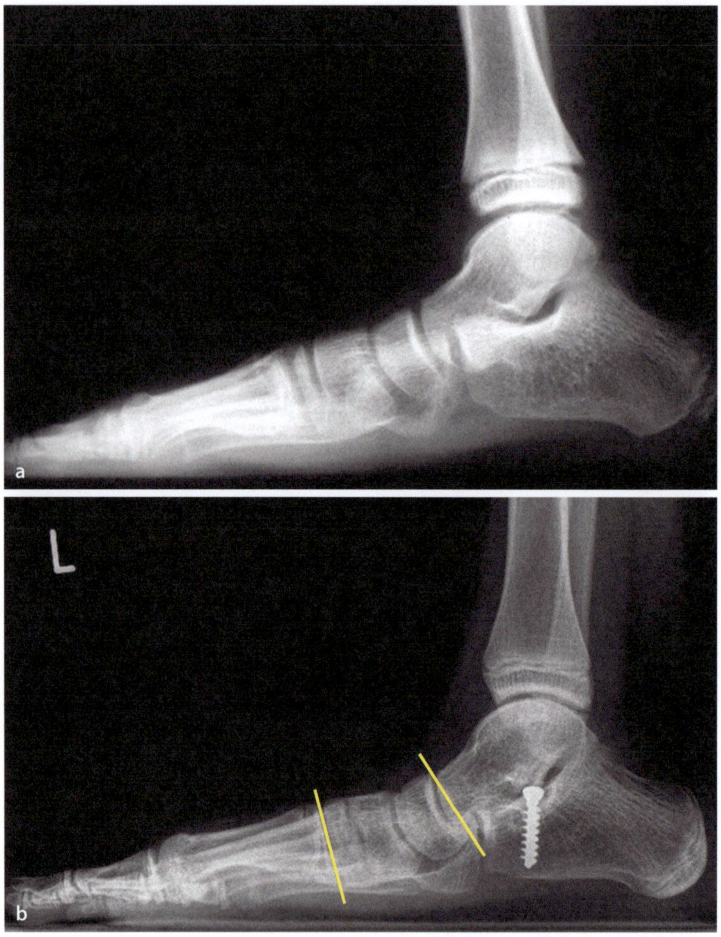

◘ **Abb. 4.26a,b** 9-jähriger Junge vor (**a**) und nach Kalkaneostop-Arthrorise mit Gastrocnemius-Verlängerung (**b**). Zu einer deutlichen Korrektur ist es nicht gekommen. Auffällig ist eine relativ deutliche Navikulokuneiforme-Instabilität, erkennbar am MASA-Winkel („medial arch sag angle" nach Aiyer et al. 2016) von etwa 17°

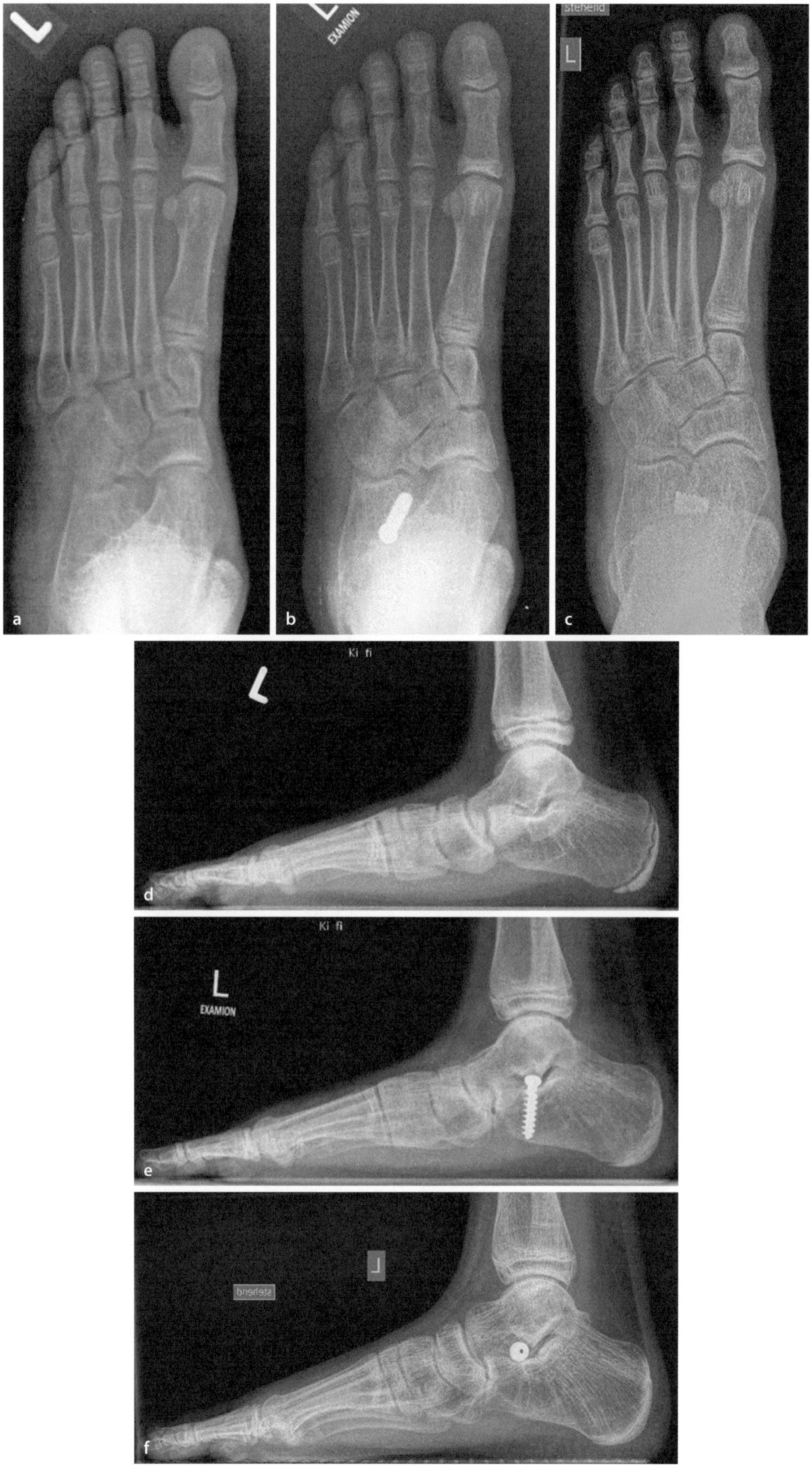

Abb. 4.27a–f 12-jähriger Junge mit deutlicher Planovalgus-Deformität (**a** und **d**). Nach Kalkaneostop-Arthrorise mit Gastrocnemius-Verlängerung kam es nicht zur gewünschten Korrektur, obwohl der Schraubenkopf deutlich am Processus lateralis tali anschlägt (**b** und **e**). 9 Monate postoperativ wurde die Schraube entfernt und eine Dübel-Arthrorise durchgeführt mit guter Korrekturwirkung nach 15 Monaten (**c** und **f**)

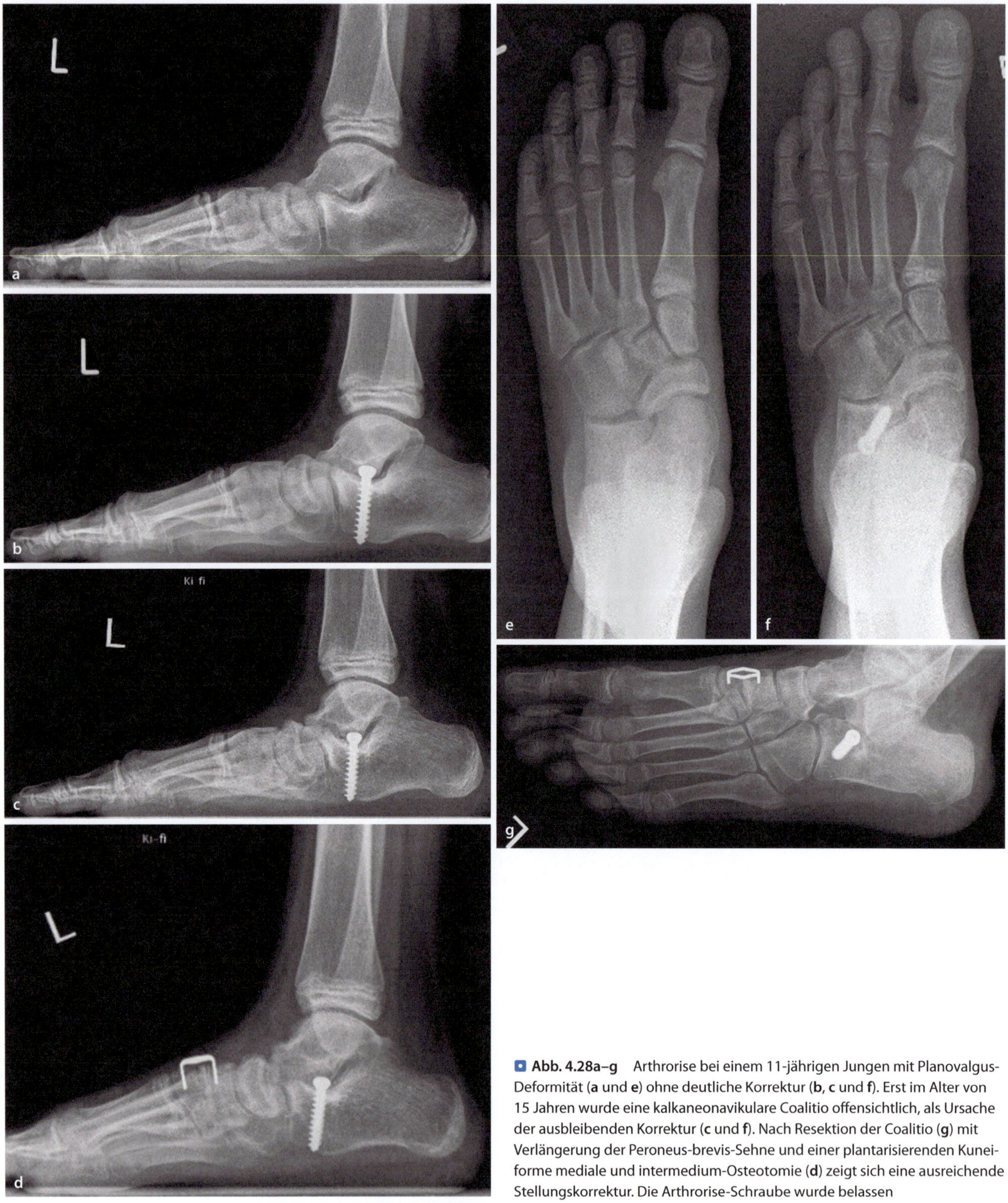

Abb. 4.28a–g Arthrorise bei einem 11-jährigen Jungen mit Planovalgus-Deformität (**a** und **e**) ohne deutliche Korrektur (**b**, **c** und **f**). Erst im Alter von 15 Jahren wurde eine kalkaneonavikulare Coalitio offensichtlich, als Ursache der ausbleibenden Korrektur (**c** und **f**). Nach Resektion der Coalitio (**g**) mit Verlängerung der Peroneus-brevis-Sehne und einer plantarisierenden Kuneiforme mediale und intermedium-Osteotomie (**d**) zeigt sich eine ausreichende Stellungskorrektur. Die Arthrorise-Schraube wurde belassen

4.10.3 Sinus-tarsi-Dübel

Sinus-tarsi-Dübel wurden bereits in den 1970er-Jahren verwendet (Smith und Millar 1983; Green und Williams 2013). Durch Aufspreizen des bei der Planovalgus-Deformität vollständig kollabierten Sinus tarsi mittels eines konisch geformten Dübels mit Gewinde kommt es zur Reposition des Talokalkaneargelenks. Von der Industrie werden Dübel mit unterschiedlichem Design angeboten (Needleman 2005). Im angloamerikanischen Schrifttum wird diese Form der Arthrorise von den Vertretern der Podiatrie seit Langem angewandt, von kinderorthopädischer Seite weiterhin wegen fehlender Langzeitergebnisse und eher günstigem Spontanverlauf der kindlichen Planovalgus-Deformität weitgehend abgelehnt (z. B. Ricco et al. 2014).

4.10.3.1 OP-Verfahren

Technik: Sinus-tarsi-Dübel

- Über eine 1–2 cm lange Hautinzision über dem Sinus tarsi wird ein Führungsdraht in den Sinus tarsi eingeführt, so dass er medialseitig zu tasten und nach einer Gegeninzision hier später auszuführen ist. Dabei ist der leicht schräge Verlauf des Sinus tarsi von lateral-ventral nach medial-dorsal zu berücksichtigen.
- Über den Führungsdraht wird der Sinus tarsi mit Probekörpern aufbougiert, bis die gewünschte Korrektur und Stabilisierung des zuvor hypermobilen Talokalkaneargelenks zu beobachten ist. Dies ist im Bildwandler in beiden Ebenen zu kontrollieren.
- Die ermittelte Implantat-Größe wird nun eingesetzt. Im dorsoplantaren Röntgenbild soll der Dübel lateral genau mit der Kontur des Talus-Halses abschließen (◘ Abb. 4.29), nach Vulcano et al. (2016) und auch nach eigener Erfahrung um etwa 4 mm weiter medial platziert werden.
- Der Führungsdraht wird nach medial herausgezogen.
- Postoperativ kann im Unterschenkel-Hartverband bei Vollbelastung für etwa 2–6 Wochen ruhiggestellt werden, um eine frühe Dislokation zu vermeiden. Dies wird jedoch von anderen Anwendern nicht für notwendig erachtet.

4.10.3.2 Ergebnisse und Behandlungsbeispiele

Einen guten Überblick über die kinderorthopädische Literatur zu den – überwiegend positiven – publizierten Ergebnissen mit Sinus-tarsi-Implantaten bei Kindern bis 2005 geben Needleman (2005) und Metcalfe et al. (2011). Gutierrez und Lara (2005) berichten von guten klinischen und radiologischen Ergebnissen. Allerdings wird das Verfahren von führenden Kinderfuß-Spezialisten weiterhin abgelehnt und die Indikation infrage gestellt (Mosca 2010; Ricco et al. 2014). Die podiatrische Literatur zum Thema ist dagegen unübersehbar (z. B. Tompkins et al. 1993). Hier ist die Dübel-Arthrorise weit verbreitet. Im deutschsprachigen Raum wurden bisher retrospektive Studien an kleineren Fallzahlen publiziert, die ebenfalls überwiegend gute Ergebnisse beschreiben (Schröder et al. 2006; Kuhn et al. 2010; Arnold und Weber 2010). Auch die eigenen ersten Erfahrungen sind positiv und insbesondere die Anwendung in Kombination mit anderen Verfahren scheint eine zukunftsträchtige Bereicherung des therapeutischen Spektrums darzustellen (z. B. ◘ Abb. 4.50).

Es kommt durch die Arthrorise in der Regel zu einer sofortigen Stellungskorrektur, ohne dass ein deutlicher Beweglichkeitsverlust des Talokalkanear-Gelenks zu beobachten ist (◘ Abb. 4.27, ◘ Abb. 4.29 und ◘ Abb. 4.30). Nach den Erfahrungen des Autors kann eine Dübel-Arthrorise besonders dann erfolgreich sein, wenn postoperativ keine relevante Elevation des medialen Strahls persistiert. Dies ist bei der hohen Flexibilität des kindlichen Fußes und der zu erwartenden Adaptation und Kräftigung des M. peroneus longus gegeben. Bei Persistenz der Mittel-Vorfuß-Supination dagegen kommt es in der späten Standbeinphase zu einem valgisierenden Drehmoment auf den Rückfußkomplex mit Gefahr von Schmerzen im Sinus-tarsi-Bereich.

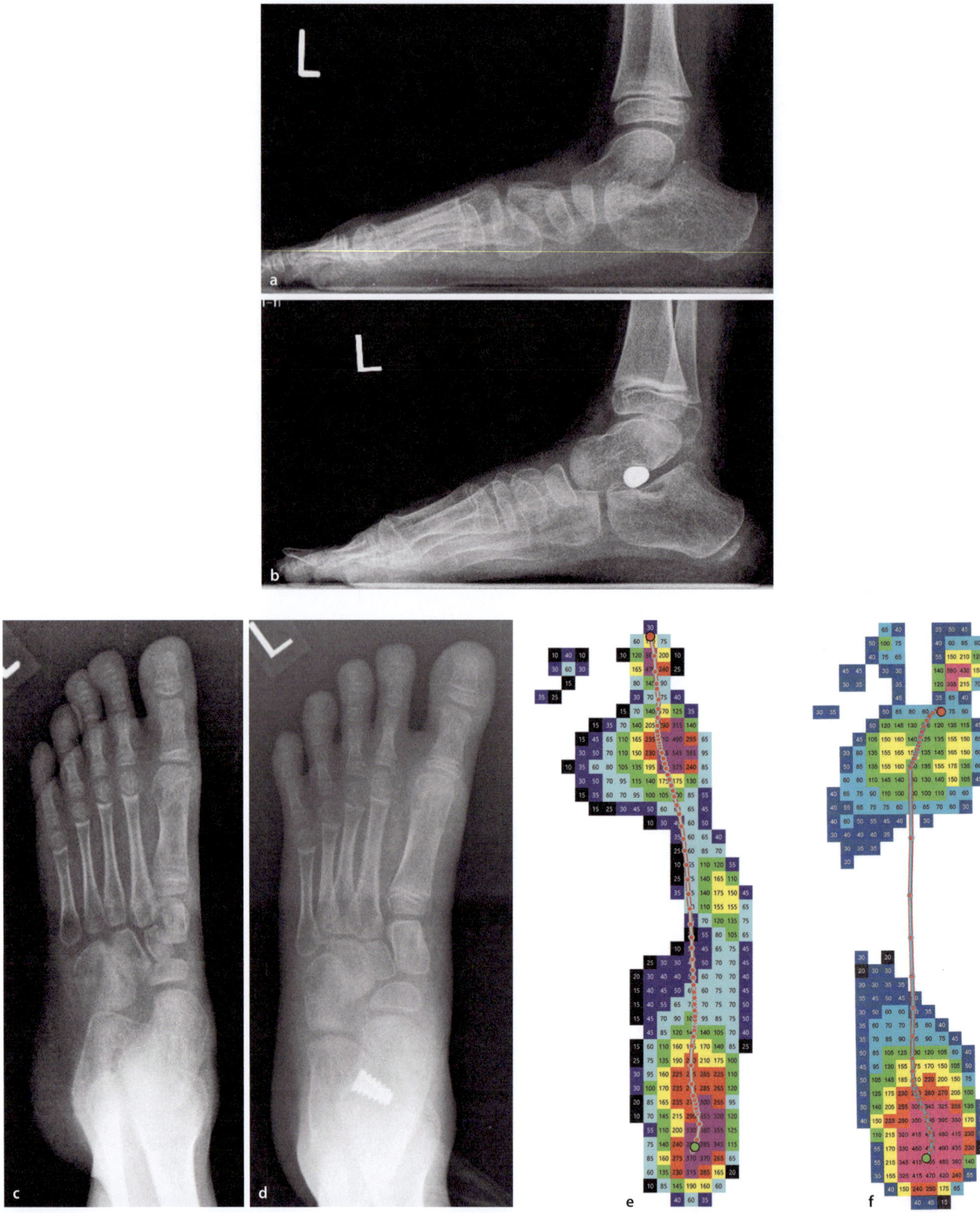

Abb. 4.29a–f 8,5-jähriger Patient mit sehr ausgeprägter Planovalgus-Deformität (**a** und **c**), erkennbar besonders an dem präoperativen Pedogramm (**e**). Postoperativ (**b** und **d**) vollständige Korrektur. Der präoperativ stark plantarflektierte Talus (**a**) erscheint postoperativ deutlich reponiert, erkennbar am korrigierten TMT-lat-Winkel. Der Dübel schließt im ap-Bild (**d**) genau mit der lateralen Talus-Hals-Kontur ab; 20 Monate postoperativ (f) hat sich die Druckverteilung weitgehend normalisiert

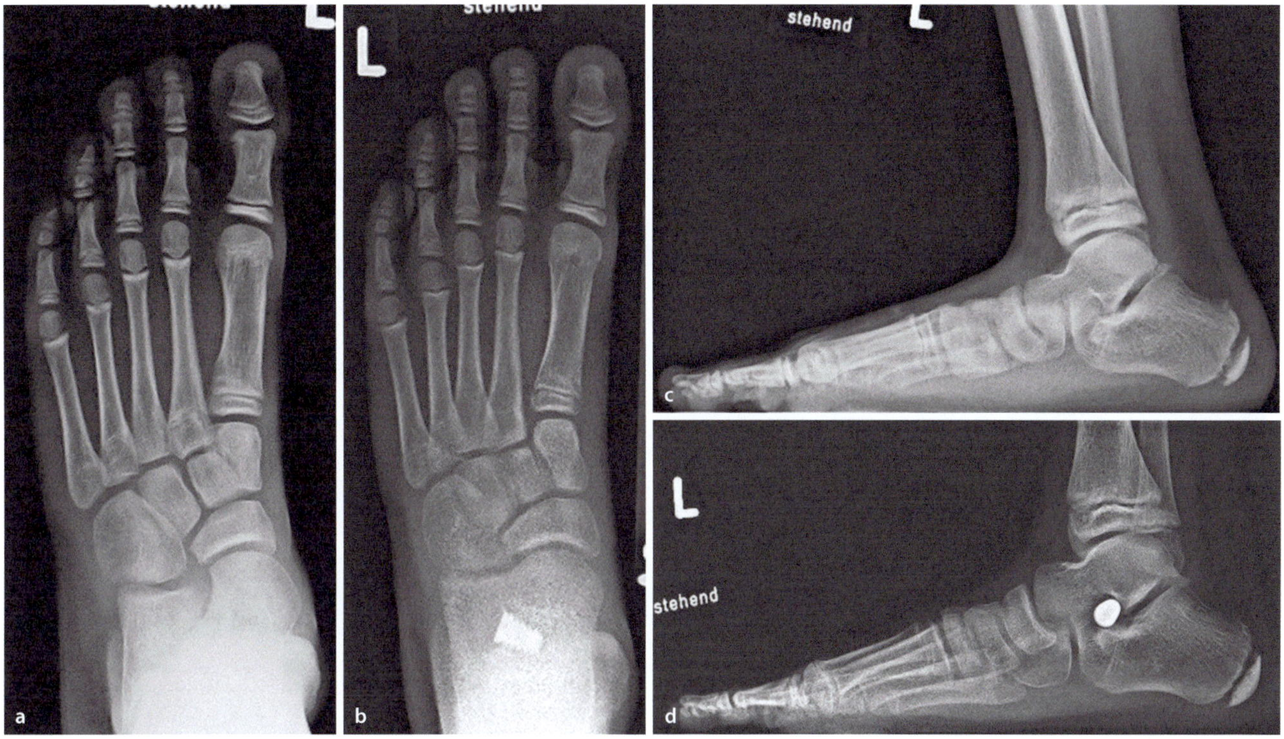

Abb. 4.30a–d 11-jähriger Patient vor (**a** und **c**) und nach Dübel-Arthrorise (**b** und **d**) ohne Gastrocnemius-Verlängerung mit gutem Korrektur-Effekt

4.10.3.3 Fehler, Probleme und Komplikationen

Bei Verwendung eines Bildwandlers ist der Eingriff technisch einfach. Schwierigkeiten kann die Wahl der Implantatgröße bereiten; Über- und Unterkorrekturen sind möglich. Wie bei der – häufig nur additiven und temporären – Verwendung von Sinus-tarsi-Dübeln im Erwachsenenalter kommt es bei einem erheblichen Anteil der Patienten zu Beschwerden. Nicht selten wird eine Dislokation des Spacers beobachtet (Abb. 4.31). Hierbei spielt die Form des gewählten Implantats offenbar eine Rolle. Es wurden andererseits auch Fälle von Dislokation beobachtet, in denen es trotzdem zur gewünschten Stellungskorrektur kam. Kritisch zu sehen ist die Verwendung von Sinus-tarsi-Dübeln z. B. bei der Klumpfuß-Überkorrektur (Abb. 4.32).

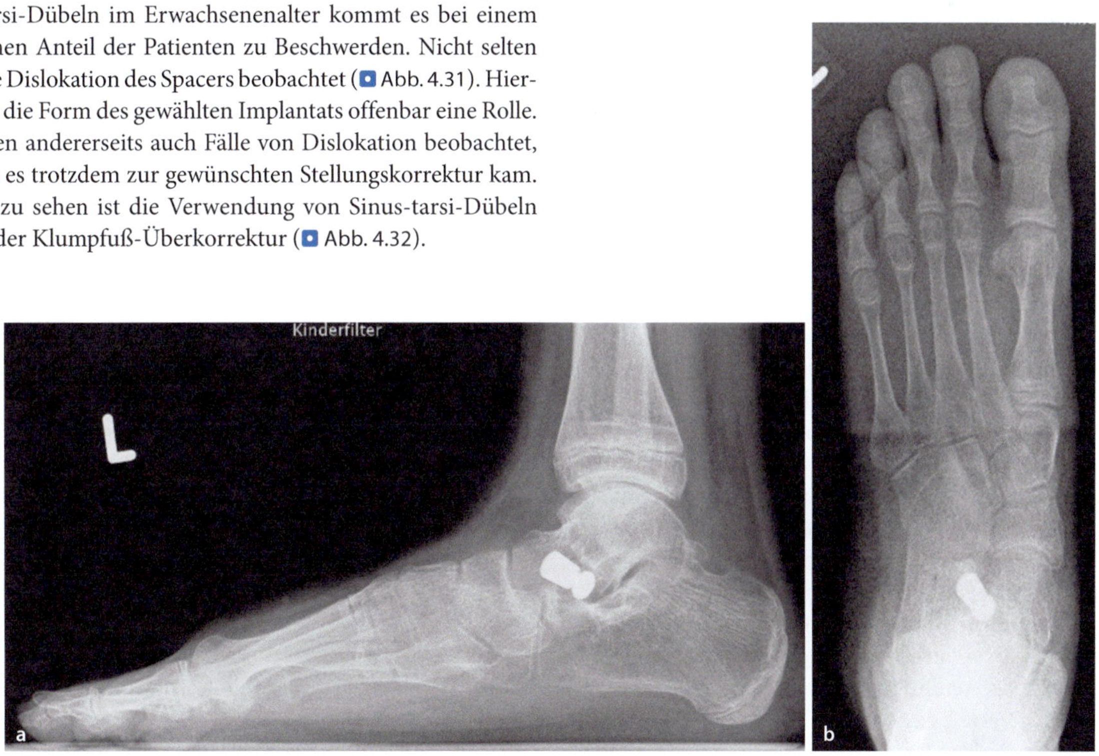

Abb. 4.31a,b Bei einem auswärts implantierten Sinus-tarsi-Spacer kam es postoperativ zu einer deutlichen Dislokation

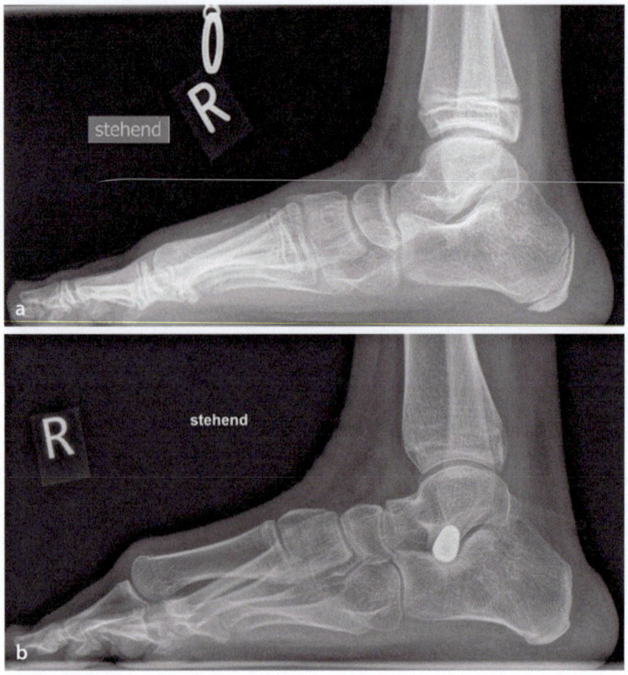

◻ Abb. 4.32a,b Bei einem 11-jährigen Mädchen mit Klumpfuß-Überkorrektur (**a**) wurde auswärts ein Sinus-tarsi-Dübel eingesetzt. Die Patientin hatte persistierend Schmerzen am Implantat und entwickelte innerhalb von 2,5 Jahren (**b**) eine deutliche Dorsal-bunion-Deformität, möglicherweise durch Überaktivität des M. tibialis anterior zur Schmerzvermeidung

4.10.4 Bewertung der Arthrorise-Verfahren

Nach derzeitigem Kenntnisstand und den Erfahrungen des Autors sind die Arthrorise-Verfahren wirksame Eingriffe zur Wachstumslenkung mit minimal-invasivem Charakter, die bei geeigneter Indikation empfohlen werden können. Beide angesprochenen Verfahren sind allerdings nicht vollständig komplikationsfrei, was ihren Einsatz auf ausgeprägte Planovalgus-Deformitäten beschränken sollte. Eine Entfernung der Arthrorise-Implantate nach Wachstumsabschluss sollte grundsätzlich empfohlen werden.

Wie auch in der Erwachsenen-Fußchirurgie werden Dübel-Arthrorisen heute vermehrt in Kombination mit anderen Verfahren eingesetzt. So ist z. B. die zusätzliche Stabilisierung des medialen Fußstrahls nicht selten zu erwägen (◻ Abb. 4.28 und ◻ Abb. 4.51). In Zukunft werden auch am kindlichen Fuß vermutlich zunehmend kombinierte Prozeduren angewandt werden, in denen die Arthrorise nur einen Bestandteil des Gesamteingriffes darstellt (◻ Abb. 4.50). Auch etwa eine Kombination mit der Kalkaneus-Verschiebeosteotomie ist möglich zur Rückfuß-Korrektur.

Welche Form der Arthrorise vorzuziehen ist, erscheint aufgrund der vorliegenden Literatur noch nicht entschieden. Vogt et al. 2016 fanden in einer vergleichenden Untersuchung als Hauptkomplikation bei den Dübel-Arthrorisen Implantat-assoziierte Probleme und bei der Kalkaneostop-Arthrorise Peronealspasmen aufgrund von nicht idealer Schraubenpositionierung. Die Autoren favorisieren insgesamt das Kalkaneostop-Verfahren. Es bietet den Vorteil, dass die Weichteilstrukturen des Sinus tarsi (intraossäre Bänder, propriozeptiv-wirksame Rezeptoren) nicht tangiert werden. Ob bei Anwendung von Dübeln hierdurch langfristig Nachteile entstehen können, ist nicht bekannt.

4.11 Korrekturosteotomien beim älteren Kind und Jugendlichen

In ähnlicher Weise wie bei den Arthrorisen wird auch bei der Indikationsstellung zu den – z. T. wesentlich aufwändigeren – Korrekturosteotomien vorgegangen, die bei gegebener Indikation (▸ Abschn. 4.5) dann in Betracht kommen, wenn bis zur vollständigen Ausreifung nicht mehr genügend Zeit verbleibt, um mit einer ausreichenden Stabilisierung durch eine Arthrorise rechnen zu können. Erfahrungen mit eigenen Patienten zeigten darüber hinaus, dass das durchschnittliche Korrekturpotenzial der Kalkaneus-Verlängerungsosteotomie dasjenige der Arthrorisen übersteigt, wenn dies auch im Einzelfall sehr unterschiedlich sein kann (Hamel 2010). Auch zeigte sich die Aufrichtung des Kalkaneusboden-Winkels deutlicher (◻ Abb. 4.45). Daher scheint bei besonders ausgeprägten Fehlstellungen ein Vorteil bei den Osteotomien zu liegen. Auch ist zu bedenken, dass die Arthrorisen – in der Regel isoliert durchgeführt – grundsätzlich nur am Rückfuß angreifen, während mit den Osteotomien auch der mediale Strahl stabilisiert werden kann (und in den meisten Fällen sollte).

Grundsätzlich können Korrekturosteotomien auch im späteren Alter, also z. B. im jüngeren Erwachsenenalter durchgeführt werden. Argumente für einen frühen Eingriff im ausklingenden Wachstumsalter sind die bessere Heilungstendenz und Anpassungsfähigkeit des jugendlichen Fußes an den postoperativ veränderten Zustand. Es haben sich zwei Verfahren bewährt, die im Folgenden dargestellt werden, die Kalkaneus-Verschiebeosteotomie und die tarsale Triple-Osteotomie. Eine isolierte Kalkaneus-Verlängerungsosteotomie wird vom Autor seit vielen Jahren nicht mehr durchgeführt.

4.11.1 Kalkaneus-Verschiebeosteotomie

Die isolierte Kalkaneus-Verschiebeosteotomie (Wagner 1986) ist ein sehr bewährtes und wirksames Verfahren zur Rückfußkorrektur in der Frontalebene ohne negative Auswirkungen auf die Mittel-Vorfuß-Supination. Es ist damit besonders bei den Fällen indiziert (▸ Abschn. 4.3.3), bei denen der Rückfußvalgus gegenüber den anderen Fehlstellungskomponenten deutlich vorherrscht. Ein zusätzlicher Effekt neben der positiven Beeinflussung der Rückfußstatik ist die Erhöhung des Wirkungsgrades des M. tibialis posterior. Wie ◻ Abb. 4.33 zeigt, kann es aus funktioneller Sicht zu einer deutlichen Normalisierung der Lastverteilung kommen. Der Eingriff wird zunehmend auch in minimalinvasiver Technik durchgeführt.

Technik: Kalkaneus-Verschiebeosteotomie

- Über eine 3–4 cm lange schräge Hautinzision wird der laterale Corpus-Tuber-Übergang des Kalkaneus subperiostal freigelegt. Die Inzision liegt deutlich dorsal-plantar des N.-suralis-Verlaufs und dieser Nerv sollte bei dem Eingriff ohne Darstellung im Weichteilverbund verbleiben. Der Schnitt wird direkt bis auf die Kortikalis geführt, ohne eine schichtweise Präparation.
- Das Periost wird nach anterior-kranial abgeschoben, ohne den Ansatz des Lig. fibulocalcaneare zu schwächen und der Knochen wird beidseitig subperiostal mit Hohmann-Haken umfahren.
- Unter Verwendung der oszillierenden Säge (besonders kranial und kaudal, nahe der Hohmann-Haken), verschiedener Meißel und wieder der Säge wird der Kalkaneus komplett durchtrennt.
- Durch die unten beschriebene Technik des wechselseitigen Arbeitens mit oszillierender Säge und Meißel ist eine Schonung der Weichteile und Vermeidung stärkerer Überhitzung des Knochens durch die Säge-Einwirkung möglich.
- Das Tuber-Fragment wird dann bis zur vollen Korrektur der Rückfußvalgus-Komponente nach medial verschoben (◘ Abb. 4.39). Die Osteosynthese erfolgt beim Kind durch zwei perkutan gesetzte Kirschner-Drähte, die etwa für 4 Wochen belassen werden.

Technisches Vorgehen bei der Kalkaneus-Osteotomie (Prinzip)

- Oszillierende Säge bis zur Gegenkortikalis (Kühlung!)
- Meißel zum leichten Aufdehnen der noch unvollständigen Osteotomie
- Osteotomie der Gegenkortikalis mit der Säge (sehr vorsichtig!)
- Distraktion der Osteotomie durch Rotieren des eingeführten Meißels
- Einbringen des Osteotomie-Spreizers bei quergestelltem Meißel
- Aufdehnen der Osteotomie (Lösen des Periosts)
- Korrektur und Fixation

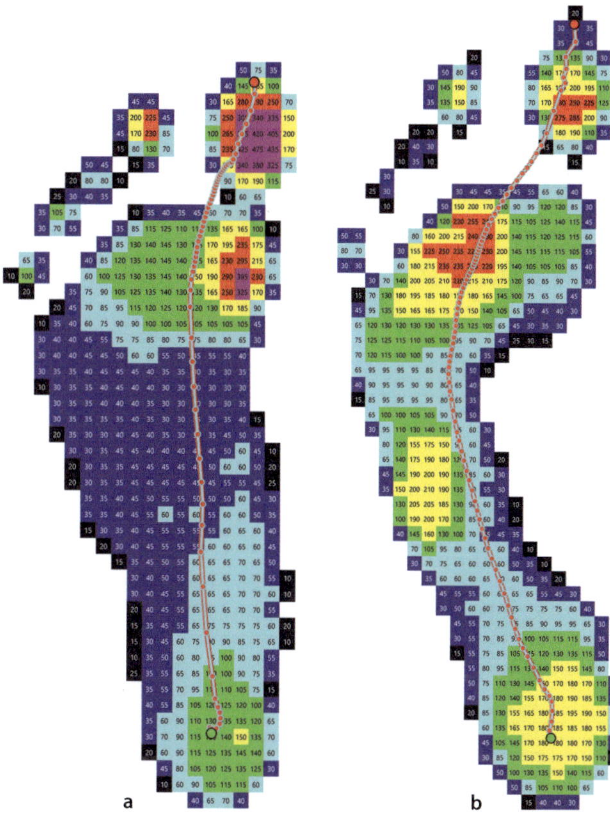

a b

◘ **Abb. 4.33a,b** Präoperative (**a**) und 22 Monate postoperative Pedografie (Maximaldruckbild) (**b**) nach Kalkaneus-Verschiebeosteotomie mit Gastrocnemius-Verlängerung bei einem 12-jährigen Jungen. Bei der quantitativen Analyse der Pedografie fällt besonders auf, dass erst postoperativ das Kraftmaximum in der späten Standbeinphase erreicht wird (**b**), ein Ausdruck der guten Stabilisierung des Fußes unter dem Einfluss der Tibialis-posterior-Wirkung

4.11.2 Tarsale Triple-Osteotomie (TTO)

Die Kalkaneus-Verlängerungsosteotomie nach Evans (1975) mit vollständiger Durchtrennung des Kalkaneus zwischen mittlerer und vorderer Gelenkfacette, seit den 90er-Jahren besonders von Mosca (1995) verbreitet, stellt ein wirksames Korrektur-Verfahren der Planovalgus-Deformität im späteren Kindes- und Jugendalter dar. Hintermann (2015) legt die Osteotomie weiter dorsal zwischen hinterer und mittlerer Gelenkfacette als unvollständige Openwedge-Osteotomie an (◘ Abb. 4.34). Die Fersenbein-Verlängerung korrigiert insbesondere in der Transversal-Ebene die Mittel-Vorfuß-Abduktion, hat aber auch einen Korrektureffekt auf den Rückfußvalgus. In welcher Weise die Mittel-Vorfuß-Supination beeinflusst wird, ist nicht eindeutig. Insgesamt kann die Kalkaneus-Verlängerungsosteotomie insofern als eine Form der Arthrorise betrachtet werden, als sie das Bewegungsausmaß des subtalaren Komplexes in Richtung der Eversion begrenzt. Aus der Erfahrung mit Planovalgus-Korrekturen im Kindes- und Erwachsenenalter, aus pedografischen Beobachtungen und in der Rezeption der neueren Literatur besonders aus der Gruppe um Deland (z. B. Oh et al. 2013) hat der Autor die tarsale Triple-Osteotomie (TTO) entwickelt (◘ Abb. 4.35; Hamel und Nell 2014; Hamel et al. 2016). Sie hat seit 2008 sukzessive die isolierte Kalkaneus-Verlängerungsosteotomie im eigenen Vorgehen vollständig ersetzt. Die hierfür wesentlichen Erkenntnisse sollen im Folgenden erläutert werden.

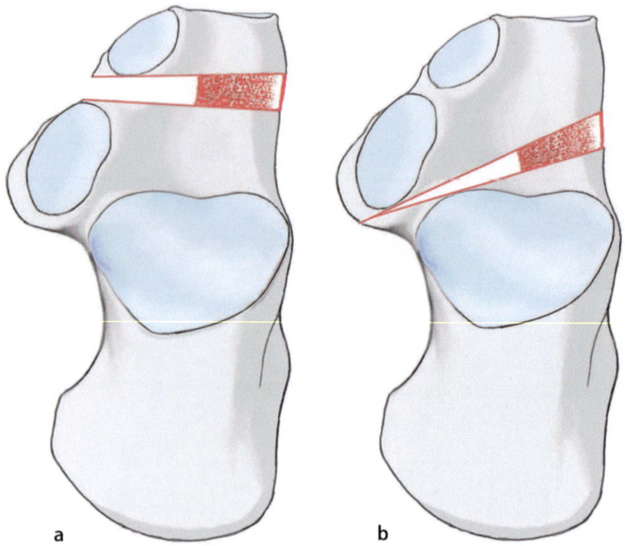

◻ **Abb. 4.34a,b** Formen der Kalkaneus-Verlängerung: Evans-Osteotomie mit kompletter Durchtrennung des Kalkaneus (**a**) und Hintermann-Osteotomie als Open-wedge-Osteotomie weiter dorsal (**b**)

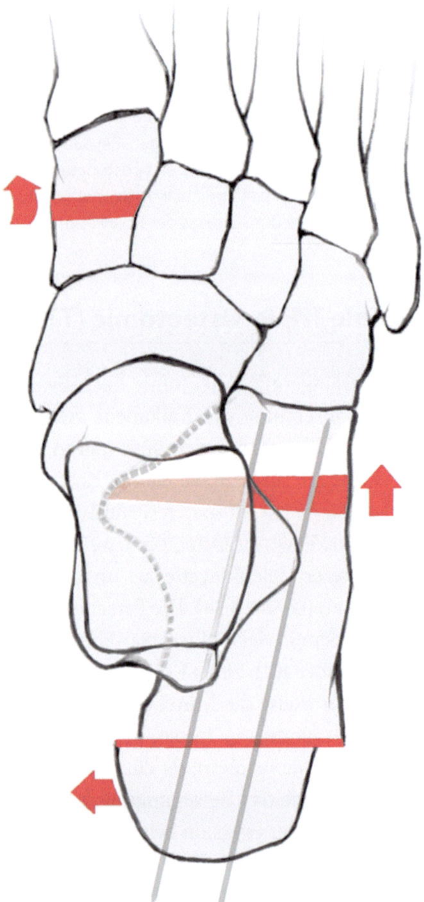

◻ **Abb. 4.35** Prinzip der TTO. Durch die dosierte Korrektur an drei Lokalisationen werden die Einzelkomponenten der Planovalgus-Deformität gezielt adressiert

4.11.2.1 Biomechanische Grundlage und Korrektur-Prinzipien

Zur Entwicklung der TTO gaben folgende Überlegungen und Beobachtungen Anlass:

- Die Planovalgus-Deformität ist immer als dreidimensionale Deformität zu verstehen (► Abschn. 4.3). Exzessive Eversion des Rückfußkomplexes und Destabilisierung des medialen Strahles bestehen immer kombiniert.
- Die Kalkaneus-Verlängerung hat zwar einen varisierenden Effekt auf die Rückfußvalgus-Komponente; dieser ist aber so gering, dass es einer übermäßigen Verlängerung bedürfte, um auch die Rückfußvalgus-Komponente ausreichend zu korrigieren.
- Bei starker Verlängerung besteht – dosisabhängig – neben einer ausgeprägten Reduktion der subtalaren Beweglichkeit die Gefahr einer störenden Überlastung des lateralen Fußrandes (◻ Abb. 4.36 und ◻ Abb. 4.37) und des Kalkaneokuboid-Gelenks (Xia et al. 2013).
- Insbesondere bei ausgeprägter Kalkaneus-Verlängerung kommt es nicht selten zu – in ihrer klinischen Bedeutung nicht ganz geklärten – Subluxationsstellungen des Kalkaneokuboid-Gelenks (Moraleda et al. 2012).
- Der Einfluss der Kalkaneus-Verlängerung auf die Mittel-Vorfuß-Supination ist umstritten. Nach eigener Beobachtung kommt es in der Regel nicht zu einer ausreichenden Korrektur dieser Komponente. Deshalb ist eine zusätzliche Absenkung des medialen Strahls in der Regel erforderlich (◻ Abb. 4.40).

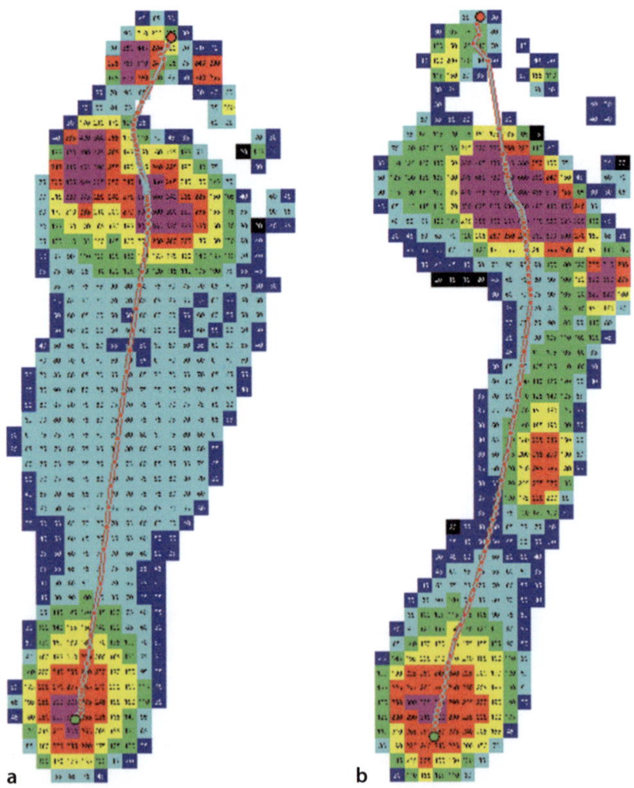

◻ **Abb. 4.36a,b** Vor (**a**) und nach (**b**) Korrektur einer schweren Planovalgus-Deformität im jugendlichen Alter. Nach isolierter Kalkaneus-Verlängerung kam es zu einer Überlastung des lateralen Fußrandes mit weitgehender Entlastung des Metatarsale I

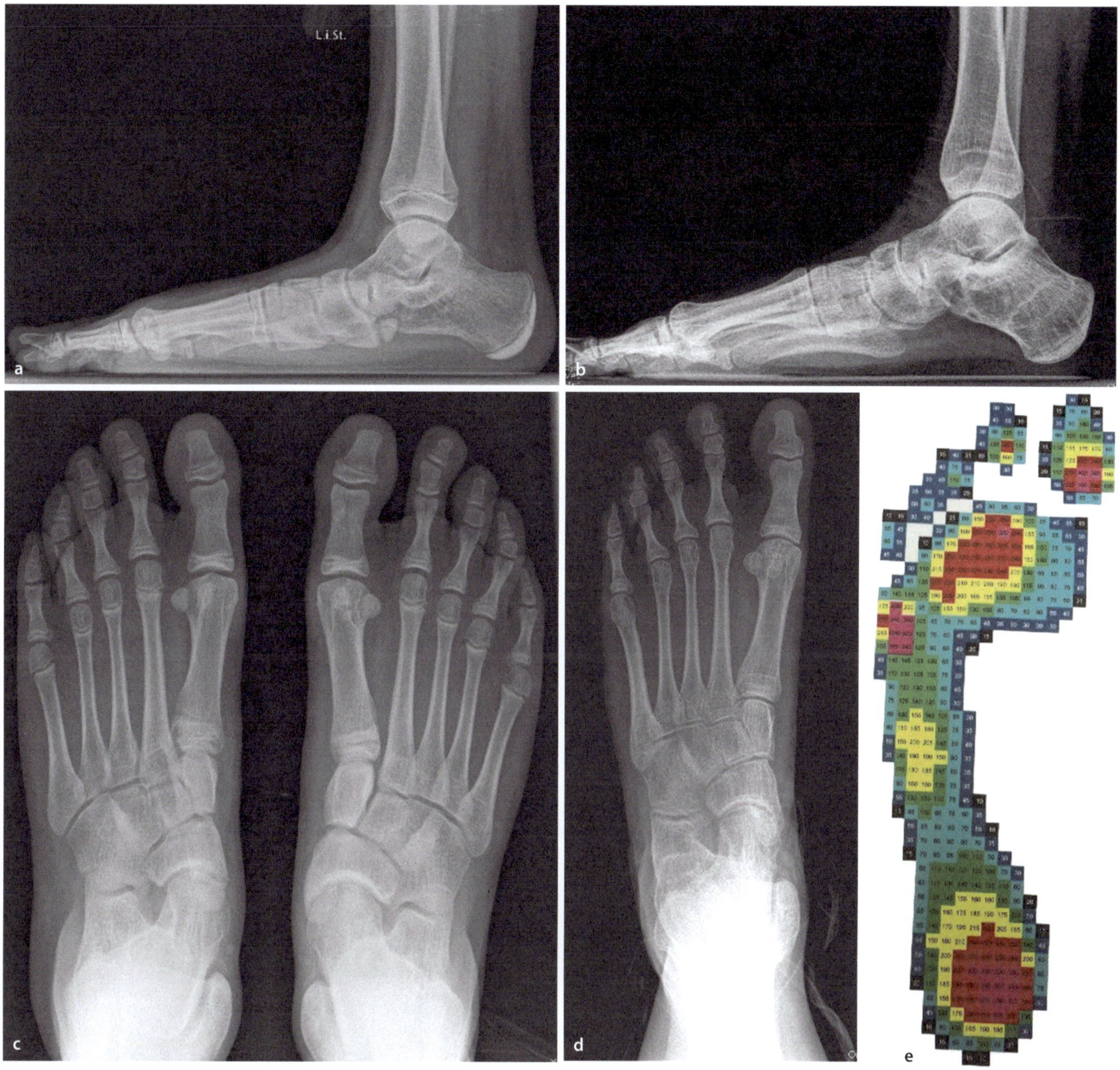

Abb. 4.37a–e 11-jähriges Mädchen mit sehr ausgeprägter Planovalgus-Deformität linksbetont (**a** und **c**). 3 Jahre nach Kalkaneus-Doppelosteotomie mit Verlängerung von 10 mm gute Rückfußkorrektur (**b** und **d**). Die pedografische Analyse zeigt jedoch eine deutliche Überlastung des lateralen Fußrandes mit weitgehender Entlastung des medialen Strahls (**e**). Dies persistierte in den Folgejahren. In diesem Fall wären eine moderatere Kalkaneus-Verlängerung und die Hinzufügung einer plantarisierenden Maßnahme am medialen Strahl günstiger gewesen

Aus diesen Erkenntnissen wurden folgende Konsequenzen abgeleitet:

- Die Kalkaneus-Verlängerung wird wegen ihres Korrekturpotenzials in der Transversalebene als Bestandteil der TTO benötigt, kann aber deutlich geringer dosiert werden, als es bei isolierter Anwendung üblich ist. Damit kann sie in nicht zu schweren Fällen auch im Sinne einer Open-wedge-Osteotomie, wie von Hintermann (2015) vorgeschlagen, konzipiert werden.
- Regelhaft ist eine Kalkaneus-Verschiebung hinzuzufügen, um die biomechanisch wichtige Rückfußvalgus-Komponente in der Frontalebene vollständig zu korrigieren.
- Da die Rückfußeversion zwangsläufig mit einer Elevation des medialen Strahls in der Sagittalebene verbunden ist, ist eine plantarisierende Maßnahme grundsätzlich mit einzuplanen. In hypermobilen Fällen scheint eine Open-wedge-Osteotomie des Os cuneiforme wegen ihrer stabilisierenden Wirkung auf die Navikulokuneiforme-Gelenklinie sinnvoll (Cotton 1936; Hirose und Johnson 2004); bei nichthypermobilen Zuständen (z. B. rigide Planovalgus-Deformität bei Coalitio) ist eine Closed-wedge-Osteotomie vorzuziehen, die den (überlangen) medialen Fußrand zusätzlich leicht verkürzt.

Offenbar ähnliche Erfahrungen führten zur Entwicklung der „Triple-C-Operation“ (Rathjen und Mubarak 1998), bei der allerdings eine Verlängerung des Kuboid anstelle der Kalkaneus-Verlängerung durchgeführt wird. Damit wird zwar der laterale Fuß-

4

rand ebenfalls verlängert, nicht aber eine Reduktion der Eversion und damit Stabilisierung des talokalkaneo-navikularen Komplexes erreicht. Moraleda et al. (2012) stellten in einer radiologischen Analyse fest, dass – wie zu erwarten – das talonavikulare Alignment hierdurch deutlich weniger korrigiert wird als mit einer Kalkaneus-Verlängerung.

4.11.2.2 OP-Technik

Es wird im Folgenden die Technik der TTO über drei separate Zugänge dargestellt, wie sie 2016 beschrieben wurde (Hamel 2016). Die Kalkaneus-Verlängerung kann – in sehr ausgeprägten Fällen – in der Technik nach Mosca (1995), ansonsten eher in der Hintermann-Version (2015) vorgenommen werden (◻ Abb. 4.34b). Die Kalkaneus-Verschiebeosteotomie ist grundsätzlich alternativ auch minimal-invasiv durchführbar. Am medialen Strahl ist bei rigiden Füßen eine Closed-wedge-Osteotomie, bei hypermobilen Füßen eine Open-wedge-Osteotomie (Cotton) vorzuziehen.

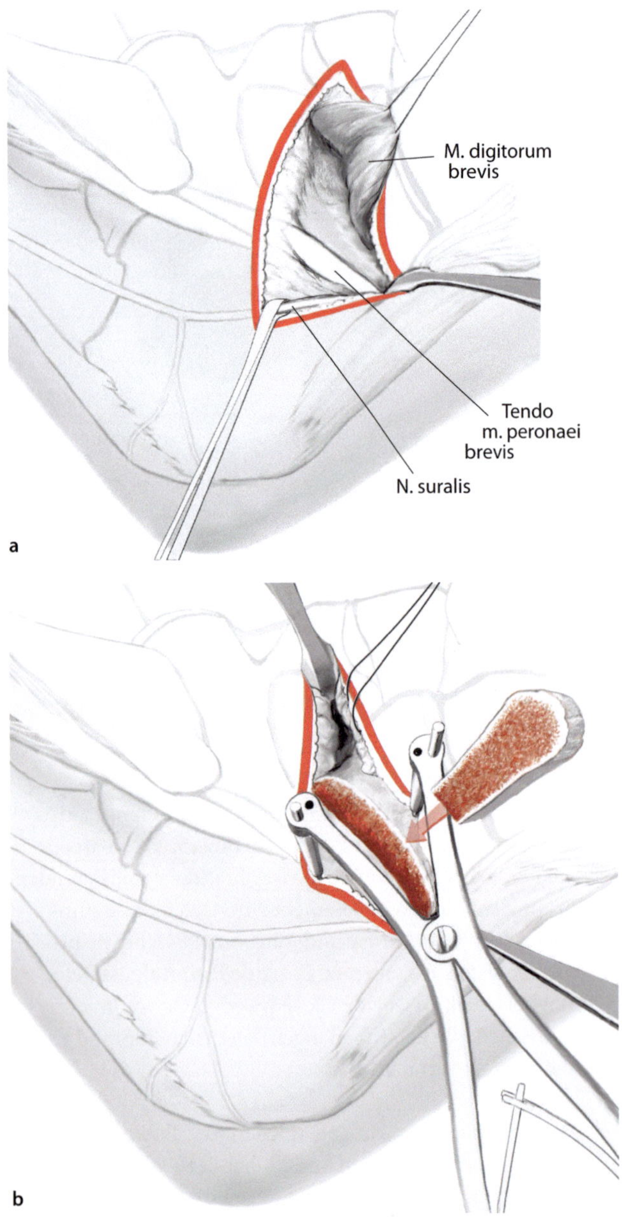

◻ **Abb. 4.38a,b** Kalkaneus-Verlängerungsosteotomie über eine lateralseitige schräge Hautinzision mit L-förmiger Ablösung des Extensor-digitorum-brevis-Ursprungs (**a**) und Einfügung eines trikortikalen Spans nach Osteotomie des Kalkaneus (**b**)

Technik: TTO

- Die Operation erfolgt in Rückenlage mit gleichseitig angehobenem Gesäß und Beckenstütze auf der Gegenseite sowie Oberschenkelblutleere mit abgedecktem gleichseitigem vorderem Beckenkamm.
- Der Eingriff beginnt mit einer Gastrocnemius-Verlängerung (► Abschn. 6.3.1), die in der Regel ausreichenden Effekt zeigt. Anderenfalls kann am Schluss eine perkutane Achillessehnen-Verlängerung hinzugefügt werden.
- Der erste Hautschnitt folgt den Spaltlinien der Haut schräg über dem vorderen Kalkaneusabschnitt (◻ Abb. 4.38a).
- Nach plantar ist der N. suralis kurzstreckig darzustellen und im weiteren Verlauf zu schonen; im fußrückenseitigen Wundwinkel ist auf den dorsalen Suralis-Ast und die Hautäste des N. peronaeus superficialis zu achten.
- Der Ursprung des M. extensor digitorum brevis wird direkt oberhalb der Peronaeus-brevis-Sehne L-formig teilabgelöst (◻ Abb. 4.38a und ◻ Abb. 4.41a) und der Kalkaneus etwa 6 mm distal der hinteren Kammer des Subtalargelenks und damit ca. 15–20 mm proximal des Kalkaneokuboid-Gelenks subperiostal umfahren, für die Evans-Variante mit vollständiger Durchtrennung etwas weiter distal.
- Beiderseits der geplanten Osteotomie werden 2 kräftige Kirschner-Drähte zur Verankerung eines Knochenspreizers gesetzt.
- Ein Knochendistraktor (z. B. Hintermann-Distraktor) mit 1,6-mm-Kirschner-Drähten wird so platziert, dass er später eine Aufspreizung der geplanten Osteotomie zulässt; er wird für die Osteotomie selbst aber nochmals entfernt.
- Die Osteotomie erfolgt zunächst mit der oszillierenden Säge, danach mit dem Meißel. Je nachdem, ob in sehr ausgeprägten Fällen eine vollständige Osteotomie oder – in der Regel – nur eine Open-wedge-Osteotomie geplant ist, wird der Kalkaneus auch medialseitig vorsichtig mit durchtrennt oder belassen.
- Mit dem Distraktor wird nun aufgespreizt, so dass lateralseitig eine Öffnung mit einer Breite von 6 bis höchstens 8 mm entsteht (◻ Abb. 4.38b). In einer ap-Bildwandler-Kontrolle sollte hierbei das Talonavikulargelenk in der Transversalebene keinesfalls überkorrigiert werden, eher noch eine leichte Abduktion bei passiver Eversion aufweisen.

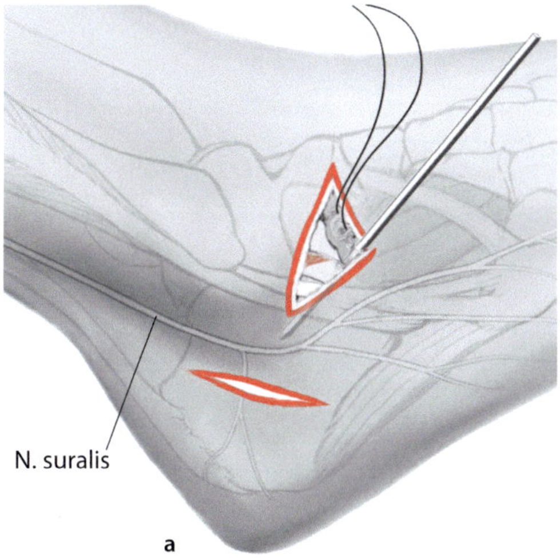

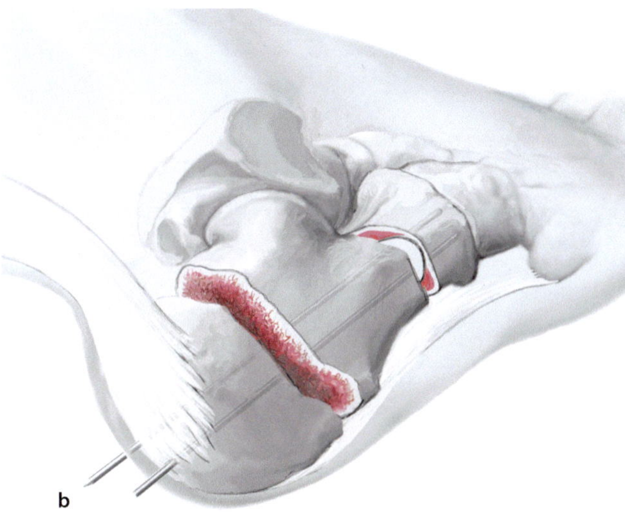

Abb. 4.39a,b Die dosierte Kalkaneus-Verlängerung wird durch eine Kalkaneus-Verschiebeosteotomie über eine separate Inzision (**a**) ergänzt und mit zwei Kirschner-Drähten fixiert (**b**)

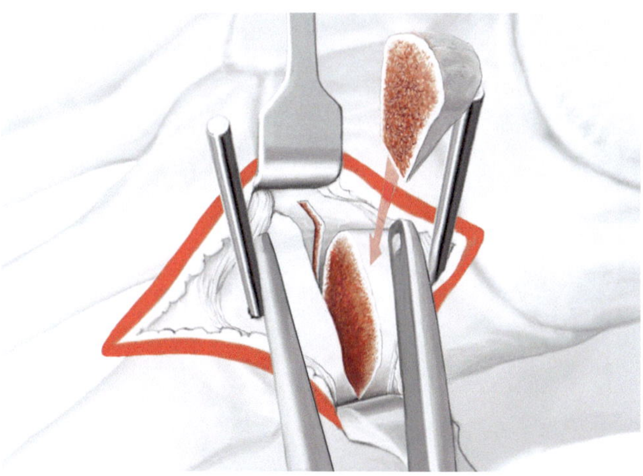

Abb. 4.40 Open-wedge-Osteotomie des Cuneiforme mediale von streckseitig mit Osteotomie auch des Os cuneiforme intermedium

Technik: TTO (Fortsetzung)

- Ein entsprechend großes trikortikales Beckenkamm-Transplantat wird eingefügt (Abb. 4.38b) und von distal aus mit einem 1,6-mm-Kirschner-Draht fixiert (Abb. 4.39a). Eine Transfixation des Kalkaneokuboid-Gelenks erscheint bei nur leichter Verlängerung des Kalkaneus nicht erforderlich.
- Über eine separate Inzision (Abb. 4.39a und Abb. 4.41b) wird danach eine Kalkaneus-Verschiebeosteotomie (► Abschn. 4.11.2) durchgeführt. Das Ausmaß der Verschiebung wird so gewählt, dass die Rückfußvalgus-Komponente vollständig korrigiert erscheint.
- Der bereits vorgelegte Kirschner-Draht wird weiter vorgetrieben, aus der Ferse ausgeleitet und durch einen parallel gesetzten zweiten Kirschner-Draht zur Rotationssicherung ergänzt (Abb. 4.39b).
- Nach durchgeführter Kalkaneus-Doppelosteotomie wird die Rückfuß-Vorfuß-Beziehung genau inspiziert. In aller Regel ist eine korrekturbedürftige Mittel-Vorfuß-Supination mit Elevation des medialen Fußstrahls zu erkennen. Ist man im Zweifel, sollte die plantarisierende Osteotomie lieber durchgeführt werden.
- Über dem Os cuneiforme mediale wird Fußrückenseitig eine 4–5 cm lange Längsinzision angelegt, dies erfolgt unter Schonung der Hautnervenäste und der Sehne des M. extensor hallucis longus.
- Nun werden zwei 1,6-mm-Kirschner-Drähte senkrecht proximal und distal in das Os cuneiforme mediale eingebracht.
- Mit einer Bildwandler-Kontrolle im ap-Strahlengang wird die Lage der geplanten Osteotomie zwischen den beiden Kirschner-Drähten genau geprüft.
- Diese Osteotomie wird in vielen Fällen nach lateral in das Os cuneiforme intermedium ausgedehnt, alledings unbedingt unter Schonung des 2. Tarso-Metatarsal-Gelenks.
- Die Osteotomie wird nun mit dem Osteotomie-Spreizer, der an den beiden vorgelegten Kirschner-Drähten angesetzt wird, aufgespreizt (Abb. 4.40 und Abb. 4.41c).
- Ein zweites, aus dem Beckenkamm entnommenes Transplantat mit einer Basisbreite von etwa 4–6 mm wird in die Osteotomie eingepasst. Scott et al. (2016) ermittelten am Kadaver 1,9° Winkelkorrektur pro Millimeter Basisbreite des eingebrachten Spanes.
- Das Ausmaß der Plantarisierung des medialen Strahls kann durch mehr oder weniger tiefes Einschlagen des keilförmigen Transplantats dosiert werden. Eine Osteosynthese ist hier nicht erforderlich.

4

Technik: TTO (Fortsetzung)

- Alternativ kann die Cotton-Osteotomie nach dem Aufspreizen mit einer dorsomedial angelegten kleinen Stegplatte fixiert werden (◘ Abb. 4.51) in Verbindung mit einer Spongiosaplastik aus dem lateralen knöchernen Überstand am Kalkaneus-Hauptfragment nach der Kalkaneus-Verschiebeosteotomie. Insbesondere, wenn nicht ohnehin der vordere Beckenkamm freigelegt werden muss wegen einer Kalkaneus-Verlängerung, sondern diese durch einen Sinus-tarsi-Spacer ersetzt wird (▶ Abschn. 4.11.3), erspart dies die Entnahme am Beckenkamm.
- In Einzelfällen ist die Unterlassung der Kuneiforme-Osteotomie nach genauer klinischer Prüfung möglich.
- Die Plantarisierung des medialen Strahls in Höhe der Cuneiformia kann alternativ auch als Closed-wedge-Osteotomie durchgeführt werden. Grundsätzlich ist bei der Planovalgus-Deformität die Closed-wedge-Variante insofern naheliegend, als hierdurch die überlange mediale Säule leicht verkürzt wird. Bei stabilem medialem Strahl ist daher dieses Verfahren vorzuziehen.
- Die klinische Erfahrung zeigt jedoch bei der Open-wedge-Technik einen stärkeren stabilisierenden Effekt auf die NC-Linie, die in der Sagittal-Ebene häufig deutlich hypermobil ist.
- Postoperativ wird für 6 Wochen im Unterschenkel-Hartverband unter vollständiger Entlastung ruhiggestellt bis zur Entfernung der Kirschner-Drähte aus der Ferse.
- Danach ist eine sukzessive Aufbelastung im Unterschenkel-Walker möglich bis zur Vollbelastung etwa 10 Wochen postoperativ.
- Für etwa 6–8 Wochen sollte danach eine leicht fersenumfassende Einlage mit Stützung der Längswölbung getragen werden.

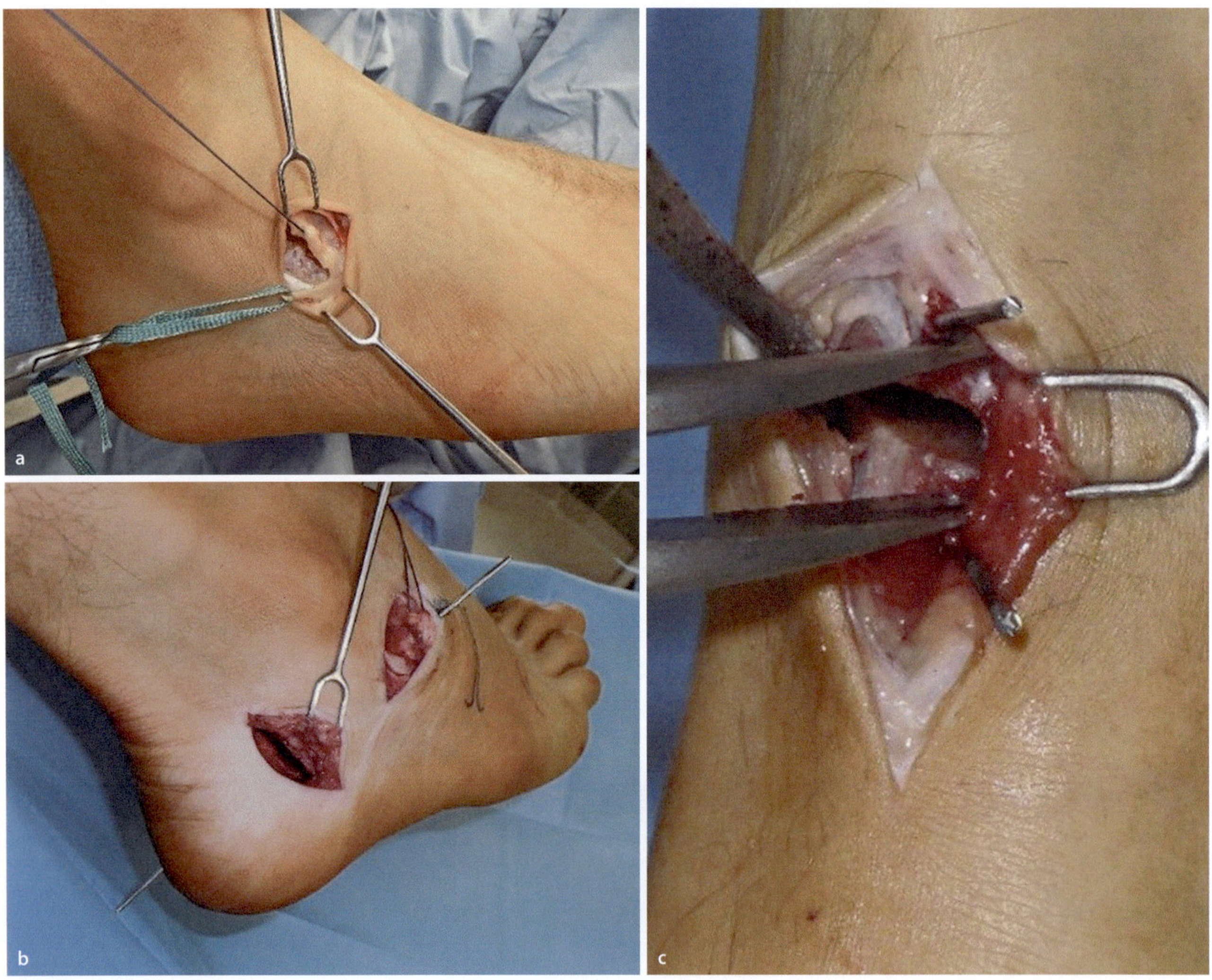

◘ **Abb. 4.41a–c** Intraoperative Darstellung der drei Zugänge zu den drei Osteotomie-Lokalisationen der TTO, Kalkaneus-Verlängerung (**a**), Kalkaneus-Verschiebung (**b**) und Cotton-Osteotomie (**c**)

4.11.2.3 Ergebnisse und Behandlungsbeispiele

Die klinischen Ergebnisse nach TTO sind in der Regel sehr zufriedenstellend. Nicht selten persistiert eine leichte Pes-planus-Komponente bei guter Korrektur in der Frontal- und Transversalebene. Gegenüber der früher durchgeführten isolierten Kalkaneus-Verlängerung sind die Belastungsverhältnisse im Bereich des Mittelfußes harmonischer, wie auch quantitative pedografische Analysen zeigen (▣ Abb. 4.42). Bemerkenswert erscheint die deutliche Zunahme der über den Vorfuß auf den Boden übertragenen Kraft in der späten Standbeinphase (▣ Abb. 4.45) trotz durchgeführter Gastrocnemius-Verlängerung. Die Werte für die relative Maximalkraft und das relative Kraft-Zeit-Integral im Bereich des Vorfußes nähern sich den – allerdings bei Erwachsenen ermittelten – Normalwerten an (▣ Abb. 4.42). Insbesondere der bei schwerem Pes planovalgus weitgehend entlastete laterale Mittelfußbereich wird in die Lastübertragung während der späten Standbeinphase nach TTO wieder einbezogen (Hamel et al. 2014). Zwei Beispiele der Maximaldruckbilder demonstrieren, wie es nach TTO zu einer Normalisierung des dynamischen Fußabdrucks ohne zu starke laterale Überlastung kommt (▣ Abb. 4.43 und ▣ Abb. 4.44).

Radiologisch konnte in einer Gruppe von 10 Behandlungsfällen eine Korrektur des TMT-Index von durchschnittlich -47,7° auf -23,7° nachgewiesen werden (Hamel et al. 2014). Die mittlere Korrektur des TMT-I-Winkels lat. betrug 12,8°, die des TMT-I-Basiswinkels 11,2°. Der Kalkaneusboden-Winkel nahm durchschnittlich um 4,9° zu. Eine spätere Auswertung von 19 Behandlungsfällen adoleszenter Patienten ergab eine Korrektur des MASA-Winkels als Maß der Stabilisierung der Navikulokuneiforme-Region in der Sagittalebene von 9,4° im Mittel. Drei Behandlungsbeispiele vor und nach TTO demonstrieren die weitgehende Formkorrektur insbesondere auch am Talonavikular-Gelenk (▣ Abb. 4.45, ▣ Abb. 4.46, ▣ Abb. 4.47).

Gute klinische Ergebnisse nach multiplen tarsalen Osteotomien bei einer vergleichbaren Patientengruppe mit allerdings deutlich geringerer Ausgangsdeformität finden sich in der Literatur bei Oh et al. (2011).

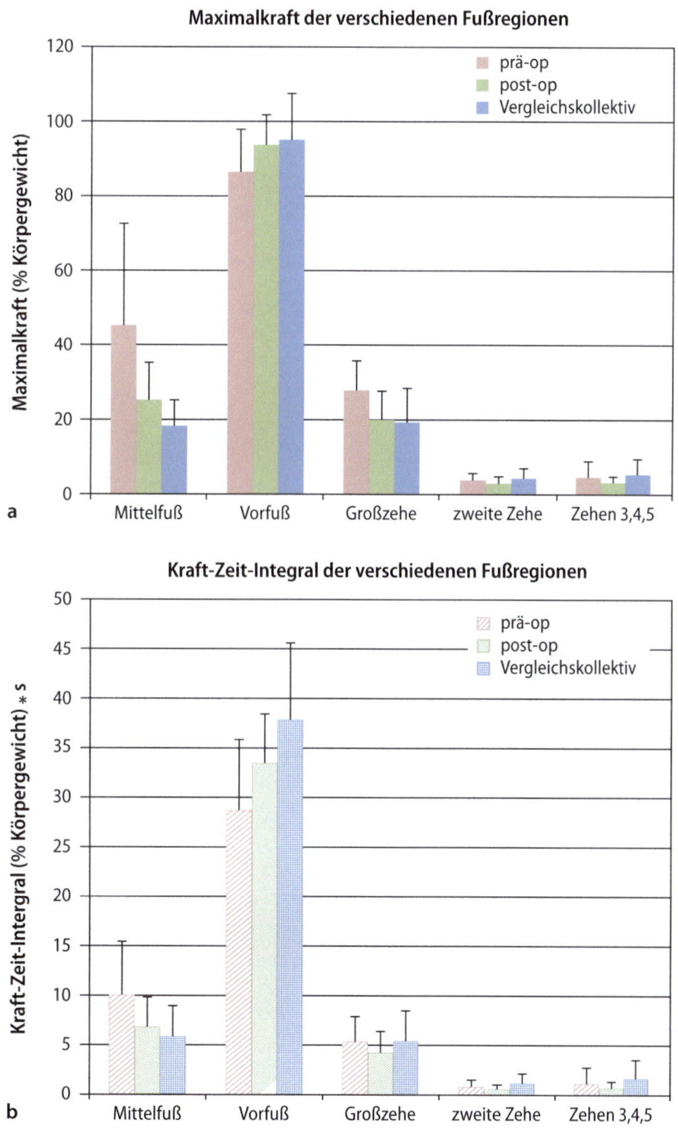

▣ **Abb. 4.42a,b** Die Werte der relativen Maximalkraft (**a**) und des Kraft-Zeit-Integrals (**b**) der einzelnen Belastungsregionen bei 10 Behandlungsfällen jugendlicher Patienten vor (*rote Balken*) und nach (*grüne Balken*) TTO nähern sich postoperativ den an Erwachsenen bestimmten Normalwerten (*blaue Balken*) an. (Nach Hamel et al. 2014)

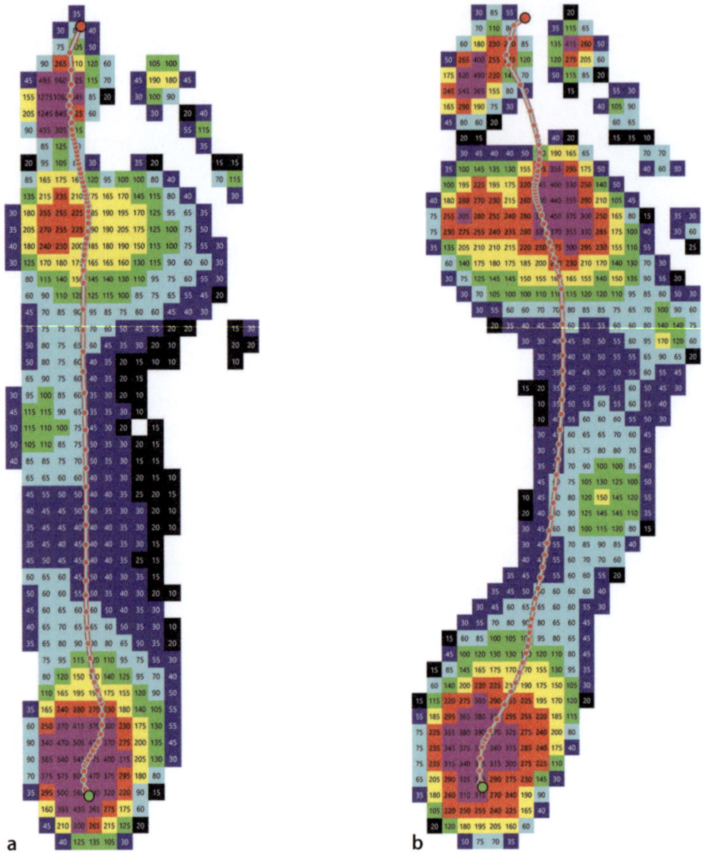

Abb. 4.43a,b Präoperativ (**a**) und 22 Monate postoperativ (**b**) angefertigte Pedografie bei einem 14-jährigen Patient vor und nach TTO

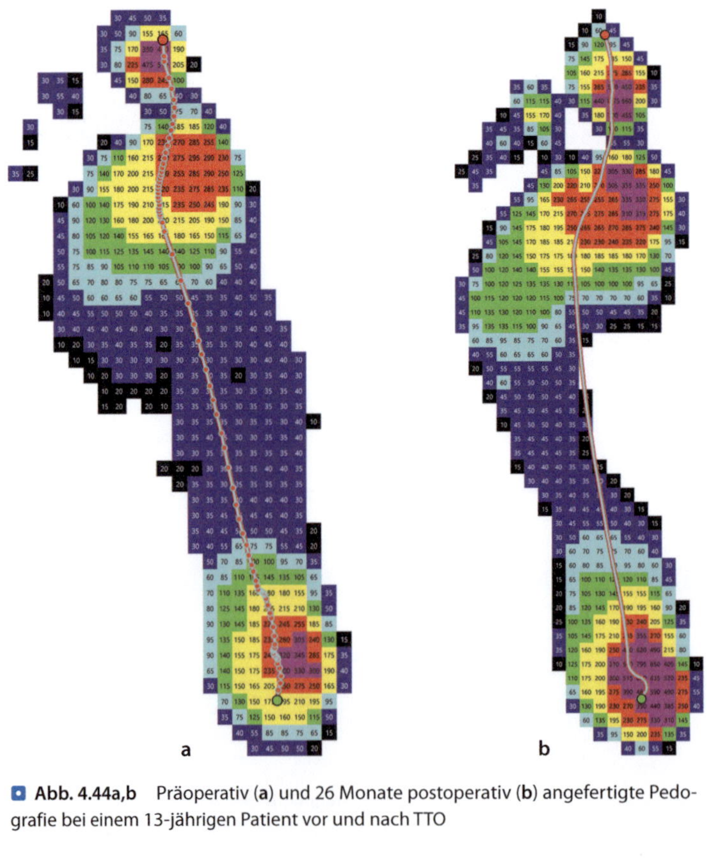

Abb. 4.44a,b Präoperativ (**a**) und 26 Monate postoperativ (**b**) angefertigte Pedografie bei einem 13-jährigen Patient vor und nach TTO

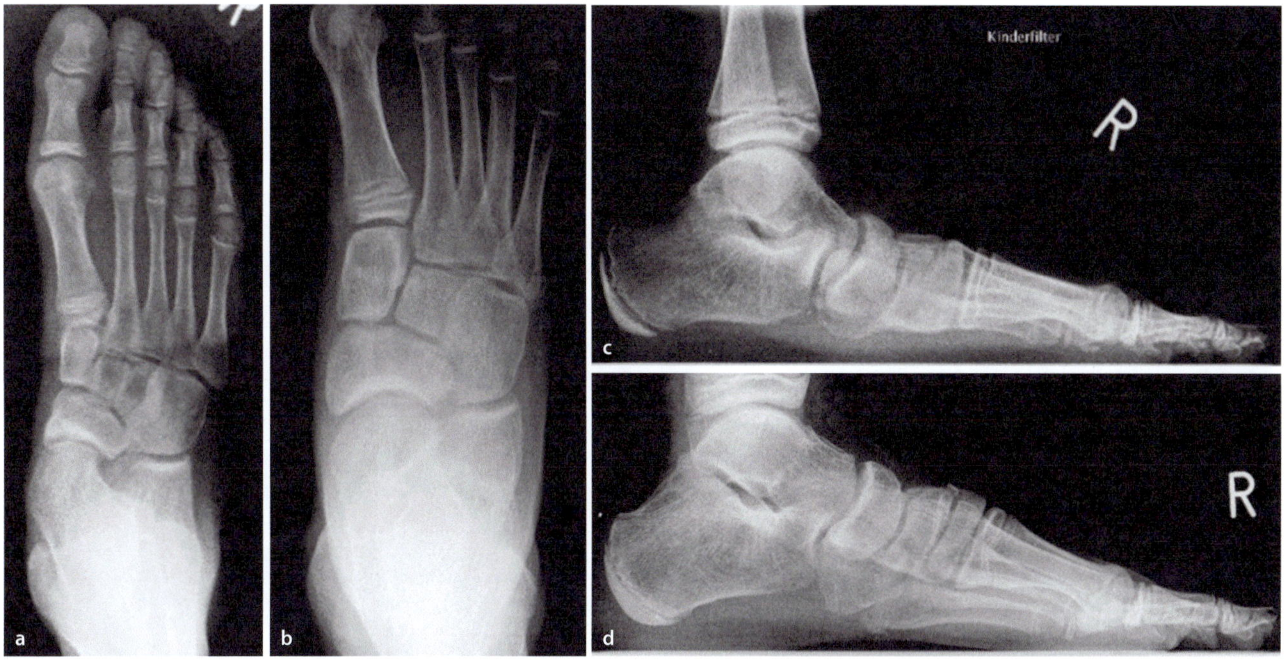

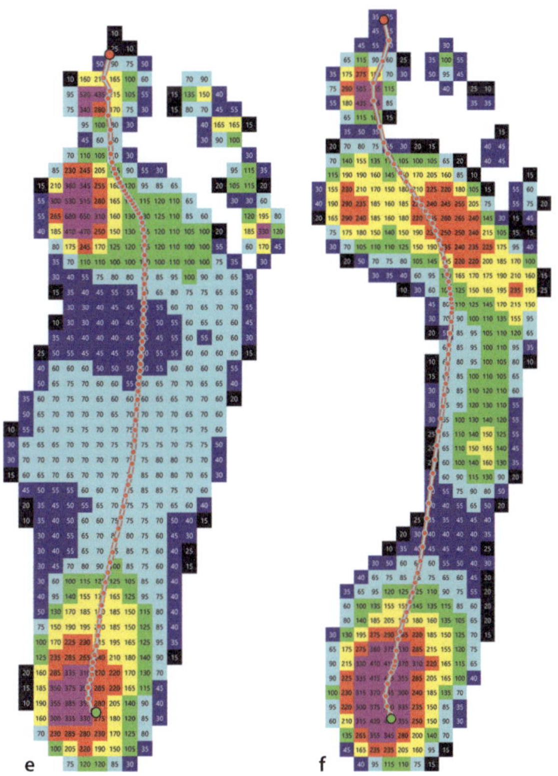

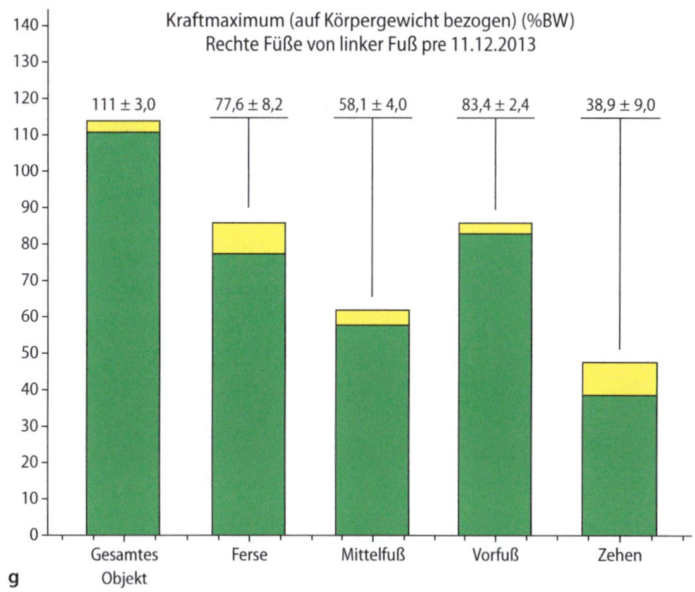

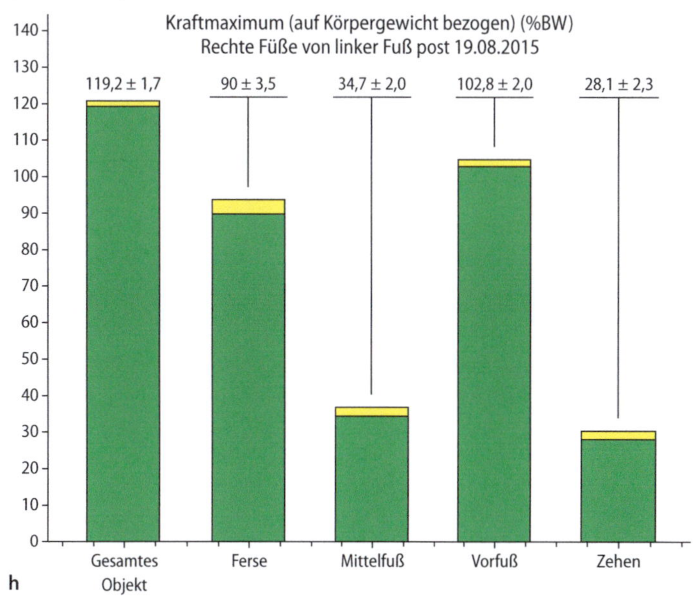

Abb. 4.45a–h 13-jähriger Junge jeweils vor (**a**, **c**, **e**) und 20 Monate nach TTO (**b**, **d**, **f**) bei schwerer Planovalgus-Deformität. Radiologisch vollständige Korrektur mit TMT-Index von -23° gegenüber -58° präoperativ. Pedografisch postoperativ (**f**) weitgehend normalisierte Druckverteilung mit harmonischer Belastung von medialem und lateralem Mittelfuß. Die Analyse der Kräfte zeigt postoperativ (**h**) eine deutliche Kraftzunahme des Vorfußes in der späten Standbeinphase bei reduziertem Kraft-Einsatz der Zehen gegenüber präoperativ (**g**), („Mittelfuß" bezeichnet die anatomische Region des Vordertarsus, nicht den Vorfuß-Ballen)

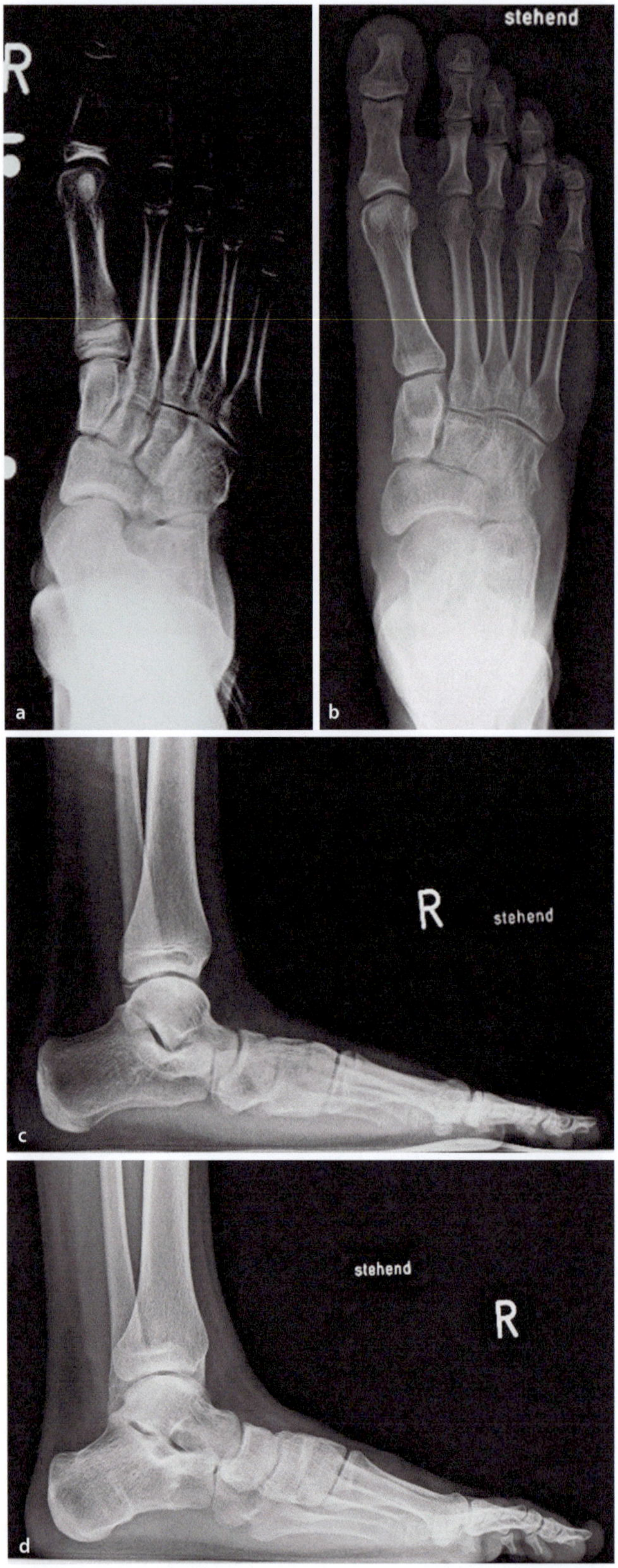

■ **Abb. 4.46a–d** 13-jähriger Junge vor (**a** und **c**) und nach (**b** und **d**) TTO mit Gastrocnemius-Verlängerung

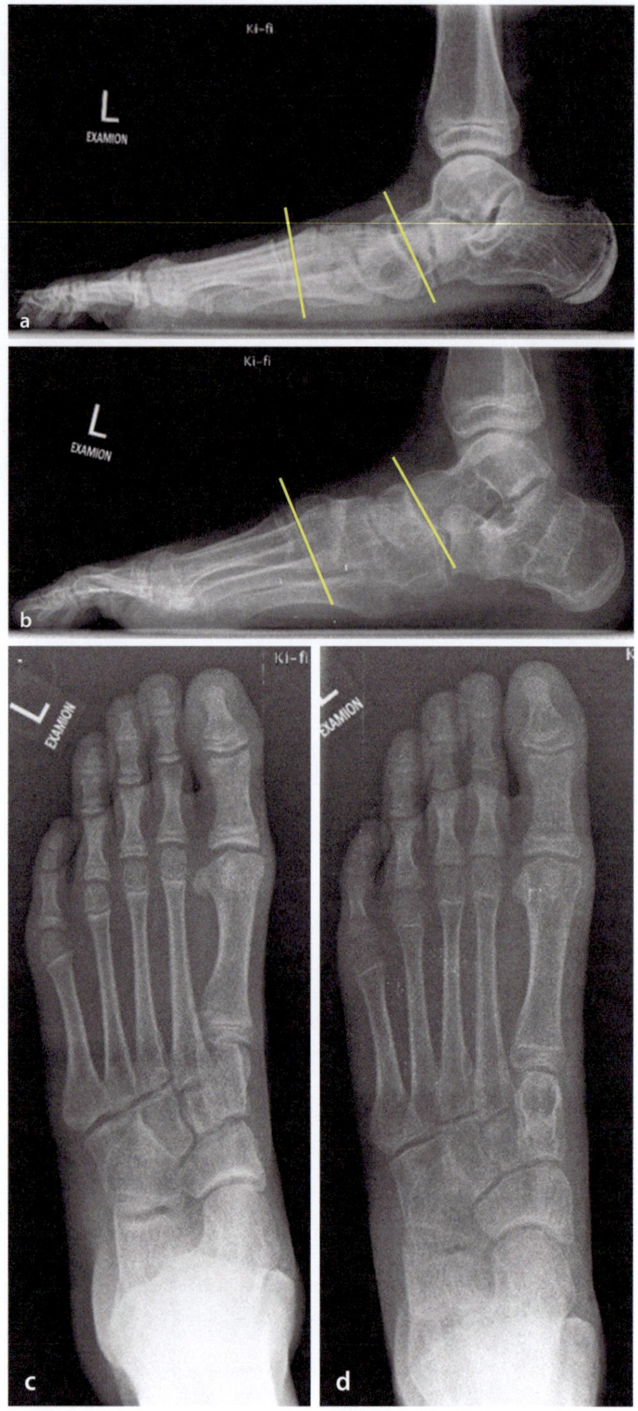

■ **Abb. 4.47a–d** 13-jähriger Junge vor (**a** und **c**) und nach (**b** und **d**) TTO mit Gastrocnemius-Verlängerung. Der MASA-Winkel (proximale Gelenkflächen des Os naviculare und der Metatarsale I-Basis) hat sich durch die Cotton-Osteotomie deutlich korrigiert (von etwa 15° auf etwa 5°), das Navikulokuneiforme-Gelenk steht im dorsalen Anschlag

4.11.2.4 Unerwünschte Ergebnisse und Grenzen der TTO

In Einzelfällen kann es auch bei der dosierten Kalkaneus-Verlängerung im Rahmen einer TTO zu einer Überlastung des lateralen Fußrandes im Bereich der Metatarsale-V-Region und des Metatarsale-V-Kopfes selbst kommen. Bei jugendlichen Patienten gleicht sich dies im weiteren Verlauf häufig an. Ansonsten kann durch eine Re-Osteotomie des Kalkaneushalses das distale Fragment leicht angehoben und in der Frontalebene um den Taluskopfmittelpunkt als Drehpunkt rotiert werden mit einem (begrenzten) pronierenden Effekt auf den Mittel-Vorfuß.

Es wurden einzelne Fälle von Unterkorrektur mit der TTO beobachtet (◘ Abb. 4.48). Dies dürfte eine Frage der Dosierung der einzelnen Korrekturkomponenten sein. In extrem hypermobilen Fällen reicht ein rein gelenkerhaltendes Vorgehen nicht aus, wie ein Beispiel aus der Anfangszeit zeigt (◘ Abb. 4.49). Hier sollten Teilarthrodesen zur Anwendung kommen (► Abschn. 4.12).

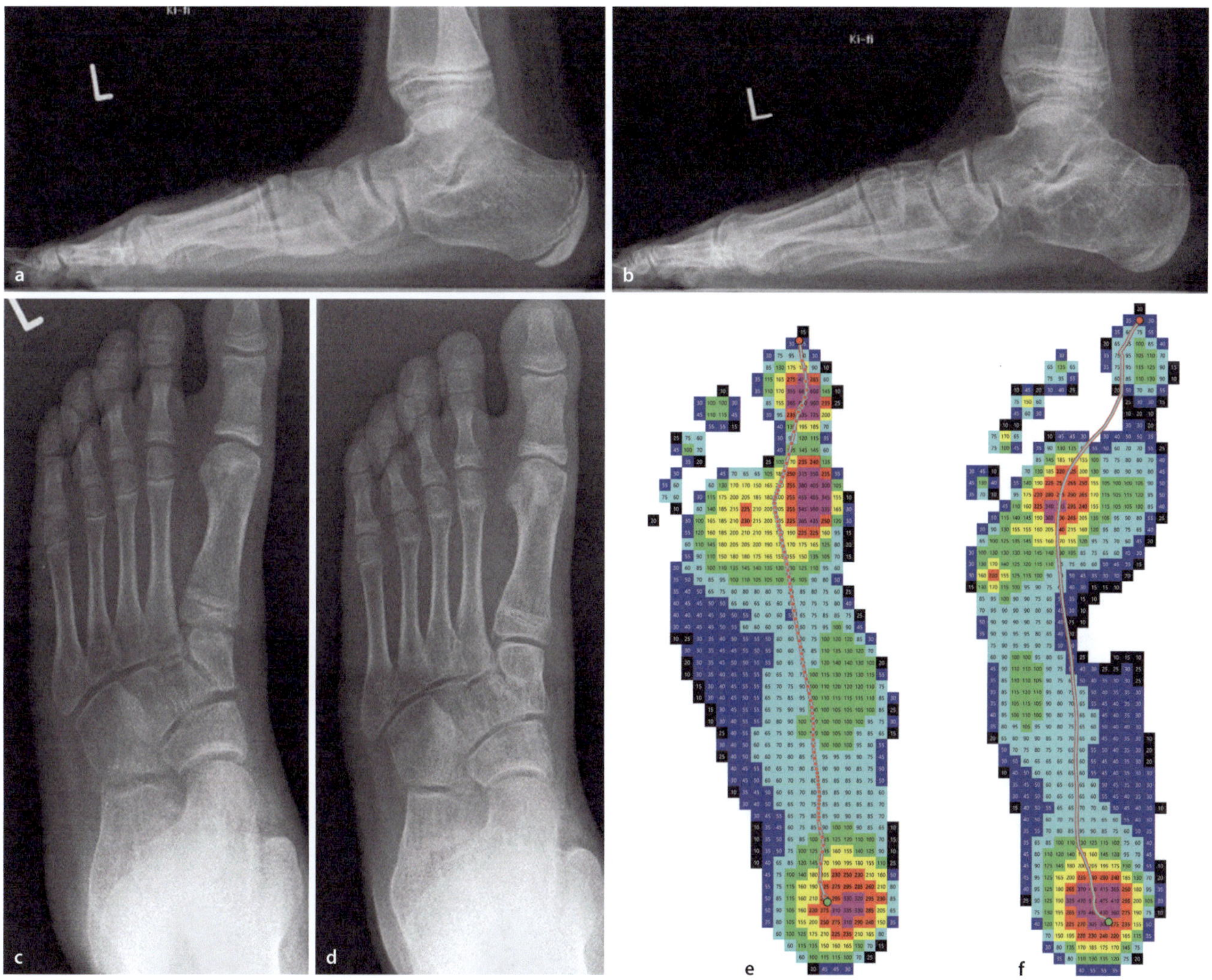

◘ **Abb. 4.48a–f** 13-jähriger Junge mit deutlicher Planovalgus-Deformität vor und nach TTO mit Gastrocnemius-Verlängerung. Es wurde eine Kalkaneus-Verlängerung von 7 mm, eine Verschiebung von 11 mm und eine Kuneiformemediale-Korrektur von 5 mm durchgeführt. Insbesondere das postoperative Pedogramm (**f**) zeigt eine unvollständige Korrektur

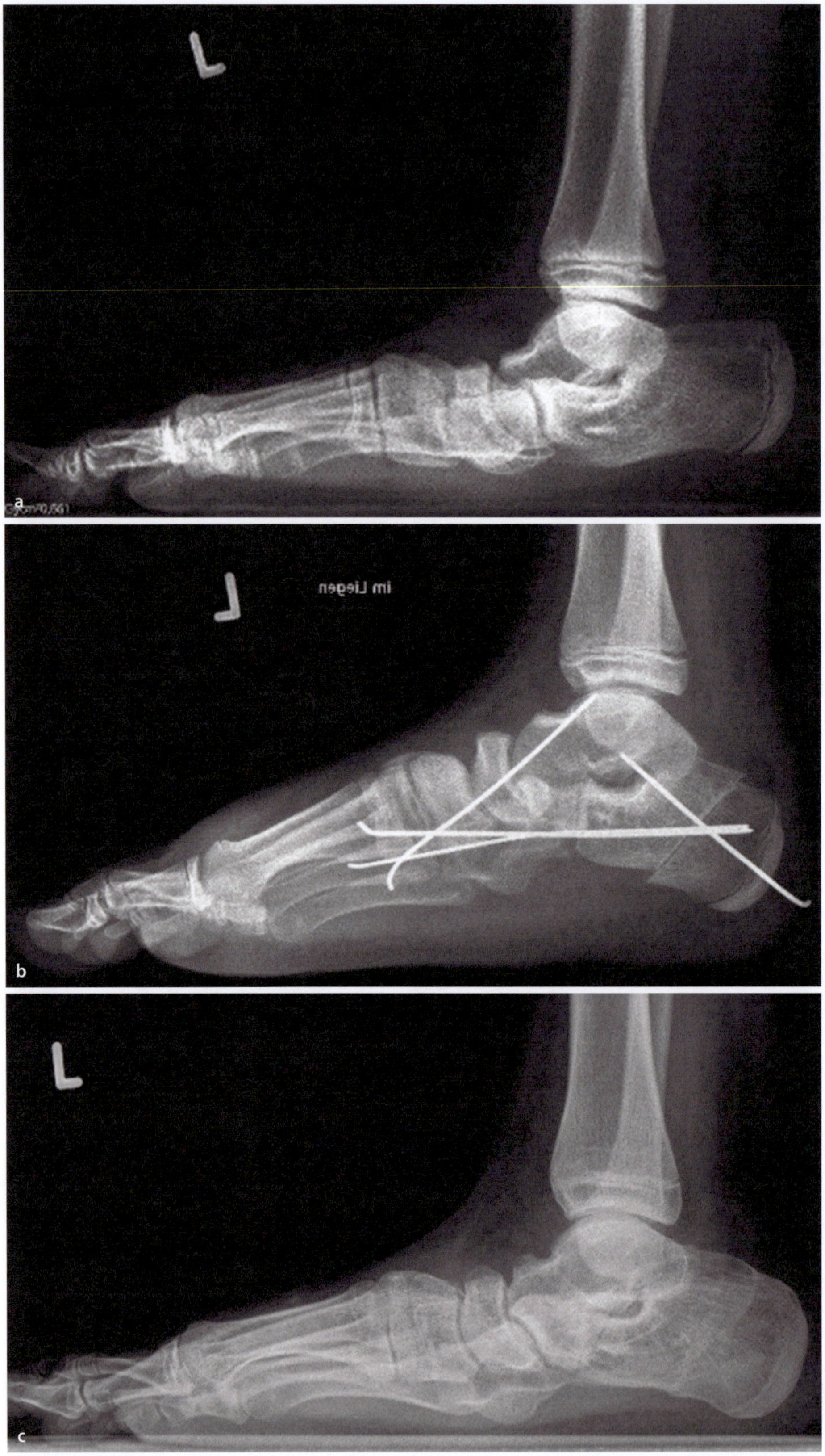

Abb. 4.49a–c 12-jähriger Junge mit extremer Planovalgus-Deformität und kalkaneonavikularer Coalitio vor (**a**), unmittelbar nach (**b**) und 2 Jahre nach operativer Korrektur. Durch die Resektion der Coalitio wurde die tarsale Instabilität vermutlich noch verstärkt, so dass die TTO (mit Z-förmiger Verlängerung der Achillessehne und der Peroneus-brevis-Sehne sowie einer Kapselplastik am Talonavikulargelenk) keine dauerhafte Korrektur bewirken konnten. Hier wären versteifende Eingriffe im Navikulokuneiforme-Bereich und auch talokalkanear angebracht gewesen

4.11.3 Kombination von Osteotomien und Arthrorisen

Unterschiedliche Kombinationen von Arthrorisen mit tarsalen Osteotomien kommen je nach Ausgangsbefund und Lebensalter in Betracht. Bei ausreichender Wachstumsreserve kann z. B. eine Kalkaneostop-Arthrorise mit einer plantarisierenden Osteotomie am medialen Strahl verbunden werden (◻ Abb. 4.50). Nach dem Wachstumsabschluss kann die Kalkaneus-Verlängerungsosteotomie der TTO in Fällen nicht deutlich ausgeprägter Fehlstellung in der Transversal-Ebene durch eine Dübel-Arthrorise ersetzt werden (◻ Abb. 4.51). Nach ersten Erfahrungen des Autors scheinen durch diese Kombination die auf den Spacer einwirkenden Kräfte gegenüber der isolierten Spacer-Anwendung so reduziert, dass Schmerzen im Sinus-tarsi-Bereich und auch Spacer-Dislokationen weniger auftreten als bei isolierter Spacer-Implantation.

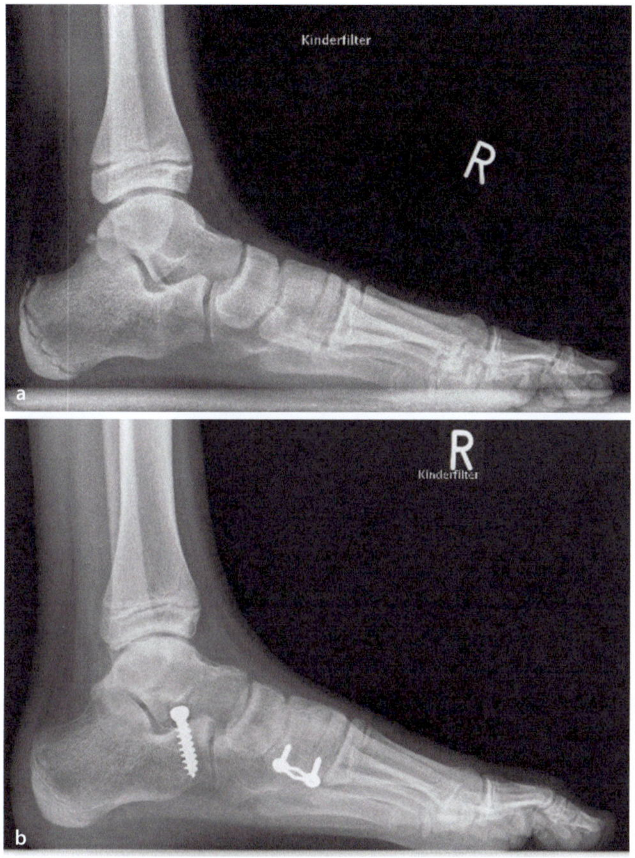

◻ **Abb. 4.50a,b** 12-jähriger Junge vor (**a**) und nach Kalkaneostop-Arthrorise mit Wadenmuskel-Verlängerung und plantarisierender Kuneiformemediale-Osteotomie (**b**)

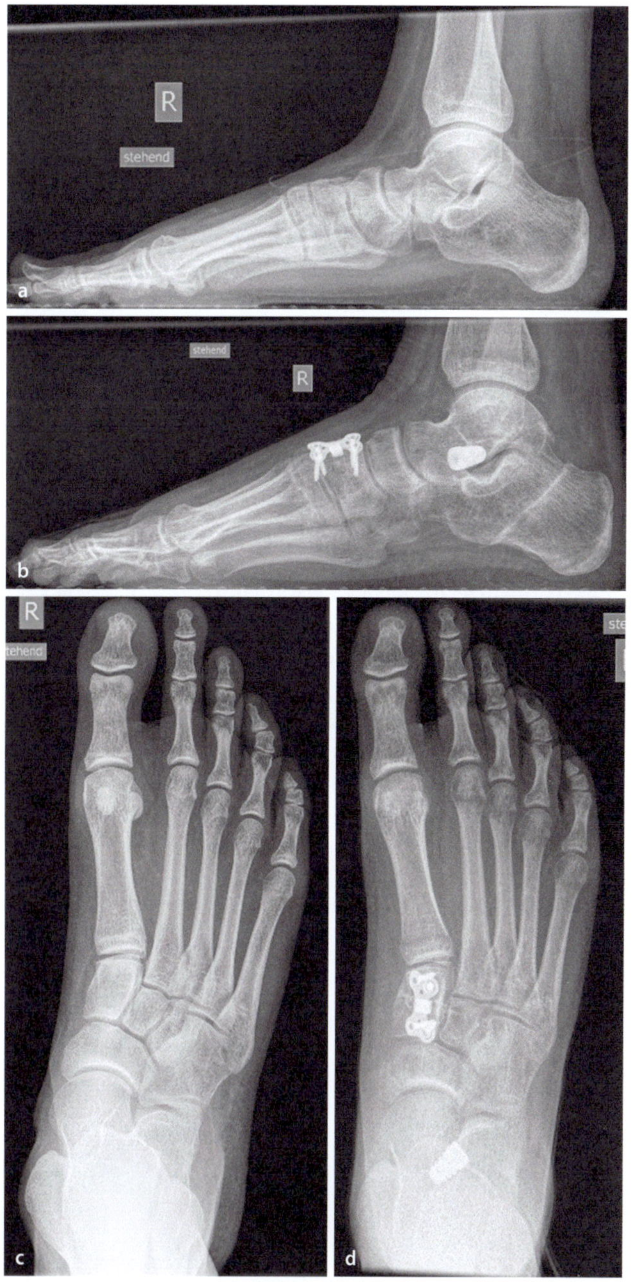

◻ **Abb. 4.51a–d** 14-jährige Patientin mit statischen Beschwerden bei deutlicher Planovalgus-Deformität vor (**a** und **c**) und nach (**b** und **d**) tarsalen Osteotomien (Kalkaneus-Verschiebung und Cotton-Osteotomie) in Verbindung mit einer Dübel-Arthrorise

4.12 Teil-Arthrodesen

Bei höhergradigen Instabilitäten ist auch im Schulkindalter ein (teil-)versteifendes Vorgehen zu erwägen. Der positive stabilisierende Effekt überwiegt den hierdurch gegebenen Funktionsverlust in der Regel deutlich. Die „Hierarchie“ der Rückfußgelenke (▶ Abschn. 6.2.3) ist jedoch immer zu berücksichtigen, insbesondere die hohe funktionelle Bedeutung des Talonavikular-Gelenks. Dies soll an drei Behandlungsbeispielen demonstriert werden: Eine Versteifung von Gelenken der Navikulokuneiforme-Linie (◘ Abb. 4.52), die am Normalfuß nur eine geringe Beweglichkeit in der Sagittalebene aufweist, verursacht keinen wesentlichen Funktionsverlust. Eine exakte Ausrichtung der Rückfuß-Vorfuß-Beziehung ist hierbei jedoch wesentlich für eine optimale Lastverteilung am Mittelfuß.

Ausgeprägte tarsale Hypermobilitäten lassen sich auch im Wachstumsalter durch talokalkaneare Arthrodese, z. B. in der extraartikulären Technik nach Grice (1952; ◘ Abb. 4.53 und ◘ Abb. 4.55) oder der Technik nach Denneyson und Fulford (1976), soweit korrigierend stabilisieren, dass in der funktionell wichtigen Chopart-Linie eine nutzbare Teilmobilität erhalten bleibt (▶ Kap. 6). Überkorrekturen müssen vermieden werden und eine plantarisierende Maßnahme am medialen Strahl ist in der Regel zur Beseitigung der damit demaskierten Mittel-Vorfuß-Supination erforderlich.

Extreme Deformitäten wie in ◘ Abb. 4.49 und ◘ Abb. 4.54 (a und c) sollten ab dem Alter von etwa 10–12 Jahren durch tarsale Arthrodesen unter Einbeziehung des Talonavikulargelenks (◘ Abb. 4.54b und d) stabilisiert werden, da ansonsten eine definitive Formkorrektur nicht zu erwarten ist. Eindrucksvoll sind in derartigen Fällen die funktionellen Verbesserungen, ablesbar an der Kraftzunahme der Wadenmuskulatur und damit der Vorfußbelastung.

Immer ist in derartigen Fällen die Kompensationsfähigkeit des oberen Sprunggelenks mit zu bedenken. Unter Umständen ist eine tarsale Teilkorrektur vorzuziehen, um frühe degenerative Veränderungen im ventralen OSG-Bereich zu vermeiden (◘ Abb. 4.55).

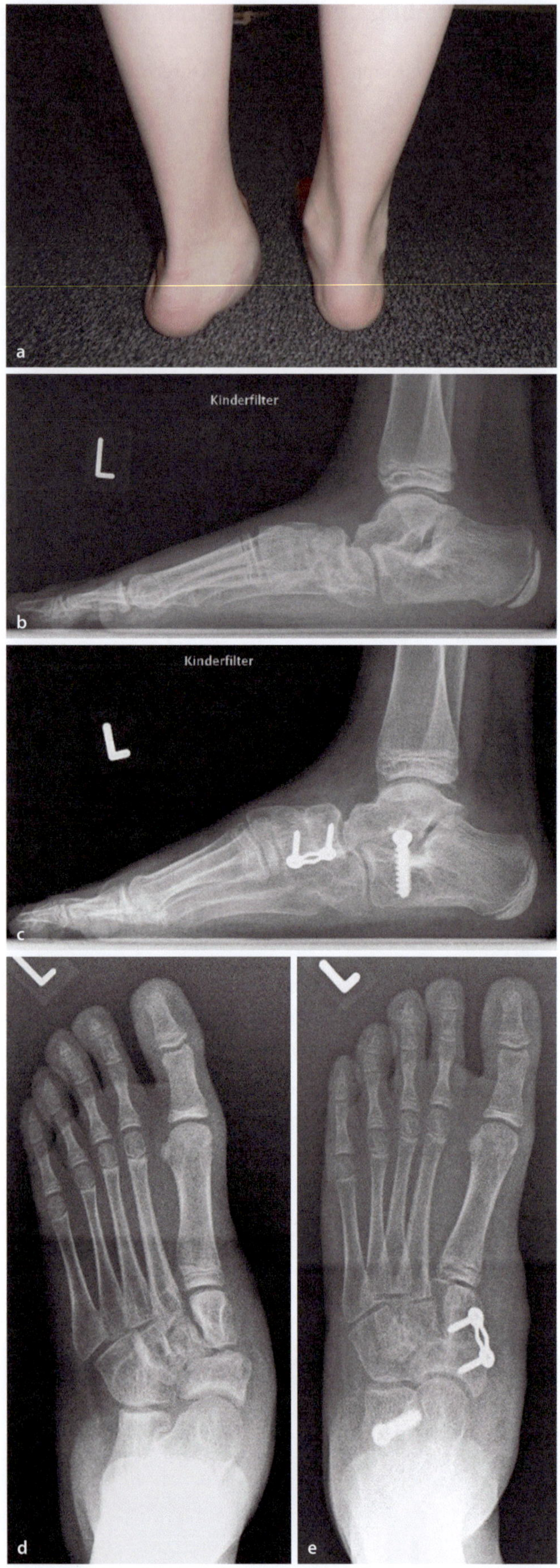

◘ **Abb. 4.52a–e** 10-jähriges Mädchen mit einseitiger schwerer Planovalgus-Deformität bei Neurofibromatose. Die extreme Fehlstellung linksseitig (**a**, **b** und **d**) wurde optisch noch verstärkt durch ein plexiformes Neurofibrom in der medialen Tarsal-Region. Der Rückfuß konnte durch eine Kalkaneostop-Arthrorise stabilisiert werden, an der Navikulokuneiforme-Linie wurde dreidimensional durch eine Arthrodese korrigiert (**c** und **e**)

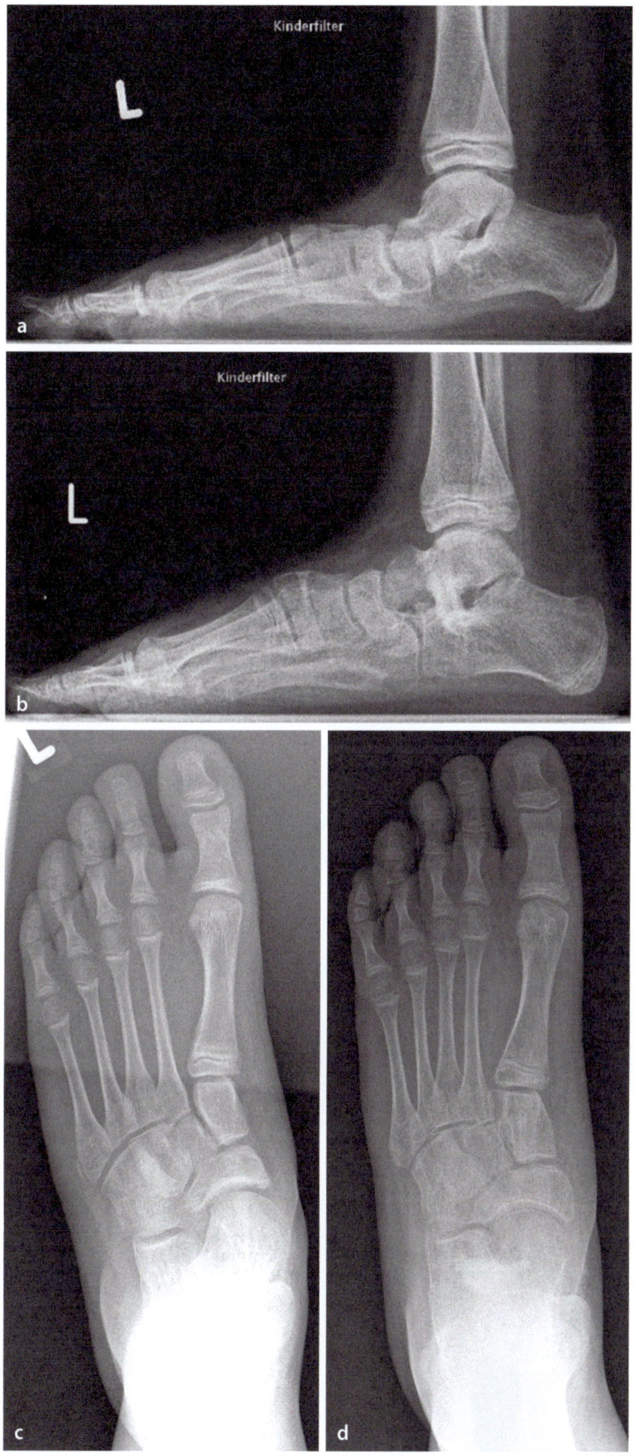

◘ **Abb. 4.53a–d** 11-jähriger Junge mit extremer tarsaler Hypermobilität und ausgeprägter Plantarflektion des Talus (**a** und **c**). Hier wurde mit einer extraartikulären Arthrodese nach Grice stabilisiert und die Mittel-Vorfuß-Supination zusätzlich durch plantarisierende Kuneiformemediale-Osteotomie korrigiert, mit zusätzlicher offener Achillessehnen-Verlängerung (**b** und **d**)

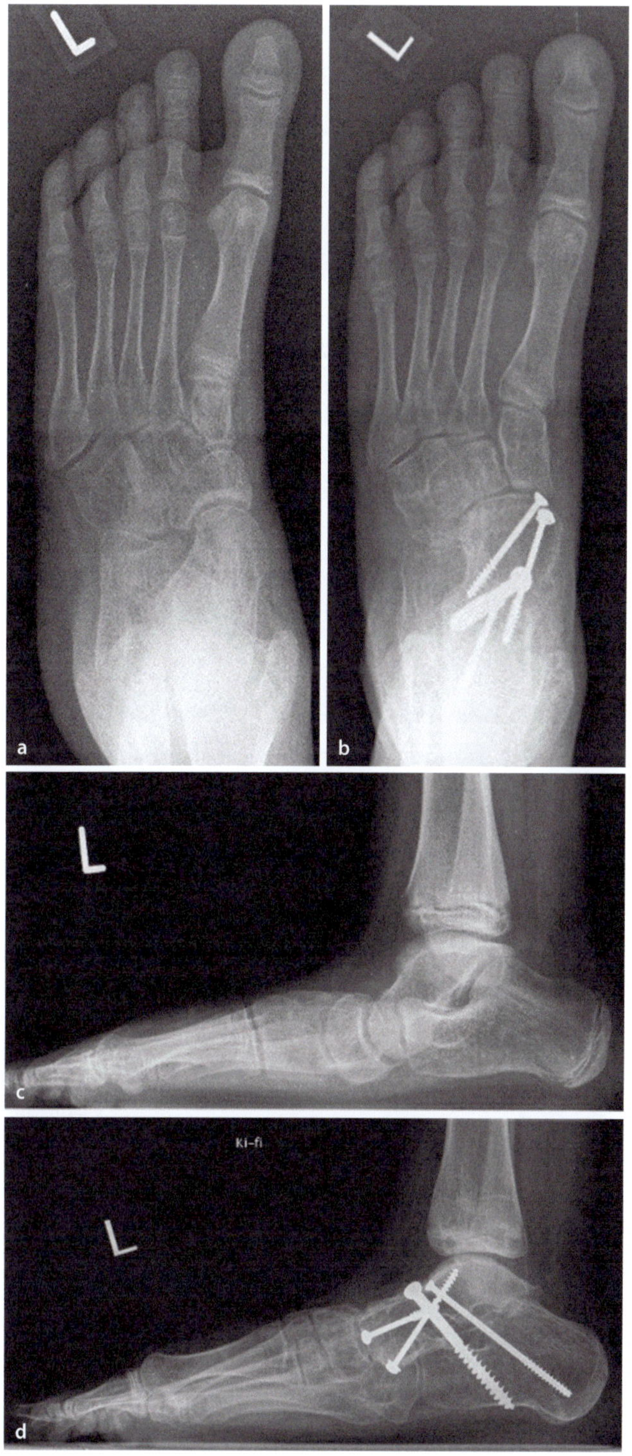

◘ **Abb. 4.54a–d** 11-jähriger Junge, syndromale Grunderkrankung. Hier erschien nur eine Talonavikular- und Talokalkanear-Arthrodese geeignet, die schwere Deformität dauerhaft zu stabilisieren. Zusätzlich wurden Osteotomien im Vordertarsus-Bereich durchgeführt, um die Mittel-Vorfuß-Adduktions-Komponente zu korrigieren. Die leichte Inkongruenz des OSG nach deutlicher Aufrichtung des Talus ist zu erkennen (**d**). Die persistierende Elevation des medialen Strahls hätte durch eine Kuneiformemediale-Osteotomie mit korrigiert werden können

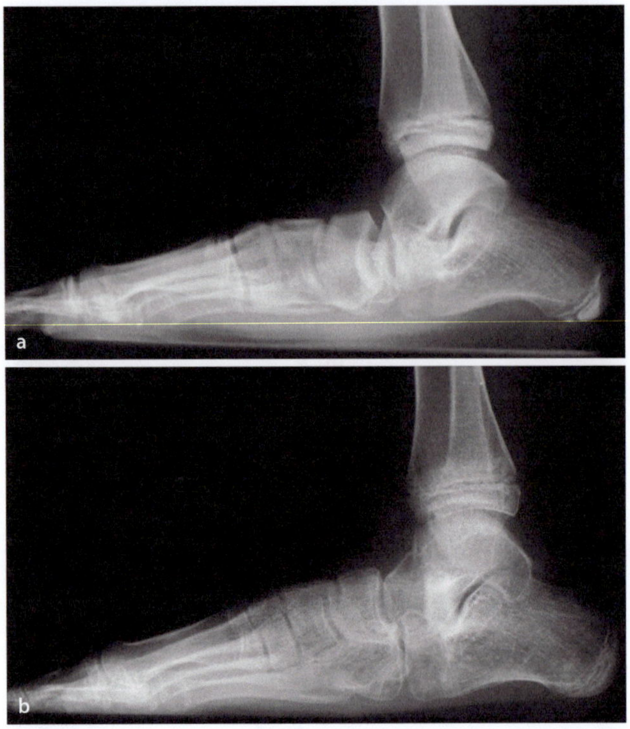

Abb. 4.55a,b In diesem Fall einer bereits 12-jährigen Patientin wurde eine tarsale Teilkorrektur bei extrem plantar eingestelltem Talus (**a**) durch Grice-Arthrodese durchgeführt, die eine mäßige Plantarflektion des Talus bewusst belässt (**b**), um die Kompensationsfähigkeit des OSG nicht zu überfordern

4.13 Differenzialindikation

Abb. 4.56 zeigt einen groben Algorithmus für die operative Behandlung des schweren Pes planovalgus im Schulkind- und Jugendalter. Die Planung der Grenzindikationen und kombinierter Eingriffe bedarf besonderer Überlegung. Der Dosierung und Feinjustierung einzelner Maßnahmen wird in der Literatur bisher meist wenig Aufmerksamkeit gewidmet. Wegen der unterschiedlichen tarsalmechanischen Gegebenheiten (planare Dominanz) ist ein sehr individuelles Vorgehen hier oft erforderlich. So favorisieren auch Bourdet et al. (2013) Arthrorisen für den „subtalaren" Planovalgus-Typ und die Kalkaneus-Verlängerung für den „Midtarsal-Planovalgus-Typ". Mit einer weiteren Verfeinerung des therapeutischen Algorithmus ist in Zukunft zu rechnen. Insbesondere scheint es möglich, im Rahmen tarsaler Korrekturosteotomien die Kalkaneus-Verlängerung in Fällen nicht zu ausgeprägter Mittel-Vorfuß-Abduktion durch einen – temporär eingebrachten – Sinus-tarsi-Spacer zu ersetzen und damit auf die Beckenkamm-Entnahme verzichten zu können.

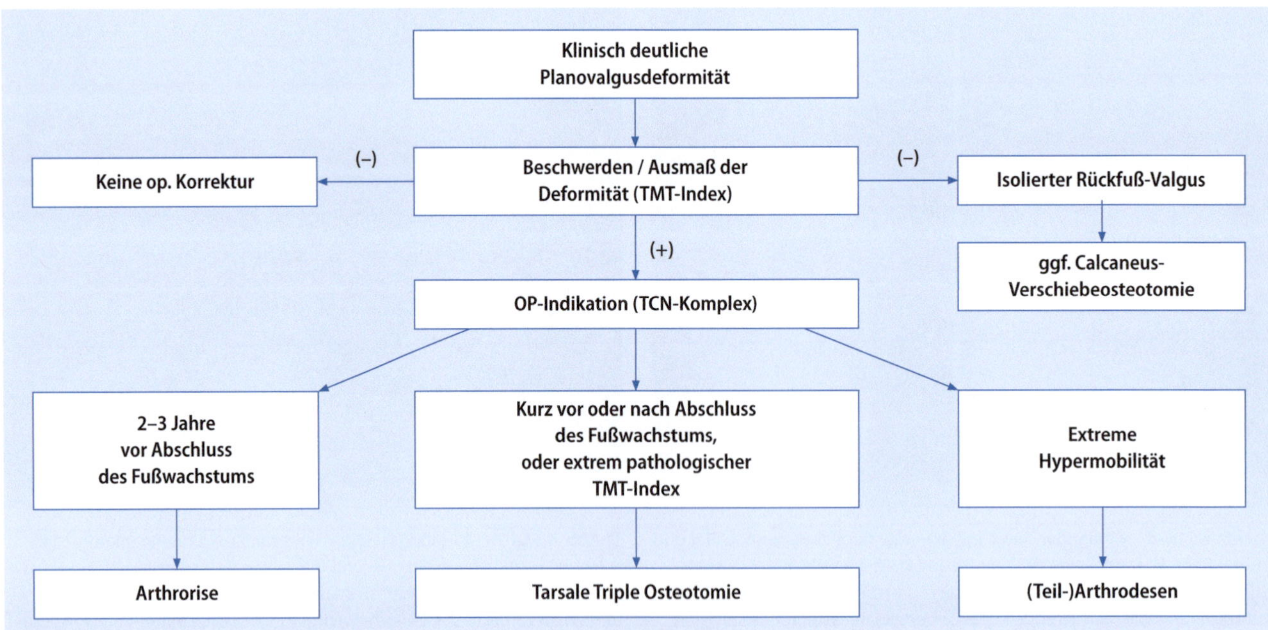

Abb. 4.56 Algorithmus der operativen Stabilisierung beim flexiblen Pes planovalgus im späteren Schulkind- und Jugendalter

Literatur

Empfohlene Übersichtsliteratur zum lockeren Knicksenkfuß im Wachstumsalter

Döderlein L, Wenz W, Schneider U (2002) Der Knickplattfuß. Springer, Berlin Heidelberg New York

Mahan KT, Flanigan KP (2013) Flexible valgus deformity. In: Southerland JT et al (Hrsg) Mc Glamry's Comprehensive textbook of foot and ankle surgery. Wolters Kluver / Lippincott Williams & Wilkins, Philadelphia

Mosca VS (2010) Flexible flatfoot and skewfoot. In: Mc Carthy JJ, Drennan JC (Hrsg) The child's foot and ankle. Wolters Kluwer / Lippincott Williams & Wilkins, Philadelphia

Mosca VS (2010) Flexible flatfoot in children and adolescents. J Child Orthop 4: 107–121

Literatur zu Kapitel 4

Abbara-Czardybon M, Frank D, Arbab D (2014) Die Talus-Stopp-Schraubenarthrorise beim flexiblen kindlichen Pes planovalgus. Oper Orthop Traumatol 26: 625–631

Aiyer A, Dall GF, Shub J, Myerson MS (2016) Radiographic correction following reconstruction of adult acquired flat foot deformity using the Cotton medial cuneiform osteotomy. Foot & Ankle International 37: 508–513

Alman BA, Craig CL, Zimbler S (1993) Subtalar arthrodesis for stabilization of valgus hindfoot in patients with cerebral palsy. J Pediatr Orthop 13: 634–641

Arbab D, Frank D, Bouillon B, Lüring C, Wingenfeld C, Abbara-Czardybon M (2017) Die subtalare Schraubenarthrorise zur Behandlung des symptomatischen, flexiblen Pes planovalgsu – Ergebnisse und eine aktuelle Literaturübersicht. Z Orthop Unfall Dez. 2017

Arnold H, Weber J (2010) Die subtalare Arthrorise mittels Endorthese zur Behandlung des „idiopathischen" kindlichen Pes planovalgus – Indikation und Ergebnisse. FussSprungg 8: 253–258

Basmajian JV, Stecko G (1963) The role of muscles in arch support of the foot. J Bone Joint Surg 45-A: 1184–1190

Beatson TR, Pearson JR (1966) A method of assessing correction of clubfoot. J Bone Joint Surg 48-B: 40–50

Benthien RA, Parks BG, Guyton GP, Schon LC (2007) Lateral column calcaneal lengthening, flexor digitorum longus transfer and opening wedge medial cuneiform osteotomy for flexible flatfoot: A biomechanical study. Foot Ankle Int 28:70–77

Bourdet C, Seringe R, Adamsbaum C, Glorion C, Wicart P (2013) Flatfoot in children and adolescents. Analysis of imaging findings and therapeutic implications. Orthopaedics & Traumatology 99: 80–87

Coleman SS (1983) Complex foot deformities in children. Lea & Febiger, Philadelphia

Cotton FJ (1936) Foot statics and surgery. N Engl J Med 214: 353–362

Davids JR, Gibson W, Pugh LI (2005) Quantitative segmental analysis of weightbearing radiographs of the foot and ankle for children – normal alignment. J Pediatr Orthop 25: 769–776

De Pellegrin M (2007) 15-jährige Erfahrung mit der subtalaren Schrauben-Arthrorise beim kindlichen Plattfuß. FussSprungg 5: 12–20

De Pellegrin M, Morahamzadeh D, Strobl WM, Biedermann R, Tschauner C, Wirth T (2014) Subtalar extra-articular screw arthroereisis (SESA) for the treatment of flexible flatfoot in children. J Child Orthop 8: 479–487

Denneyson WG, Fulford GE (1976) Subtalar arthrodesis by cancellous grafts and metallic internal fixation. J Bone Joit Surg 58–B: 507–510

Döderlein L, Wenz W, Mau H, Axt M (1998) Die Behandlung des Knick-Plattfußes mit der Kalkaneus- verlängerungsosteotomie. Oper Orthop Traumatol 10: 219–231

Evans D (1975) Calcaneo-valgus deformity. J Bone Joint Surg 57-B: 270–278

Giannestras NJ (1976) Foot disorders, Second edition. Lea & Febiger Philadelphia

Gould N (1983) Evaluation of hyperpronation and pes planus in adults. Clin Orthop 181: 37–45

Green DR, Williams ML (2013) Arthroereisis. In: Southerland JT et al (Hrsg) Mc Glamry's Comprehensive textbook of foot and ankle surgery. Wolters Kluver Lippincott Williams & Wilkins Philadelphia

Grice DS (1952) An extra-articular arthrodesis of the subastragalar joint for correction of paralytic flat feet in children. J Bone Joint Surg 34-A: 927–940

Gutierrez PR, Lara MH (2005) Giannini prosthesis for flatfoot. Foot Ankle Int 26: 918–926

Hamel J (2010) Die Calcaneostop-Arthrorise – eine retrospective klinische Studie mit Komplikations-Analyse. FussSprungg 8: 35–41

Hamel J (2010) Radiologisch-dokumentierte Korrektureffekte beim kindlichen Pes planovalgus mit der Calcaneostop-Arthrorise und der Calcaneus-Verlängerungsosteotomie. FussSprungg 8: 42–46

Hamel J (2016) Planovalguskorrektur durch tarsale Triple-Osteotomie (TTO). In: Hamel J, Zwipp H (Hrsg) Sprunggelenk und Rückfuß. Springer, Berlin, Heidelberg

Hamel J, Kinast C (2006) Der TMT-Index zur radiologischen Quantifizierung von Planovalgus-Deformitäten. FussSprungg 4: 221–226

Hamel J, Kissling C, Heimkes B, Stotz S (1994) A combined bony and soft-tissue tarsal stabilization procedure (Grice-Schede) for hindfoot valgus in children with cerebral palsy. Arch Orthop Trauma Surg 113: 237–43

Hamel J, Nell M (2016) Instabilität und Deformität in der Naviculo-Cuneiforme-Gelenklinie – fußchirurgische Bedeutung und eigene Beobachtungen bei Planovalgus-Korrekturen. FussSprungg 14: 195–203

Hamel J, Nell M, Kalpen A (2014) Das Konzept der Tarsalen Triple-Osteotomie (TTO) zur 3-D-Korrektur schwerer Pes planovalgus-Deformitäten – erste radiologisch-pedographische Ergebnisse im Adoleszentenalter. FussSprungg 12: 160–169

Hansen ST (2010) Adult consequences of pediatric foot disorders. In: Mc Carthy, Drennan JC (Hrsg) Drennan's The child's foot and ankle, second edition. Lippincott, Philadelphia, S 526–530

Hintermann B (2015) Laterale Verlängerungsosteotomie des Kalkaneus. Oper Orthop Traumatol 27: 298–307

Hirose CB, Johnson JE (2004) Plantarflexion opening wedge medial cuneiforme osteotomy for correction of fixed forefoot varus associated with flatfoot deformity. Foot Ankle Int 25: 568–574

Hösl M, Böhm H, Multerer C, Döderlein L (2014) Does excessive flatfoot deformity affect function? A comparison between symptomatic and asymptomatic flatfeet using the Oxford Foot Model. Gait & Posture 29 (1): 23–28

Inman VT (1976) The joints of the ankle. Williams & Wilkins, Baltimore

Isman RE, Inman VT (1968) Antropometric studies of the human foot and ankle. Biomechanics Laboratory, University of California, San Francisco and Berkeley. Technical Report 58. The Laboratory, San Francisco

Kuhn, H, Zuther W, Heine A, Küster HH (2010) Die subtalare Arthrorise mittels Kalix-Implantat beim flexiblen Knick-Senkfuß. FussSprungg 8: 48–54

Mahan KT (1992) Pes planovalgus deformity. In: Mc Glamry ED, Banks AS, Downey MS (Hrsg) Comprehensive textbook of foot surgery, second edition, Vol 1. Williams & Wilkins, Baltimore

Metcalfe SA, Bowling FL, Reeves ND (2011) Subtalar joint arthroereisis in the management of pediatric flexible flatfoot: a critical review of the literature. Foot Ankle Int 32: 1127–1139

Moraleda L, Salcedo M, Bastrom TP, Wenger DR, Albinana J, Mubarak SJ (2012) Comparison of the calcaneo-cuboid-cuneiform ostotomies and the calcaneal lengthening osteotomy in the surgical treatment of symptomatic flexible flatfoot. J Pediatr Orthop 32: 821–829

Mosca VS (1995) Calcaneal lengthening for valgus deformity oft he hindfoot. Results in children who had severe, symptomatic flatfoot and skewfoot. J Bone Joint Surg 77-A: 500–512

Mosca VS (2010) Flexible flatfoot in children and adolescents. J Child Orthop 4: 107–121

Mosca VS (2014) Principles and management of pediatric foot and ankle deformities and malformations. Wolters Kluwer, Philadelphia

Needleman RL (2005) Current topic review: Subtalar arthroereisis for the correction of flexible flatfoot. Foot Ankle Int 26: 336–346

Niederecker K (1959) Der Plattfuß. Ferdinand Enke Verlag, Stuttgart

Oh I, Williams BR, Ellis SJ, Kwon DJ, Deland JT (2011) Reconstruction of the symptomatic idiopathic flatfoot in adolescents and young adults. Foot Ankle Int 32: 225–232

Oh I,Imhauser C, Choi D, Williams B, Ellis S, Deland J (2013) Sensivity of plantar pressure and talonavicular alignment to lateral column lengthening in flatfoot reconstruction. J Bone Joint Surg 95-A: 1094–1100

4

Park MS, Kwon SS, Lee SY, Lee KM, Kim TG, Chung CY (2013) Spontaneous improvement of radiographic indices for idiopathic planovalgus with age. J Bone Joint Surg 95-A: e193 (1–8)

Rathjen KE, Mubarak SJ (1998) Calcaneal-cuboid-cuneiform osteotomy for the correction of valgus foot deformities in children. J Pediatr Orthop 18: 775–782

Rein S, Hanisch U, Zwipp H et al (2013) Comparative analysis of inter- and intraligamentous distribution of sensory nerve endings in ankle ligaments: a cadaver study. Foot Ankle Int 34: 1017–1024

Ricco AI, Richards BS, Herring JA (2014) Disorders of the foot (Chapter 23). In: Tachdjian's Pediatric Orthopaedics. Elsevier Saunders, Philadelphia

Roling BA, Christensen JC, Johnson CH (2002) Biomechanics oft he first ray. Part IV: The effect of selected medial column arthrodesis. A three-dimensional kinematic analysis in a cadaver mode. J Foot Ankle Surg 41: 278–284

Schede F (1929) Die Operation des Plattfußes. Z Orthop Chir 50: 528–538

Schröder S, Ihme N, Kochs A, Niedhart C (2006) Subtalare Arthrorise mittels Kalix-Schraube beim Knick-Senkfuß. FussSprungg 4: 214–220

Scott RT, Bussewitz BW, Hyer CF, Berlet GC, Philbin TM (2016) The corrective power of the Cotton osteotomy. FussSprungg 14: 9–13

Smith SD, Millar EA (1983) Arthrorisis by means of a subtalar polyethylene peg implant for correction of hindfoot pronation in children. Clin Orthop Relat Res 181: 15–23

Tompkins MH, Nigro JS, Mendicino S (1993) The Smith STA-peg: a 7-year retrospective study. J Foot Ankle Surg 32: 27–32

Vanderwilde R, Staheli LT, Chew DE, Malagon V (1988) Measurements on radiographs of the foot in normal infants and children. J Bone Joint Surg 70-A: 407–15

Vogt B, Kleine-König M, Gosheger G, Bröking JN, Schiedel F, Rosenbaum D, Rödl R (2016) Subtalare Arthrorise – Ist das Implantat entscheidend? Orthop Nachrichten 10.2016: 22

Vulcano E, Maccario C, Myerson MS (2016) How to approach pediatric flatfoot. World J Orthop 7: 1–7

Wagner H (1986) Calcaneus displacement osteotomy in pediatric flatfoot. Orthopäde 15: 233–241

Xia J, Zhang P, Yang YF, Zhou JA, Li QM, Yu GR (2013) Biomechanical analysis oft he calcaneocuboid joint pressure after sequential lengthening oft he lateral column. Foot Ankle Int 34: 261–266

Tarsale Coalitiones und rigide Planovalgus-Deformität

J. Hamel, *Operative Behandlung von Fuß und Sprunggelenk im Kindes- und Jugendalter*
https://doi.org/10.1007/978-3-662-56592-6_5

Empfohlene Übersichtsliteratur zu tarsalen Coalitiones und rigider Planovalgus-Deformität

- Downey MS, DeWaters AM (2013) *Tarsal coalition*
- Cass AD, Camasta CA (2010) *A review of tarsal coalition and pes planovalgus: Clinical examination, diagnostic imaging and surgical planning*

Coalitiones sind nicht selten zu beobachtende Segmentationsstörungen einzelner Gelenkverbindungen im Fußwurzelbereich. Sehr früh kommt es während der Abgrenzung der späteren Skelettelemente etwa in der 8. bis 9. Entwicklungswoche zur unvollständigen Trennung der Vorstufen zweier späterer Tarsalknochen (Kawashima und Uhthoff 1990). Die Gesamthäufigkeit wird in der Literatur sehr unterschiedlich angegeben, liegt aber vermutlich etwa bei mindestens 1–2 %, wobei etwa in der Hälfte der Fälle beide Füße betroffen sind. Mosca (2015) gibt die Häufigkeit sogar mit 2–13 % an. Neben zwei etwa gleich häufigen Formen, die zusammen mindestens 95 % aller Fälle ausmachen, wurde eine Vielzahl z. T. sehr seltener Formen beschrieben. Die talokalkaneare Form der Verwachsung betrifft ein echtes Gelenk mit knorpeligen Gelenkflächen, während bei der kalkaneonavikularen Form die Knochenbrücke z. T. im Bereich einer physiologisch hier lokalisierten Bandverbindung (Lig. bifurcatum) besteht. Beide häufigeren Formen sind in einem Teil der Fälle mit einer Deformität verbunden, zumeist einer Planovalgus-Deformität. Sind tarsale Skelettelemente vollständig und ohne Restgelenk miteinander verschmolzen, so spricht man von Synostosen.

5.1 Coalitio talocalcanearis

Die talokalkaneare Coalitio macht bei den operativ behandelten Patienten des Autors etwa 45 % aller Fälle aus. Sie zeigt sich in der Ausformung vielgestaltig und wirft diagnostisch und differenzialtherapeutisch zahlreiche Fragen auf. Auch sind die Ergebnisse operativer Behandlung keineswegs immer günstig, so dass eine besonders sorgfältige Abwägung des Vorgehens im Einzelfall erforderlich scheint.

5.1.1 Therapeutisch relevante Pathomorphologie und Pathophysiologie

Die anatomische Lage und Pathomorphologie der talokalkanearen Coalitiones soll nach dem Prinzip der „regions of interest" dargestellt werden. Man unterscheidet komplett ossifizierte Coalitiones (◘ Abb. 5.2) von inkompletten Formen mit fibrösem Spalt (◘ Abb. 5.13). Die Ausformung der Coalitio selbst kann dabei stark differieren. Neben einer horizontalen Lage der Spaltbildung werden auch übergreifende Formen beobachtet (► Abschn. 5.1.3). Auch Abortivformen sind beschrieben (El Rassi et al. 2005). Die Verwachsungen sind immer im medialen Bereich des Talokalkanealgelenks gelegen (◘ Abb. 5.1). Am häufigsten ist die Region der medialen Gelenkfacette (◘ Abb. 5.2) von der Verwachsung betroffen („medial facet coalition"), meist aber zusätzlich auch weiter dorsal gelegene Anteile des Talokalkanealgelenks im Bereich des Sustentaculum tali und der hinteren Gelenkfacette. Hamel (2008) beschrieb nach früheren vereinzelten Mitteilungen in der Literatur eine dorsomediale Form der talokalkanearen Coalitio, bei der die mediale Facette und die Sustentaculum-Region vollständig normal entwickelt sind (◘ Abb. 5.3), entsprechend dem Typ V von Rozansky et al. (2010). Nach Bixby et al. (2016) wird dieser „posteromediale Typ" in immerhin 28,2 % aller Fälle beobachtet. Auch rein dorsal gelegene Lokalisationen wurden besonders bei jüngeren Kindern beobachtet (◘ Abb. 5.4) und es scheint hier z. T. eine Überlappung bzw. Kombination mit dem Os-trigonum-Syndrom zu bestehen (Hamel 2008).

Lateralseitig wurden talokalkaneare Coalitiones bisher nicht beschrieben. Es kommt in diesem Bereich jedoch zu dem typischen, offenbar sekundären häufig schmerzauslösenden Phänomen des „anterolateralen subtalaren Impingement": Die durch die medial gelegene Coalitio verminderte Mobilität des Talokalkaneargelenks führt zu einer gestörten Gelenkmechanik mit Reduktion der lateralseitigen Gleitbewegung des Processus lateralis tali auf der schräggestellten Gelenkfläche der hinteren Kammer des Subtalargelenks. Das Rotationszentrum des Subtalargelenks liegt nicht mehr in der Region der interossären

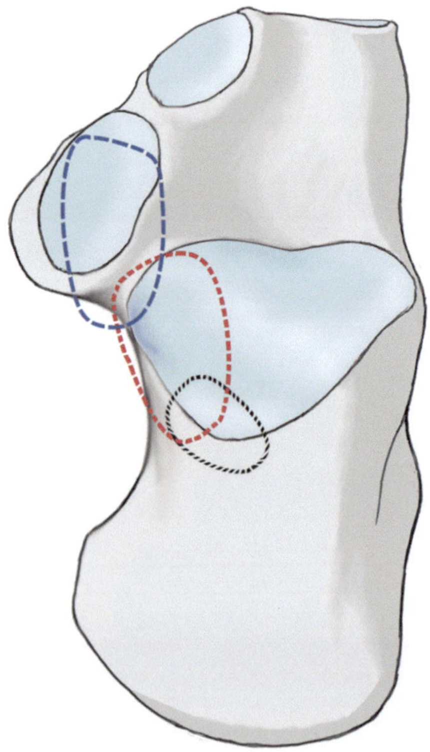

◘ **Abb. 5.1** Lokalisation der talokalkanearen Coalitiones in Relation zu den 3 Gelenkfacetten: medial (*blau*), dorsomedial (*rot*) und dorsal (*schwarz*)

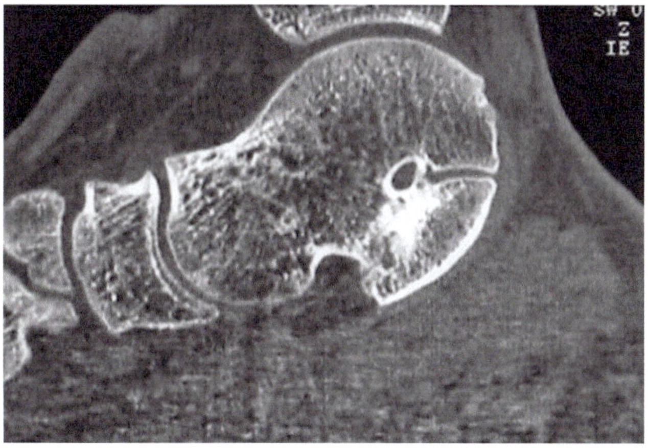

Abb. 5.2 CT einer medial gelegenen kompletten talokalkanearen Coalitio bei einem 17-jährigen Patienten

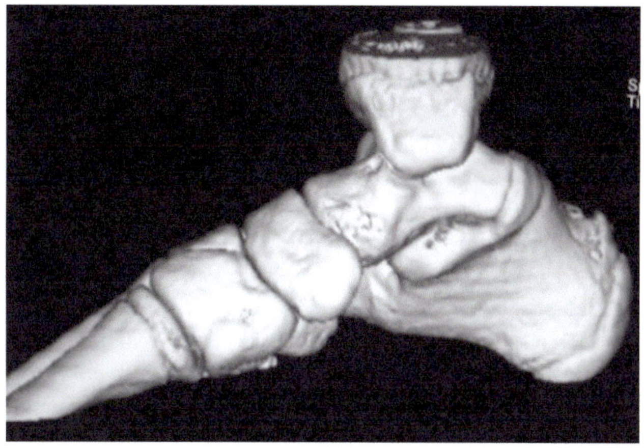

Abb. 5.3 Dreidimensionale Rekonstruktion einer dorsomedial lokalisierten, inkompletten Coalitio talocalcanearis bei einer 11-jährigen Patientin

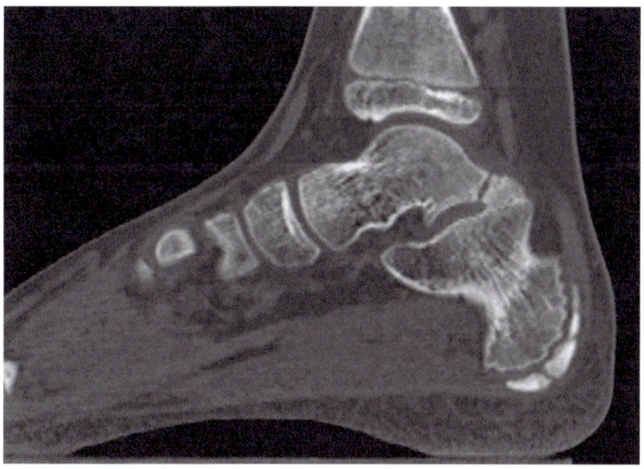

Abb. 5.4 Dorsale Coalitio talocalcanearis bei einem Patienten im Alter von 7 Jahren (CT)

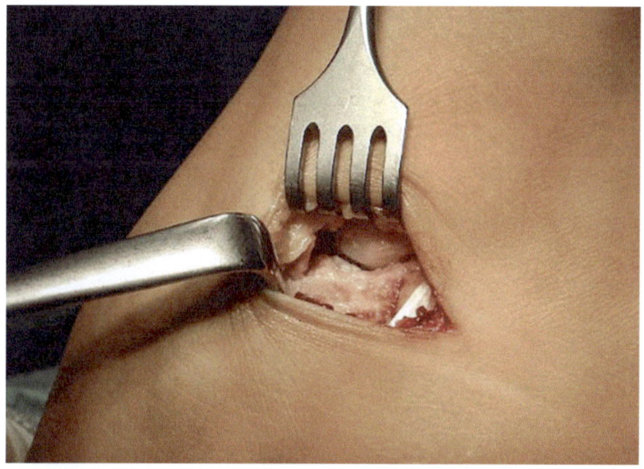

Abb. 5.5 Intraoperatives Bild der anterolateralen subtalaren Umformung bei einem Patienten mit talokalkanearer Coalitio. Der Processus lateralis tali erscheint wie „eingegraben" in die kraniale Fläche des Kalkaneus. Die trotz der Coalitio noch erhaltene minimale Restbeweglichkeit des Talokalkanealgelenks ruft hier ein schmerzhaftes knöchernes Impingement hervor

Bandverbindungen, sondern in der Coalitio selbst. Dies bewirkt in der Ausformung des Gelenks während der Wachstumsphase charakteristische anatomische Veränderungen in diesem Bereich. Der Processus lateralis tali wirkt wie „eingegraben" in die kranial gelegene Einsenkung des Kalkaneus (Abb. 5.5), die eine starke kortikale Hypertrophie aufweist (Abb. 5.10, Abb. 5.11, Abb. 5.12). Dies ist besonders deutlich in den Fällen, in denen eine Planovalgus-Deformität zusätzlich besteht und der talokalkaneo-navikulare Komplex in evertierter Stellung kontrakt ist, und wird hier als „anterolaterale subtalare Umformung" bezeichnet (▶ Abschn. 5.1.3).

In bis zu 50 % der Fälle entwickelt sich bei talokalkanearer Coalitio eine rigide Planovalgus-Deformität. Dies geschieht offenbar auf dem Boden bzw. in Verbindung mit einem mehr oder weniger stark ausgebildeten Peronealspasmus. Es ist nicht klar, warum dieses Phänomen in einem Teil der Fälle auftritt, während andere Patienten mit Coalitio talocalcanearis keine Fehlstellung entwickeln.

5.1.2 Klinik

Typisch ist das Auftreten eines eher diffus geschilderten Schmerzes insbesondere bei oder auch nach sportlicher Belastung im Bereich des Rückfußes etwa im Alter von 10–13 Jahren, im zeitlichen Zusammenhang mit zunehmender Ossifikation. Oft ist ein Trauma (vermuteter oder tatsächlicher) initialer Anlass für den Beginn der Beschwerden. Ein Druckschmerz ist häufig über der medial gelegenen Coalitio auslösbar, nicht selten auch oder ausschließlich im Sinus-tarsi-Bereich, dem anterolateralen subtalaren Impingement (▶ Abschn. 5.1.1) entsprechend.

Die zunehmende Einsteifung des Talokalkanealgelenks wird in aller Regel vom Patienten und auch den Eltern nicht bemerkt. Durch die Ausbildung einer Überbeweglichkeit in der Chopart-Gelenklinie kann sie bei nur flüchtiger Untersuchung leicht übersehen werden. Eine äußerlich erkennbare starke Hypermobilität und Aufklappbarkeit des Kalkaneokuboid-Gelenks sollte diagnostisch den Verdacht auf eine Blockierung des Talokalkanealgelenks aufkommen lassen. Bei der Untersuchung imponiert eine deutliche Einschränkung der Inversion (◘ Abb. 5.6). In der Betrachtung des Patienten von hinten fällt auf, dass es beim Erheben in den Ballenstand nicht wie beim mobilen Rückfuß zu einer physiologischen Varisierung der Ferse kommt.

Bei passiver Inversion bemerkt der Untersucher in einem Teil der Fälle eine deutliche Gegenspannung der Peronealmuskulatur. Im Extremfall ist die Inversion auch im Bereich der Chopart-Gelenklinie durch die stark gespannten Peronealsehnen (◘ Abb. 5.7) vollständig blockiert, und der Versuch, diese Spannung passiv zu überwinden, ist dem Patienten deutlich unangenehm und schmerzhaft. Eine aktive Anspannung des M. tibialis posterior, dem Antagonisten der Peronealmuskulatur, ist den betroffenen Patienten nicht möglich. Dieser „Peronealspasmus" ist charakteristischerweise sofort nach Einleiten der Narkose vollständig aufgehoben, ein Hinweis darauf, dass es sich nicht um eine strukturelle Muskel-Sehnen-Verkürzung handelt, sondern eher um ein reflexartiges Geschehen. Ein ausgeprägter Peronealspasmus blockiert den gesamten talokalkaneo-navikularen Komplex in funktionell ungünstig evertierter Stellung und ist daher deutlich mehr beeinträchtigend, als die durch die Coalitio selbst ausgelöste artikuläre Rigidität des Talokalkanealgelenks. Der Peronealspasmus ist jedoch nicht pathognomonisch für tarsale Coalitiones und wird auch bei anderen Entitäten beobachtet (Cass und Camasta 2010; Mosier und Asher 1984). Die Wadenmuskulatur ist beim rigiden Pes planovalgus in der Regel verkürzt.

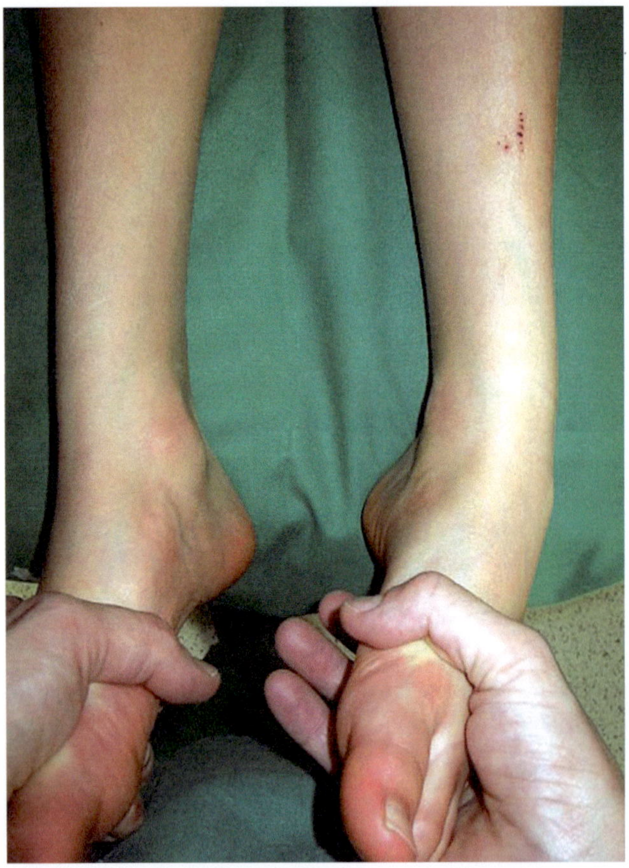

◘ **Abb. 5.6** 11-jährige Patientin mit dorsomedialer Coalitio talocalcanearis rechts und hierdurch bedingter deutlicher Einschränkung der Inversion bei passiver Bewegungsprüfung (gleiche Patientin wie in ◘ Abb. 5.3)

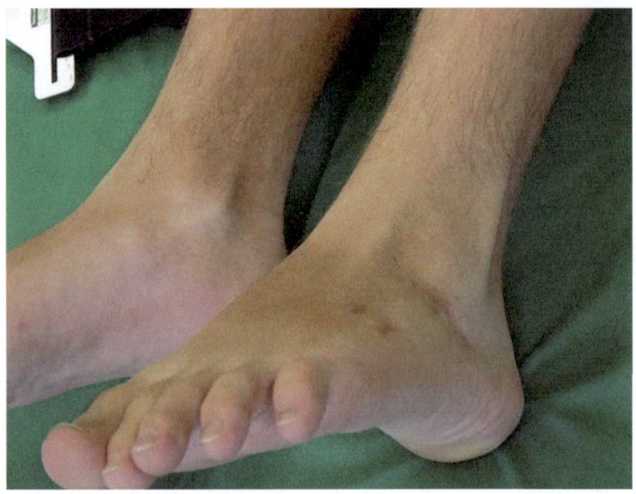

◘ **Abb. 5.7** 12-jähriger Patient mit schwerem Peronealspasmus nach Coalitio-Resektion und Kalkaneus-Verlängerung. Die stark gespannten Peronealsehnen sind deutlich erkennbar. Nach Einleitung der Narkose zeigte sich sofort eine vollständig freie Beweglichkeit, ein Hinweis darauf, dass es sich nicht um eine anatomische Verkürzung der peronealen Muskel-Sehnen-Einheiten handelt

5.1.3 Bildgebung

In der Bildgebung unterscheidet man direkte von indirekten Zeichen der Coalitio talocalcanearis. Die Knochenbrücke selbst ist röntgenologisch in manchen Fällen in der seitlichen Aufnahme z. B. an der fehlenden Darstellung der medialen Facette zu erkennen oder im OSG-ap-Bild oder der – heute nicht mehr bedeutsamen – posteroplantaren Schrägaufnahme („Harris view“). Die genauere Beurteilung erfolgt jedoch bei Verdacht durch CT, DVT (digitale Volumentomografie) oder MRT. Zur Erhärtung eines klinischen Verdachts sind 3 indirekte Röntgen-Zeichen von Bedeutung:

- Als C-Zeichen (Lateur et al. 1994) wird eine ununterbrochene Konturlinie der Trochlea tali und des Sustentaculum tali ossis calcanei bezeichnet, die charakteristisch für ausgedehnte talokalkaneare Coalitiones ist (◘ Abb. 5.8), aber auch bei schweren Planovalgus-Deformitäten beobachtet wird.
- Das „talar beaking“ stellt einen dorsolateral am Taluskopf gelegenen Traktionsosteophyten dar, der nicht mit einem Arthrosezeichen verwechselt werden sollte, sondern eher einer kapsulären Reaktion durch kompensatorisch pathologisches Bewegungsverhalten des Talonavikulargelenks entspricht und nahezu pathognomonisch für die talokalkaneare Coalitio ist (◘ Abb. 5.9). Luhmann und Schoenecker (1998) fanden ein talar beaking in 52 % ihrer Fälle.
- Die anterolaterale subtalare Umformung – die in ähnlicher Weise auch bei der kalkaneonavikularen Form beobachtet wird – zeigt eine enge räumliche Nähe eines verbreiterten und abgerundeten Processus lateralis tali und Kalkaneushals im seitlichen Bild, eine deutliche kortikale Hypertrophie Kalkaneus-seitig, sowie eine strahlenförmige Knochenbälkchen-Ausrichtung der kalkanearen Spongiosa (◘ Abb. 5.10). Hier kommt es offenbar zu einem Impingement-Phänomen infolge der gestörten Gelenkmechanik mit Auslösung von Schmerzen im Bereich des Sinus tarsi. Möglicherweise besteht ein Zusammenhang zum Peronealspasmus (◘ Abb. 5.11). Ähnliche anterolaterale subtalare Umformungen werden jedoch gelegentlich auch ohne Coalitio beobachtet und können mit der Ausbildung einer zusätzlichen Gelenk-Facette verbunden sein (Martus et al. 2008; Niki et al. 2015; ◘ Abb. 5.12).

Indirekte Röntgenzeichen der Coalitio talocalcanearis

1. C-Zeichen
2. „talar beak“
3. Anterolaterale subtalare Umformung

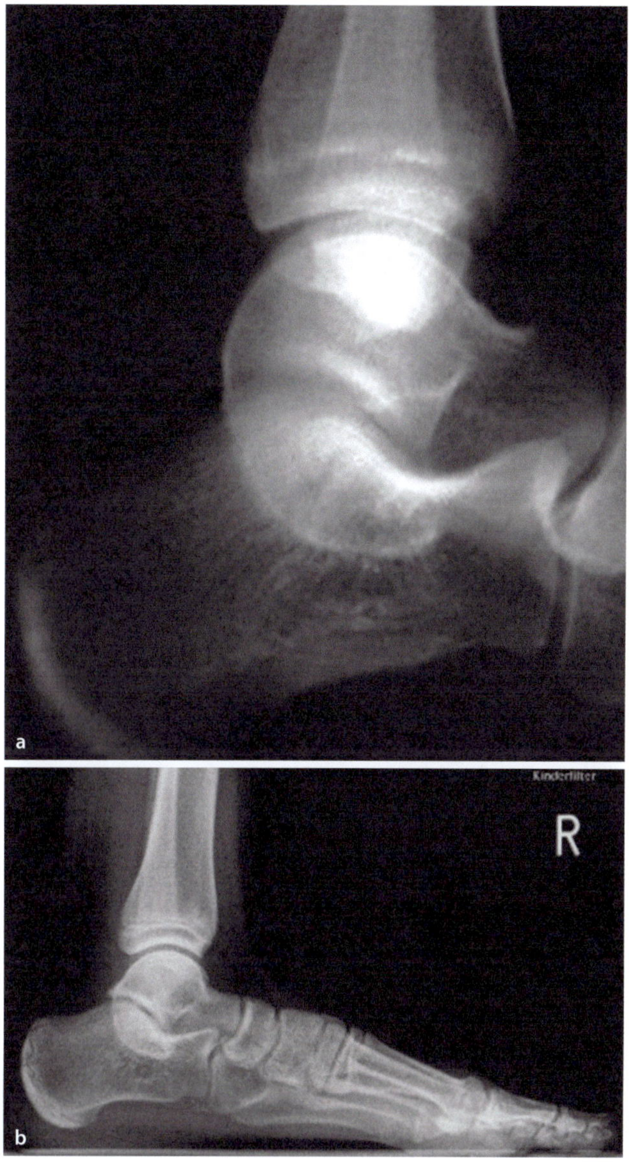

◘ **Abb. 5.8a,b** C-Zeichen bei (**a**) 13- bzw. (**b**) 14-jährigem Patienten als indirektes Röntgenzeichen einer durch CT und intraoperativ bestätigten Coalitio talocalcanearis

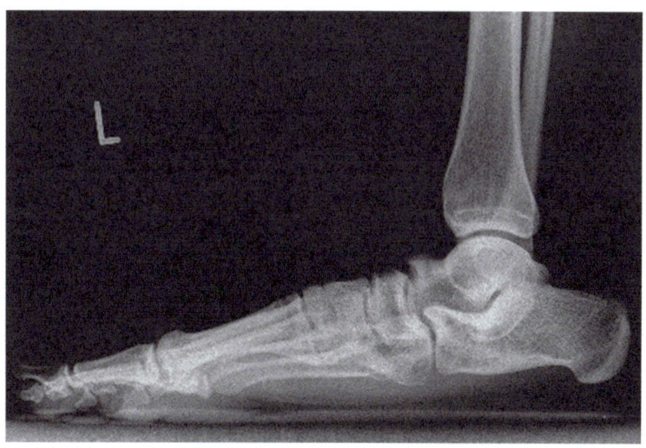

◘ **Abb. 5.9** „Talar beaking“ bei 16-jähriger Patientin mit talokalkanearer Coalitio, im CT bestätigt. Dieser „Traktionsosteophyt“ dorsal am Taluskopf entspricht einer knöchernen Reaktion am Kapselansatz und ist von einem degenerativen Osteophyten bei Arthrose zu unterscheiden

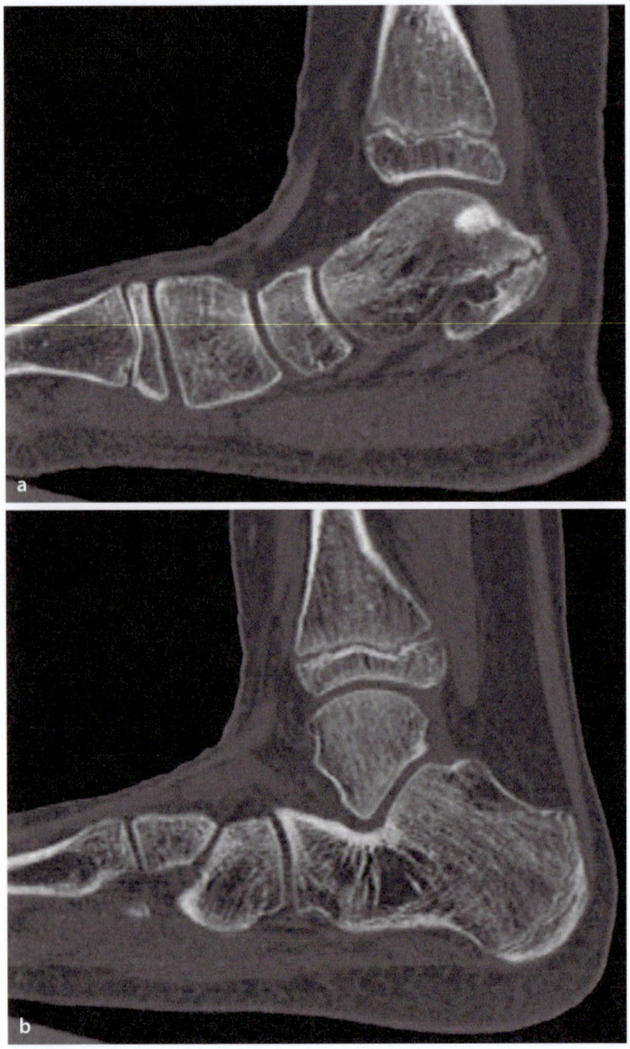

Abb. 5.10a,b 10-jähriger Patient mit dorsomedialer Coalitio talocalcanearis (**a**) und deutlicher Hypertrophie der kranialen Kalkaneuskortikalis durch anterolaterales Impingement (**b**). Diese „anterolaterale subtalare Umformung" lässt sich häufig im Röntgenübersichtsbild bereits erkennen

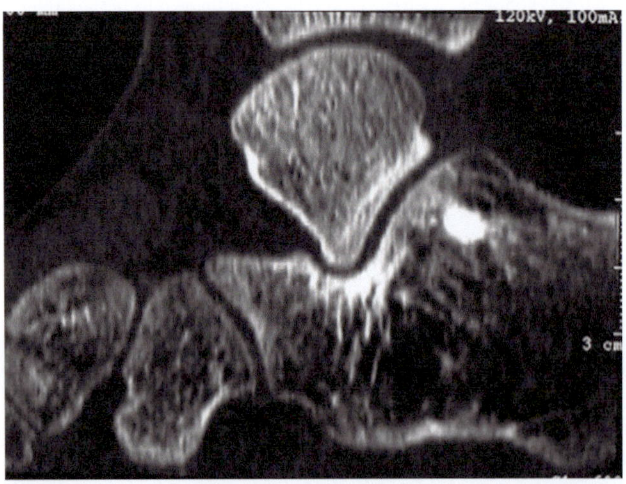

Abb. 5.11 13-jähriger Patient mit talokalkanearer Coalitio und deutlichem Peronealspasmus bei anterolateralem subtalaren Impingement

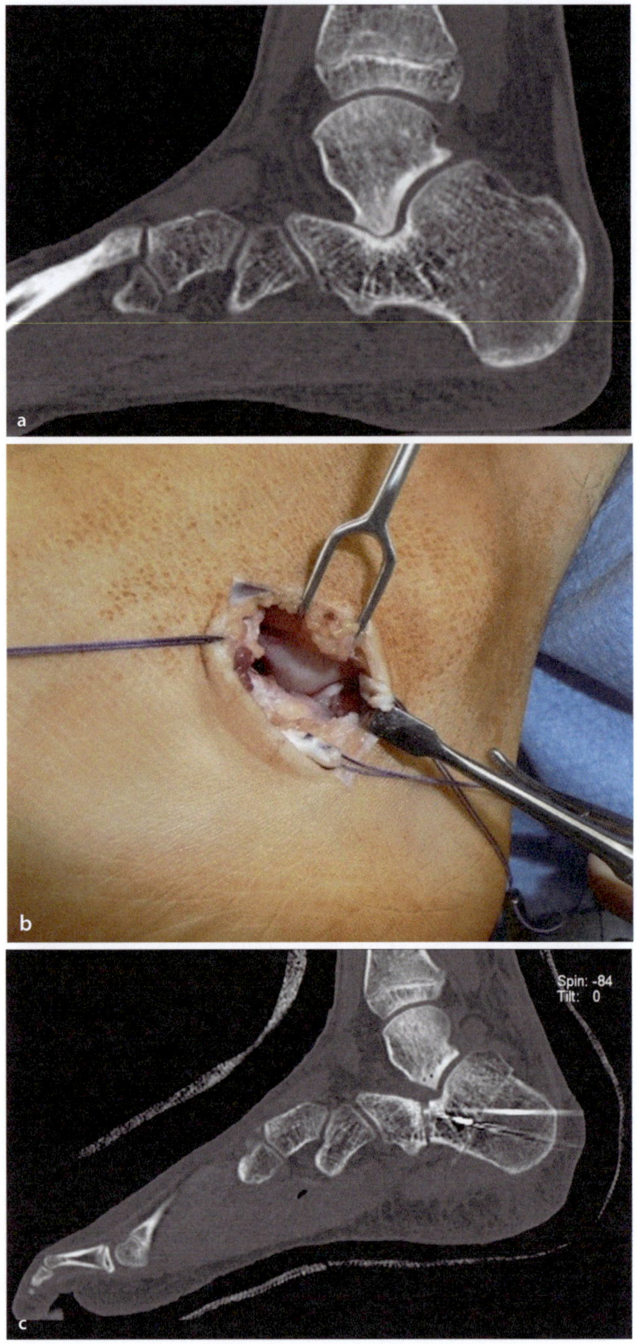

Abb. 5.12a–c 13-jähriger Patient mit ausgeprägten Schmerzen im Bereich des Sinus tarsi. Im CT fanden sich Zeichen eines anterolateralen Impingements bei Ausbildung einer akzessorischen Gelenkfläche (**a**), intraoperativ bestätigt (**b**). Eine Coalitio talocalcanearis wurde bei der intraoperativen Inspektion medial nicht gefunden. Die akzessorische Gelenkfläche wurde sparsam reseziert und eine Kalkaneus-Verlängerungsosteotomie bei Planovalgus-Deformität zusätzlich durchgeführt, die zugleich ein Fortbestehen des Impingement verhindert (**c**)

In der dreidimensionalen Diagnostik ist das MRT geeignet, nicht nur die Coalitio selbst, sondern auch die Knorpelverhältnisse des nicht-betroffenen Restgelenks und intraossäre Veränderungen (bone bruise) sowie Begleit-Pathologien darzustellen; für die Beurteilung von Größe, Ausdehnung, Lage und Spaltverlauf der Coalitio selbst ist jedoch das CT deutlich überlegen (▪ Abb. 5.13). Die Längs- und Querausdehnung wird im CT-Sagittal- und Frontalschnitt bestimmt. Meist sind Werte von ca. 15–25 mm für die Längsausdehnung und 10–20 mm für die Querausdehnung anzutreffen. In der Literatur wird der Coalitio-Querschnitt in Relation zur Größe der hinteren Gelenkfacette gesetzt (Wilde et al. 1994). Die Frontalschnitte werden zur Vermeidung von irreführenden Anschnitt-Phänomenen senkrecht auf die Ebene der Fußsohle gelegt und sollten bis weit nach dorsal reichen, um isoliert hier lokalisierte Formen nicht zu übersehen.

Rozansky et al. (2010) unterscheiden fünf Formen aufgrund von 3-D-CT-Untersuchungen. Neben den linear konfigurierten (▪ Abb. 5.13) werden stark nach medioplantar überhängende Formen der medial facet coalition beobachtet (▪ Abb. 5.20). Dies kann für den anzustrebenden Erhalt des Sustentaculum tali intraoperativ von Bedeutung sein. Kernbach und Blitz (2010) leiten aus dem CT-Frontalschnitt das Ausmaß der degenerativen Veränderungen im Bereich des Subtalargelenks ab.

Einen wichtigen Parameter stellt die Gelenkspalt-Weite der hinteren Kammer des Subtalargelenks im CT dar. Ein Vergleich mit der Gelenkspaltweite des oberen Sprunggelenks lässt auf den Zustand des Gelenkknorpels in dem Anteil des Subtalargelenks schließen, der von der Brückenbildung nicht betroffen ist (▪ Abb. 5.14 und ▪ Abb. 5.15), und damit auf die Erfolgsaussichten gelenkerhaltenden operativen Vorgehens. Auch degenerative Veränderungen wie subchondrale Sklerosierung und Zystenbildung stellen bereits beim Jugendlichen relevante Parameter dar (Blitz 2010).

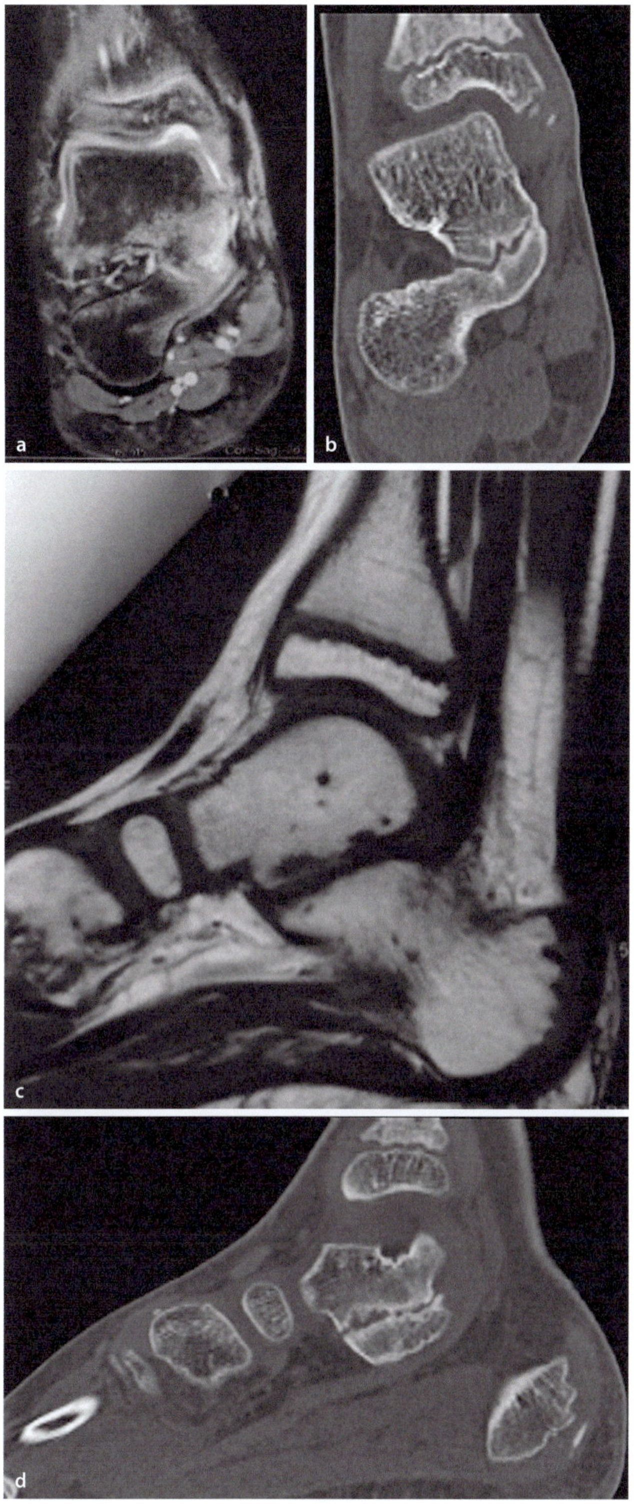

▪ **Abb. 5.13a–d** 8-jähriger Patient mit großer, inkompletter talokalkanearer Coalitio. Der Vergleich von MRT (**a** und **c**) und CT (**b** und **d**) lässt erkennen, dass z. B. die knorpeligen Anteile der Skelettelemente und auch bestimmte intraossäre Veränderungen im MRT darstellbar sind, die knöcherne Feinstruktur und z. B. Ausdehnung und Verlauf des Coalitio-Spaltes im CT wesentlich aussagekräftiger beurteilt werden können

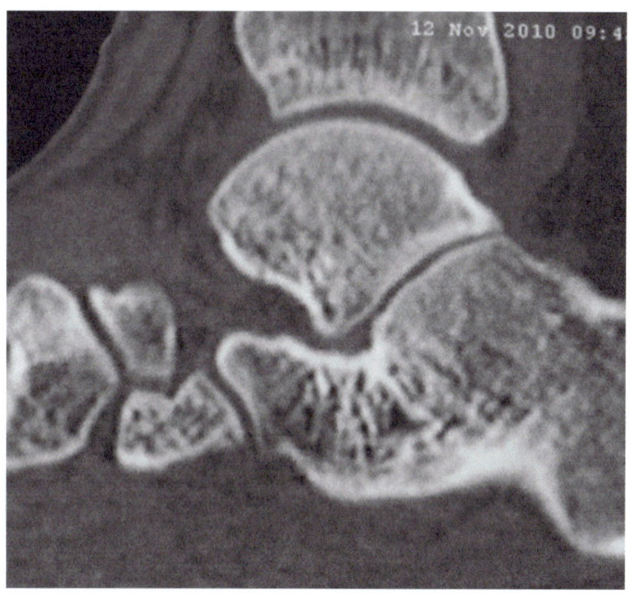

▪ **Abb. 5.14** 15-jährige Patientin mit talokalkanearer Coalitio. Der Gelenkspalt der hinteren Kammer des Subtalargelenks ist gegenüber dem Tibiotalargelenk deutlich verschmälert, was auf eine nur mangelhafte Knorpelbedeckung schließen lässt

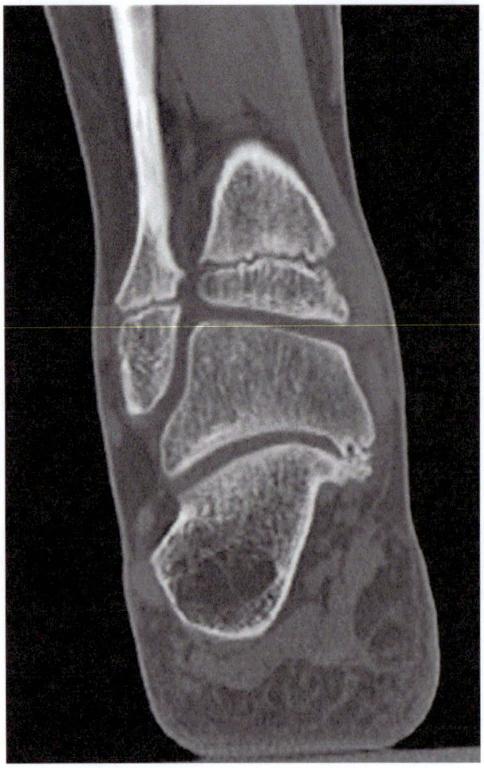

◘ **Abb. 5.15** 10-jährige Patientin mit kleiner medialer Coalitio talocalcanearis und breitem Gelenkspalt des nicht betroffenen subtalaren Gelenkanteils, auch im Vergleich zum OSG

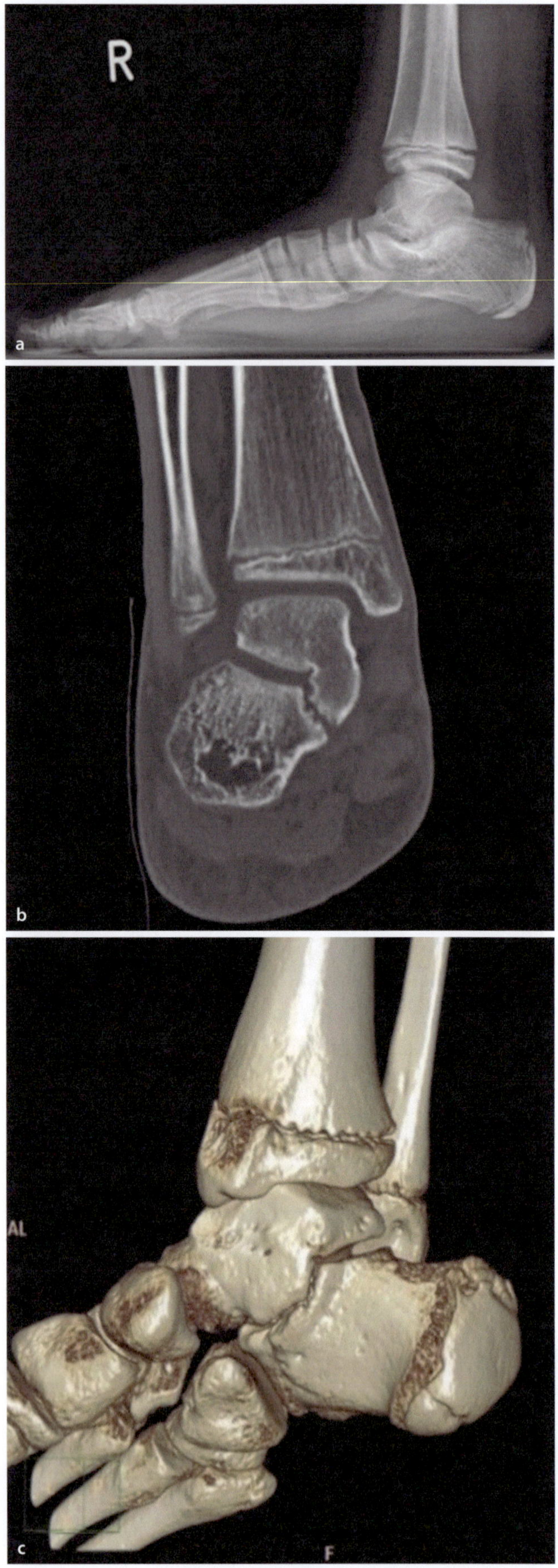

Bei der Beurteilung von Planovalgus-Deformitäten im Zusammenhang mit Coalitiones (rigide Planovalgus-Deformität) wird die Standard-Röntgendiagnostik in zwei Ebenen unter Belastung eingesetzt (► Kap. 4.4). Eine Quantifizierung gelingt mit dem TMT-Index nach Hamel und Kinast (2006). Der CT-Frontalschnitt senkrecht zur Fußsohle kann das Ausmaß der indikatorisch wichtigen Rückfußvalgus-Deformität darstellen (◘ Abb. 5.16b) und lässt in ausgeprägten Fällen Hinweise auf ein fibulo-kalkaneares Impingement erkennen (Blitz 2010). Das CT erlaubt zudem die Erstellung einer dreidimensionalen Rekonstruktion, die Lage und Ausdehnung der Coalitio anschaulich darstellt (◘ Abb. 5.3 und ◘ Abb. 5.16c). Mit dem DVT (digitales Volumentomogramm) kann durch entsprechende Winkelmessungen zusätzlich die Fehlstellung unter Belastung quantitativ beurteilt werden (◘ Abb. 5.17).

◘ **Abb. 5.16a–c** 14-jähriger Patient mit rigider Planovalgus-Deformität (**a**). Das Ausmaß der Valgus-Komponente in der Frontalebene lässt sich anhand des CT abschätzen (**b**), die Morphologie der Verwachsung in der 3-D-Rekonstruktion (**c**) gut darstellen

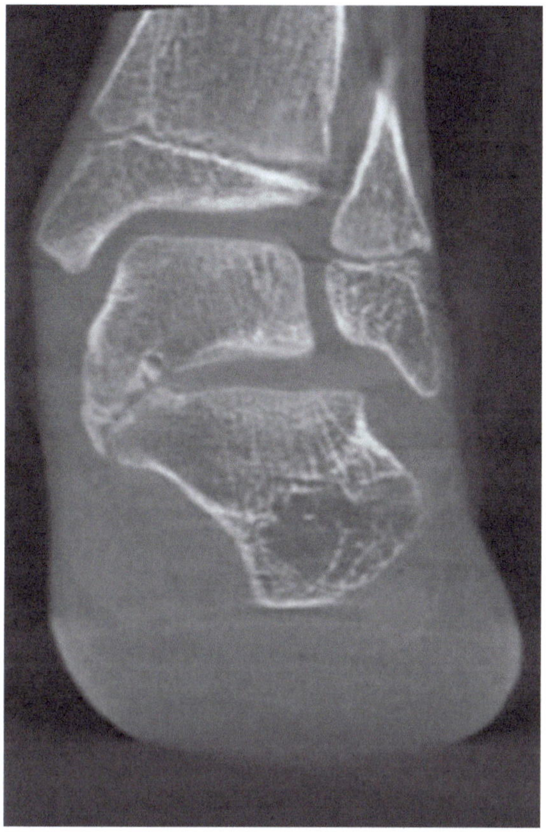

Abb. 5.17 12-jähriger Patient mit talokalkanearer Coalitio. Das digitale Volumentomogramm erlaubt die Verbindung von Coalitio-Darstellung und Stellungsdiagnostik unter Belastung des Fußes

Es werden Fälle beobachtet, die klinisch den Verdacht auf eine Coalitio erwecken, welche sich in der Bildgebung aber nicht eindeutig nachweisen lässt. In der Literatur sind derartige Abortiv-Formen ebenfalls beschrieben (El Rassi et al. 2005). Sie werfen erhebliche indikatorische Probleme auf und lassen sich manchmal nur durch eine chirurgische Inspektion klären. Cass und Camasta (2010) sprechen von einer „gray zone" im Patientenspektrum, d. h. Fällen, die klinisch imponieren wie Coalitio-Patienten, den Nachweis einer Coalitio aber vermissen lassen. Nicht selten handelt es sich um adipöse Jugendliche, die zuvor einen flexiblen Pes planovalgus aufweisen (Cass und Camasta 2010) und sekundär einen Peronealspasmus entwickeln.

5.1.4 Indikation zur operativen Behandlung

Die Indikationskriterien für die operative Behandlung der Coalitio talocalcanearis sind der Leidensdruck des Patienten und die zu erwartende Prognose nach operativer Behandlung. Der Leidensdruck ist oft schwer zu beurteilen und die Anamnese hierzu schließt bei kindlichen Patienten die Angaben der Eltern mit ein. Es gilt bei der talokalkanearen Coalitio etwas vereinfachend und von wenigen Ausnahmen abgesehen die Regel, dass ohne Beschwerden, also bei Zufallsbefunden, nicht operativ eingegriffen werden sollte. Für die Beurteilung der Prognose nach Resektion der Coalitio sind folgende Faktoren zu berücksichtigen:

Es gibt kein Einzelkriterium, das allein zur Abschätzung der zu erwartenden Erfolgsaussichten nach Resektion herangezogen werden kann. Die folgenden prognostisch-relevanten Faktoren sind z. T. in der Literatur belegt, z. T. beruhen sie auf den Erfahrungen des Autors:

- Je jünger der Patient zum Zeitpunkt der Resektion und je länger damit der Zeitraum der noch verbleibenden Gelenkentwicklung ist, desto mehr kann mit Anpassungsvorgängen und damit einem günstigen Ergebnis gerechnet werden.
- Die Größenausdehnung (Querschnitt) der Coalitio ist sicher von prognostischer Bedeutung. In der Literatur wird als Grenzwert für eine noch resektable Coalitio die Marke von 50 % der Größe der hinteren Facette (Wilde et al. 1994) genannt. Eine Resektion kann im Einzelfall aber auch bei ausgedehnteren Coalitiones erfolgreich sein (Luhmann und Schoenecker 1998).
- Je weniger die Coalitio eine vollständige knöcherne Überbrückung erkennen lässt, desto günstiger ist die Prognose anzunehmen, besonders günstig sind rein fibrös angelegte Coalitiones.
- Ungünstige Prognosefaktoren sind das Vorliegen eines bereits länger bestehenden Peroneal-Spasmus, der postoperativ nicht selten persistieren kann, und das Vorliegen einer Planovalgus-Deformität.
- Prognostisch besonders wichtig sind der Zustand des von der Coalitio nicht betroffenen Restgelenks (Mosca und Bevan 2012; Kernbach und Blitz 2010), die intraoperativ zu erzielende Mobilität und das Bewegungsverhalten nach Resektion.
- Nach den Erfahrungen des Autors sind sekundäre Nachresektionen häufig nicht erfolgreich und eine Arthrodese ist meist vorzuziehen.

Prognostisch relevante Faktoren für die Indikation zur Resektion

- Lebensalter
- Größenausdehnung der Coalitio
- Form der Coalitio (fibrös, knorpelig, knöchern, komplett, inkomplett)
- Vorhandensein eines Peronealspasmus
- Zusätzliche Fehlstellung (Rückfußvalgus)
- Zustand des talokalkanearen Restgelenks
- Intraoperatives Bewegungsverhalten des talokalkanearen Gelenks nach Resektion
- Voroperation

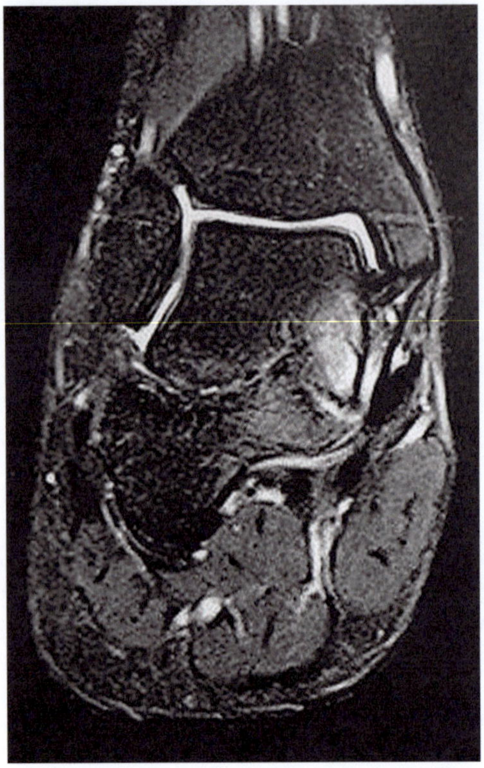

Abb. 5.18 Zustand nach schwerem Distorsionstrauma und monatelang persistierenden Beschwerden bei einer 14-jährigen Patientin. Eine zuvor nicht diagnostizierte große Coalitio talocalcanearis wurde hierbei offenbar zerrüttet. Die Beschwerden klangen nach längerer Ruhigstellung ab

Es ist wenig bekannt zum Spontanverlauf und zur Effektivität konservativer Behandlungsmaßnahmen und auch der Autor kann hierzu kaum Erfahrungen beitragen. In der Literatur wird ein konservativer Behandlungsversuch bei chronischen Beschwerden z. T. empfohlen (z. B. Luhmann und Schoenecker 1998; Mosca 2014), von anderen Autoren nicht für erfolgversprechend gehalten (z. B. Gantsoudes et al. 2012). Bei akut durch ein Trauma erstmalig auftretenden Beschwerden ist der Versuch einer mehrwöchigen Immobilisation dagegen durchaus erfolgversprechend (Abb. 5.18).

Kaum überschaubar ist die Literatur zur Prognose nach Coalitio-Resektion und es bleibt dem Therapeuten überlassen, die o. g. Indikationskriterien im Einzelfall zu gewichten und so bei der Frage der Indikation zur Resektion den Leidensdruck des Patienten dem zu erwartenden Ergebnis gegenüberzustellen. Im Idealfall ist durch die Resektion eine nutzbare und schmerzfreie Teilmobilität des Subtalargelenks auch langfristig zu erreichen (Abb. 5.33). Allerdings gibt es ernüchternde ganganalytische Erkenntnisse, dass eine gewonnene subtalare Beweglichkeit kaum funktionell genutzt wird (Hetsroni et al. 2008).

Die Prognose nach isolierter talokalkanearer Arthrodese ist nach Erfahrung des Autors in aller Regel zumindest mittelfristig günstig, so dass es bei nicht resektabler Coalitio ausschließlich eine Frage des aktuellen Leidensdrucks ist, ob der Ratschlag zu einer Versteifung zu geben ist. In aller Regel ist der symptomatische Patient nach Arthrodese mit dem Ergebnis zufrieden.

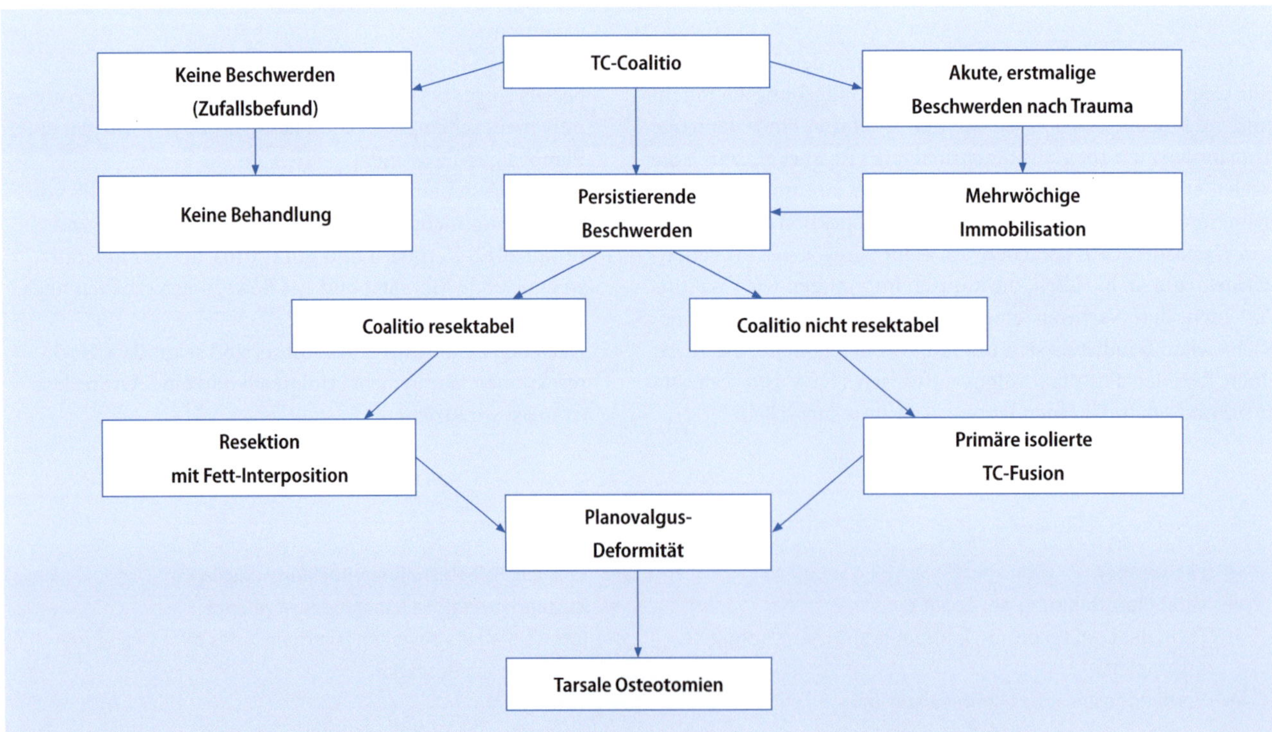

Abb. 5.19 Flussdiagramm zum therapeutischen Vorgehen bei Coalitio talocalcanearis. Bei persistierenden Beschwerden wird zwischen resektabler und nicht-resektabler Coalitio unterschieden

In der Literatur wird zumeist beim jugendlichen Patienten grundsätzlich primär die Resektion der Coalitio empfohlen mit der Option einer sekundären Arthrodese bei persistierenden Beschwerden (z. B. Luhmann und Schoenecker 1998). Nach der Erfahrung des Autors sollte jedoch zur Vermeidung prolongierter Verläufe möglichst vor dem Primäreingriff abgeschätzt werden, ob eine Resektion aussichtsreich ist. Bewährt hat sich folgendes praktisches Vorgehen zur Therapieplanung (▫ Abb. 5.19): Bei gesicherter symptomatischer Coalitio talocalcanearis wird zunächst anhand der o. g. Indikationskriterien abgeschätzt, ob eine Resektion grundsätzlich infrage kommt oder eher eine primäre Arthrodese. Bei günstiger Konstellation wird zu einer frühen Resektion geraten, auch wenn die aktuellen Beschwerden eher mäßig sind. Kommt nur eine Arthrodese in Betracht, so bleibt es dem Ausmaß der Beschwerden überlassen, wann der Patient sich zur Operation entscheidet. Im Zweifelsfall kann intraoperativ entschieden werden.

5.1.5 Coalitio-Resektion

In der Planung einer Coalitio-Resektion werden aus dem CT Lage und Form der Coalitio beurteilt. Die Lokalisation (medial, dorsomedial, dorsal) ist relevant für den zu wählenden Zugang. Der – u. U. sehr unterschiedliche – Verlauf des Coalitio-Spalts im CT-Frontalschnitt (▫ Abb. 5.20) gibt Aufschluss darüber, wie mit dem Sustentaculum tali zu verfahren ist, das als Widerhalt für die Flexor-hallucis-longus-Sehne möglichst geschont werden sollte. Eine Fraktur des Sustentaculum kann z. B. beim Aufspreizen des Subtalargelenks beobachtet werden. Bei weit dorsal gelegenen größeren Coalitiones können die Gleitrinne und der Gleitweg der FHL-Sehne durch die Resektion so verändert werden, dass es zumindest vorübergehend zur relativen Überlänge der Sehne und zur Schwäche der aktiven Plantarflektion der Großzehe kommen kann.

5.1.5.1 Technik

Über eine Längsinzision im Bereich des medialen Tarsus wird zwischen den Sehnen der Mm. tibialis posterior und flexor hallucis longus (▫ Abb. 5.21) ober- oder unterhalb der Flexor-digitorum-longus-Sehne eingegangen und die Coalitio wird unter Weichteilretraktion mit Kirschner-Drähten dargestellt (▫ Abb. 5.22). Die Resektion erfolgt – ggf. nach Markierung unter Bildwandler – mit der oszillierenden Säge, verschiedenen Meißeln und der Kugelfräse. Sobald Gelenkknorpelgewebe der hinteren Kammer des unteren Sprunggelenks erkennbar wird, kann dieser als Orientierung für die weitere Resektion dienen, die in gesamter Ausdehnung der Coalitio bis zu einer Resektionsbreite von mindestens 8–10 mm fortgesetzt werden sollte (▫ Abb. 5.23).

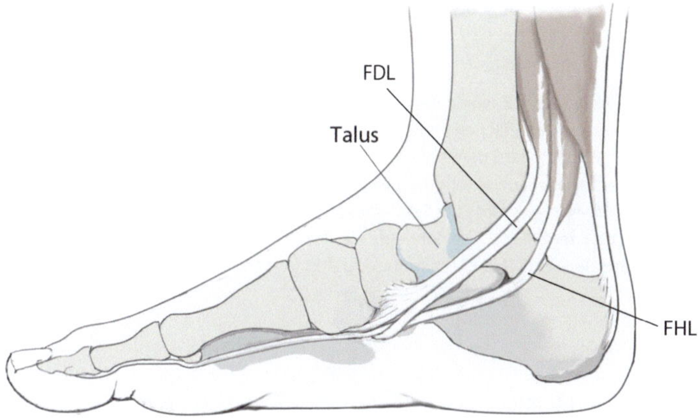

▫ **Abb. 5.21** Verlauf der Beugesehnen im medialen Tarsalbereich. Je nach Lokalisation der Coalitio wird die Sehne des M. flexor digitorum longus nach kaudal oder kranial weggehalten

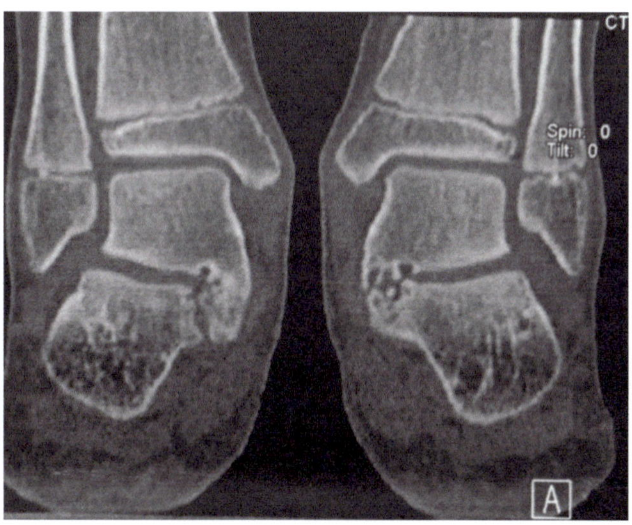

▫ **Abb. 5.20** 10-jähriger Patient mit beiderseitiger Coalitio talocalcanearis. Beachte den sehr unterschiedlichen Verlauf des Coalitio-Spalts, auf der links dargestellten Seite überhängend, rechts horizontal

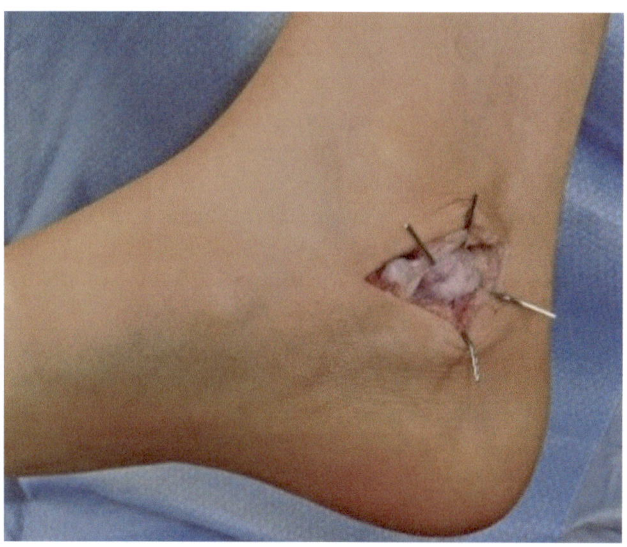

▫ **Abb. 5.22** Darstellung einer Coalitio talocalcanearis unter Verwendung von Kirschner-Drähten zur Weichteil-Retraktion

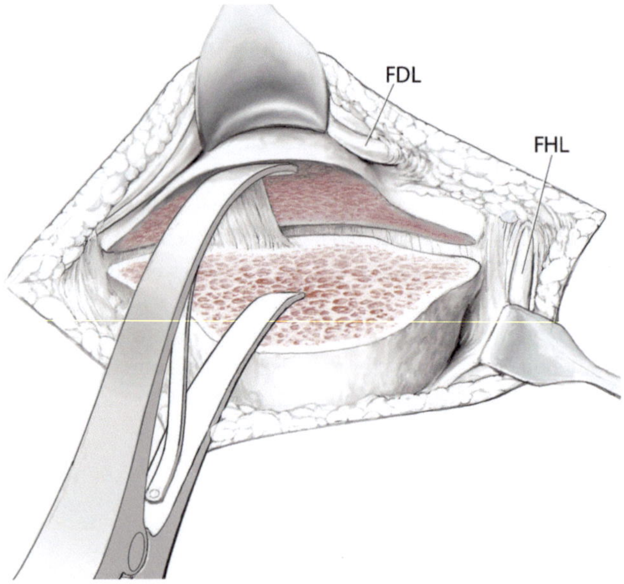

Abb. 5.23 Zustand nach Resektion der Coalitio bis zu einem Abstand der Resektionsflächen von 8–10 mm. Mit einem Osteotomie-Spreizer kann die Mobilität und damit die Vollständigkeit der Resektion geprüft werden. Hierbei ist eine Fraktur des Sustentaculum tali (unten im Bild) zu vermeiden. In diesem Fall wurde die Sehne des M. flexor digitorum longus (FDL) nach kranial mobilisiert. Die Sehne des M. flexor hallucis longus (FHL) sollte im dorsalen Winkel der Resektion sorgfältig geschont werden

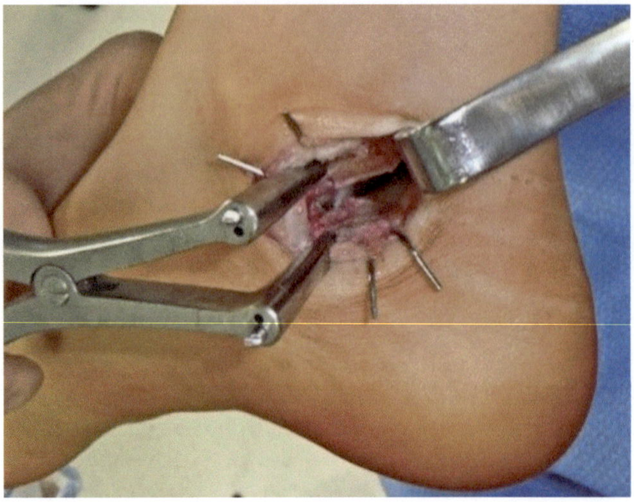

Abb. 5.24 Vorsichtige Distraktion des Subtalargelenks nach vollständiger Resektion der Coalitio unter Verwendung eines Kirschner-Draht-fixierten Spreizers

Schließlich kann mit dem Osteotomie-Spreizer oder einem Kirschner-Draht-verankerten Spreizer das Subtalargelenk distrahiert werden, so dass die nicht von der Coalitio betroffenen Anteile der hinteren Kammer des unteren Sprunggelenks eingesehen und – nach Entfernung des Spreizers – das Bewegungsspiel beurteilt werden kann (Abb. 5.24). Extremes Aufspreizen sollte unterlassen werden, um eine Überdehnung des N. tibialis bzw. seiner Äste zu vermeiden.

Belässt man es bei der Coalitio-Resektion, so werden die spongiösen Resektionsflächen mit Knochenwachs abgedeckt, es wird ein Fettgewebstransplantat (Kniekehle, Leiste, Gesäß) eingelagert und die Wunde nach Readaptation durchtrennter Anteile des Lig. deltoideum schichtweise verschlossen (Abb. 5.25). Gewinnt man in Grenzfällen der Indikation den Eindruck, dass die Qualität des Restgelenks und sein Bewegungsverhalten nach Mobilisierung keine Aussicht auf schmerzfreie Funktion erwarten lassen, so kann vom gleichen Zugang die isolierte talokalkaneare Arthrodese angeschlossen werden (▶ Abschn. 5.1.7).

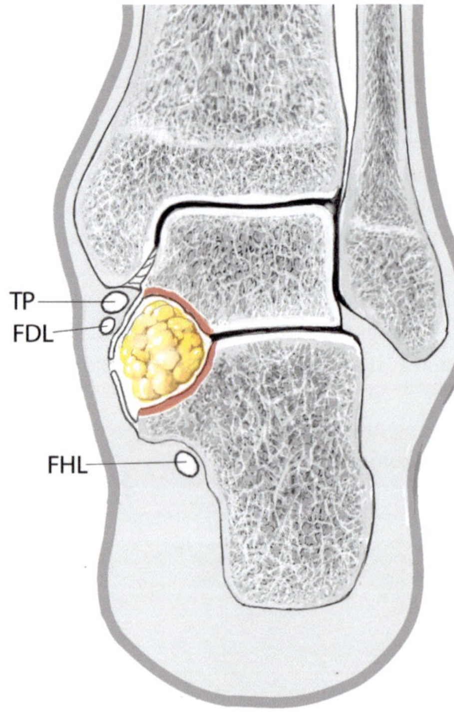

Abb. 5.25 Nach Resektion der Coalitio werden die spongiösen Resektionsflächen mit Knochenwachs abgedeckt (*rot*) und es wird ein Fettgewebstransplantat eingelagert (*gelb*). Die Lagebeziehung des Resektionsbereiches zu den Beugesehnen ist angedeutet: Sehnen der Mm. tibialis posterior (*TP*), flexor digitorum longus (*FDL*) und flexor hallucis longus (*FHL*)

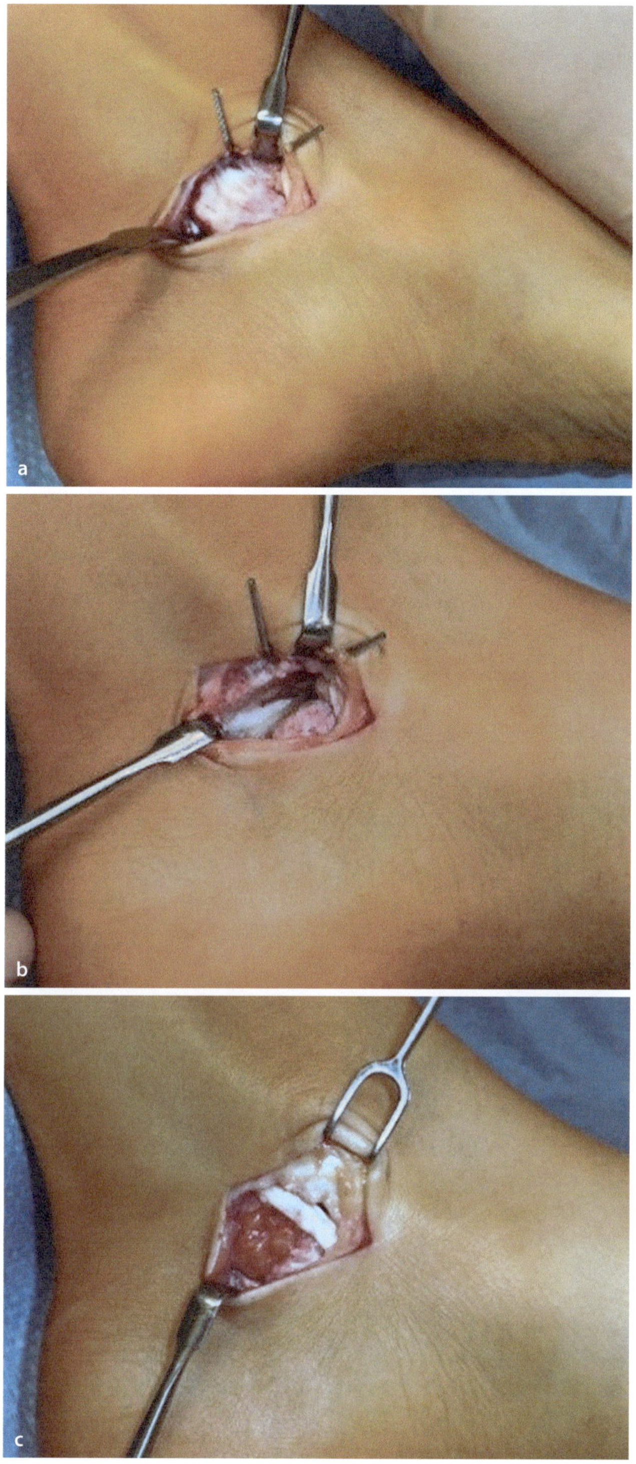

◘ **Abb. 5.26a–c** Darstellung (**a**), Zustand nach Resektion (**b**) und Fett-Interposition (**c**) bei dorsomedialer Coalitio talocalcanearis eines 11-jährigen Patienten

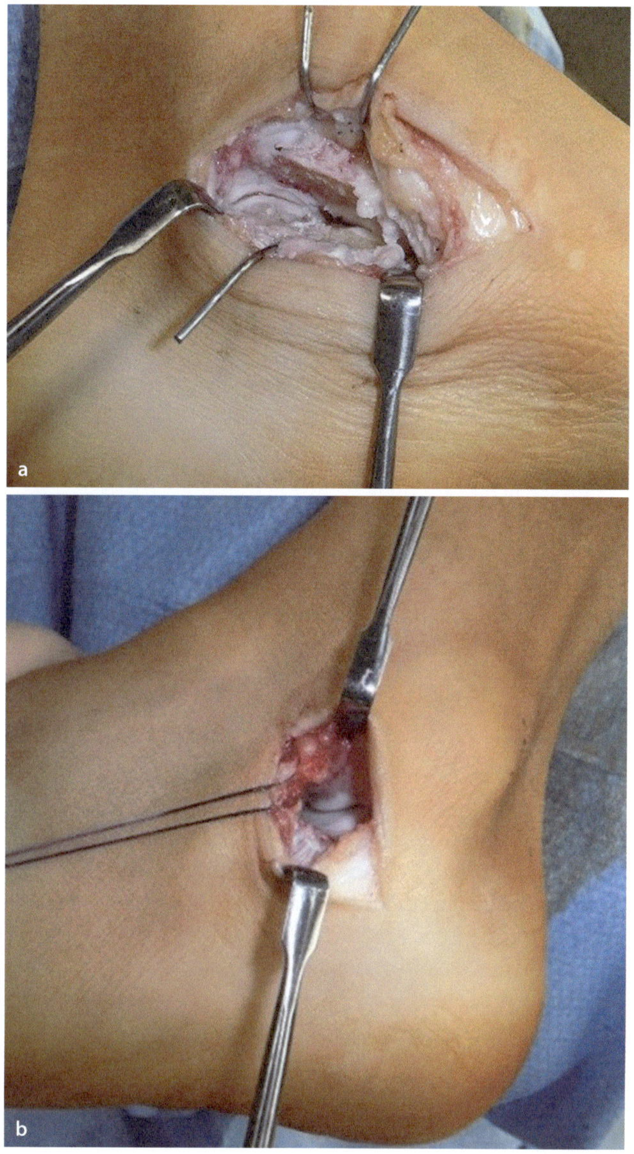

◘ **Abb. 5.27a,b** 12-jähriger Patient, intraoperativer Situs nach Resektion der Coalitio talocalcanearis (**a**) und vor Kalkaneus-Verlängerung bei deutlichem anterolateralem Impingement (**b**), gleicher Patient wie in ◘ Abb. 5.17

◘ Abb. 5.26 zeigt intraoperative Bilder der Resektion und Fett-Interposition bei dorsomedialer talokalkanearer Coalitio. In Fällen mit ausgeprägter anterolateraler subtalarer Umformung (► Abschn. 5.1.1; ◘ Abb. 5.27) kommt nach Resektion der medialen Coalitio eine arthroplastische Resektion und ggf. Ausmuldung am Kalkaneushals zur Beseitigung des Impingement grundsätzlich in Betracht, um hierdurch die Mobilität des Gelenks weiter zu verbessern; dazu liegen jedoch erst Erfahrungen in Einzelfällen vor. Bei sehr ausgeprägtem „talar beak" ist eine Abtragung dieses dorsolateral am Taluskopf gelegenen Traktionsosteophyten zu erwägen, da er die Weichteile irritieren kann.

In der Nachbehandlung nach Coalitio-Resektion ist grundsätzlich eine Frühmobilisation des Subtalargelenks mit intensiver krankengymnastischer Behandlung anzustreben. Die praktische Erfahrung zeigt allerdings, dass dies wegen der postoperativen Schmerz- und Schwellungs-Symptomatik oft erst nach ca. 3–4 Wochen möglich ist und eine Ruhigstellung bis dahin Vorteile bringt. Auch wurden durchaus gute Ergebnisse der subtalaren Beweglichkeit trotz mehrwöchiger postoperativer Ruhigstellung beobachtet.

5.1.5.2 Ergebnisse

Die Ergebnisse nach isolierter Resektion einer talokalkanearen Coalitio im Kindes- und Jugendalter weisen in der Literatur eine große Spannbreite auf zwischen 50 % und über 100 % günstigen Verläufen (nach Luhmann und Schoenecker 1998). In der größten retrospektiven Studie der letzten Jahre an 49 Behandlungsfällen aus der Arbeitsgruppe um Mubarak wurde nach einer Beobachtungszeit von durchschnittlich 42,6 Monaten über 85 % gute und sehr gute Ergebnisse berichtet (Gantsoudes et al. 2012) bei allerdings 37 % Re-Eingriffen (zumeist sekundäre Stellungskorrektur). Luhmann und Schoenecker (1998) berichten über 76 % günstige Ergebnisse bei 25 Behandlungsfällen. Nach Mahan et al. (2017) sind die Resektionsergebnisse bei der posteromedialen Coalitio-Form denen bei der medial-facet-Coalitio überlegen.

Im eigenen Krankengut zeigten sich die mittelfristigen Ergebnisse bei jüngeren Patienten überwiegend günstig. In einer retrospektiven Auswertung anhand von Krankenunterlagen kam es bei 31 Fällen isolierter Coalitio-Resektion in 4 Fällen (13 %) zu einem unerwünschten Ergebnis, davon einmal mit der Notwendigkeit einer sekundären talokalkanearen Arthrodese (▫ Abb. 5.41) (Hamel et al. 2016). Diese im Vergleich zu der Literatur günstigen Ergebnisse können u. a. darin ihre Erklärung finden, dass ab dem Alter von etwa 13 Jahren die Indikation für eine primäre Fusion bei ungünstigen prognostischen Faktoren gestellt wurde.

Fast alle mitgeteilten Ergebnisse beziehen sich auf mittelfristige Beobachtungszeiten. Es liegen kaum aussagekräftige Langzeitstudien vor; Mc Cormack et al. (1997) fanden im 10-Jahres-Verlauf keine deutliche klinische Verschlechterung durch degenerative Veränderungen. Koshbin et al. (2013) beschreiben ebenfalls gute langfristige Funktionsergebnisse. Abzugrenzen sind bei der Ergebnis-Beurteilung solche Fälle mit persistierenden Beschwerden, die durch eine unvollständige Resektion zu erklären sind (▫ Abb. 5.28 und ▫ Abb. 5.29).

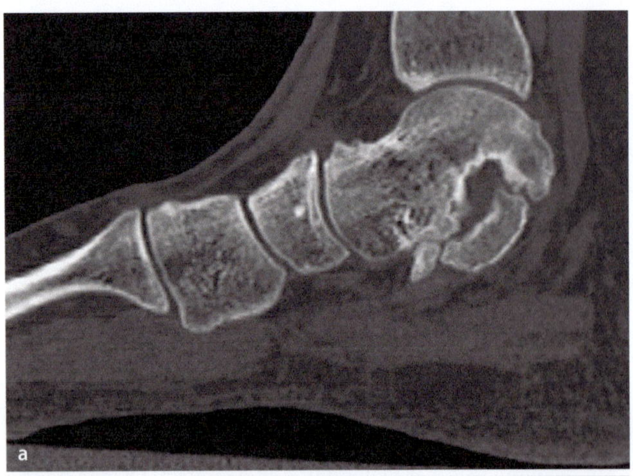

▫ **Abb. 5.28** Unvollständige Coalitio-Resektion bei einem auswärts voroperierten jugendlichen Patienten mit persistierenden Beschwerden

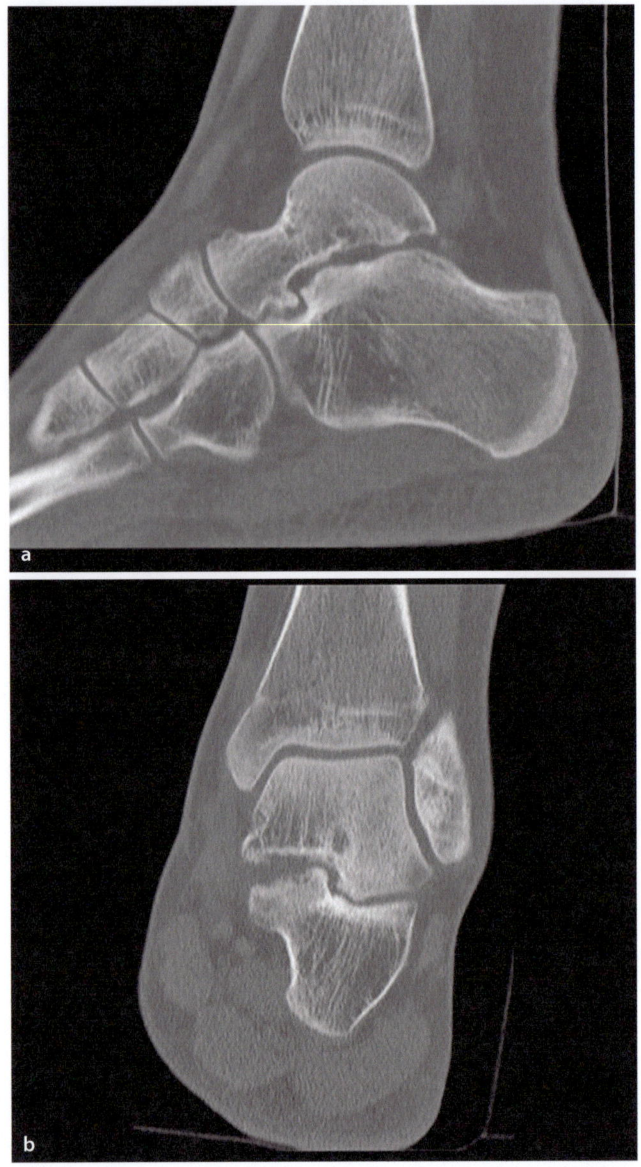

▫ **Abb. 5.29a,b** 13-jährige Patientin nach auswärtig durchgeführter Resektion einer großen Coalitio talocalcanearis und persistierenden Beschwerden. Die Resektion ist Kalkaneus-seitig offenbar nicht ausreichend radikal durchgeführt worden

5.1.6 Coalitio-Resektion und/oder Stellungskorrektur

In etwa 50 % aller Fälle ist die talokalkaneare Coalitio mit einer Planovalgus-Deformität kombiniert (rigide Planovalgus-Deformität). Eine isolierte Resektion der Coalitio führt bei dieser Konstellation häufig nicht zur Stellungsverbesserung. In den letzten Jahren sind unterschiedliche therapeutische Konzepte für diese Patienten propagiert worden:

Die Arbeitsgruppe um Mubarak empfiehlt z. B. primär eine isolierte Resektion der Coalitio ohne Korrektur der Fehlstellung und plant ggf. einen sekundären Eingriff zur Stellungskorrektur ein (Gantsoudes et al. 2012). Dies war bei ihren Patienten in immerhin 34 % der Fälle erforderlich ohne Angabe der genauen Indikation. In Einzelfällen kann sich die Fehlstellung durch die Resektion der Coalitio sogar verstärken (▣ Abb. 5.30). Die mit der Fehlstellung verbundenen Scherkräfte dürften sich für die Prognose des Subtalargelenks eher negativ auswirken.

Mosca und Bevan (2012) weisen darauf hin, dass die Beschwerden bei rigider Planovalgus-Deformität z. T. mehr durch die Deformität hervorgerufen sein können als durch die Coalitio selbst. Sie berichten von günstigen Ergebnissen in 9 Fällen, bei denen eine Kalkaneus-Verlängerungsosteotomie in Verbindung mit Weichteil-Eingriffen unter Belassung der Coalitio und damit Verzicht auf die Erzielung einer (Teil-)Mobilität des Subtalargelenks durchgeführt wurde.

Etwa zeitgleich publizierten die Arbeitsgruppe um Blitz (Kernbach et al. 2008; Blitz 2010), Lisella et al. (2011) und Hamel (2009 und 2012) erste Erfahrungen mit simultaner Resektion der Coalitio talocalcanearis und Stellungskorrektur durch tarsale Osteotomien. Hierbei wird der Nachteil einer verzögerten Mobilisierung des Subtalargelenks in Kauf genommen. Dieses Konzept soll im Folgenden näher erläutert werden. Alternativ kann die Stellungskorrektur bei jüngeren Kindern auch durch Arthrorise-Techniken erreicht werden.

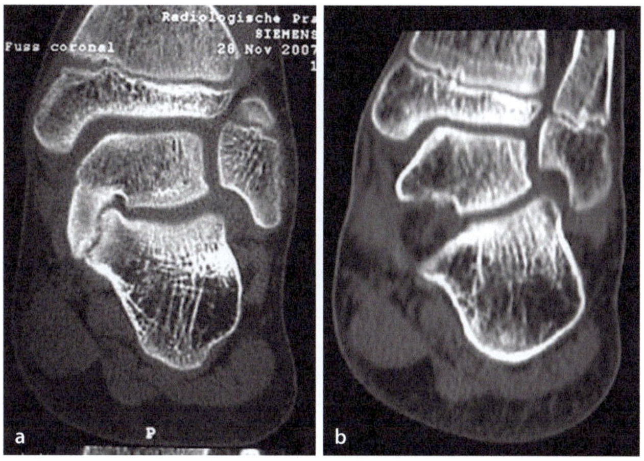

▣ **Abb. 5.30a,b** CT-Frontalschnitt vor (**a**) und nach (**b**) Resektion einer Coalitio talocalcanearis bei einem 12-jährigen Patienten. Es scheint durch die Resektion zu einer Destabilisierung mit Valgus-Dekompensation gekommen zu sein

Therpeutische Optionen für die rigide Planovalgus-Deformität

- Isolierte Resektion der Coalitio, ggf. sekundäre Stellungskorrektur
- Stellungskorrektur unter Belassung der Coalitio
- Simultane Coalitio-Resektion und Stellungskorrektur

5.1.6.1 Technik und Indikation

Nach der Resektion der Coalitio, wie in ► Abschn. 5.1.5.1 beschrieben, werden alle Komponenten der Planovalgus-Deformität (► Kap. 4) durch Osteotomien korrigiert (zur OP-Technik ► Kap. 4.9.3). Die dosierte Kalkaneus-Verlängerungsosteotomie adressiert insbesondere die Mittel-Vorfuß-Abduktion. Zugleich kann sie das anterolaterale subtalare Impingement wirksam eliminieren (▣ Abb. 5.31), wenn sie direkt an der Gelenkflächenbegrenzung der hinteren Facette angesetzt wird. Übermäßige Verlängerungen sind wie beim nicht-rigiden Planovalgus-Fuß zu vermeiden, auch weil sie die subtalare Beweglichkeit weiter reduzieren. In Einzelfällen kann auch die im Block resezierte Coalitio als Knochenspan für die Kalkaneus-Verlängerung verwendet werden. Die verbleibende Rückfußvalgus-Komponente wird durch Kalkaneus-Verschiebe-Osteotomie korrigiert. Bei relevanter Elevation des medialen Strahls bietet sich eine Closed-wedge-Osteotomie des medialen Kuneiforme an, da es sich um eher kontrakte Füße ohne ausgeprägte Hypermobilität der medialen Säule handelt (▣ Abb. 5.34). Häufig ist eine Wadenmuskel- bzw. Gastrocnemius-Verlängerung wie beim lockeren Pes planovalgus erforderlich (► Kap. 6.2.1). Die simultane Durchführung von Osteotomien lässt eine Frühmobilisation wie von vielen Autoren empfohlen nach der Coalitio-Resektion nicht zu. Nach der Erfahrung des Autors stellt dies keinen wesentlichen Nachteil hinsichtlich der späteren Beweglichkeit dar.

Im Alter von 9–12 Jahren kommen alternativ zu korrigierenden Osteotomien auch wachstumslenkende Arthrorisen nach Resektion der Coalitio in Betracht. Giannini et al. (2003) empfehlen die Implantation eines Sinus tarsi Spacers zur Stellungskorrektur in Verbindung mit der Coalitio-Resektion bis zum Lebensalter von 14 Jahren. ▣ Abb. 5.32 zeigt ein Beispiel mit Kalkaneostop-Arthrorise.

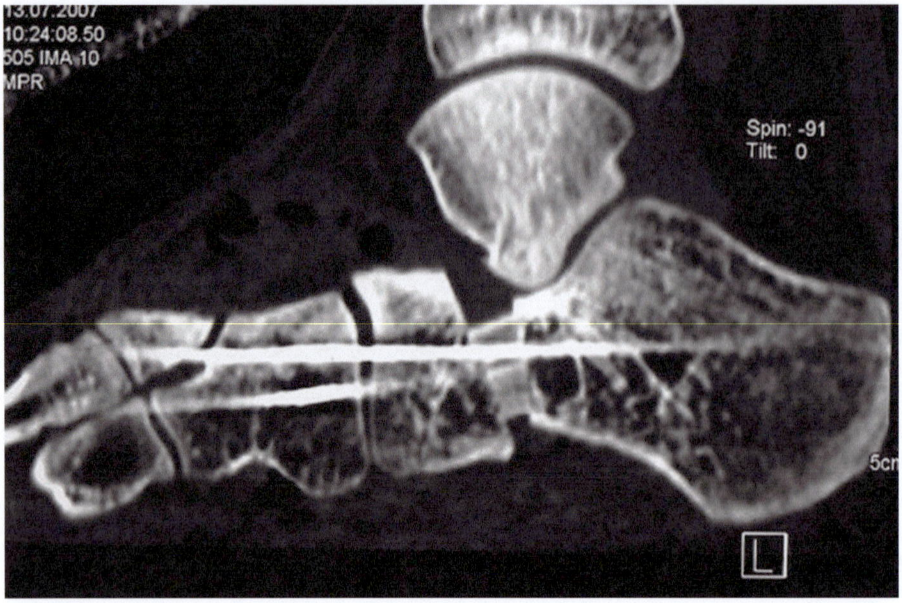

Abb. 5.31 Zustand nach Kalkaneus-Verlängerung im Rahmen einer Korrektur eines rigiden Pes planovalgus bei einem 14-jährigen Patienten. Das knöcherne Impingement von Processus lateralis tali und der hypertrophierten Corticalis der Kalkaneus-Oberfläche konnte hierdurch zusätzlich beseitigt werden

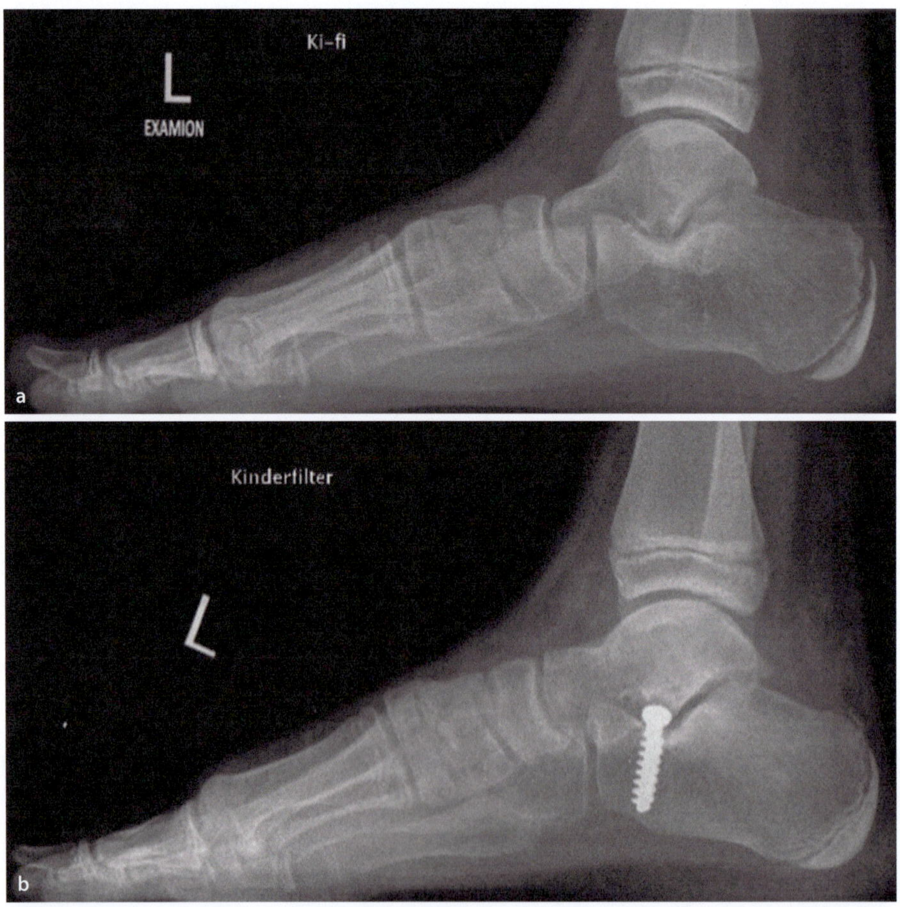

Abb. 5.32a,b 10-jähriger Patient mit Coalitio talocalcanearis und mittelgradiger Planovalgus-Deformität (gleicher Patient wie in Abb. 5.20) vor (**a**) und nach (**b**) Resektion der Coalitio und Kalkaneostop-Arthrorise mit guter Aufrichtung

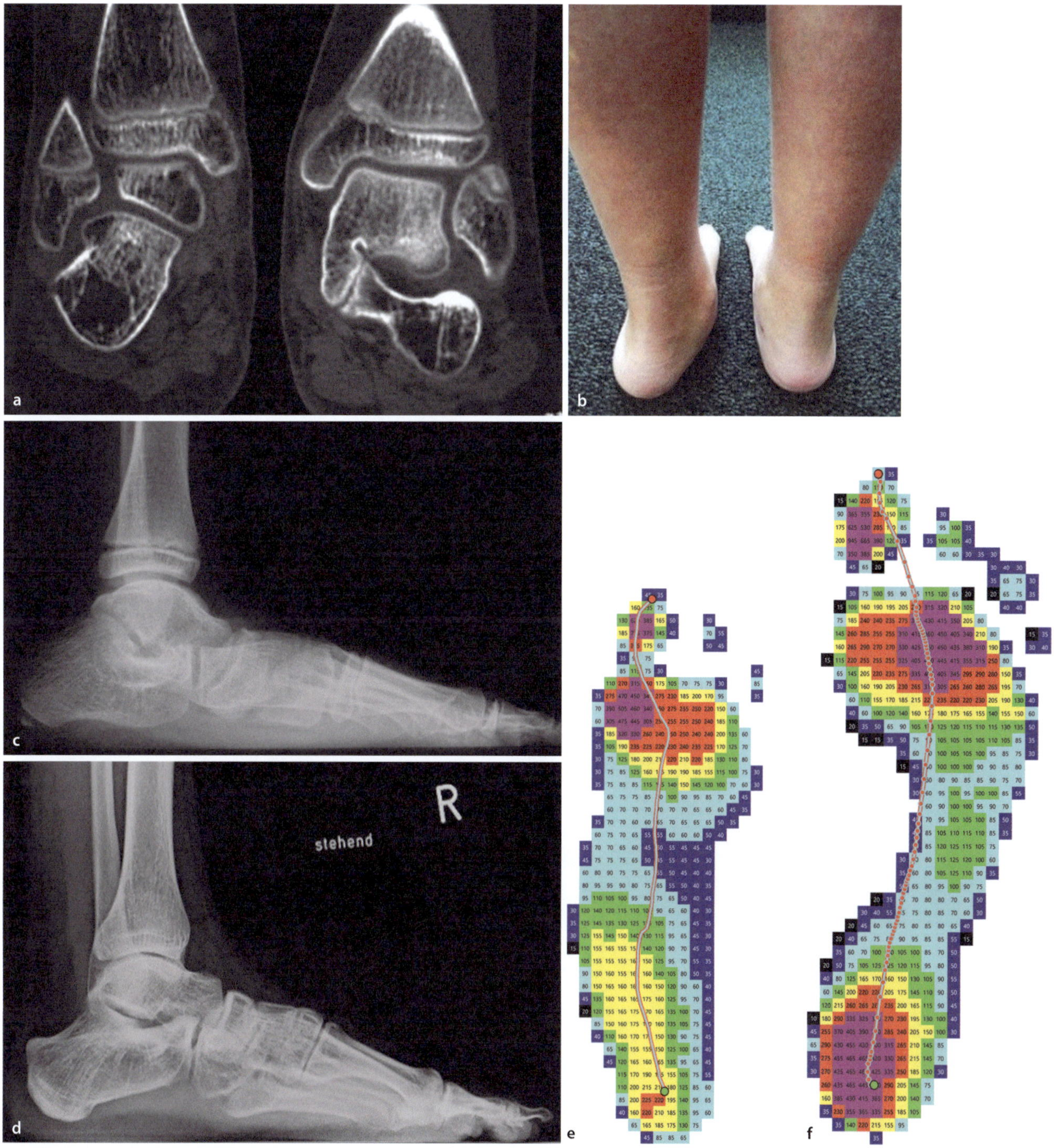

Abb. 5.33a–f 9-jähriger Patient mit beiderseitiger rigider Planovalgus-Deformität bei Coalitio talocalcanearis (**a**, die Coalitio ist in diesem CT-Schnitt nur einseitig dargestellt). Zunächst wurde rechtsseitig operiert mit klinisch guter Stellungskorrektur (**b**). Die präoperative Deformität (**c**) konnte durch Kalkaneus-Verlängerungsosteotomie mit Gastrocnemius-Verlängerung vollständig korrigiert werden und das Tarsal-Skelett entwickelte sich günstig, wie die Aufnahme 9 Jahre postoperativ zeigt (**d**). In der Pedografie ist postoperativ (**f**) gegenüber präoperativ (**e**) eine deutliche funktionelle Verbesserung zu erkennen mit physiologischer Druckverteilung und normalisierter Ganglinie. Der medial-konvexe Verlauf der Ganglinie nach initialem Fersenkontakt weist auf eine gute Schockabsorption des klinisch gut beweglichen Rückfußkomplexes hin

5.1.6.2 Ergebnisse und Behandlungsbeispiele

Kernbach et al. (2008) und Lisella et al. (2011) berichten von guten Ergebnissen in 6 bzw. 8 Fällen simultaner Coalitio-Resektion und tarsaler Osteotomien. Hamel et al. (2016) erzielten im bisher kurz- bis mittelfristigen Verlauf 77 % günstige Ergebnisse bei 26 Behandlungsfällen simultaner Resektion einer talokalkanearen Coalitio und korrigierenden Osteotomien. In 4 Fällen persistierten deutliche Beschwerden, in 2 weiteren wurde eine Arthrodese sekundär durchgeführt. Bei einem bilateral von Mosca (2012) behandelten Patienten verblieben beiderseitig Belastungsbeschwerden. Masquijo et al. (2017) berichten über 8 Fälle mit unterschiedlichen tarsalen Osteotomien (darunter auch Fälle mit TTO) und guten Ergebnissen.

Die im Folgenden präsentierten 4 Fälle stellen beispielhafte Behandlungsverläufe dar. Bei einem sehr jung operierten Patienten konnte mit kombinierter Coalitio-Resektion und Kalkaneus-Verlängerung auch langfristig ein optimales Ergebnis erzielt werden (◘ Abb. 5.33). Zwei erst kurzfristig zu beurteilende adoleszente Patienten zeigten mit Resektion und tarsaler Triple-Osteotomie (▶ Kap. 4.9.3) eine vollständige Stellungskorrektur (◘ Abb. 5.34 und ◘ Abb. 5.35). Tritt bei diesem primär gelenkerhaltenden Vorgehen keine Beschwerdefreiheit ein, so besteht in einer talokalkanearen in-situ-Arthrodese eine gute Rückzugsmöglichkeit (◘ Abb. 5.36).

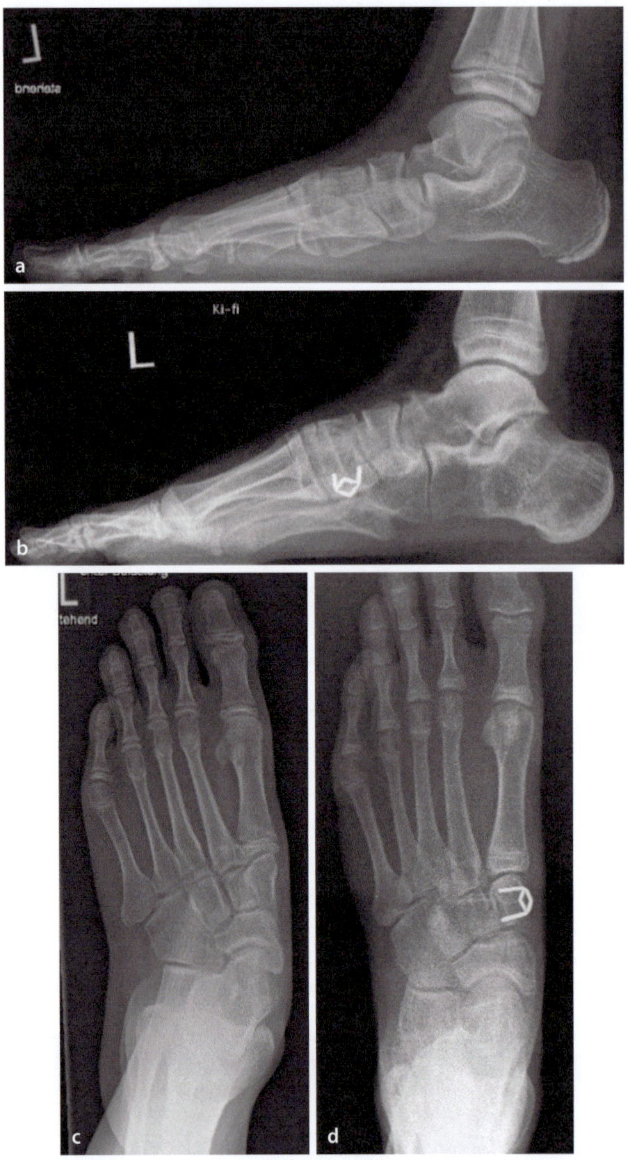

◘ **Abb. 5.34a–d** Prä- (**a** und **c**) und postoperative Aufnahmen (**b** und **d**) eines 15-jährigen Patienten mit rigider Planovalgus-Deformität. Die Resektion wurde mit einer tarsalen Triple-Osteotomie und Gastrocnemius-Verlängerung verbunden. Das Kuneiforme mediale wurde in Closed-wedge-Technik osteotomiert

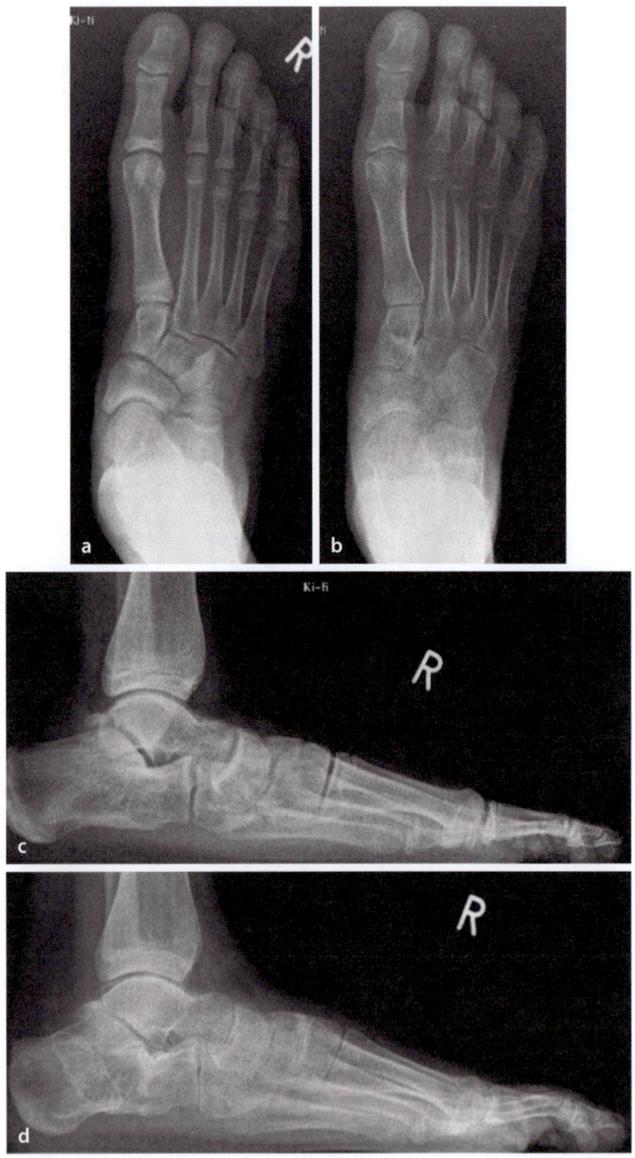

◘ **Abb. 5.35a–d** 15-jähriger Junge mit dorsomedialer Coalitio und rigider Planovalgus-Deformität (**a** und **c**). Nach Resektion der Coalitio wurde im gleichen Eingriff eine tarsale Triple-Osteotomie durchgeführt mit Gastrocnemius-Verlängerung. 6 Monate postoperativ (**b** und **d**) nutzbare Restbeweglichkeit und gute Stellungskorrektur, der subtalare Gelenkspalt erscheint allerdings deutlich verschmälert

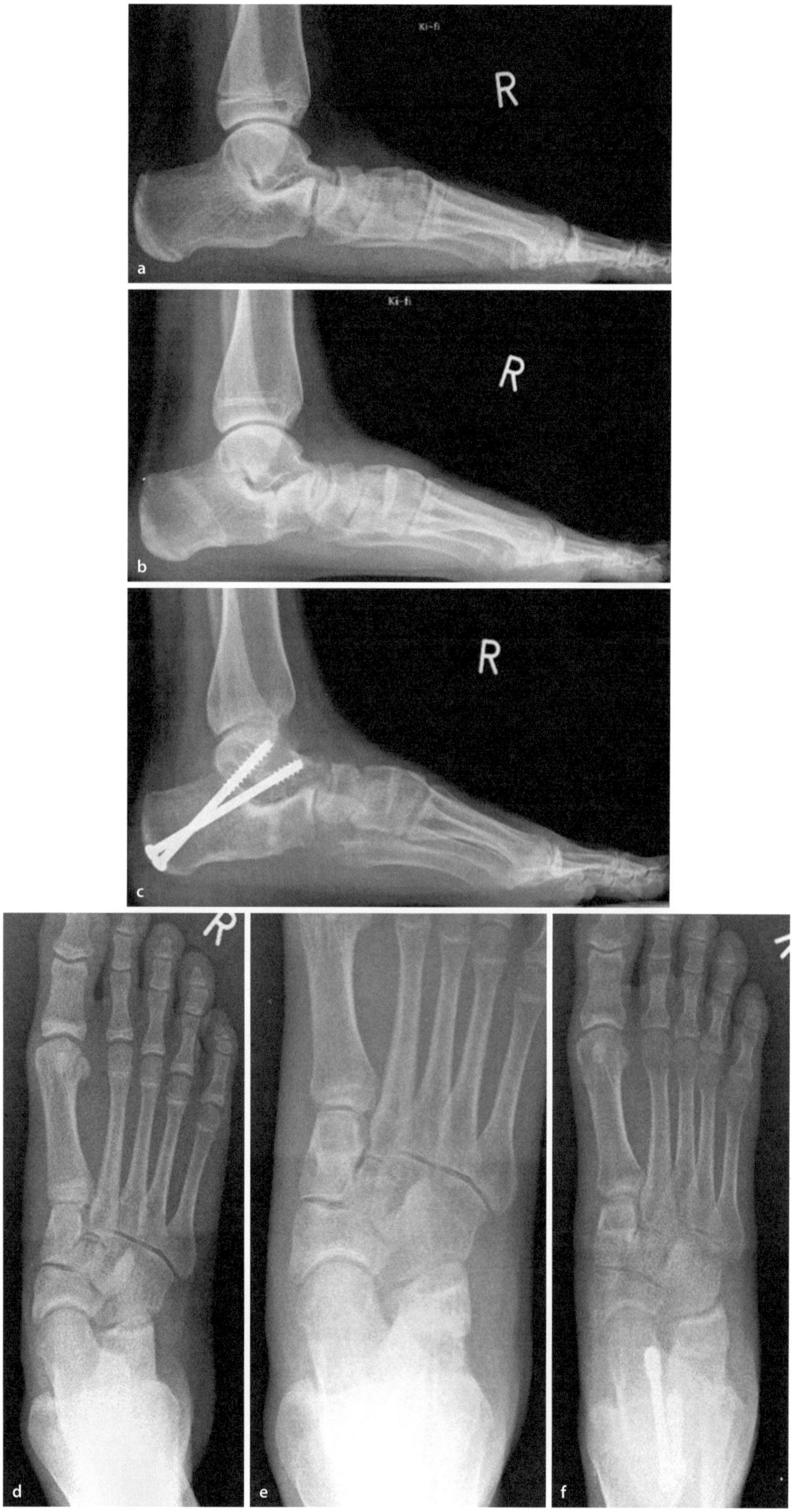

◼ **Abb. 5.36a–f** 16-jähriger Patient mit talokalkanearer Coalitio (**a** und **d**). Nach Resektion der Coalitio und tarsaler Triple-Osteotomie (**b** und **e**) persistierten subtalare Beschwerden bei unvollständiger Stellungskorrektur, so dass ein Jahr später eine Arthrodese durchgeführt wurde (**c** und **f**)

5.1.7 Primäre talokalkaneare Arthrodese

In der Literatur wird meist eine Triple-Arthrodese als Therapie der nicht-resektablen Coalitio angegeben (z. B. Downey und DeWaters 2013), insbesondere bei rigider Planovalgus-Deformität (Cowell und Elener 1983). Eine Indikation zur regelhaften Einbeziehung der Chopart-Linie hat der Autor bei Jugendlichen nie gesehen. In der neueren Literatur steht eine primäre (talokalkaneare) Arthrodese im Kindes- und Jugendalter wegen der langfristig zu erwartenden degenerativen Veränderungen der Nachbargelenke eher im Hintergrund der Diskussion und wird im Sinne einer Rückzugsmöglichkeit bei persistierenden Beschwerden nach Coalitio-Resektion gesehen. Nach der Erfahrung des Autors gibt es jedoch auch im jüngeren Alter prognostisch für eine Resektion ungünstige Fälle, für die eine primäre talokalkaneare Fusion vorteilhaft erscheint und die prolongierte Verläufe mit mehrfachen Interventionen vermeidet. Eine ausgewogene Diskussion hierzu findet sich bei Blitz (2010) sowie Cass und Camasta (2010).

5.1.7.1 Technik

Ergibt die Abwägung der Indikationskriterien, dass eine primäre talokalkaneare Arthrodese gegenüber der Resektion vorzuziehen ist, so kann diese unterschiedlich durchgeführt werden:

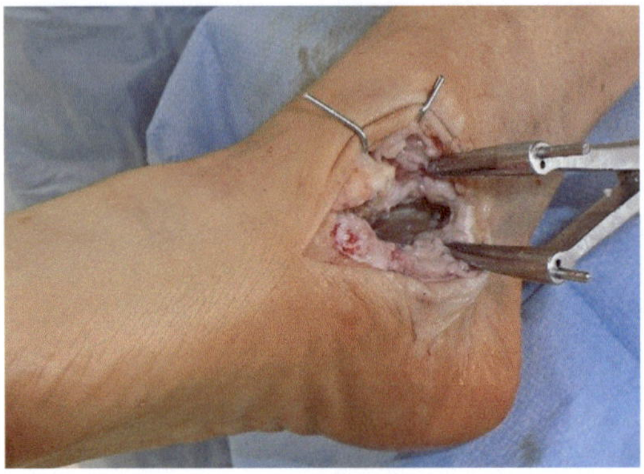

Abb. 5.37 Zugang zur Durchführung einer talokalkanearen Arthrodese nach Coalitio-Resektion von medial

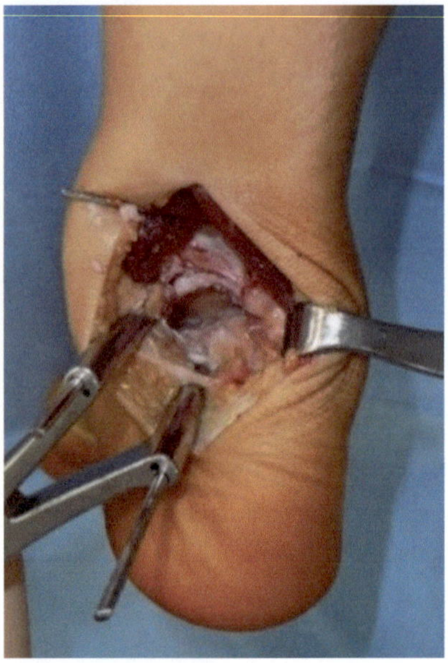

Abb. 5.38 Dorsaler Zugang zur Durchführung einer (Interpositions-) Arthrodese bei talokalkanearer Coalitio

1. Technik: talokalkaneare Arthrodese (medial)

- Am häufigsten wird sich der **mediale Zugang** (Abb. 5.37) mit vorangängiger Resektion der Coalitio anbieten. Hierdurch kann knöchernes Material aus der Coalitio für eine Spongiosaplastik gewonnen werden; leichtere Rückfußvalgus-Deformitäten können durch medial-betonte Resektion der Gelenkflächen korrigiert werden. Insbesondere auch für indikatorisch präoperativ unklare Fälle ist der mediale Zugang vorteilhaft, da intraoperativ zwischen Resektion der Coalitio und primärer Fusion entschieden werden kann.
- Nach Aufspreizen mit dem Kirschner-Draht-verankerten Distraktor wird mit Küretten und Raspatorien soweit möglich entknorpelt. Zur Anfrischung der Arthrodese-Flächen sind Kugelfräsen hilfreich, die mit einer Führungshülse gesteuert eingesetzt werden.
- Ostesynthetisch kann bei geschlossener Kalkaneus-Wachstumsfuge mit zwei kräftigen Lochschrauben mit kurzem Gewinde unter Kompression stabilisiert werden; die lateral gelegene wird im Corpus tali platziert, die weiter medial gelegene im Corpus-Hals-Übergang. Bei jüngeren Kindern werden Kirschner-Drähte verwendet.
- Die oberflächlichen Anteile des Deltabandes werden durch den Zugang etwas geschwächt und sollten sorgfältig vernäht werden. Relevante Instabilitäten wurden nie beobachtet.

2. Technik: talokalkaneare Arthrodese (dorsal)

- Der **dorsale Zugang** wird gewählt bei dorsomedial oder dorsal lokalisierten Coalitio-Formen (Abb. 5.38). Die Coalitio wird dabei von dorsal osteotomiert. Der Hauptvorteil liegt in der Möglichkeit, durch ein dorsal eingebrachtes keilförmiges Transplantat das Talokalkanealgelenk zusätzlich aufzurichten und hierdurch ein bestehendes oder drohendes anteriores OSG-Impingement mit zu behandeln, zumindest aber nicht weiter zu verschlechtern. Nachteilig ist die erforderliche Bauchlage für ggf. notwendige Zusatzeingriffe.
- Der Hautschnitt wird direkt lateral der Achillessehne angelegt und der Nervus suralis dabei sorgfältig geschont.
- Durch das Kagersche Fettdreieck gelangt man auf die Gelenkkapsel, die nach Identifikation des Subtalargelenks und der FHL-Sehne eröffnet wird.
- Unter BV-Kontrolle werden die Kirschner-Drähte für den Distraktor platziert und das Gelenk wird aufgespreizt.
- Nach Osteotomie der Coalitio, soweit erforderlich, erfolgt die Entknorpelung der hinteren Facette und das Einbringen eines keilförmigen trickrtikalen Knochenspanes.

3. Technik: talokalkaneare Arthrodese (lateral)

- Eine Arthrodese **von anterolateral** erfordert in der Regel ein Transplantat und kann z. B. in der Form einer extraartikulären Grice-Arthrodese (▶ Kap. 4.10) mit einem kortikospongiösen Tibia- oder Fibula-Span (◘ Abb. 5.42), aber auch nach Entknorpelung der hinteren Gelenkfacette des Subtalargelenks, Osteotomie der medialen Coalitio und Interposition eines kortikospongiösen Beckenkamm-Spanes durchgeführt werden.
- Auch eine Entknorpelung mit Spongiosaplastik unter Belassung der Coalitio und ohne Osteosynthese ist möglich, wenn keine Stellungskorrektur erforderlich ist (Cass und Camasta 2010).

5.1.7.2 Ergebnisse und Behandlungsbeispiele

Angaben zur Durchführung und zu den Ergebnissen einer talokalkanearen Arthrodese bei Coalitio-Patienten sind in der neueren Literatur nahezu nicht vorhanden. Der Autor hat in 26 Fällen bei Patienten unter 18 Jahren primär eine Versteifung durchgeführt (Hamel et al. 2016). Fälle von Pseudarthrosen wurden nicht beobachtet, eine gezielte CT-Untersuchung allerdings auch nicht durchgeführt. In 3 Fällen wurden zusätzliche Osteotomien vorgenommen zur Stellungskorrektur. In 3 Fällen bestanden noch mäßige Beschwerden, z. T. im Zusammenhang mit massivem Übergewicht. In aller Regel zeigten sich die Patienten zumindest mittelfristig sehr zufrieden und registrierten keinen wesentlichen Beweglichkeitsverlust, da durch die Coalitio bereits präoperativ eine deutliche Reduktion des Bewegungsumfanges vorbestand. In Fällen von präoperativem Peronealspasmus besserte sich dieser z. T. erst im Verlauf einiger Monate. Zwei typische Fälle werden in ◘ Abb. 5.39 und ◘ Abb. 5.40 vorgestellt.

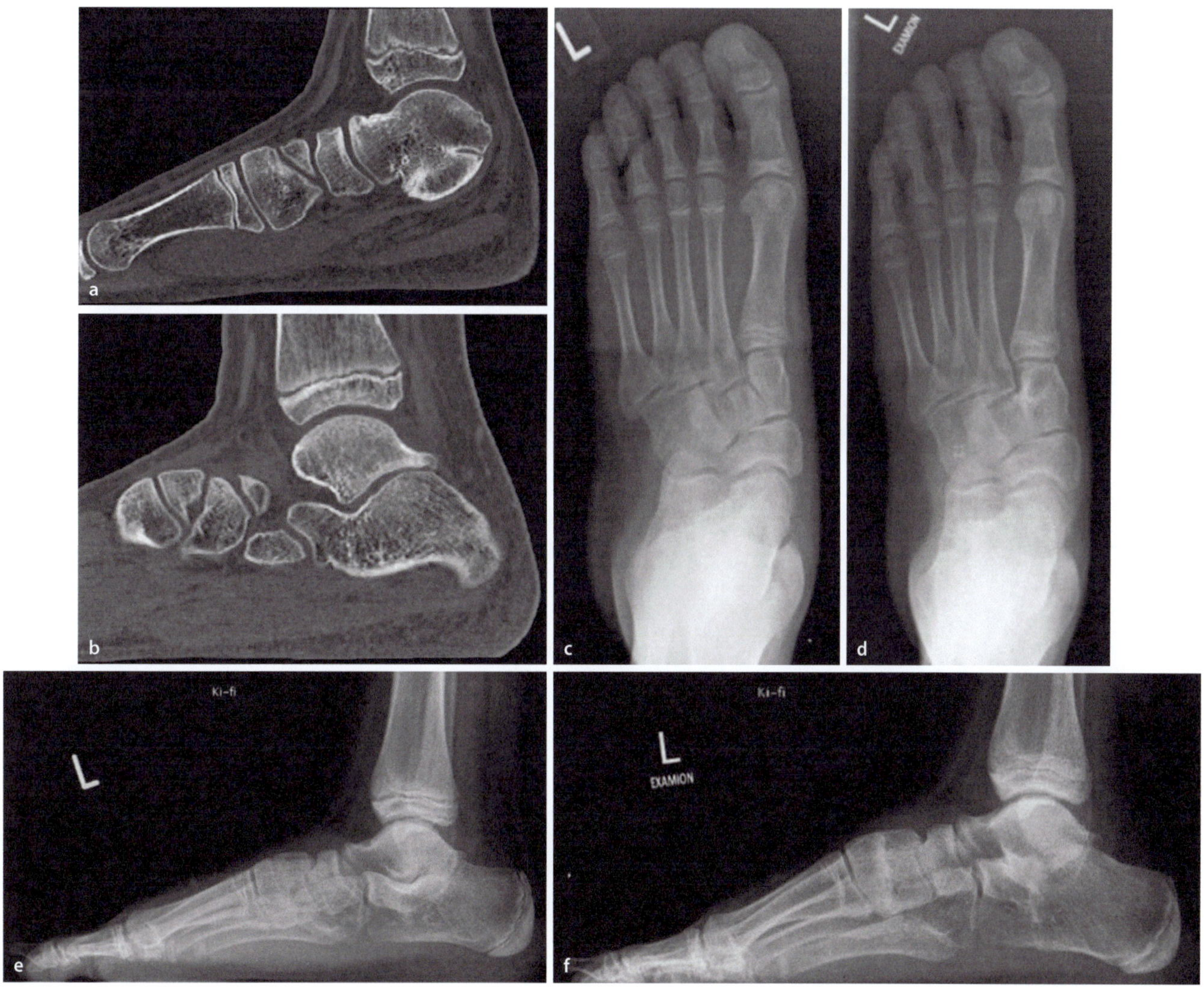

◘ **Abb. 5.39a–f** 13-jähriger Patient mit großer, kompletter Coalitio talocalcanearis (**a**) und partiell deutlicher subtalarer Gelenkspalt-Verschmälerung (**b**). Klinisch und radiologisch mäßige Planovalgus-Deformität (**c** und **e**) und deutlicher Peronealspasmus. Intraoperativ fand sich nach Resektion der Coalitio nur eine minimale talokalkaneare Restmobilität im Sinne einer angulären Kipp-Beweglichkeit. Man entschloss sich deshalb zur primären talokalkanaren Arthrodese. Die Fehlstellungskomponenten wurden zusätzlich durch leichte Kalkaneus-Verlängerung und Kuneiform-Osteotomie korrigiert, ergänzt durch eine Gastrocnemius-Verlängerung, 9 Monate postoperativ gute Stellungskorrektur (**d** und **f**)

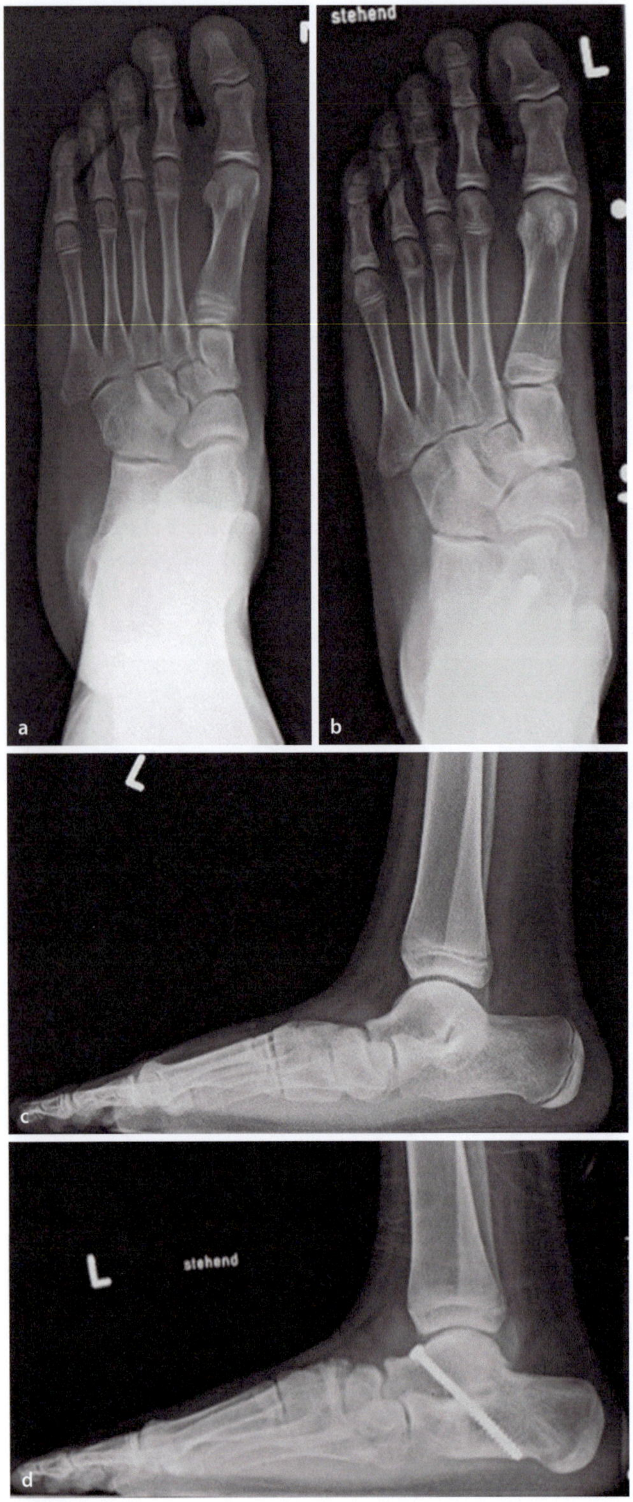

Abb. 5.40a–d 13-jähriger Patient mit schwerer Fehlstellung (**a** und **c**) und großer Coalitio talocalcanearis. Eine korrigierende talokalkaneare Arthrodese wurde mit weiteren Osteotomien (Kalkaneus-Verlängerung und Kuneiforme-Osteotomie) und einer Verlängerung von Gastrocnemius und Peroneus-brevis-Sehne verbunden und ergab eine gute Stellungskorrektur (**b** und **d**)

5.1.8 Sekundär-Eingriffe nach Coalitio-Resektion

Nach einer talokalkanearen Coalitio-Resektion können monatelang Beschwerden persistieren, ehe ein definitives Ergebnis anzunehmen ist. Hierbei ist zu berücksichtigen, dass es sich auch abgesehen von der Coalitio selbst nicht um normal entwickelte Subtalargelenke handelt, sondern Gelenkflächen-Konfiguration und Kapsel-Band-Apparat sich bei der bestehenden Bewegungslimitierung durch die Coalitio nicht normal entwickeln konnten. Dauerhaft verbleibende Beschwerden können unterschiedliche Ursachen haben:

Mögliche Ursachen persistierender Beschwerden nach Coalitio-Resektion

- Degenerative Veränderungen des Restgelenks (d. h. „überzogene" Indikation, Abb. 5.41)
- Unvollständige Resektion (Abb. 5.28, Abb. 5.29 und Abb. 5.42)
- Regenerat der Knochenbrücke
- Nicht korrigierte Deformität
- Anterolaterales subtalares Impingement
- Zusätzliche weitere Coalitio

Einige Erfahrungen mit nicht-beschwerdefreien Patienten nach Coalitio-Resektion sind: Die vollständige Schmerzfreiheit ist immer höher zu bewerten als die Mobilität (vgl. Abb. 5.41). Funktionell sehr ungünstig ist ein persistierender Peronealspasmus, der den gesamten talokalkaneo-navikularen Komplex in ungünstiger Eversionsstellung verriegelt. Trotzdem ist die Aversion gegen eine Versteifung auf Patienten- und Elternseite auch bei funktionell starker Beeinträchtigung hoch und erfordert längere Aufklärungsgespräche. In der Regel erscheint eine operative Revision z. B. mit Nachresektion außer bei eindeutig unvollständiger Voroperation eher nicht erfolgversprechend und es sollte eine Fusion erwogen werden. Zwei Beispiele sekundärer Arthrodese werden in Abb. 5.41 und Abb. 5.42 vorgestellt.

Abb. 5.41a–d Bei einer 12-jährigen Patientin wurde eine mittelgroße Coalitio talocalcanearis vollständig reseziert (**a** und **b**) und es konnte klinisch eine gute Mobilität des Subtalargelenks erreicht werden. Trotzdem persistierten erhebliche Beschwerden, so dass 2,5 Jahre postoperativ eine sekundäre Fusion talokalkanear durchgeführt wurde (**d**). Retrospektiv fällt eine deutliche Verschmälerung des subtalaren Gelenkspalts im präoperativen Röntgenbild auf (**c**), möglicherweise als Hinweis auf eine bereits weitgehende Schädigung des von der Coalitio nicht betroffenen Restgelenks

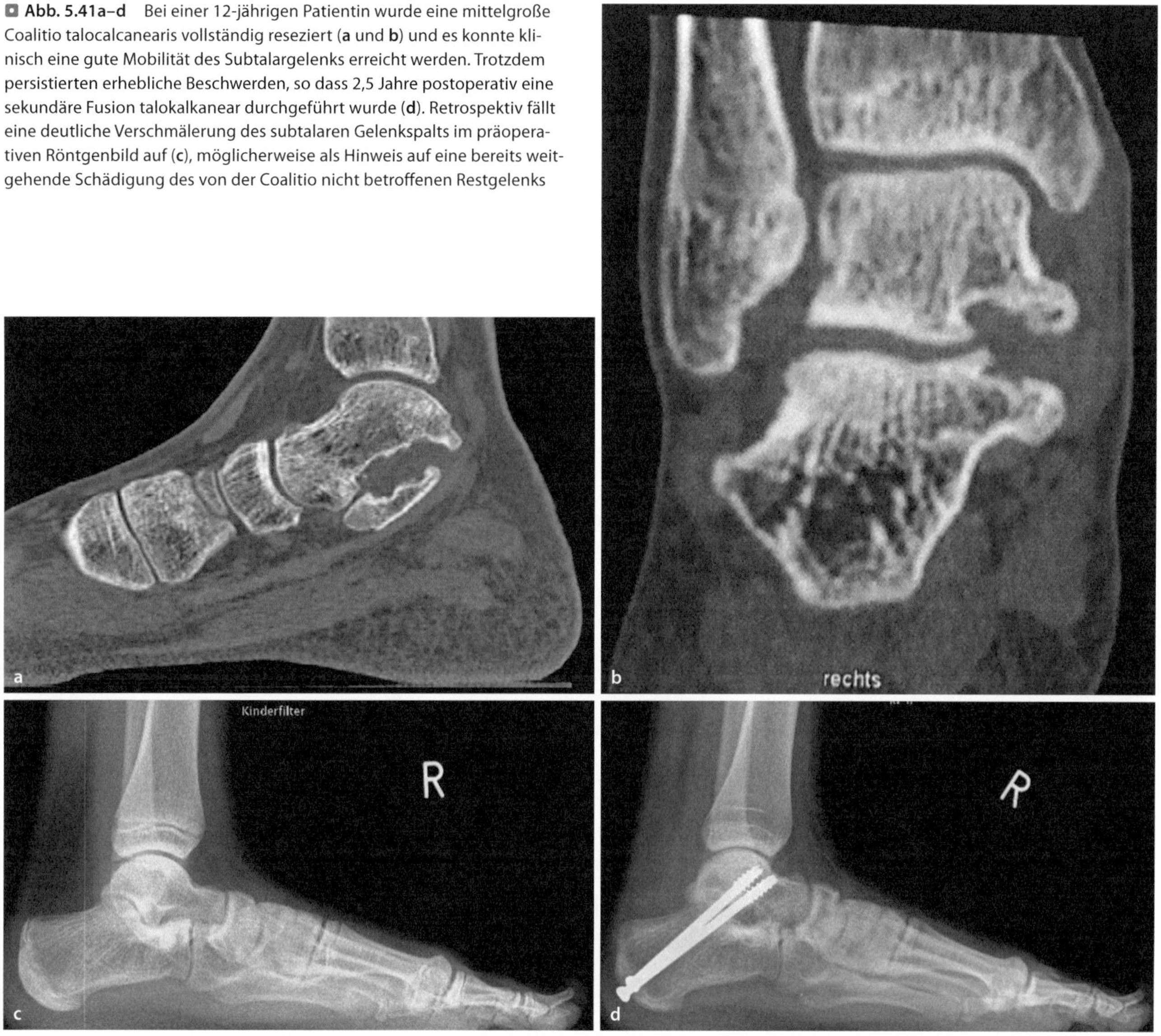

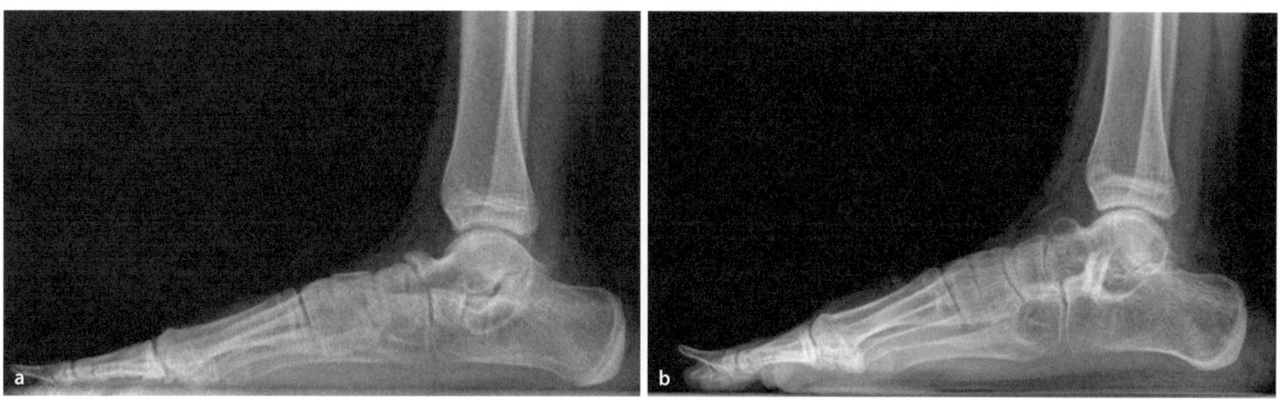

Abb. 5.42a,b Auswärts voroperierte Patientin mit unvollständiger Resektion und persistierenden, ganz erheblichen Beschwerden. Im Alter von 12 Jahren (**a**) wurde eine Grice-Arthrodese durchgeführt mit danach vollständiger Beschwerdefreiheit (**b**)

5.1.9 Zusammenfassung: Erfahrungen mit eigenen Patienten

Im Zeitraum von 2002–2016 wurden vom Autor 105 kindlich-jugendliche Patienten mit einer talokalkanearen Coalitio operativ behandelt. ◻ Abb. 5.43 zeigt eine Zusammenstellung der bis 2014 operierten Patienten (Hamel et al. 2016).

Im Rückblick auf das eigene Krankengut scheint es ratsam, in Anbetracht der in der Regel günstigen Ergebnisse nach Fusion Resektionen auf die wirklich aussichtsreichen Fälle zu beschränken (vgl. ◻ Abb. 5.44). Das Konzept der simultanen Coalitio-Behandlung und Fehlstellungskorrektur bewährt sich sehr; in den Fällen, in denen nach Resektion eine Arthrodese sekundär erforderlich wird, ist diese nach bereits erfolgter Stellungskorrektur im Sinne einer reinen in-situ-Fusion technisch wenig aufwendig.

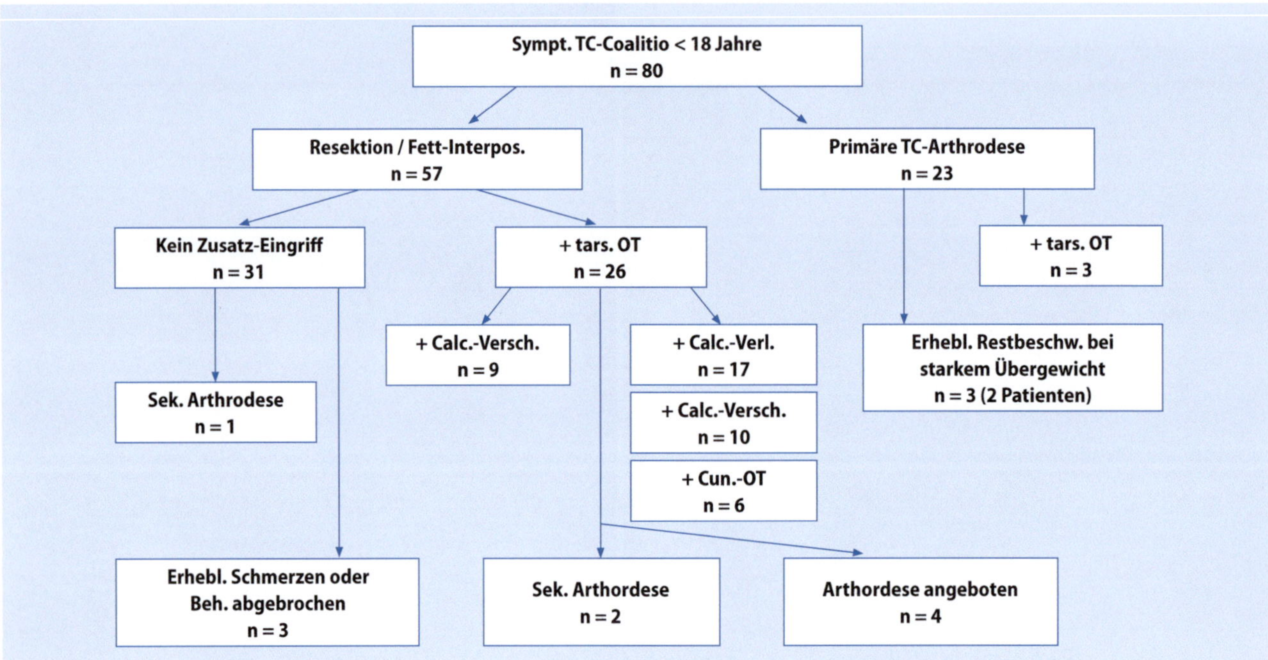

◻ **Abb. 5.43** Behandlungspfade von 80 operativ behandelten kindlich-jugendlichen Patienten mit talokalkanearer Coalitio einschließlich der unerwünschten Ergebnisse. (Nach Hamel et al. 2016)

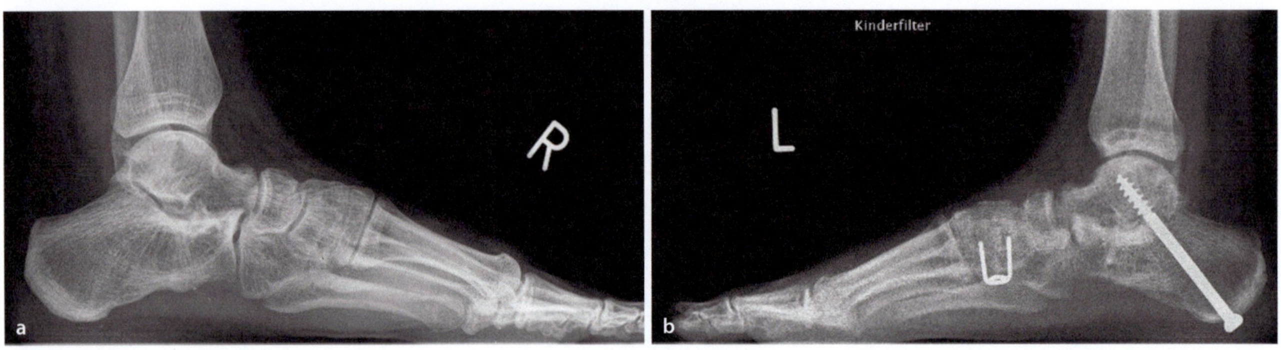

◻ **Abb. 5.44a,b** 18-jährige Patientin, bei der im Alter von 12 bzw. 14 Jahren jeweils (erst rechts, dann links) eine Coalitio-Resektion mit tarsalen Osteotomien bei ausgeprägter rigider Planovalgus-Deformität durchgeführt wurde, mit dem Unterschied, dass linksseitig talokalkanear fusioniert wurde. Die Patientin ist mit beiden Seiten weitgehend zufrieden, sieht aber bei genauer Befragung leichte Vorteile in der Belastungsfähigkeit linksseitig, wo eine Fusion durchgeführt wurde

Eigene Erfahrungen im Umgang mit der talokalkanearen Coalitio

- Es vergeht oft lange Zeit bis zur Diagnosestellung
- Bei jüngeren Kindern und kleinerer Coalitio großzügig Indikation zur Resektion
- Ab dem Alter von etwa 12 Jahren kritische Indikationsstellung zur Resektion
- Bei Beschwerden nach Resektion nicht zu lange warten (ca. 9–15 Monate)
- Keine Nachresektionen
- Simultane Stellungskorrektur empfehlenswert

5.2 Coalitio calcaneonavicularis

Die kalkaneonavikulare Coalitio wird etwa in der gleichen Häufigkeit beobachtet wie die talokalkaneare Form und macht etwa 55 % der Coalitio-Chirurgie im Patientengut des Autors aus. Sie bietet deutlich weniger Fragen zur Behandlungsindikation und die operativen Ergebnisse sind insgesamt wesentlich günstiger als bei der talokalkanearen Coalitio.

5.2.1 Therapeutisch relevante Pathomorphologie und Pathophysiologie

Im talokalkaneo-navikularen Gelenkkomplex bewegt sich die osteoligamentäre Kette aus Kalkaneus, Os cuboideum und Os naviculare gegenüber dem Talus. Diese erstgenannten drei nahezu gleichsinnig beweglichen Knochen sind untereinander gelenkig bzw. ligamentär verbunden. Hierbei spielt das Lig. bifurcatum zwischen Processus anterior calcanei und lateralem Navikulare-Pol eine besondere Rolle, dadurch dass es diese beiden Skelettelemente bei Inversion und Eversion immer in naher räumlicher Beziehung hält. Wenn in dieser kalkaneonavikularen Übergangsregion durch die Ausbildung einer sich im Wachstumsalter verfestigenden Coalitio eine zunehmende Rigidität eintritt, kommt es zu unphysiologischen Zwangsbewegungen insbesondere am Talonavikulargelenk und langfristig häufig zur Arthrose. Die vollständige oder durch einen Spalt unterbrochene, unvollständige Knochenbrücke (Abb. 5.45) reicht oft bis weit an die Unterfläche des Os naviculare (Abb. 5.46) und kann über 2,5 cm tief sein.

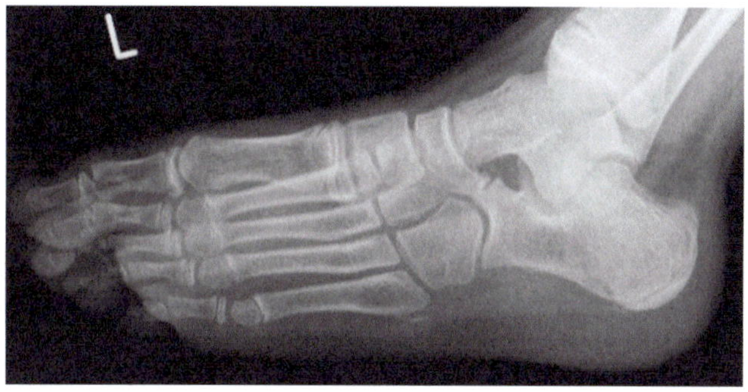

Abb. 5.45 In der 45°-Schrägaufnahme kann die Coalitio calcaneonavicularis gut eingesehen werden. Die – in diesem Fall – inkomplette Knochenbrücke stellt sich deutlich dar

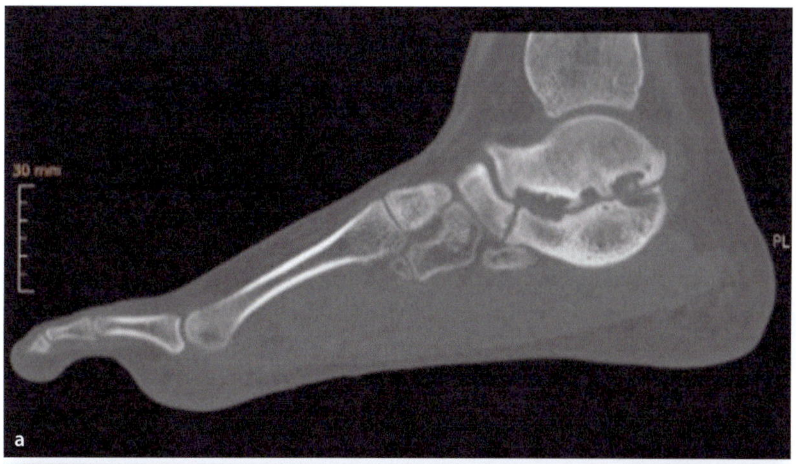

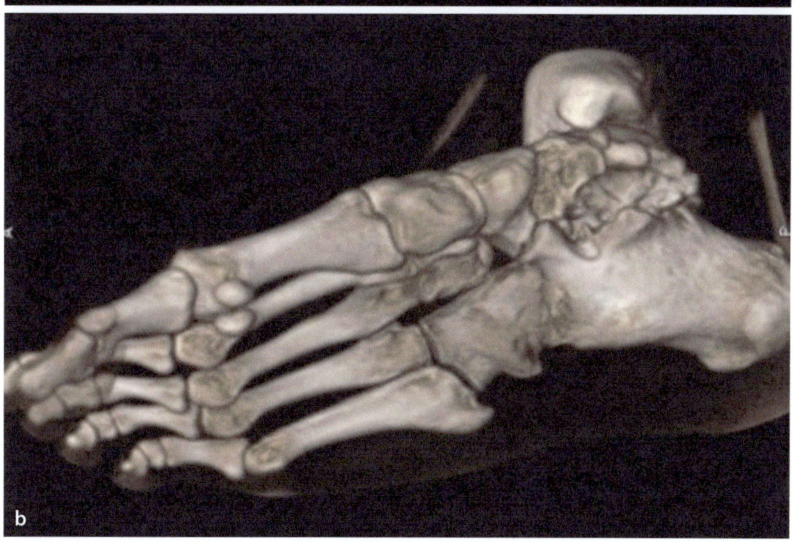

Abb. 5.46a,b Jugendliche Patientin mit kalkaneonavikularer und talokalkanearer Coalitio im CT (**a**) und der dreidimensionalen Rekonstruktion (**b**). Die kalkaneonavikulare Verwachsung reicht bis in die Tiefe unterhalb des Talonavikulargelenks

5.2.2 Klinik

Die kalkaneonavikulare Coalitio wird häufig bereits im Alter von 9–12 Jahren symptomatisch. Es werden Schmerzen bei sportlicher Belastung oder auch bei Alltagstätigkeiten über der kalkaneonavikularen Übergangsregion oder diffus im ganzen Rückfußbereich geäußert. Ein Peronealspasmus wird – etwas seltener als bei der Coalitio talocalcanearis – ebenfalls beobachtet, die passive forcierte Inversion wird in der Regel als schmerzhaft angegeben und ist deutlich eingeschränkt. Fehlstellungen sind bei der Coalitio calcaneonavicularis seltener als bei der talokalkanearen Form; wenn sie auftreten handelt es sich meist um Planovalgus-Deformitäten, selten um Inversionsfehlstellungen.

5.2.3 Bildgebung

In den meisten Fällen sind bereits die Standard-Röntgenaufnahmen für die Diagnosestellung ausreichend. Im seitlichen Strahlengang ist das „Anteater-Zeichen" (Ameisenbär-Zeichen, ◘ Abb. 5.47) typisch, ein weit nach distal ausgezogener Processus anterior calcanei. Ein „talar beak" (Traktionsosteophyt am Taluskopf) wird seltener beobachtet (◘ Abb. 5.58). Zur genaueren Darstellung der Coalitio ist eine 45°-Schrägaufnahme erforderlich (◘ Abb. 5.45). Schnittbild-Verfahren wie das MRT sind diagnostisch allenfalls bei Verdacht auf Begleitpathologie (◘ Abb. 5.48 und ◘ Abb. 5.49) oder in Einzelfällen als Operationsvorbereitung sinnvoll (z. B. Ausschluss einer zusätzlichen talokalkanearen Coalitio, ◘ Abb. 5.46). Auch eine anterolaterale subtalare Umformung wie bei der talokalkanearen Form (▶ Kap. 5.1.3) kann beobachtet werden (◘ Abb. 5.47).

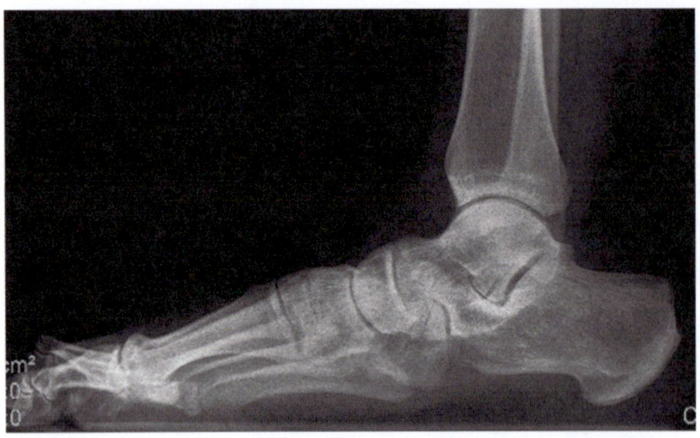

◘ **Abb. 5.47** Coalitio calcaneonavicularis, bereits im seitlichen Röntgenbild klar zu erkennen. Typisch ist das sogenannte Anteater-Zeichen („Ameisenbär-Zeichen"), d. h. der weit nach distal ausgezogene Processus anterior calcanei. Ebenfalls erkennbar ist ein anterolaterales subtalares Impingement mit deutlicher Hypertrophie der dorsalen Kortikalis am Kalkaneushals

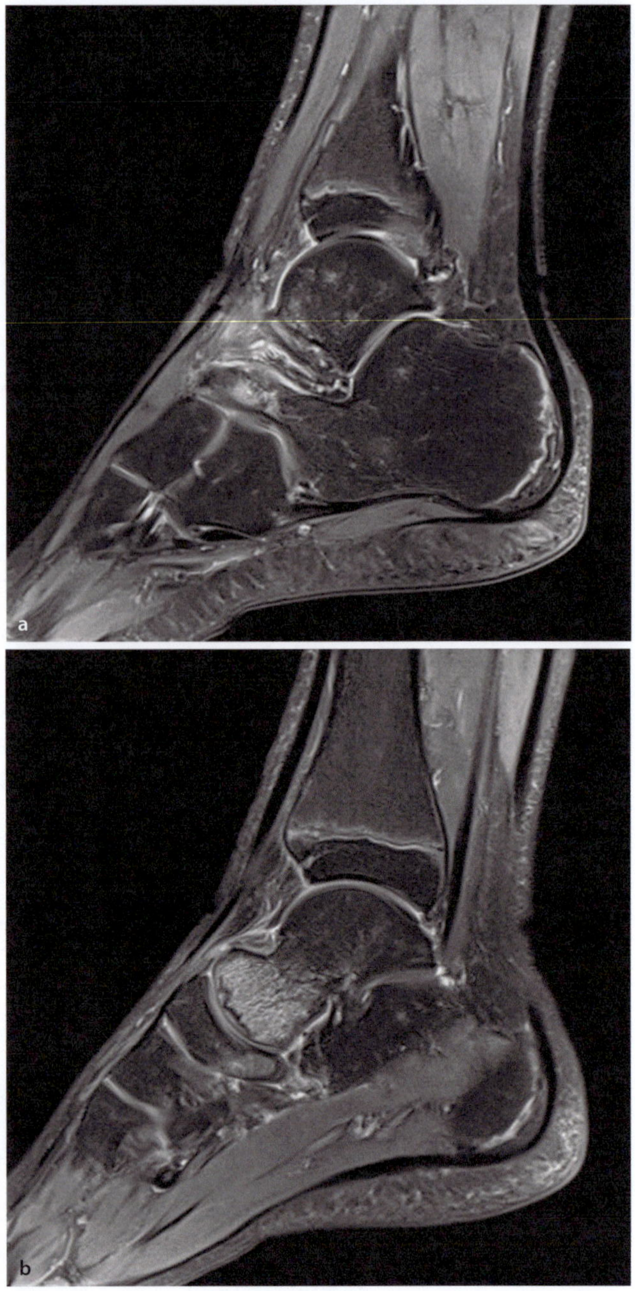

◘ **Abb. 5.48a,b** 11-jähriges Mädchen mit symptomatischer, aktivierter Coalitio calcaneonavicularis (**a**) und nebenbefundlich deutlichem bone bruise des Taluskopfes mit subchondraler Frakturlinie (**b**) im MRT

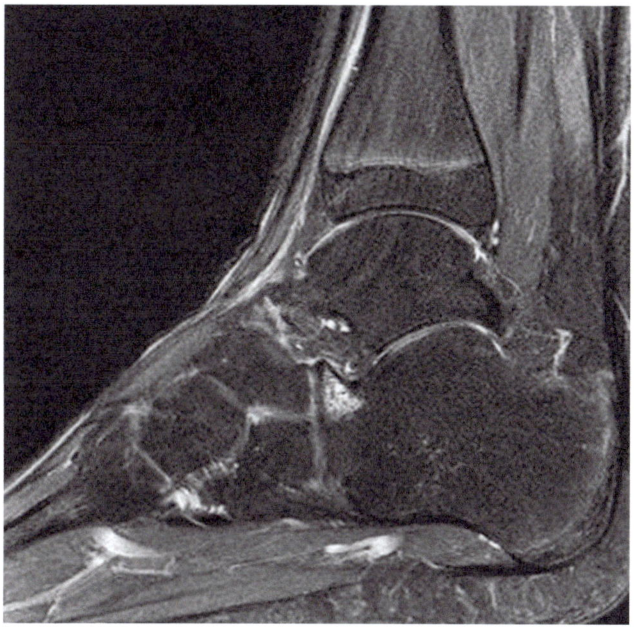

Abb. 5.49 Aktivierung der Coalitio-nahen knöchernen Anteile bei symptomatischer Coalitio calcaneonavicularis bei 12-jährigem Jungen im MRT

5.2.4 Indikation zur operativen Behandlung

Die operative Behandlung der kalkaneonavikularen Coalitio besteht in der Resektion der Knochenbrücke mit Weichteil-Interposition und – in manchen Fällen – zusätzlicher Korrektur einer Planovalgus-Deformität. Ein primär-versteifendes Vorgehen kommt beim Kind und Jugendlichen kaum in Betracht, kann aber bei höhergradigen degenerativen Veränderungen des Talonavikulargelenks später erforderlich werden.

Die Ergebnisse operativer Resektionen im Kindes- und frühen Jugendlichen-Alter sind so günstig, dass die Indikation großzügig auch ohne Beschwerden gestellt werden kann. Die Wahrscheinlichkeit späterer Beschwerden oder einer Arthrose-Entwicklung (Abb. 5.50) durch die erheblich gestörte Tarsalmechanik infolge der Coalitio überwiegt die Risiken einer Resektion deutlich. Trotzdem muss gerade bei beschwerdearmen Kindern auf mögliche Komplikationen wie etwa – selten – Restbeschwerden, Hautnerven-Verletzung oder -Neurombildung oder auch eine Dystrophie im Aufklärungsgespräch hingewiesen werden.

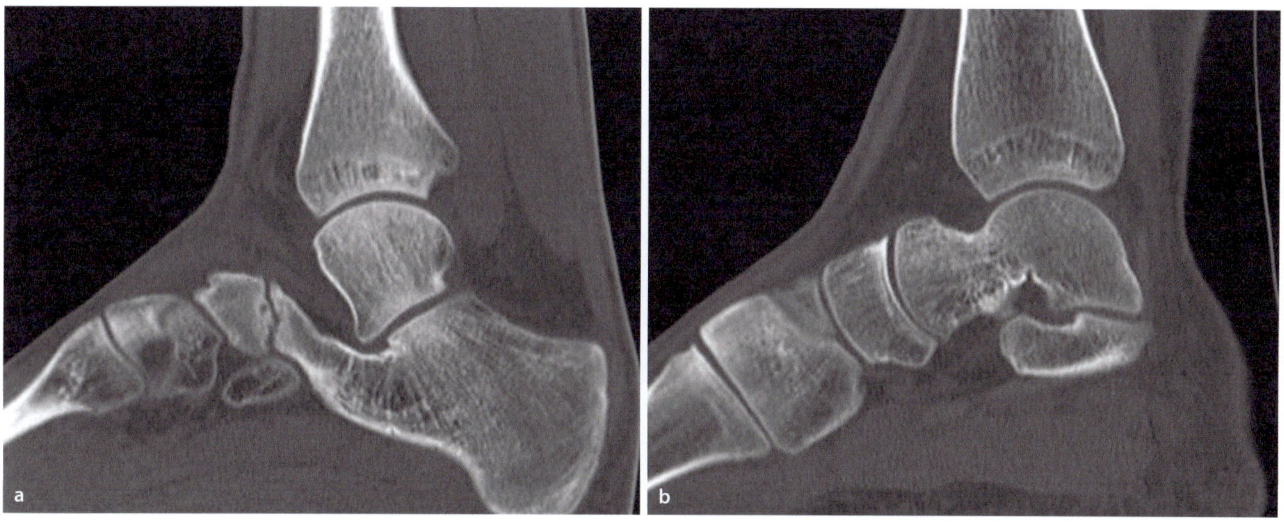

Abb. 5.50a,b CT-Sagittalschnitte einer 15-jährigen Patientin mit Coalitio calcaneonavicularis (**a**). Die deutliche Gelenkspalt-Verschmälerung des Talonavikulargelenks im plantaren Abschnitt im Sinne einer beginnenden Arthrose ist deutlich erkennbar (**b**)

5.2.5 Coalitio-Resektion mit Muskel-Interposition

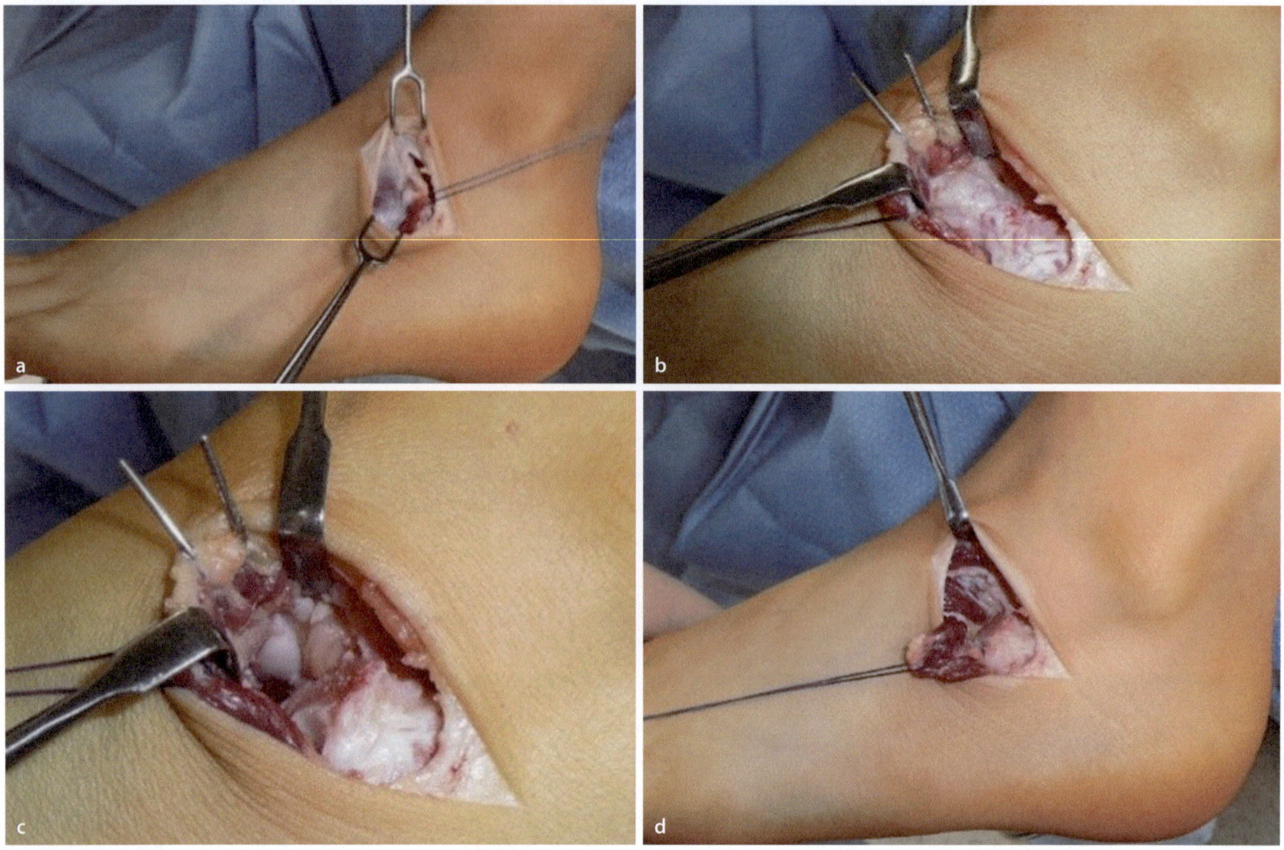

◘ **Abb. 5.51a–d** Resektion der Coalitio calcaneonavicularis: Der Extensor-digitorum-brevis-Ursprung wird L-förmig abgelöst (**a**) und die darunter liegende kalkaneonavikulare Übergangsregion dargestellt. Im Os naviculare verankerte Kirschner-Drähte dienen der Weichteil-Retraktion (**b**). Nach der Resektion sind sowohl das Talonavikulargelenk (**c**) als auch das Kalkaneokuboid-Gelenk einsehbar. Eine abgespaltene mediale Hälfte des M. extensor digitorum brevis-Ursprungs wird in den Resektionsspalt eingezogen (**d**), die Anschlingungsnähte werden medioplantar aus der Haut ausgeleitet und über eine Kompresse verknotet, die lateralen Anteile des Muskels (**d**) werden zur Weichteildeckung am Ort der ursprünglichen Insertion refixiert (s. Text)

Technik: Coalitio-Resektion mit Muskel-Interposition

- Der Eingriff erfolgt in Rückenlage mit leicht angehobenem gleichseitigem Gesäß. Eine schräge Inzision im Verlauf der Spaltlinien der Haut über der kalkaneonavikularen Übergangsregion legt den Ursprung der Extensor-digitorum-brevis-Muskulatur frei, der L-förmig abgelöst und angeschlungen wird (◘ Abb. 5.51a). Hierbei sind beide Äste des N. suralis und dorsal die Äste des N. peroneus superficialis zu schonen.
- Unterhalb des abgelösten Muskelursprungs wird die kalkaneonavikulare Übergangsregion mit der Coalitio freigelegt. Hierbei können Kirschner-Drähte im Os naviculare zur Weichteil-Retraktion verwendet werden (◘ Abb. 5.51b). Im kranial-proximalen Wundwinkel werden laterale Taluskopf-Anteile dargestellt, plantar distal wird das Kalkaneokuboid-Gelenk sparsam eröffnet.
- Die Resektion der Coalitio wird – ggf. nach Kirschner-Draht-Markierung mit Bildwandler-Kontrolle – unter Verwendung schmaler oszillierender Sägen, verschiedener Meißel, einer schmalen Luer-Zange und ggf. auch einer Kugelfräse so durchgeführt, dass ein Resektions-Spalt von 8–10 mm entsteht (◘ Abb. 5.51c). Die Richtung der Resektion ist um etwa 45° nach medioplantar geneigt, die Resektionstiefe kann bis zu 2,5 cm betragen, bis in der Tiefe die talonavikulare Kapsel erkennbar wird.

Technik: Coalitio-Resektion mit Muskel-Interposition (Fortsetzung)

- Am Os naviculare sollte die Resektion etwa in Verlängerung des lateralen Talushalses verlaufen, am Processus anterior des Kalkaneus geraten oft kleinere Anteile der kalkaneo-kuboidalen Gelenkfläche in Wegfall (◘ Abb. 5.52). Die spongiösen Resektionsflächen werden mit Knochenwachs abgedeckt. In weit plantar lokalisierten Fällen kann es erforderlich sein, einen zweiten, medioplantaren Zugang anzulegen (vgl. ◘ Abb. 5.61).
- Der abgelöste Extensor-digitorum-brevis-Ursprung wird in zwei etwa gleiche Hälften geteilt und die dorsomediale Hälfte wird nach ausreichender Mobilisierung unter Verwendung eines Ösendrahtes als Interponat in den Resektionsspalt gezogen (◘ Abb. 5.51d).
- Die resorbierbaren Anschlingfäden werden am Schluss unter leichter Spannung im Bereich der medioplantaren Tarsalregion über der Haut und einem Tupfer geknotet (Vorsicht, Druckstellengefahr!). Das auf diese Weise entstandene Muskelinterponat füllt oft nicht den gesamten Resektionsspalt bis in die Tiefe aus, verhindert aber ein erneutes knöchernes Überwachsen der Coalitio zuverlässig.
- Die lateral-plantaren Muskelanteile werden zur Deckung des Situs weichteilig im Bereich des Sinus tarsi refixiert. Nach der Literatur wird oft auch der gesamte Extensor-digitorum-brevis-Ursprung interponiert. Alternativ wird auch ein freies Fettgewebs-Transplantat verwendet. Ohne Interponat kann es zu einem Regenerat der knöchernen Überbrückung kommen (◘ Abb. 5.53).
- Postoperativ wird für 4 Wochen im Unterschenkel-Hartverband unter Entlastung ruhiggestellt, um eine Einheilung des verlagerten Muskel-Anteiles zu gewährleisten. Nach Entfernung des Tupfers und der Anschlingfäden kann mobilisiert und aufbelastet werden. Krankengymnastisch ist insbesondere die Inversion zu trainieren, für die präoperativ meist eine deutliche Einschränkung bestand.

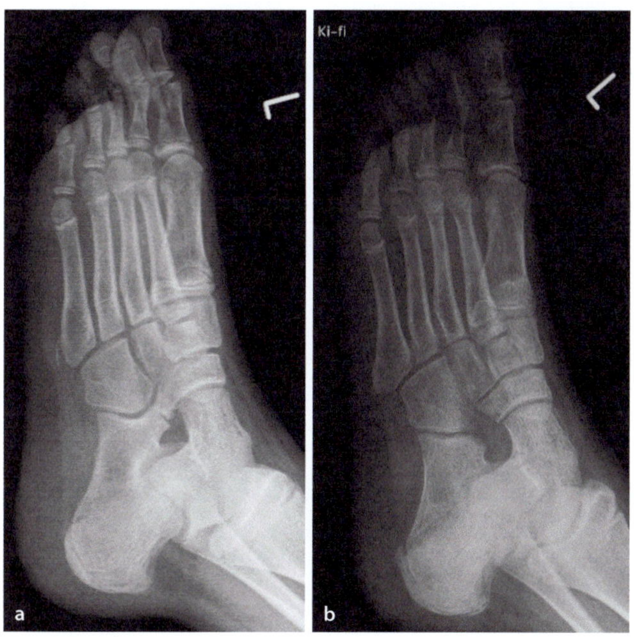

◘ Abb. 5.52a,b Röntgen-Schrägaufnahme vor (**a**) und nach (**b**) Resektion der Coalitio calcaneonavicularis bei einem 11-jährigen Patienten. Die Resektionsflächen schließen am Os naviculare etwa in Verlängerung der lateral-plantaren Taluskopf-Kontur ab, am Kalkaneus etwa in Verlängerung der medial-dorsalen Kuboidkontur

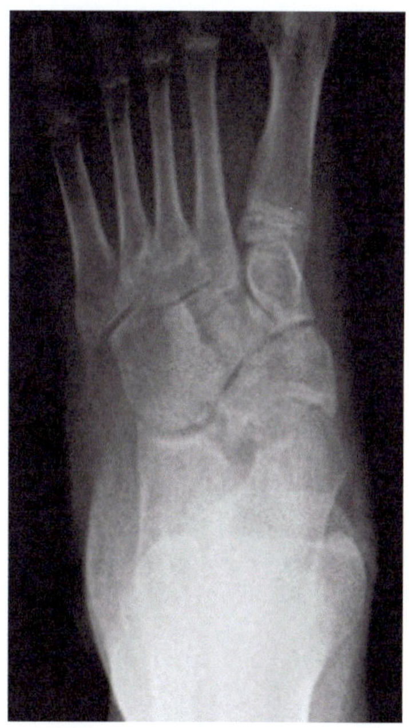

◘ Abb. 5.53 12 Monate nach einer auswärts durchgeführten Resektion einer Coalitio calcaneonavicularis im Alter von 13 Jahren. Klinisch deutlicher Peronealspasmus, radiologisch Regenerat der Coalitio und höhergradige Verschmälerung des talonavikularen Gelenkspalts

5

5.2.6 Ergebnisse

Die Ergebnisse älterer Arbeiten sind in einer Übersicht von Lemley et al. (2006) zusammengefasst. In etwa 70–100 % wurden gute klinische Ergebnisse der Resektion beobachtet, mit jedoch auch z. T. gehäuften Fällen von Re-Ossifikation, insbesondere wenn kein Weichteil-Interponat verwendet wurde (◘ Abb. 5.53). Masquijo et al. (2017) fanden die Rate von Re-Ossifikationen bei Verwendung von M. extensor digitorum brevis gegenüber Knochenwachs oder Fettgewebe erhöht, eine Beobachtung, die der Autor nicht bestätigen kann. Langzeituntersuchungen berichten über mehrheitlich gute Ergebnisse (Inglis et al. 1986; Gonzales und Kumar 1990).

In der größten retrospektiven Studie der letzten Jahre berichten Mubarak et al. (2009) über 96 Fälle in einem 8-Jahres-Zeitraum. Sie verwendeten ein freies Fett-Interponat anstelle einer Muskel-Interposition mit distal gestieltem Extensor-digitorum-brevis-Material, das nach ihren Untersuchungen nur etwa 64 % der entstehenden Knochenlücke auszufüllen vermag. 87 % ihrer Patienten waren nach einem Jahr auf ihrem früheren Niveau sportfähig bei 5 % Re-Ossifikationen mit der Notwendigkeit eines erneuten Eingriffes.

In der – nicht systematisch aufgearbeiteten – Patientengruppe des Autors mit etwa 85 Resektionen in einem 10-Jahres-Zeitraum wurden bisher keine Fälle von Re-Ossifikationen bekannt. In aller Regel zeigte sich die Mobilität des Rückfußes postoperativ deutlich gebessert, wenige Patienten hatten leichtere Restbeschwerden, in zwei Fällen wurden längere Verläufe wegen postoperativer Dystrophie beobachtet. Ein Re-Eingriff war lediglich bei einem 15-jährigen Patienten erforderlich, der bereits zum Zeitpunkt der Resektion deutliche degenerative Veränderungen am Talonavikulargelenk aufwies (◘ Abb. 5.54). Damit sind die eigenen Ergebnisse günstiger als die in der Literatur berichteten; die von Mubarak et al. (2009) beschriebenen Nachteile der Interposition von Extensor-digitorum-brevis-Muskulatur können bei Anwendung der oben dargestellten Technik nicht nachvollzogen werden.

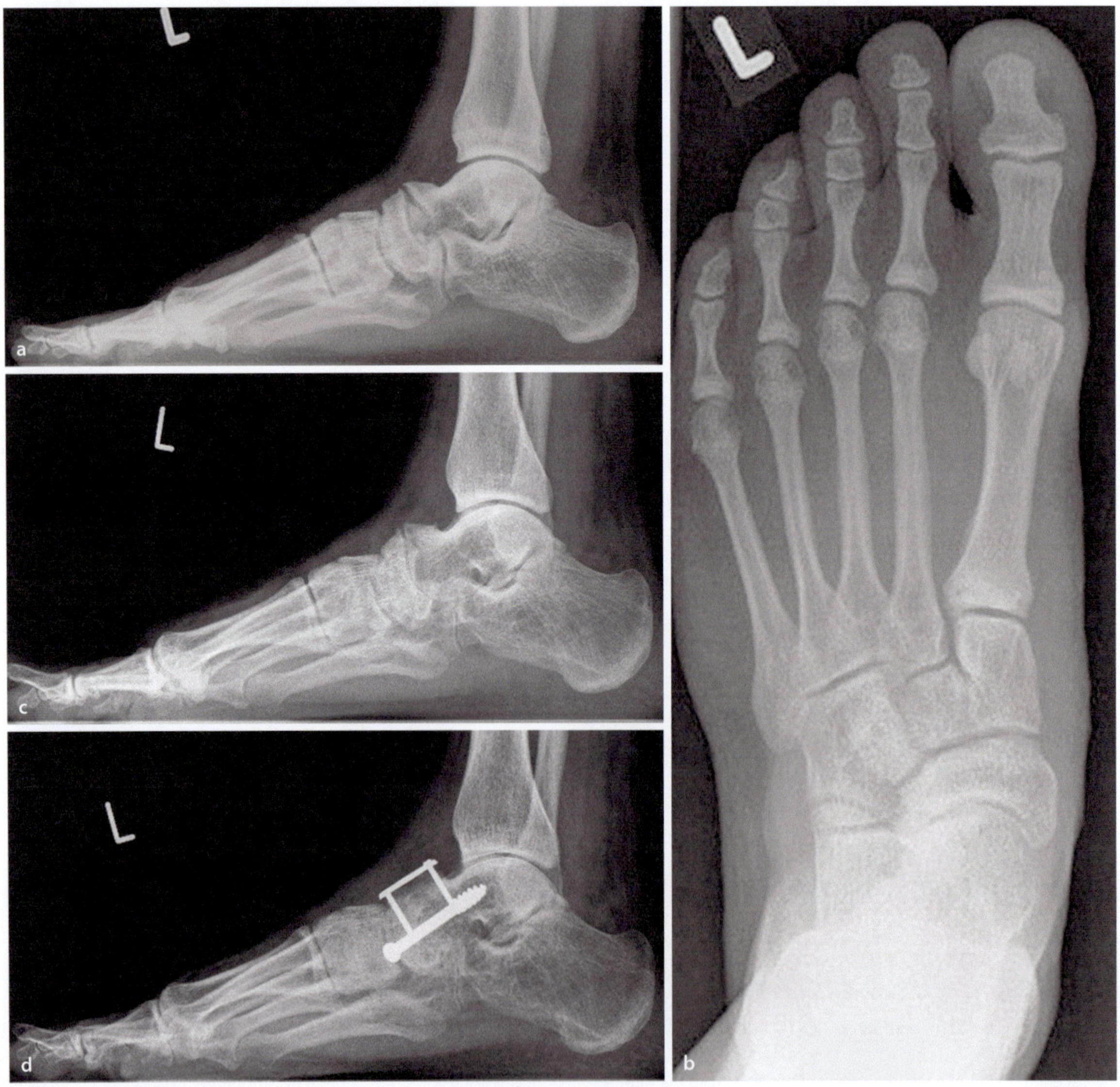

◘ **Abb. 5.54a–d** 15-jähriger Patient mit schmerzhafter kalkaneonavikularer Coalitio und Peronealspasmus (**a** und **b**). Die Resektion und Botulinumtoxin-Behandlung des Peronealspasmus führte nicht zur Beschwerdefreiheit, sondern zur rasch progredienten Zunahme der bereits vorbestehenden degenerativen Veränderungen, so dass 7 Monate nach dem Ersteingriff (**c**) eine talonavikulare Arthrodese durchgeführt wurde (**d**)

5.2.7 Resektion mit Stellungskorrektur

Fehlstellungen im Zusammenhang mit kalkaneonavikularer Coalitio sind seltener als bei der talokalkanearen Form. Wenn sie auftreten, sind es ebenfalls meist Planovalgus-Deformitäten, selten Inversionsfehlstellungen. Bei jüngeren Kindern und geringerer Fehlstellung kann mit einer spontanen Aufrichtung des Fußes nach Resektion der Coalitio gerechnet werden, ohne dass dies vorhersagbar ist. In ausgeprägteren Fällen können eine Arthrorise (▶ Kap. 4, Abb. 4.28 und ◘ Abb. 5.55) und/oder Osteotomien simultan durchgeführt werden (◘ Abb. 5.56, ◘ Abb. 5.57 und ◘ Abb. 5.58). Es gelten dabei ähnliche Indikationskriterien wie bei den nicht rigiden Planovalgus-Deformitäten (▶ Kap. 4).

Besteht ausschließlich eine Rückfußvalgus-Komponente, so kann mit einer Kalkaneus-Verschiebeosteotomie die Rückfußstatik normalisiert werden (◘ Abb. 5.56) Nicht selten überwiegt jedoch die Abduktuskomponente und das Os naviculare erscheint durch die Coalitio nach lateral gehalten. In diesem Fall kann vom gleichen Zugang der Resektion eine dosierte Kalkaneus-Verlängerungsosteotomie durchgeführt werden (◘ Abb. 5.57). Ist die Planovalgus-Deformität in den drei Ebenen des Raumes ausgeprägt, so kann mit einer tarsalen Triple-Osteotomie korrigiert werden (◘ Abb. 5.58). Bei ausgeprägter Hypermobilität führt die Resektion der Coalitio dagegen zu weiterer Destabilisierung und eine Arthrodese ist primär vorzuziehen (vgl. ▶ Kap. 4, Abb. 4.47).

Fehlstellungen im Sinne einer Rückfußinversion sind im Zusammenhang mit der Coalitio calcaneonavicularis selten. Sie wurden gelegentlich bei Patienten mit Ossikelbildung im Verlauf des Ligamentum bifurcatum beobachtet (◘ Abb. 5.59).

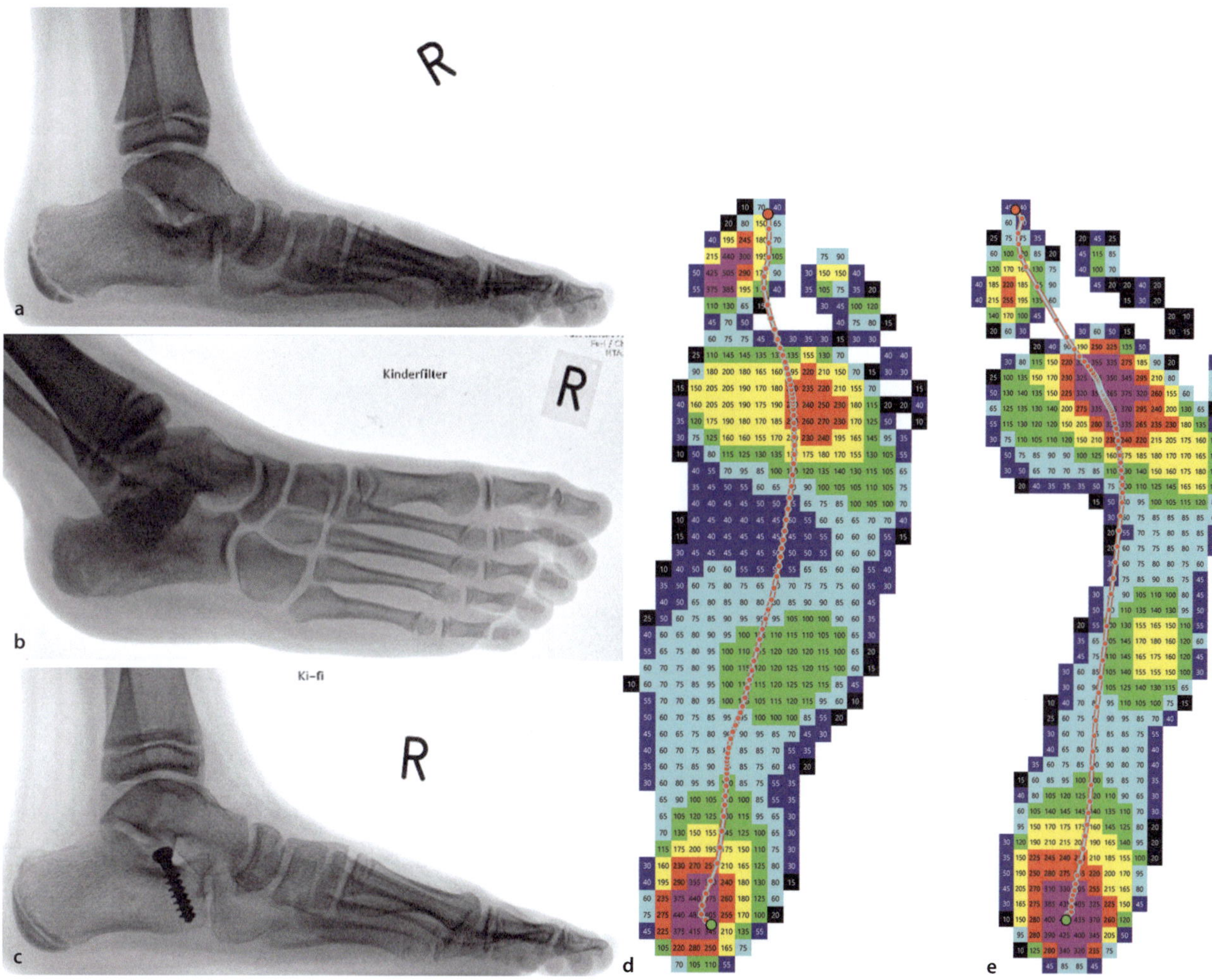

◘ **Abb. 5.55a–e** 11-jähriger Patient mit inkompletter Coalitio calcaneonavicularis und Planovalgus-Deformität (**a** und **b**). Ein Jahr nach Resektion der Coalitio und Kalkaneostop-Arthrorise gute Aufrichtung des Fußes (**c**) und deutlich normalisierte Druckverteilung (d und e)

5

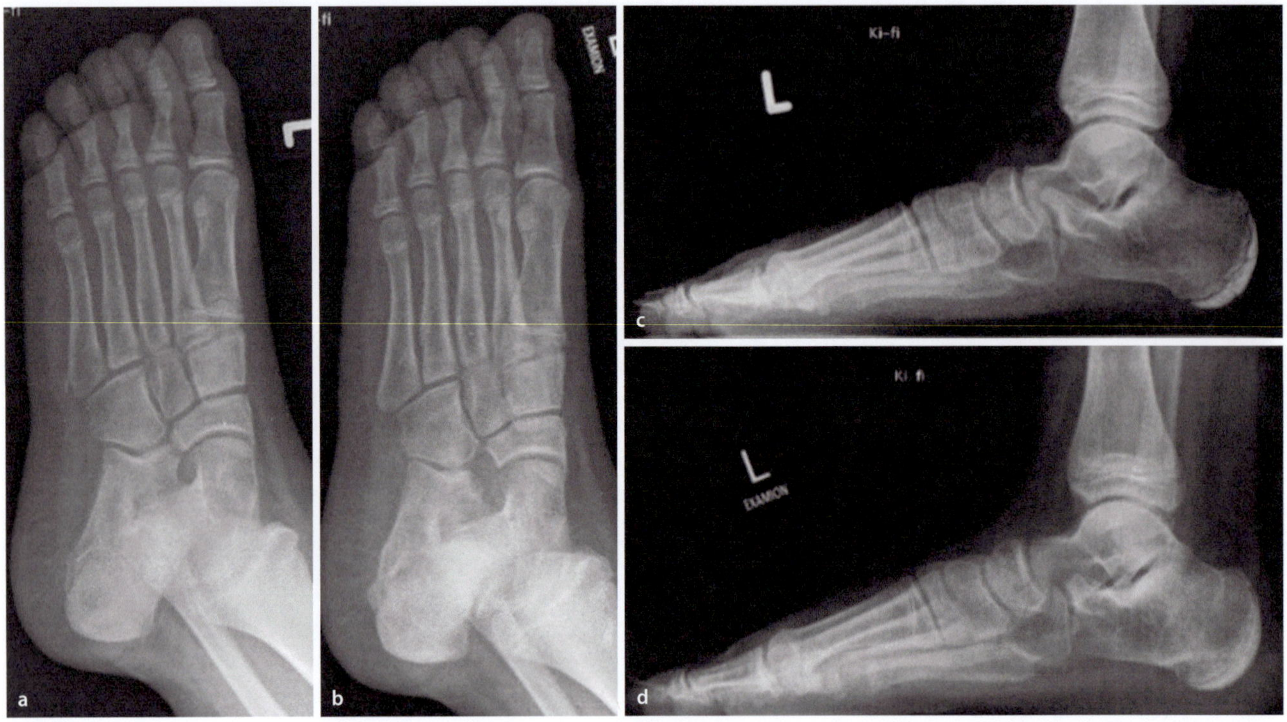

Abb. 5.56a–d 12-jähriger Patient vor (**a** und **c**) und nach (**b** und **d**) Resektion einer kalkaneonavikularen Coaltio mit simultaner Kalkaneus-Verschiebeosteotomie bei deutlichem Rückfuß-Valgus. Postoperativ klinisch vollständig freie tarsale Beweglichkeit

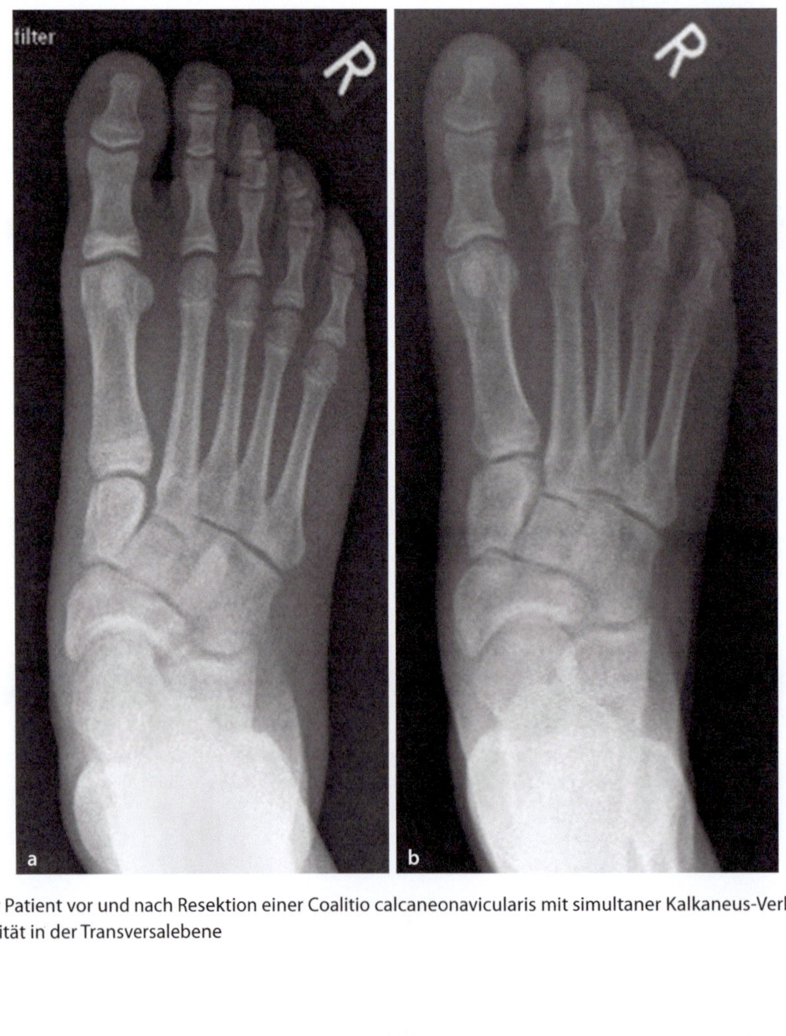

Abb. 5.57a,b 15-jähriger Patient vor und nach Resektion einer Coalitio calcaneonavicularis mit simultaner Kalkaneus-Verlängerungsosteotomie bei deutlicher Abductus-Deformität in der Transversalebene

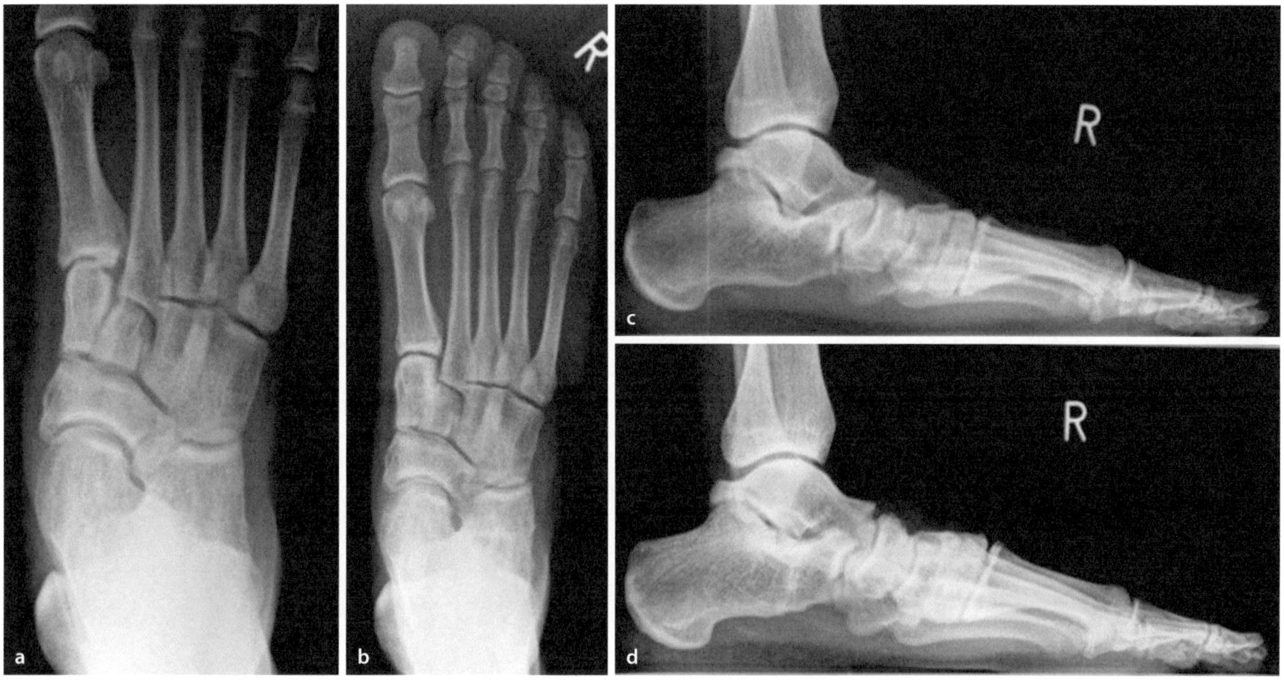

Abb. 5.58a–d 18-jähriger Patient mit rigider Planovalgus-Deformität in allen drei Ebenen bei kalkaneonavikularer Coalitio. Neben der Resektion der Coalitio wurde eine tarsale Triple-Osteotomie mit Gastrocnemius-Verlängerung durchgeführt

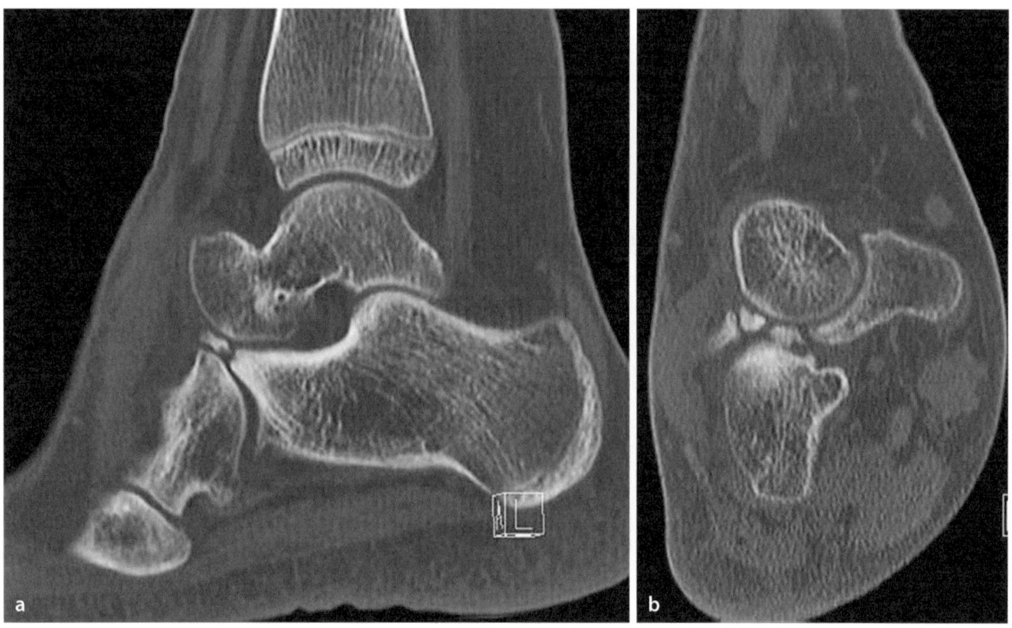

Abb. 5.59a,b Coalitio-Äquivalent bei 11-jährigem Mädchen. Die Patientin wurde wegen zunehmender Klumpfußhaltung auffällig. Es handelte sich offenbar um ein Schmerz-Ausweichphänomen bei eingelagerten Ossikeln in das Lig. bifurcatum. Die Fehlhaltung zeigte sich nach Resektion sofort rückläufig

5.3 Atypische Coalitiones

Weitere Lokalisationen können z. B. kalkaneonavikular-plantar (▣ Abb. 5.60 und ▣ Abb. 5.61), navikulokuboidal, am Navikulokuneiforme-Gelenk (▣ Abb. 5.62) oder am tarsometatarsalen Übergang (▣ Abb. 5.63) gelegen sein und bereiten diagnostisch wie auch therapeutisch wegen ihrer Seltenheit und daher der begrenzten Literatur Schwierigkeiten. Hier ist immer eine Schnittbilddiagnostik (MRT und/oder CT) erforderlich.

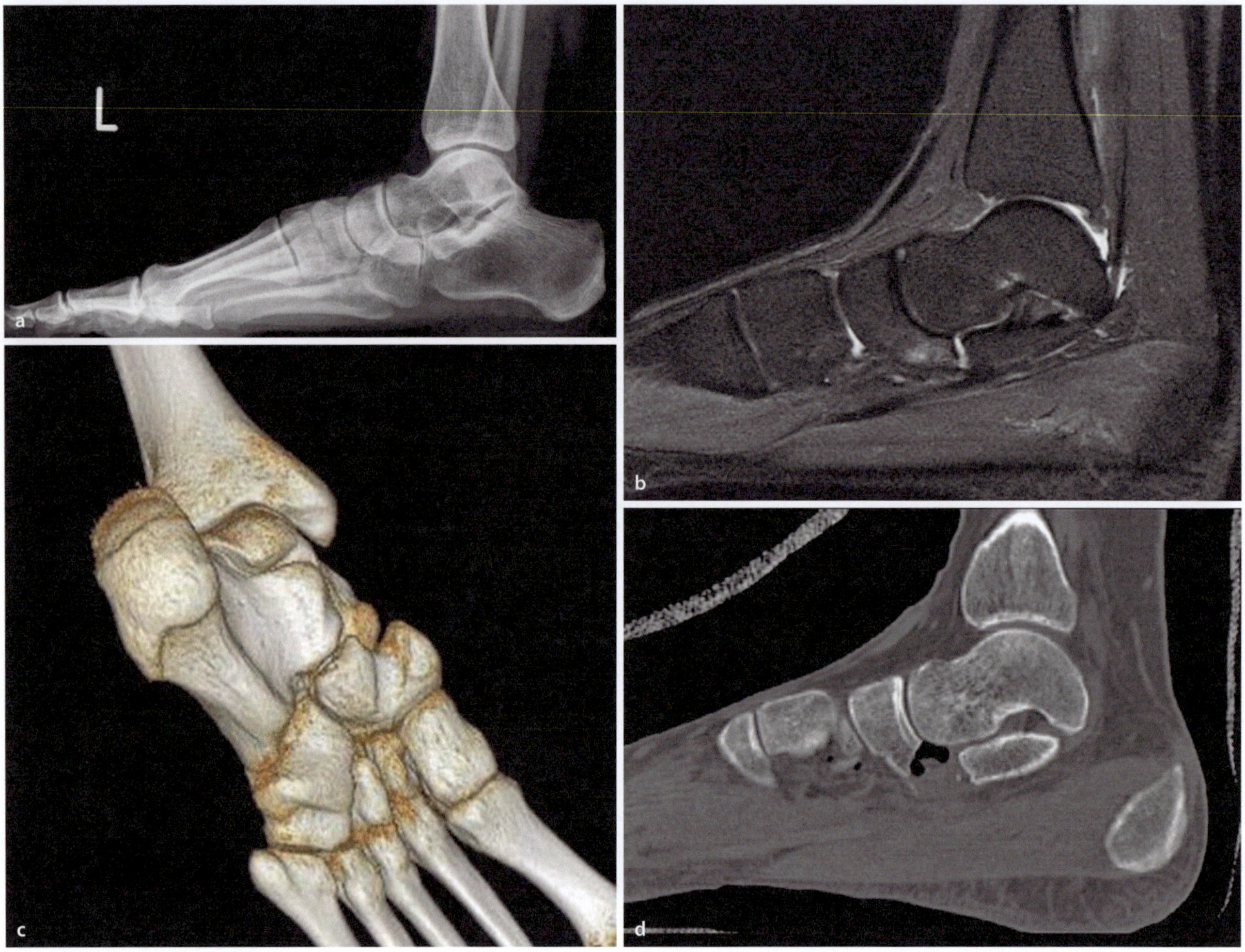

▣ **Abb. 5.60a–d** 15-jährige Patientin mit plantar gelegener kalkaneonavikularer Coalitio. Die Knochenbrücke ist plantar unter dem Talonavikulargelenk lokalisiert (**a** bis **c**). Das Os naviculare wurde plantar deutlich reseziert, wie das postoperative CT (**d**) erkennen lässt

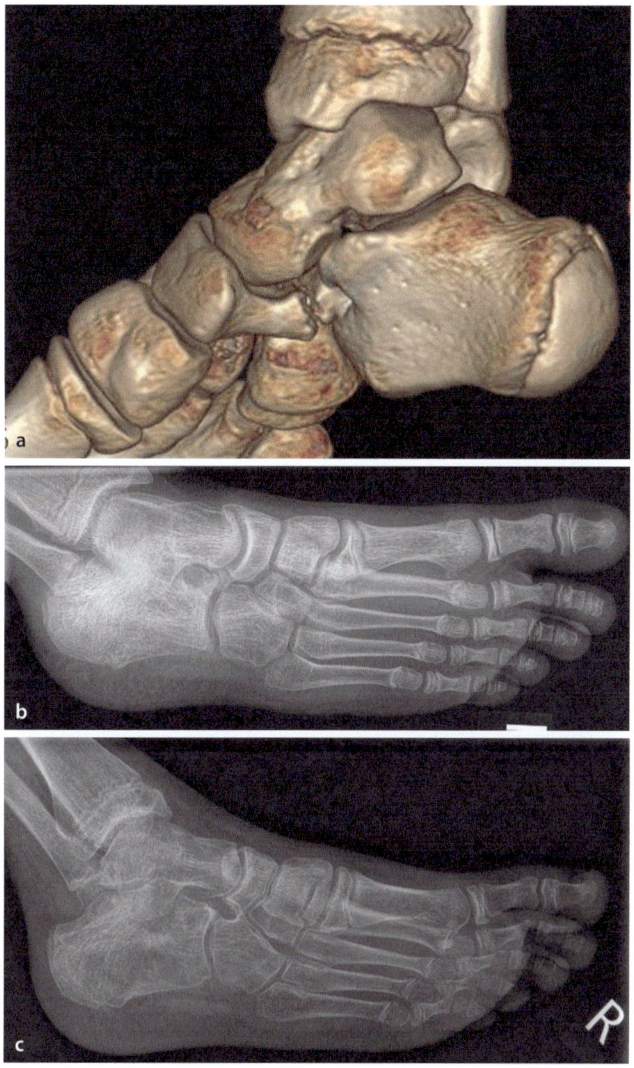

◻ **Abb. 5.61a–c** Weit plantar gelegene, atypische Coalitio calcaneonavicularis bei einem 10-jährigen Patienten mit intraoperativ erhaltenem Lig. bifurcatum im 3-D-CT (**a**) und der Röntgen-Schrägaufnahme (**b**). In diesem Fall war eine Resektion nur über zwei Zugänge möglich

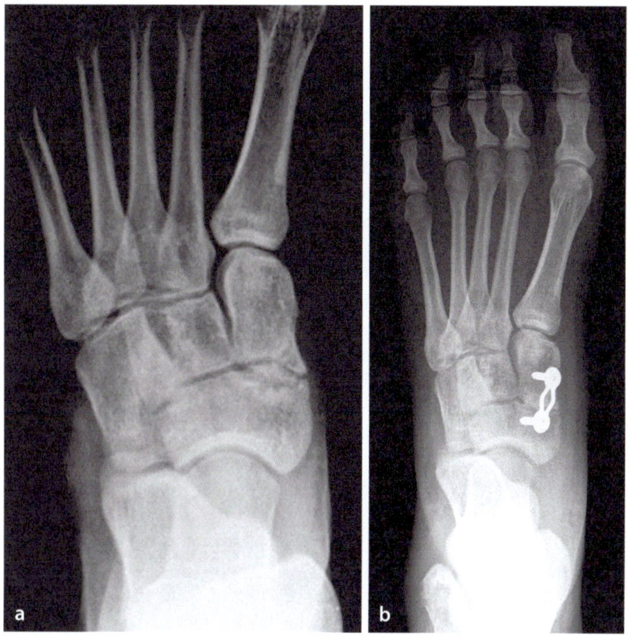

◻ **Abb. 5.62a,b** Schmerzhafte plantar gelegene inkomplette Coalitio des Navikulokuneiforme-Gelenks bei einer 18-jährigen Patientin vor (**a**) und nach Interpositionsarthrodese (**b**)

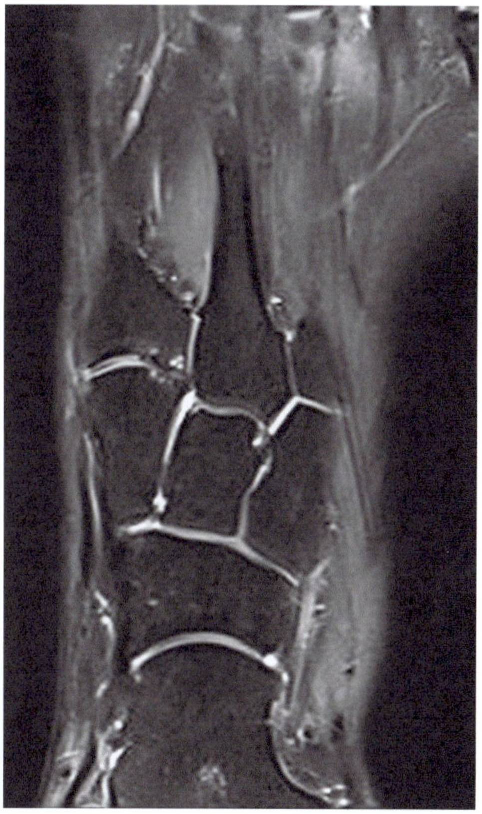

◻ **Abb. 5.63** MRT einer 18-jährigen Patientin mit partieller Coalitio des ersten Tarsometatarsal-Gelenks

5

Literatur

Empfohlene Literatur

Cass AD, Camasta CA (2010) A review of tarsal coalition and pes planovalgus: Clinical examination, diagnostic imaging and surgical planning. J Foot Ankle Surg 49: 274–293

Downey MS, DeWaters AM (2013) Tarsal coalition. In: Southerland JT et al (Hrsg) Mc Glamry's comprehensive textbook of foot surgery, 4. Aufl., Vol. 1 Wolters Kluwer, Lippincott, Williams&Wilkins, Philadelphia

Literatur zu 5.1

Bixby SD, Jarrett DY, Johnston P, Mahan ST, Kleinman PK (2016) Posteromedial subtalar coalitions: Prevalence and associated morphological alterations of the sustentaculum tali. Pediatr Radiol 46: 1142–1149

Blitz NM (2010) Pediatric & adolescent flatfoot reconstruction in combination with middle facet talocalcaneal coalition resection. Clin Podiatr Med Surg 27: 119–133

Cass AD, Camasta CA (2010) A review of tarsal coalition and pes planovalgus: Clinical examination, diagnostic imaging and surgical planning. J Foot Ankle Surg 49: 274–293

Cowell HR, Elener V (1983) Rigid painful flatfoot secondary to tarsal coalition. Clin Orthop 177: 54–60

Downey MS, DeWaters AM (2013) Tarsal coalition. In: Southerland JT et al (Hrsg) Mc Glamry's comprehensive textbook of foot surgery, 4. Aufl., Vol. 1 Wolters Kluwer, Lippincott, Williams&Wilkins, Philadelphia

El Rassi G, Riddle EC, Kumar SJ (2005) Arthrofibrosis involving the middle facet oft he talocalcaneal joint in children and adolescents. J Bone Joint Surg 87-A: 2227–2231

Gantsoudes GD, Roocroft JH, Mubarak SJ (2012) Treatment of talocalcaneal coalitions. J Pediatr Orthop 32: 301–307

Giannini S, Ceccarelli F, Vannini F et al. (2003) Operative treatment of flatfoot with talocalcaneal coalition. Clin Orthop 411: 178–187

Hamel J (2008) Die dorsomediale Coalitio talocalcanearis – Präsentation von 7 operativ-resezierend behandelten Fällen im zweiten Lebensjahrzehnt. Fuss Sprunggelenk 6: 207–213

Hamel J (2009) Die Resektion der talokalkanearen Coalitio im Kindes- und Adoleszentenalter ohne und mit Stellungskorrektur. Oper Orthop Traumatol 21: 180–192

Hamel J (2012) 3-6-Jahres Ergebnisse nach Resektion einer talocalcanearen Coalitio kombiniert mit Calcaneus-Verlängerung im Kindes- und Jugendlichen-Alter. Fuss Sprunggelenk 10: 175–183

Hamel J (2013) Diagnostik und Therapie der Koalitionen und Synostosen bei Kindern und Jugendlichen. Orthopade 42: 442–448

Hamel J, Nell M, Kalpen A (2014) Das Konzept der Tarsalen Triple-Osteotomie (TTO) zur 3-DKorrektur schwerer Pes planovalgus-Deformitäten – erste radiologisch-pedographische Ergebnisse im Adoleszentenalter. Fuss Sprunggelenk 12: 160–169

Hamel J, Nell M, Rist C (2016) Operative Behandlung der Coalitio talocalcanearis – Erfahrungen aus 80 Fällen kindlich-jugendlicher Patienten. Orthopäde 45: 1058–1065

Hetsroni I, Nyska M, Mann G, Rozenfeld G, Ayalon M (2008) Subtalar kindematics following resection of tarsal coalition. Foot Ankle Int 29: 1088–1094

Kawashima T, Uhthoff HK (1990) Prenatal development around the sustentaculum tali and its relation to talocalcaneal coalitions. J Pediatr Orthop 10: 238–243

Kernbach KJ, Blitz NM (2010) A critical evaluation of subtalar joint arthrosis associated with middle facet talocacaneal coalition in 21 surgically managed patients: a retrospective CT-review. Clin Podiatr Med Surg 27: 135–143

Kernbach KJ, Blitz NM, Rush SM (2008) Bilateral single-stage middle facet talocalcaneal coalition resection combined with flatfoot reconstruction: a report of 3 cases and review of the literature. Investigations involving middle facet coalitions – part 1. J Foot Ankle Surg 47: 180–190

Khoshbin A, Law PW, Caspi L, Wright JG (2013) Long-term functional outcomes of resected tarsal coalitions. Foot Ankle Int 34: 1370–1375

Lateur LM, Hoe LR, Ghillewe KV, ryspeerdt SS, Baert AL, Dereymaeker GE (1994) Subtalar coalition: diagnosis with the C sign on lateral radiographs oft he ankle. Radiology 193: 847–851

Lisella JM, Bellapianta JM, Manoli A (2011) Tarsal coalition resection with pes planovalgus hindfoot reconstruction. J Surg Orthop Adv 20: 102–105

Luhmann SJ, Schoenecker PL (1998) Symptomatic talocalcaneal coalition resection: Indications and results. J Pediatr Orthop 18: 748–754

Mahan ST, Prete VI, Spencer SA, Kasser JR, Bixby SD (2017) Subtalar coalitions: Does the morphology of the subtalar joint involvement influence outcomes after coalition excision? J Foot & Ankle Surg 56: 797–801

Martus JE, Femino JE, Caird MS, Hughes RE, Browne RH, Farley FA (2008) Accessory anterolateral facet of the pediatric talus. J Bone Joint Surg 90-A: 2452–2459

Masquijo JJ, Vazquez I, Allende V, Lanfranchi L, Torres-Gomez A, Dobbs MB (2017) Surgical reconstruction for talocalcaneal coalitions with severe hindfoot valgus deformity. J Pediatr Orthop 37: 293–297

McCormack TJ, Olney B, Asher M (1997) Talocalcaneal coalition resection: a 10-year follow up. J Pediatr Orthop 17: 13–15

Mosca VS (2014) Principles and management of pediatric foot and ankle deformities and malformations. Wolters Kluwer Philadelphia

Mosca VC (2015) Subtalar coalition in pediatrics. Foot Ankle Clin 20: 265–281

Mosca VS, Bevan WR (2012) Talocalcaneal tarsal coalitions and the calcaneal lengthening osteotomy: the role of deformity correction. J Bone Joint Surg 94–A: 1584–1594

Mosier KM, Asher MA (1984) Tarsal coalition and peroneal spastic flatfoot. J Bone Joint Surg 66-A: 976–983

Niki H, Aoki H, Hirano T, Akiyama Y, Fujiya H (2015) Peroneal spastic flatfoot in adolescents with accessory talar facet impingement: a preliminary report. J Pediatr Orthop 24-B: 354–361

Rozansky A, Varley E, Moor M, Wenger DR, Mubarak SJ (2010) A radiologic classification of talocalcaneal coalitions based on 3D reconstruction. J Child Orthop 4: 129–135

Wilde PH, Torode IP, Dickens DR, Cole WG (1994) Resection for symptomatic talocalcaneal coalition. J Bone Joint Surg 76–B: 797–801

Literatur zu Abschnitt 5.2

Cass AD, Camasta CA (2010) A review of tarsal coalition and pes planovalgus: Clinical examination, diagnostic imaging and surgical planning. J Foot Ankle Surg 49: 274–293

Gonzales P, Kumar SJ (1990) Calcaneonavicular coalition treated by resection and interposition of the extensor digitorum brevis muscle. J Bone Joint Surg 72-A: 71–77

Hamel J (2013) Diagnostik und Therapie der Koalitionen und Synostosen bei Kindern und Jugendlichen. Orthopäde 42: 442–448

Inglis G, Buxton RA, Macnicol MF (1986) Symptomatic calcaneonavicular bars. The results 20 years after surgical excision. J Bone Joint Surg 68-B: 128–131

Lemley F, Berlet G, Hill K, Philbin T, Isaac B, Lee T (2006) Current concepts review: Tarsal coalition. Foot Ankle Int 27: 1163–1169

Masquijo J, Allende V, Torres-Gomez A, Dobbs MB (2017) Fat graft and bone wax interposition provides better functional outcomes and lower re-ossification rates than extensor digitorum brevis after calcaneonavicular coalition resection. J Pediatr Orthop 37: e427–e431

Mubarak SJ, Patel PN, Upasani VV, Moor MA, Wenger DR (2009) Calcaneonavicular coalition – treatment by excision and fat graft. J Pediatr Orthop 29: 418–426

Neurogene Deformitäten (außer Kavovarus-Deformität)

J. Hamel, *Operative Behandlung von Fuß und Sprunggelenk im Kindes- und Jugendalter*
https://doi.org/10.1007/978-3-662-56592-6_6

Empfohlene Literatur

- Döderlein L et al. (1999–2004) *Fussdeformitäten*
  Lexikalisches Werk mit intensiver Berücksichtigung der neuromotorischen Fußdeformitäten, der funktionell-anatomischen Aspekte und Orthopädie-Geschichte
- Tachdjian MO (1985) *The child's foot*
  Ausführliche Darstellung neuromuskulärer Fehlstellungen
- Graham H (2010) *Cerebral palsy*
  Gute Übersicht über den cerebralparetischen Fuß im Wachstumsalter
- Perry J (2003) *Ganganalyse – Norm und Pathologie des Gehens*
  Umfangreiche Darstellung ganganalytischer Erkenntnisse

Neurogen bedingte Fehlstellungen auf dem Boden spastischer oder schlaffer Lähmungen sowie syndromaler Erkrankungen im Kindes- und Jugendalter sind äußerst vielgestaltig. Es sollen die Grundprinzipien der häufig indizierten operativen Behandlung im Bereich des Unterschenkels und Fußes dargestellt werden. Am Beispiel der neurogenen Kavovarus-Deformität wird dies in ▶ Kap. 7 ausführlicher dargestellt.

6.1 Der neuromotorisch kranke jugendliche Patient

Der neuromotorisch kranke kindlich-jugendliche Patient mit einer Deformität im Unterschenkel-Fuß-Bereich erfordert eine besondere Herangehensweise, die sich von dem Umgang mit lokal-begrenzten Problemstellungen deutlich unterscheidet. Folgende Prinzipien gelten in besonderer Weise für alle neurogenen Deformitäten:

- Die neuromotorische Gesamtprognose mit Formulierung eines realistischen Behandlungszieles leitet die Indikationsstellung.
- Der Team-Charakter aller mit dem Kind beschäftigten therapeutischen Berufsgruppen ist von besonderer Bedeutung (z. B. Physiotherapeut, Ergotherapeut, Orthopädie-Techniker, stationäre Reha-Einrichtung, sozialpädiatrisches Zentrum (SBZ), Psychologe).
- Im jüngeren Alter sind zunächst alle orthetischen und konservativen Behandlungsmaßnahmen (z. B. Etappengipse, Botulinum-Toxin) auszuschöpfen (Hamel 2000).
- Operative Maßnahmen sind in aller Regel frühestens ab etwa 6–8 Lebensjahren zu planen
- Noch mehr als bei anderen Deformitäten ist eine Gesamtbetrachtung der unteren Extremität bzw. aller Bewegungsorgane erforderlich. Häufig muss die operative Behandlung auf mehreren Ebenen ansetzen („multi-level-surgery“) und geht damit über die hier zu besprechende Thematik hinaus.
- Die Verfahren der instrumentellen Ganganalyse sind wertvoll im Rahmen der Diagnostik, Dokumentation und Ergebnisbeurteilung. Der Funktionszustand des neuromotorisch gestörten Fußes wird besonders mittels der Pedografie dokumentiert; auf die Literatur zur differenzierten instrumentellen Ganganalyse im Ganglabor wird verwiesen (Perry 2003).
- Die langfristigen Ergebnisse sind gegenüber den kurzfristig zu erzielenden Korrekturen oft eher enttäuschend (vgl. Chang et al. 2002).

Wichtig ist die Kenntnis der muskulären Aktivität im Ablauf von Stand- und Schwungbeinphase:

Haupt-Muskel-Aktivität in den 5 Phasen des Ganges

1.	Heel contact	M. tibialis anterior
2.	Loading response	M. tibialis posterior (shock absorption)
3.	Mid stance	Mm. soleus, tibialis posterior, peronei
4.	Late stance	Mm. tibialis posterior, gastrocnemius, FHL, FDL
5.	Swing phase	Mm. tibialis anterior, peronei, EHL, EDL

Besondere Bedeutung bei neuromotorischen Krankheitsbildern hat die Unterscheidung krankheitsbedingter muskulärer **Funktionsstörungen** von **Kompensationsmechanismen**. Letztere stellen sinnvolle Reaktionen der Bewegungsorgane auf die eigentliche Funktionsstörung dar und sind deshalb nie primärer Ansatz therapeutischer Bemühungen. Dies zu unterscheiden, kann ausgesprochen schwierig sein.

Typische muskuläre Kompensationsmechanismen (klinische Beispiele)

Störung	Kompensation
Schwäche der Wadenmuskulatur	– vermehrter Einsatz der langen Zehenbeuger (Klumpfuß-Überkorrektur)
Tarsale Hypermobilität	– vermehrter Einsatz der langen Zehenbeuger (Planovalgus-Deformität)
Schwäche des M. tibialis anterior	– Extensor-Substitution (EHL und EDL) (Cavovarus-Deformität)
Schwäche der Fußheber	– Steppergang (Peroneus-Parese)
Schwäche der Mm. peronei	– Extensor-digitorum-longus-Überaktivität (Cavovarus-Deformität)
Schwäche des M. peroneus brevis	– Peroneus-longus-Überaktivität (Cavovarus-Deformität)
Vollständiger Ausfall der Plantarflektoren	– Tibialis-anterior-Überaktivität mit Fersen-push-off (MMC)

6.2 Korrektur-Prinzipien

Die zur Verfügung stehenden operativen Korrekturmaßnahmen beinhalten Weichteil-Releases an kontrakten Gelenkkapseln und Muskel-Sehnen-Einheiten, Sehnentransfers, knöcherne Korrekturen und Arthrodesen. Physiotherapie und orthetische Versorgung sind häufig komplementär zusätzlich erforderlich. Die Herangehensweise und die Prinzipien der Korrektur sollen an einem besonders schweren Fall von Equinovarus-Deformität bei Hemispastik beispielhaft erläutert werden:

Fallbeispiel:

Eine zum Operationszeitpunkt 17-jährige Patientin wurde in der 33. Schwangerschaftswoche geboren und entwickelte eine Hemispastik aufgrund einer perinatalen Hirnschädigung. Sie konnte sich in der Kindheit und Jugend nicht zu einem – eigentlich indizierten – operativen Eingriff entschließen und stellte sich mit schwerster Equinovarus-Fehlstellung rechts und deutlicher Instabilität mit rezidivierenden Supinationstraumen vor (▣ Abb. 6.1).

6.2.1 Muskel-Sehnen-Verlängerungen

Verlängerungen von Muskel-Sehnen-Einheiten haben zwei Effekte: Sie können eine Kontraktur beheben und schwächen den betroffenen Muskel. In der Regel ist die erstgenannte Wirkung therapeutisch erwünscht, die zweite stellt meist einen unerwünschten Begleiteffekt dar.

Dies soll am Beispiel der muskulären Spitzfußkontraktur (► Abschn. 6.3.1) dargestellt werden, gilt in ähnlicher Weise aber allgemein:

- Bei Verkürzungen der Wadenmuskulatur, die sich nicht auf konservativem Wege aufdehnen lassen (z. B. auch unter Einsatz von Krankengymnastik, dynamischen Schienen, Seriengips-Behandlung, Botulinum-Toxin), kommen sehr unterschiedliche operative Verlängerungstechniken in Betracht (► Abschn. 6.3.1). Das Ziel ist in den meisten Fällen eine funktionell nutzbare Beweglichkeit des oberen Sprunggelenks auch mit gestrecktem Kniegelenk über etwa 10° Dorsalextension hinaus.
- In vielen Fällen ist nur oder überwiegend der Gastrocnemius-Anteil der Wadenmuskulatur verkürzt. Dies kann durch den Translations-Test festgestellt werden (Vergleich der maximalen Dorsalextension bei Kniebeugung und Kniestreckung). Eine intramuskuläre Verlängerung nur des Gastrocnemius-Anteils ist in diesen Fällen eine gute Lösung, die etwa 10° bis 15° Beweglichkeitsverbesserung ermöglicht und nur eine geringe Schwächung und damit Überkorrektur-Gefahr nach sich zieht (▣ Abb. 6.3a, b).
- Wenn es sich um ausgeprägte Spitzfußkontrakturen handelt und auch der Soleus-Anteil der Wadenmuskulatur verkürzt ist, kommt eine perkutane oder offene Achillessehnen-Verlängerung in Betracht (▣ Abb. 6.3c, d). Nicht selten ist jedoch auch in diesen Fällen der Gastrocnemius-Anteil deutlich mehr verkürzt als der Soleus-Anteil, so dass auch Kombinationen von intramuskulärer Verlängerung des M. gastrocnemius mit einer Achillessehnen-Verlängerung zu erwägen sind. Jede Achillessehnen-Verlängerung sollte dosiert erfolgen zur Vermeidung einer Überkorrektur. Das Ziel ist ein Fersen-Ballengang mit voller Lastübernahme der Ferse in der frühen Standbeinphase unter Erhaltung eines kraftvollen Vorfußabdruckes in der push-off-Phase des Ganges (▣ Abb. 6.5).
- Die Gefahr einer Überkorrektur ist abhängig vom Krankheitsbild. Besonders hoch ist sie z. B. bei der spastischen Diplegie, weniger ausgeprägt bei der spastischen Hemiplegie. Zu beachten sind bei der Spitzfußbehandlung auch die Beinlänge („Bedarfsspitzfuß“) und der Muskelstatus (Vorsicht mit Achillessehnen-Verlängerung bei bestehender Quadrizepsschwäche).

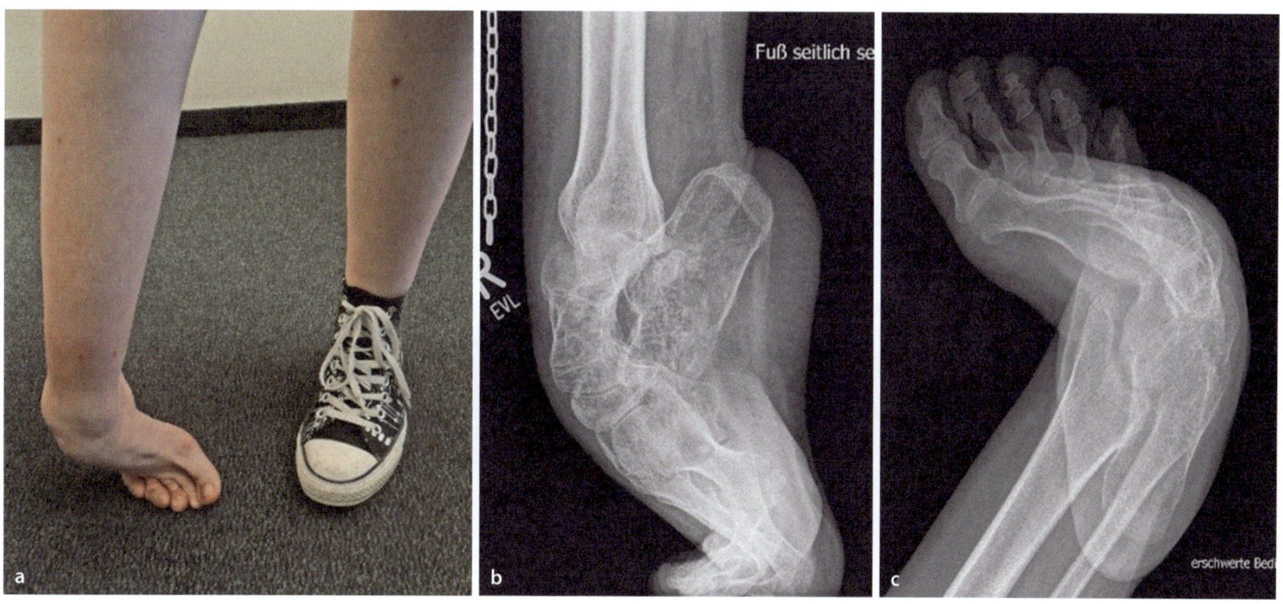

▣ **Abb. 6.1a–c** Schwerste Equinovarus-Deformität bei einer 17-jährigen Patientin mit Hemispastik, ► Fallbeispiel

Fallbeispiel:

Im Fall der 17-jährigen Patientin mit Hemispastik wurde eine offene, Z-förmige Achillessehnenverlängerung um etwa 4 cm durchgeführt mit Verlängerung auch der langen Zehenbeugesehnen sowie Weichteilreleases von Plantarfaszie und Talonavikulargelenk. Die dorsale OSG-Kapsel konnte durch geschlossene Mobilisierung gelöst werden.

6.2.2 Sehnentransfers

Allen neurogenen Deformitäten im Bereich des Sprunggelenkes und Fußes liegen muskuläre Dysbalancen als Hauptursache zugrunde. Die Muskelfunktions-Diagnostik ist daher von besonderer Bedeutung und hat folgende Fragen zu berücksichtigen:

- Welchen Kraftgrad haben der Einzelmuskel und seine Antagonisten?
- Wie sind die Hebelarm-Verhältnisse bei bestehender Deformität?
- Reagiert der Muskel spastisch?
- Ist der Muskel willkürlich einsetzbar?
- In welcher Gangphase ist der Muskel aktiv (▶ Abschn. 6.1)?
- Liegen Kompensationsphänomene vor (▶ Abschn. 6.1)?

Die Optimierung der muskulären Balance durch Sehnen-Transfers ist besonders bei den neurogenen Deformitäten in Erwägung zu ziehen. Es gelten folgende Grundregeln:

- Sehnentransfers sind nahezu irreversibel und daher sehr sorgfältig zu planen
- Erst bei vollständig absehbarer muskulärer Dysbalance (z. B. selten beim Kleinkind) sind Sehnentransfers zu indizieren
- Mögliche weitere Progredienz der Erkrankung ist mit zu bedenken
- Sehnen-Transfers sind gegenüber Verlängerungen mit muskulärer Schwächung vorzuziehen
- Phasische Transfers sind unkomplizierter als antiphasische
- Ein eindeutig deformitätsfördernder Muskel sollte transferiert werden
- Die Entnahme- und Transfer-Morbidität ist zu bedenken
- Der Effekt von Sehnentransfers lässt sich oft nicht genau absehen, Unter- und Überkorrekturen (vgl. ◘ Abb. 6.12) sind möglich

Fallbeispiel:

Im Fall der 17-jährigen Patientin mit Hemispastik zeigte sich der M. tibialis posterior deutlich verkürzt und überaktiv und damit ausgesprochen deformitätsfördernd, so dass ein Transfer sich anbot. Da Mm. tibialis anterior und peronei stark überdehnt und insuffizient waren, wurde die Tibialis-posterior-Sehne auf den lateralen Mittelfuß transferiert (▶ Kap. 7.11.2) zur Kräftigung von Fußhebung und Eversion, zumindest aber zur Herstellung eines Tenodese-Effektes. Grundsätzlich wäre eine zusätzliche Sehnen-Verkürzung an den elongierten Muskel-Sehnen-Einheiten ebenfalls zu erwägen.

6.2.3 Knöcherne Stellungskorrekturen

Knöcherne Korrekturen können – wie bei nicht-neurogenen Deformitäten – im Kindesalter in der Regel gelenkerhaltend durchgeführt werden oder im Jugendalter versteifend. Der Verzicht auf ein Gelenk soll nicht leichtfertig und unter Berücksichtigung der „Hierarchie" der Tarsalgelenke (▶ Übersicht) erfolgen, ist oft aber aus Gründen der Stabilisierung und Rezidivprophylaxe bei neurogenen Deformitäten sinnvoll. Dies ist der Fall, wenn sich eine günstige muskuläre Balance absehbar nicht herstellen lässt (Beispiel ◘ Abb. 6.12) oder wichtige gelenkstabilisierende Muskel-Sehnen-Einheiten für Transfers verwendet werden. Auch sehr ausgeprägte Deformitäten lassen sich meist nur versteifend korrigieren (◘ Abb. 6.1).

Die neurogen-bedingte Rückfußinversion kann am besten in der Chopart-Linie durch Korrektur-Arthrodese behandelt werden (▶ Abschn. 6.3.2), in schweren Fällen durch Triple-Arthrodese. Eversionsfehlstellungen bedürfen meist einer Einbeziehung des talokalkanearen Gelenks (▶ Abschn. 6.3.3). Vor dem Alter von etwa 10 Jahren werden Arthrodesen selten durchgeführt. Zusätzliche Osteotomien sind häufig erforderlich.

„Hierarchie" der Fußgelenke:

Funktionell extrem wichtig	Oberes Sprunggelenk, Talonaviculargelenk, Tarso-Metatarsal-Gelenke 4 und 5, Zehengrundgelenke 2–5
Funktionell von mittlerer Bedeutung	Talocalcaneal-Gelenk, Kalkaneokuboid-Gelenk, Großzehengrundgelenk
Geringe funktionelle Bedeutung	Navikulokuneiforme-Gelenke, Tarsometatarsal-Gelenke 1–3

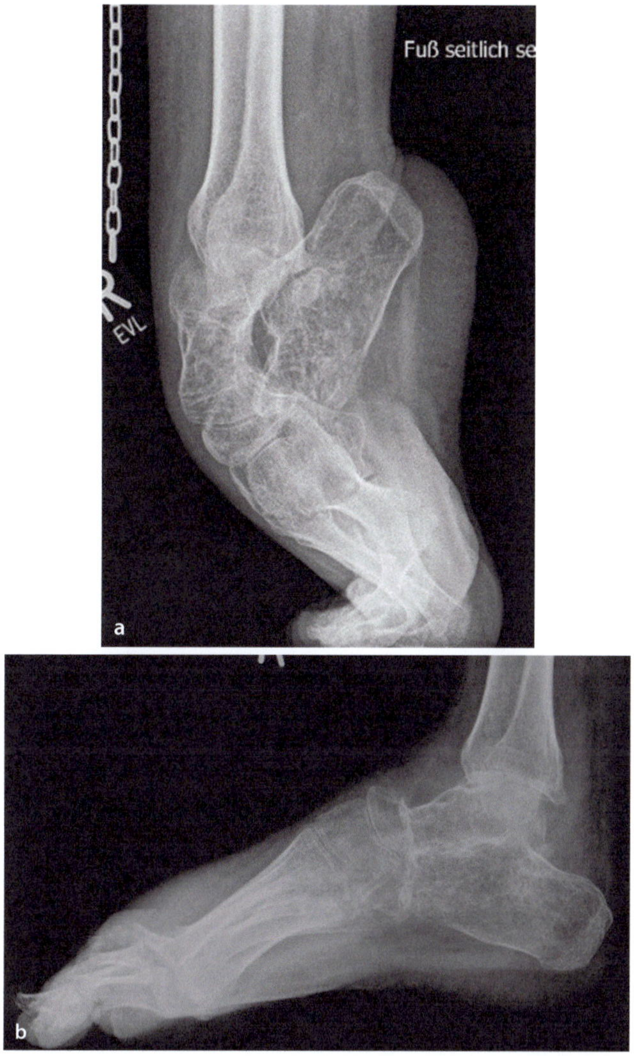

Abb. 6.2a,b Prä- und postoperatives Bild nach knöchern-weichteiliger Korrektur mit Triple-Arthrodese bei schwerer Equinovarus-Deformität (Abb. 6.1b)

Fallbeispiel:

Im Beispiel der 17-jährigen Patientin mit Hemispastik kam nur eine Triple-Arthrodese nach Lambrinudi (► Abschn. 7.9.3) in Betracht zur dreidimensionalen Korrektur (Abb. 6.2). Die ventralbasige subtalare Keilentnahme beließ zumindest eine leichte Plantarflektion des Talus und hätte noch ausgeprägter ausfallen können. Dies ist in derartigen Fällen von besonderer Bedeutung, da von einer schweren Knorpeldegeneration im anterioren, nicht in den Gelenkschluss einbezogenen Bereich der Trochlea tali auszugehen ist.

6.2.4 Stellenwert der Orthetik und Physiotherapie im Rahmen operativer Korrekturen

Eine fachkundig durchgeführte peri- und postoperative Physiotherapie auf neurophysiologischer Grundlage ist unverzichtbar bei der Behandlung neurogener Deformitäten. Die technische Orthopädie spielt in der operativen Behandlung neuroorthopädischer Krankheitsbilder eine große Rolle. Im Zusammenhang mit Korrekturen im Unterschenkel-Fuß-Bereich sind insbesondere zwei Indikationsbereiche von Bedeutung:

- Nach operativen Korrekturen ist das Ergebnis häufig noch über längere Zeiträume orthetisch im Sinne der Rezidiv-Prophylaxe, zur Vermeidung von Überdehnung transferierter Muskel-Sehnen-Einheiten zu schützen oder der Fuß mechanisch zu unterstützen (z. B. durch Einlagen). Bei spastischen Lähmungen wirken Orthesen Tonus-reduzierend.
- Häufig zielt der operative Eingriff selbst darauf ab, bestimmte dauerhaft notwendige Orthesen überhaupt oder besser zur Anwendung bringen zu können, z. B. bei Fußheberlähmung (Abb. 6.16) oder Hackenfuß bei hochgradiger Wadenmuskel-Insuffizienz (Abb. 6.17).

Fallbeispiel:

Im Fall der 17-jährigen Patientin mit Hemispastik wurde für 6 Monate eine Innenschuh-Orthese getragen sowie eine Unterschenkel-Nachtlagerungsschiene. Dies sollte eine weitere Längenanpassung der überdehnten fußhebenden Muskulatur bewirken und eine Überdehnung des transferierten M. tibialis posterior vermeiden. Nach der knöchernen Ausheilung wurden eine intensive physiotherapeutische Behandlung und Gangschulung über einige Monate durchgeführt.

6.3 Beispiele neuroorthopädischer Korrekturen

Es können nur die häufigsten Problemstellungen und Prozeduren angesprochen werden. Da die Kavovarus-Deformitäten eine eigenständige Entität mit spezifischen Fragestellungen bilden, ist ihnen ein eigenes Kapitel gewidmet (▶ Kap. 7).

6.3.1 Equinus-Deformität

Ziel ist eine möglichst dosierte Verlängerung an der Muskel-Sehnen-Einheit der Wadenmuskulatur (▶ Abschn. 6.2.1), die die funktionell erforderliche Dorsalextension im oberen Sprunggelenk (mindestens etwa 10°) zulässt mit einer möglichst geringen Schwächung der Plantarflektion. Aus der Vielzahl der beschriebenen Prozeduren (Döderlein et al. 2004) sollen hier 4 wichtige Techniken zur Verlängerung der Wadenmuskulatur – in der Reihenfolge ihres Korrekturpotenzials – dargestellt werden (◻ Abb. 6.3).

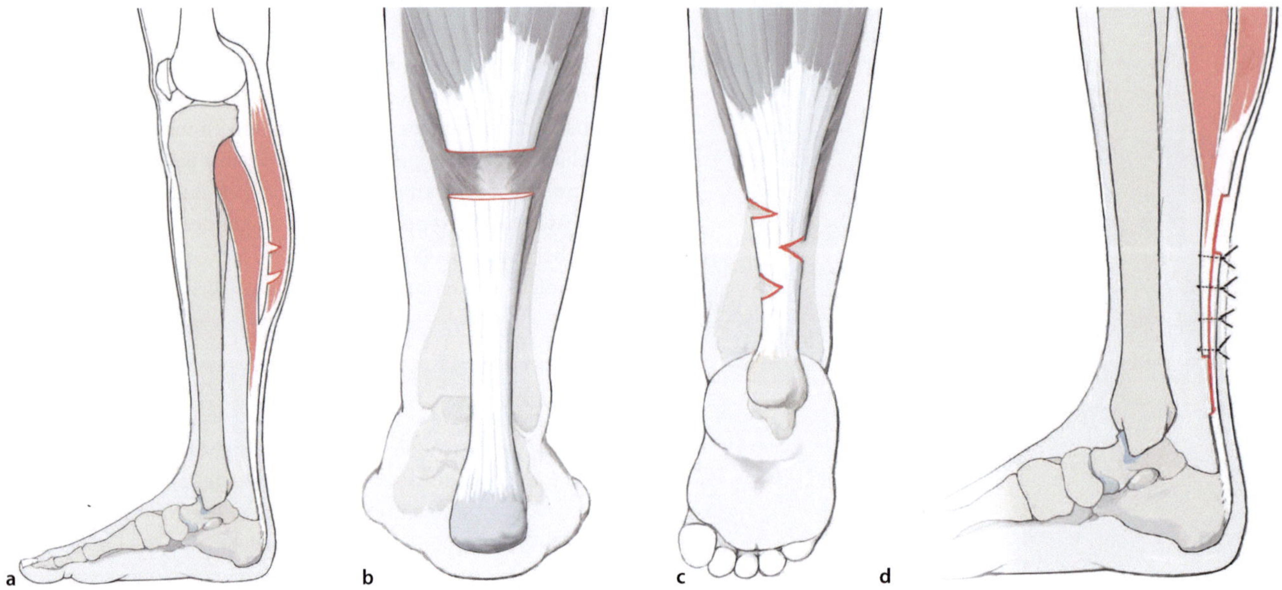

◻ **Abb. 6.3a–d** Beispiele für Verlängerungstechniken an der Wadenmuskulatur: Intramuskuläre Verlängerung des Gastrocnemius-Anteils nach Baumann (**a**), komplette Durchtrennung der Gastrocnemius-Aponeurose (Gastroc-Slide) (**b**), perkutane Hemisektion der Achillessehne (**c**) und Z-förmige Achillessehnen-Verlängerung (**d**)

1. Technik: Intramuskuläre Gastrocnemius-Verlängerung nach Baumann (◻ Abb. 6.3a, 6.4a,b)

- Die Gastrocnemius-Verlängerung nach Baumann (Baumann und Koch 1989; Herzenberg et al. 2007) stellt einen häufig indizierten Eingriff im Kindes- und Jugendalter dar.
- Die Durchführung erfolgt in Rückenlage mit auf dem Instrumententisch erhöht gelagerter Ferse des Patienten und dadurch frei durchhängender Wadenmuskulatur.
- An der proximalen Drittelgrenze des Unterschenkels wird eine etwa 4 cm lange Längsinzision dorsomedial angelegt unter Schonung von V. saphena magna und N. saphenus im epifaszialen Unterhautgewebe (◻ Abb. 6.4a).
- Nach Längsinzision der Muskelfaszie kann der Finger des Operateurs die Schicht zwischen den Mm. soleus und gastrocnemius ertasten und mit sehr langen Langenbeck-Haken wird die Aponeurose des M. gastrocnemius bis zu ihrer lateralen Begrenzung dargestellt (◻ Abb. 6.4b).
- Mit einem langen Messer wird die Aponeurose auf dem muskulären Anteil des M. gastrocnemius distal einmal quer diszidiert und weiter proximal ein zweites Mal nur medialseitig.
- Danach lässt sich die Dorsalextension im Sprunggelenk bei gestrecktem Kniegelenk in der Regel deutlich um etwa 10–15° erweitern bei sichtbarer Aufdehnung der durchtrennten Aponeurose. Bei Bedarf kann auch die Soleus-Aponeurose in gleicher Weise eingekerbt werden.

2.Technik: Gastroc-Slide (◘ Abb. 6.3b)

- Über eine dorsomediale Längsinzision an der distalen Drittelgrenze des Unterschenkels wird der mediale Rand der Gastrocnemius-Aponeurose aufgesucht.
- Oberhalb der Vereinigung dieser Aponeurose mit dem M. soleus zur Achillessehne werden beide Muskel-Sehnen-Einheiten stumpf voneinander getrennt und es wird die Gastrocnemius-Aponeurose bis nach lateral komplett durchtrennt. Hierbei ist der lateral verlaufende N. suralis besonders zu schonen.

3. Technik: Perkutane Achillessehnenverlängerung (◘ Abb. 6.3c)

- Über drei Stichinzisionen im Abstand von etwa 2–3 cm wird von distal beginnend die mediale, laterale und wieder mediale Sehnenhälfte jeweils von der Sehnenmitte aus unter Anspannung der Sehne durch den Assistenten tenotomiert.
- Die Mobilisierung erfolgt sehr vorsichtig, um eine komplette Ruptur der Sehne zu vermeiden.

4. Technik: offene Achillessehnen-Verlängerung (◘ Abb. 6.3d)

- Der Zugang erfolgt leicht bogenförmig medial der Achillessehne, wobei die Zugangslänge entsprechend der geplanten Verlängerungsstrecke gewählt wird.
- Die Tenotomie wird frontal durchgeführt unter Belassung des dorsalen Sehnenanteiles distal. Beide Sehnenenden werden mit resorbierbarem Nahtmaterial medial und lateral armiert.
- Die Naht erfolgt in der Regel am Ende des Gesamteingriffes und es wird auf die Dosierung besonders geachtet: In Neutralstellung des Fußes soll die vernähte Sehne noch eine leichte Spannung aufweisen.

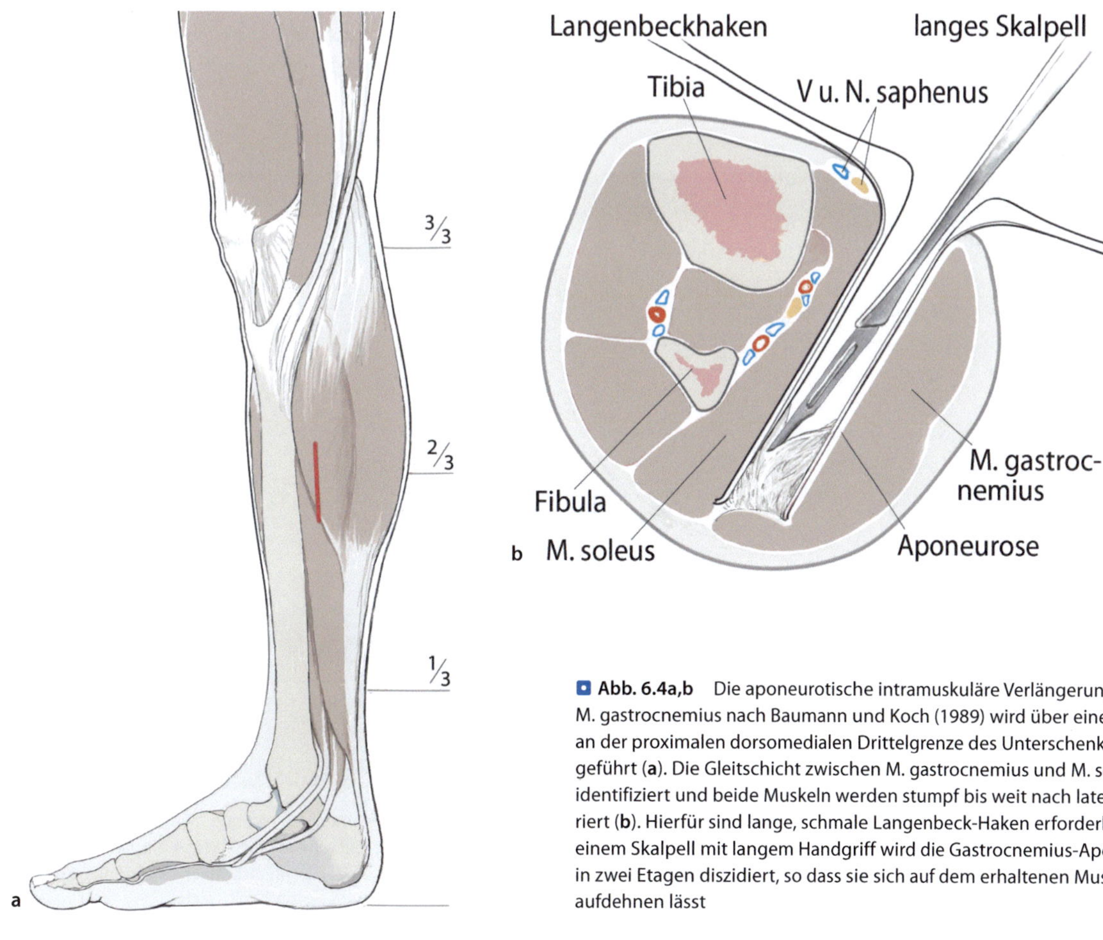

◘ **Abb. 6.4a,b** Die aponeurotische intramuskuläre Verlängerung des M. gastrocnemius nach Baumann und Koch (1989) wird über eine Inzision an der proximalen dorsomedialen Drittelgrenze des Unterschenkels durchgeführt (**a**). Die Gleitschicht zwischen M. gastrocnemius und M. soleus wird identifiziert und beide Muskeln werden stumpf bis weit nach lateral separiert (**b**). Hierfür sind lange, schmale Langenbeck-Haken erforderlich. Mit einem Skalpell mit langem Handgriff wird die Gastrocnemius-Aponeurose in zwei Etagen diszidiert, so dass sie sich auf dem erhaltenen Muskelanteil aufdehnen lässt

Nach Untersuchungen von Herzenberg et al. (2007) kann die Dorsalextension durch einmalige Rezession der Gastrocnemius-Aponeurose (Baumann-Verfahren) etwa um 10° vermehrt werden, durch eine zweite Durchtrennung um etwa weitere 5°. Der Effekt des Gastroc-Slide liegt bei etwa 15° Gewinn an Dorsalextension. Die perkutane Achillessehnen-Verlängerung ist ein sehr zeitsparendes Verfahren, das aber nur für leichtere Verkürzungen der Wadenmuskulatur zu empfehlen ist, da eine unbeabsichtigte komplette Durchtrennung der Sehne mit erheblichen funktionellen Nachteilen verbunden ist. Mit der offenen Technik der Z-förmigen Achillessehnen-Verlängerung ist eine unbegrenzte Korrektur möglich, wobei eine Überkorrektur sorgfältig vermieden werden sollte.

Der Erfolg der Wadenmuskel-Verlängerung lässt sich durch klinische Gangbildbeobachtung, instrumentelle Ganganalyse, aber auch pedografisch dokumentieren. Angestrebt sind eine kräftige und nicht zeitlich abgekürzte Fersenbelastung, hinweisgebend auf eine ausreichende Verlängerung der Wadenmuskel-Achillessehnen-Einheit, ein anterograder Verlauf der Ganglinie und ein kräftiger Vorfuß-Abdruck in der späten Standbeinphase (◘ Abb. 6.5b) als Ausdruck der erhaltenen Wadenmuskelkraft.

Unterbleibt eine eigentlich erforderliche Wadenmuskel-Verlängerung während des Wachstums über längere Zeit, so kann dies erhebliche Nachteile in der Entwicklung des oberen Sprunggelenks haben. Die ventralen Anteile der Trochlea tali können durch das Fehlen formativer Bewegungsreize keinen physiologisch ausgebildeten hyalinen Gelenkknorpel ausbilden (Döderlein et al. 2004) und es kann hierdurch zu einer vorzeitigen Arthrose nach verspäteter Wadenmuskel-Verlängerung kommen. Auch kann die Gelenkform den gewünschten Effekt der Verlängerung begrenzen (◘ Abb. 6.6).

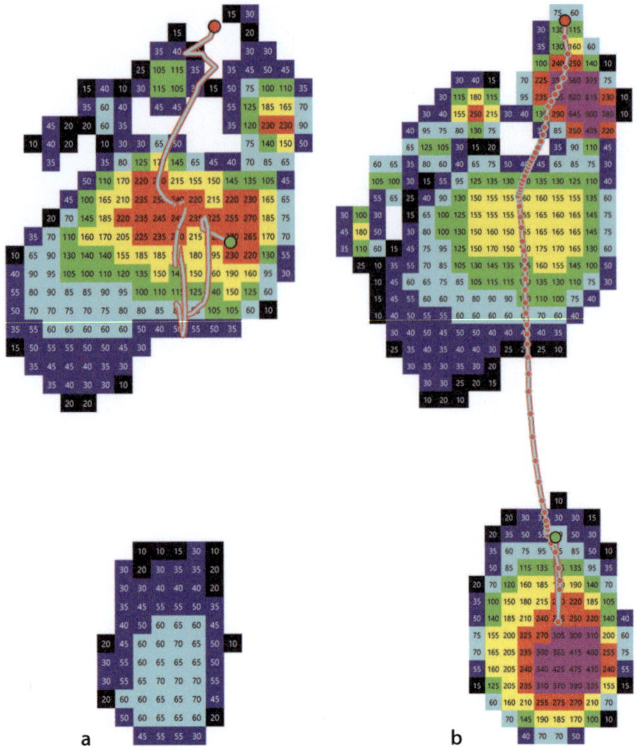

◘ Abb. 6.5a,b 9-jähriger Junge vor (**a**) und 14 Monate nach Achillessehnenverlängerung (**b**) bei Hemispastik links. Es konnte ein physiologischer Fersen-Ballen-Gang wieder erreicht werden, erkennbar an der im Fersenbereich beginnenden und anterograd zum Vorfuß verlaufenden Ganglinie, sowie eine physiologische Belastung der Ferse bei erhaltener Vorfußbelastung. Der starke Einsatz der Großzehe dürfte noch im Sinne einer Kompensation bei zu diesem Zeitpunkt noch bestehender postoperativer Wadenmuskelschwäche zu deuten sein

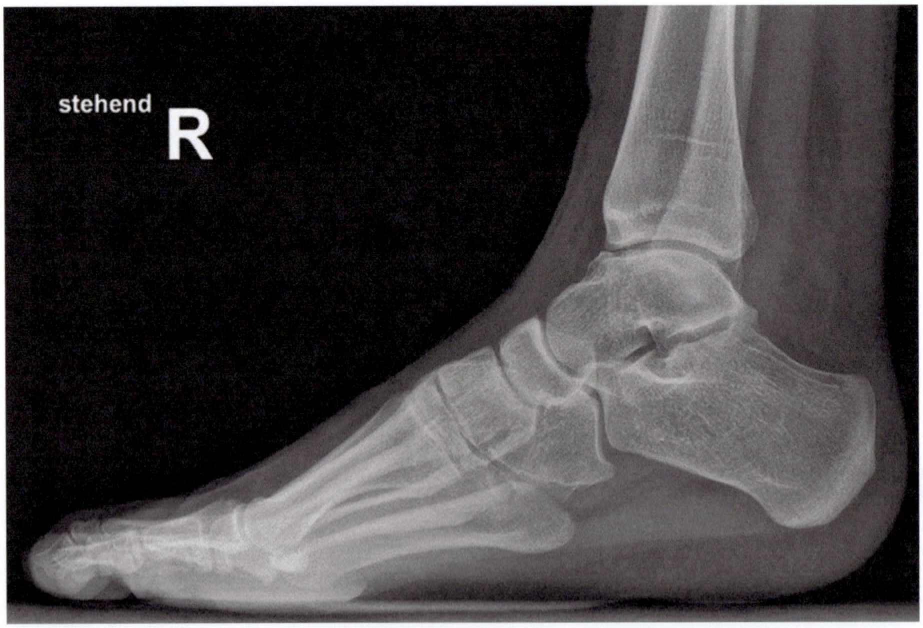

◘ Abb. 6.6 Jugendliche Patientin mit diplegischer Form der Zerebralparese. Eine Wadenmuskel-Verlängerung erfolgte hier verspätet erst im Alter von 10 Jahren, so dass sich die Trochlea tali ventral nicht physiologisch entwickeln konnte. Zusätzlich besteht eine leichte Kavus-Komponente („Vorfuß-Spitzfuß"). Eine Notchplastik am Talus (vgl. ► Kap. 1, Abb. 1.66) ist hier neben einer knöchernen Korrektur im Vordertarsusbereich erforderlich zum Ausgleich der verbliebenen Equinus-Komponente

6.3.2 Neurogene Equinovarus-Deformität

Der neurogene Klumpfuß ist neben der Wadenmuskel-Verkürzung gekennzeichnet durch ein Überwiegen der Invertoren über die Evertoren. Dies führt zur Inversion des Rückfußkomplexes, zur Überlastung des lateralen Fußrandes und zur Instabilität mit rezidivierenden Umknick-Ereignissen (◘ Abb. 6.1). Neben einer häufig notwendigen Wadenmuskel-Verlängerung ist präoperativ besonders zu entscheiden, welcher Muskel hauptsächlich zur Deformität beiträgt. Die Überaktivität des M. tibialis posterior bewirkt besonders ein „Standphasen-Varus", die des M. tibialis anterior mehr ein „Schwungphasen-Varus". Mischbilder sind jedoch häufig. Typische Sehnentransfers sind hälftige Sehnenverlagerungen der genannten Muskeln (◘ Abb. 6.10). Vorteil der Teiltransfers ist die geringere Überkorrekturgefahr; nachteilig ist, dass der Subtalarkomplex nicht mehr muskulär gesteuert werden kann und die Dosierung der Muskelkraft auf die beiden Sehnenschenkel nicht immer ideal gelingt (Piazza et al. 2003). Die langfristigen Ergebnisse der Sehnentransfers sind stark abhängig von der Krankheitsform; z. B. ist bei der spastischen Hemiplegie mit günstigeren Ergebnissen zu rechnen als bei der Diplegie oder Tetraspastik (Chang et al. 2002). Bei spastischen Lähmungen ist ein Tibialis-posterior-Transfer auf den Fußrücken (▶ Abschn. 7.11.2) außer in Extremfällen wie dem in ◘ Abb. 6.1 zurückhaltend zu indizieren.

Grundsätzlich kann die knöcherne Deformität mit Weichteil-Release und valgisierender Osteotomie des Tuber calcanei in leichteren Fällen korrigiert werden; meist empfiehlt sich jedoch bei älteren Kindern und Jugendlichen ein korrigierend-versteifendes Vorgehen im Bereich der Chopart-Linie. Hierdurch korrigiert sich die Rückfußvarus-Deformität in nicht zu schweren Fällen mit.

Technik: hälftiger Transfer der Sehnen der Mm. tibialis anterior und tibialis posterior

- Die proximale Sehnen-Hälfte der **Tibialis-anterior**-Sehne wird am Os cuneiforme mediale abgelöst und weitestmöglich nach proximal von der distalen Sehnen-Hälfte abgespalten.
- Über eine supramalleoläre Inzision wird die abgespaltene Sehnen-Hälfte herausgezogen, wobei eine Tunnelierungsklemme hilfreich sein kann. Im Bereich einer dritten Inzision über dem ansatznahen Bereich der Peroneus-brevis-Sehne wird eine Hälfte dieser Sehne distal gestielt abgespalten und die zu verlagernde Tibialis-anterior-Sehnenhälfte mittels Tunnelierungsklemme subkutan hierhin transferiert.
- Beide Sehnenhälften werden dann unter dosierter Spannung und möglichst auch unter Verwendung nicht-resorbierbarer Fäden miteinander vernäht. Die nun lateral inserierende Tibialis-anterior-Sehnenhälfte soll dabei etwas mehr Spannung haben als die medial-belassene. Dies kann durch Beobachtung des Sehnenspiels in der supramalleolären Inzision gut überprüft werden.
- Am **M. tibialis posterior** kommt entweder eine intramuskuläre Verlängerung zur Schwächung des Muskels in Betracht oder ein hälftiger Transfer. Hierfür wird die kranial-gelegene Hälfte der Tibialis-posterior-Sehne direkt am Os naviculare abgesetzt und von der plantar-gelegenen weitestmöglich nach proximal abgespalten.
- Über eine dorsomediale Inzision am distalen Unterschenkel wird diese Sehnenhälfte herausgezogen, weiter nach proximal abgespalten und mit einer Tunnelierungsklemme in eine dritte Inzision über den Peronealsehnen retromalleolär transferiert und auf die Peroneus-brevis-Sehne Pulvertaft-ähnlich eingeflochten und durch Naht fixiert.
- Auch eine weiter distal gelegene Koppelung im inframalleolären Bereich ist möglich. Der Transfer kann mit einer weiter proximal gelegenen intramuskulären Verlängerung des M. tibialis posterior kombiniert werden.

6

Technik: Chopart-Arthrodese und Kalkaneokuboid-Arthrodese

- Die Chopart-Korrekturarthrodese wird von zwei Zugängen aus durchgeführt (Hamel und Becker 1997).
- Das Talonavikulargelenk wird von einer streckseitigen Inzision über dem distalen Verlauf der Tibialis-anterior-Sehne breit dargestellt, aufgespreizt, entknorpelt und knöchern angefrischt. Entsprechend der Deformität erfolgt die Resektion keilförmig (◘ Abb. 6.7a).
- Für die Osteosynthese kommen je nach Lebensalter Kirschner-Drähte, Schrauben und Claw-plates in Betracht (◘ Abb. 6.7b).
- Das Kalkaneokuboid-Gelenk wird über eine schräge Inzision im Verlauf der Spaltlinien der Haut und nach L-förmiger Ablösung des Extensor-digitorum-brevis-Ursprungs freigelegt und reseziert (◘ Abb. 6.7c).
- Die Fixation erfolgt jeweils je nach Lebensalter und Fußgröße mit K-Drähten, Staples, Schrauben oder Claw-plates (◘ Abb. 6.7d) in der gewünschten Stellung.
- In weniger schwer deformierten Fällen kann das Talonavikulargelenk belassen werden und eine isolierte Resektionsarthrodese des Kalkaneokuboid-Gelenks mit verkürzendem Effekt auf den lateralen Fußrand ist ausreichend (◘ Abb. 6.8 und ◘ Abb. 6.11).

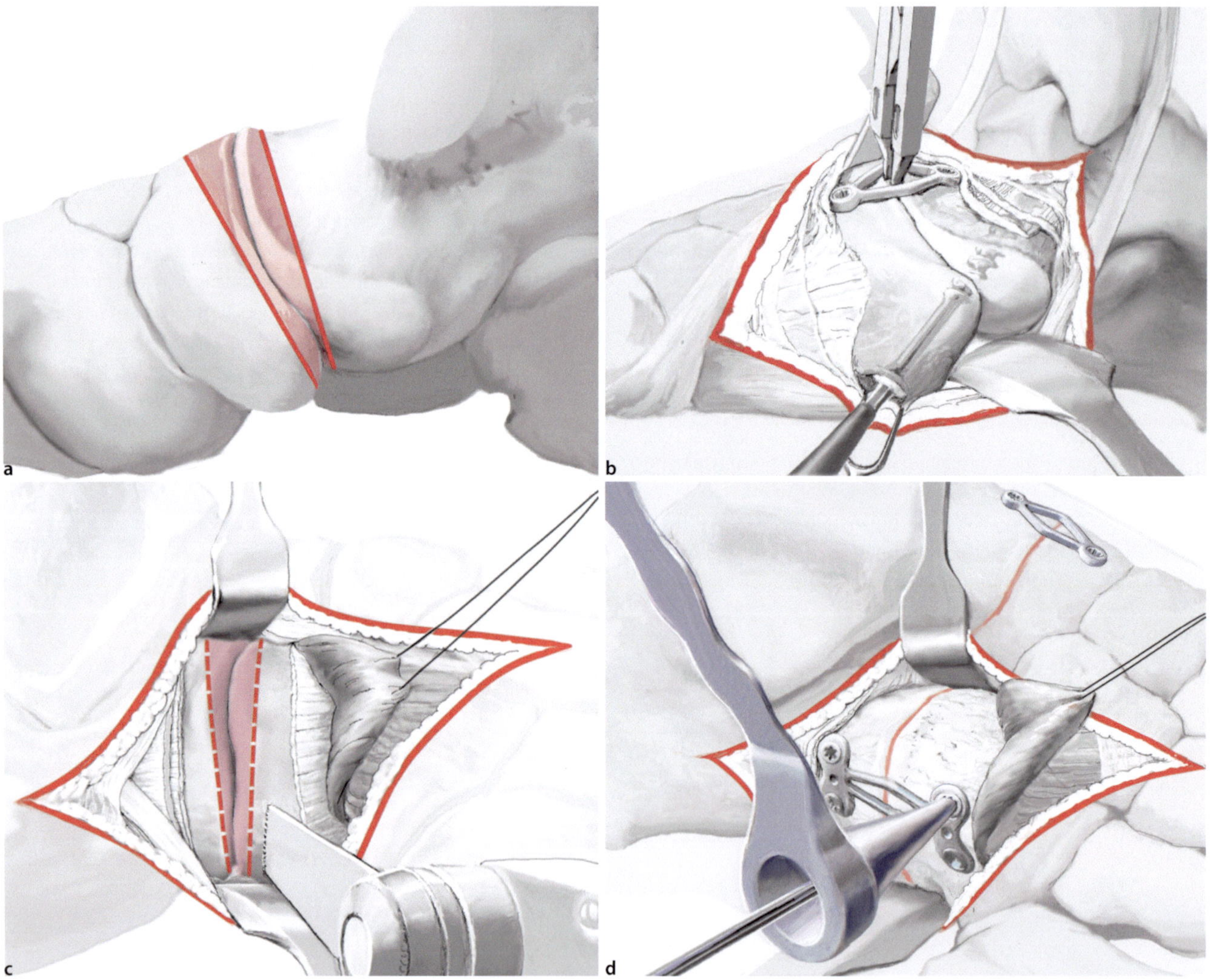

◘ **Abb. 6.7a–d** Chopart-Arthrodese über zwei Zugänge. Das Talonavikulargelenk wird über eine streckseitige Inzision mit entsprechender Keilentnahme reseziert (**a**) und mit Schraube und Claw-plate (**b**) stabilisiert. Das Kalkaneokuboid-Gelenk wird nach temporärer Ablösung des Extensor-digitorum-brevis-Ursprungs (**c**) reseziert und mit Claw-plate fixiert (Nach Hamel und Zwipp 2016)

Die Beispiele in ◻ Abb. 6.8, ◻ Abb. 6.9, ◻ Abb. 6.10, ◻ Abb. 6.11 und ◻ Abb. 6.12 demonstrieren, wie durch kombiniert knöchern-weichteiliges Vorgehen eine dauerhafte orthograde Ausrichtung und Stabilität angestrebt wird. Besonders bei Durchführung derartiger Korrekturen im Wachstumsalter kann es jedoch nicht selten zu Über- und Unterkorrekturen mit weiterem Korrekturbedarf kommen, wie die Beispiele in ◻ Abb. 6.11 und ◻ Abb. 6.12 zeigen. Es erscheint grundsätzlich vorteilhaft, zunächst längerfristig orthetisch zu stabilisieren und Korrektureingriffe wenn möglich auf das spätere Kindes- oder Jugendlichenalter zu terminieren. Wenn es fraglich erscheint, ob eine alleinige Rebalancierung der muskulären Kräfte aussichtsreich sein kann, ist eine zusätzliche Stabilisierung der Chopart-Gelenklinie für diese Patientengruppe meist vorzuziehen.

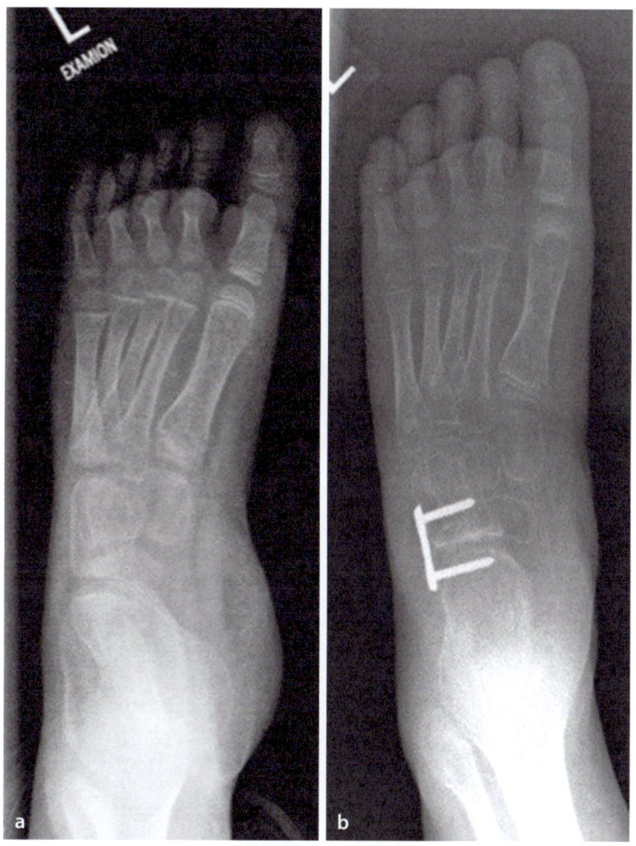

◻ **Abb. 6.8a,b** 9-jähriger Junge mit syndromaler Erkrankung und geistig-körperlicher Behinderung. Die teilrigide neurogene Klumpfuß-Deformität (**a**) wurde mit Tibialis-anterior- und -posterior-Teiltransfer und Kalkaneokuboid-Arthrodese stabilisiert (**b**)

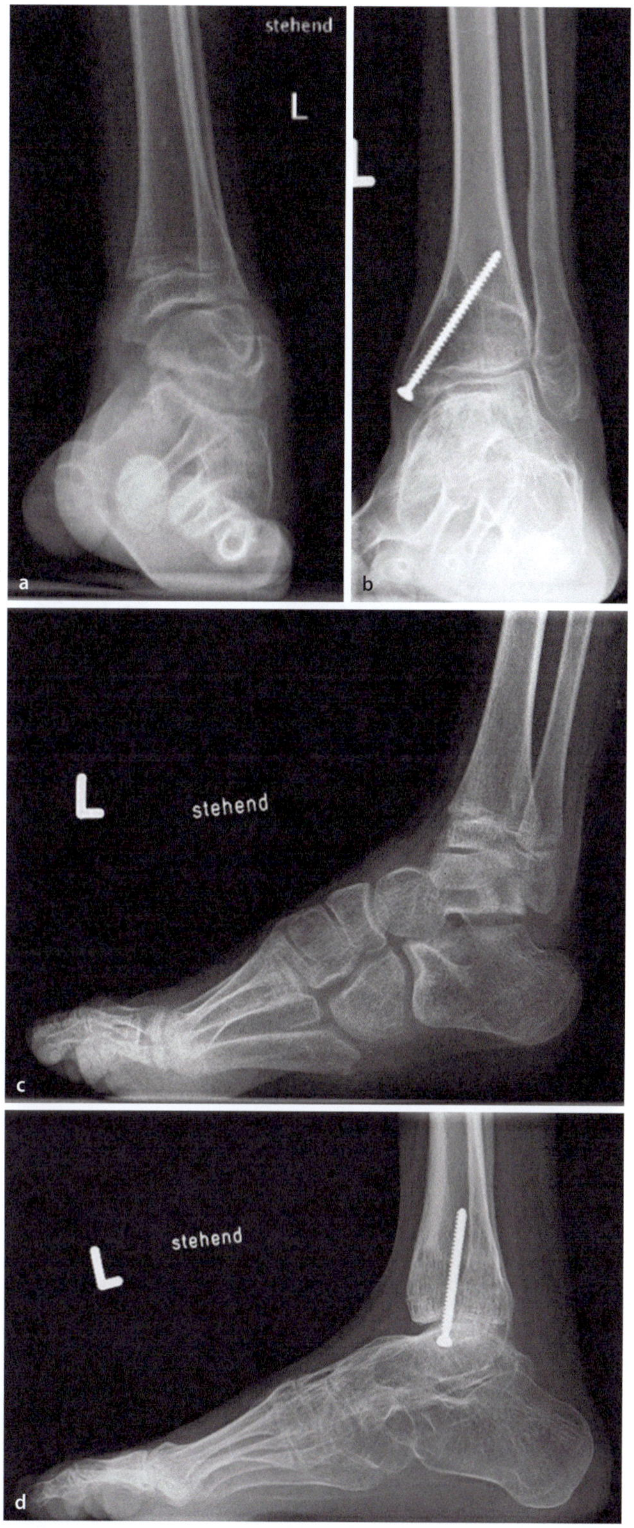

◻ **Abb. 6.9a–d** 11-jähriger Patient mit spinaler Muskelatrophie und schwerer neurogener Klumpfuß-Deformität (**a** und **c**). Es wurde eine Achillessehnen-Verlängerung mit Plantarfaszienspaltung verbunden mit einem Transfer der Tibialis-posterior-Sehne auf den Fußrücken und der Peroneus-longus-Sehne auf die Peroneus-brevis-Sehne (▶ Kap. 7.11.1). Zur Stabilisierung wurde später das Chopartgelenk versteift und eine supramalleolär-innenrotierende Osteotomie durchgeführt (**b** und **d**)

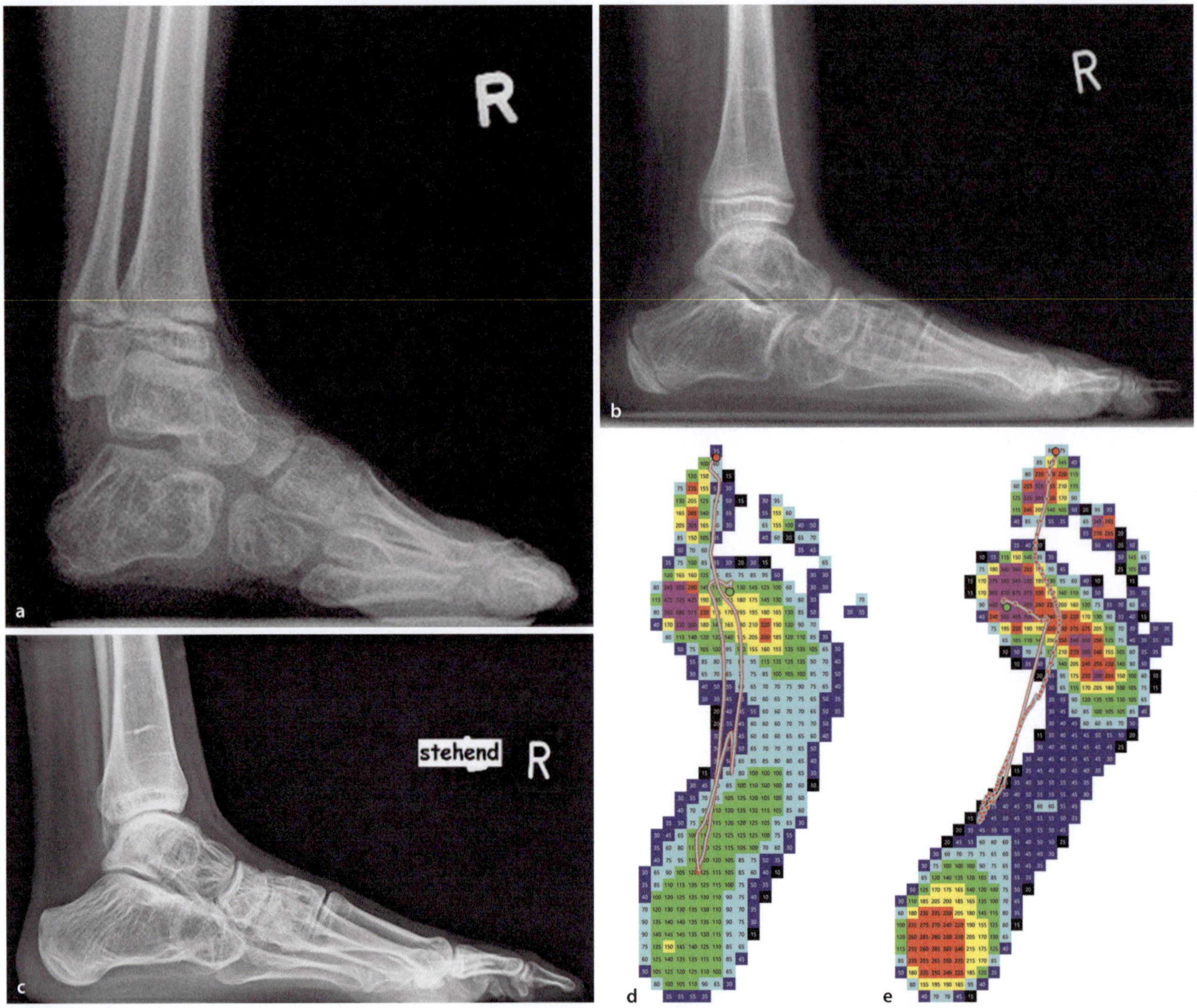

Abb. 6.10a–e Neurogener Klumpfuß eines Patienten mit 9 Jahren und peripherer Neuropathie nach Chemotherapie-Behandlung wegen Leukämie (**a** und **d**). Die Peronealmuskulatur zeigte sich kompett ausgefallen. Neben Weichteil-Releaseeingriffen medial und plantar wurden Tibialis-anterior und -posterior-Sehnen jeweils hälftig versetzt und eine Lichtblau-Resektionsarthroplastik am lateralen Fußrand durchgeführt (**b**), die sich im weiteren Verlauf nach 8 Jahren spontan ankylosiert zeigte (**c**). Pedografisch fand sich 8 Jahre postoperativ ein deutlich normalisiertes Belastungsmuster mit allerdings persistierendem Ballen-Fersengang (**e**). Eine Fußheberorthese wäre hier zu erwägen

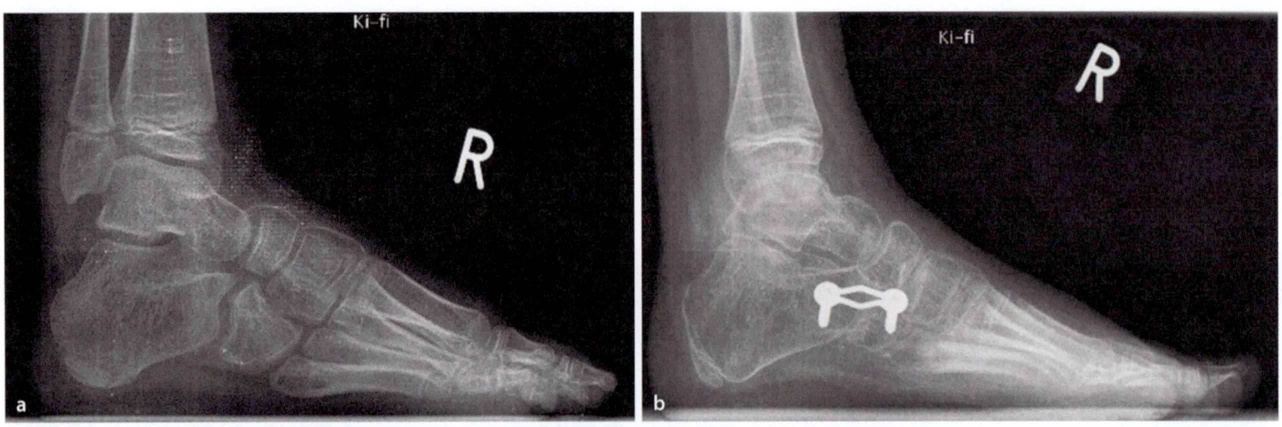

Abb. 6.11a,b 12-jähriger Patient mit Curshmann-Steinert-Myopathie und neurogener Klumpfuß-Deformität (**a**). Ein Tibialis-anterior-Transfer auf das Os cuneiforme laterale im Verbund mit einer hälftigen Versetzung der Tibialis-posterior-Sehne und einer Kalkaneokuboid-Arthrodese (**b**) führte im weiteren Verlauf – offenbar durch zu starkes Anspannen des versetzten Tibialis-posterior-Sehnenanteiles – zu einer Überkorrektur, die eine Erweiterung zur Chopart-Arthrodese als Zweiteingriff erforderte

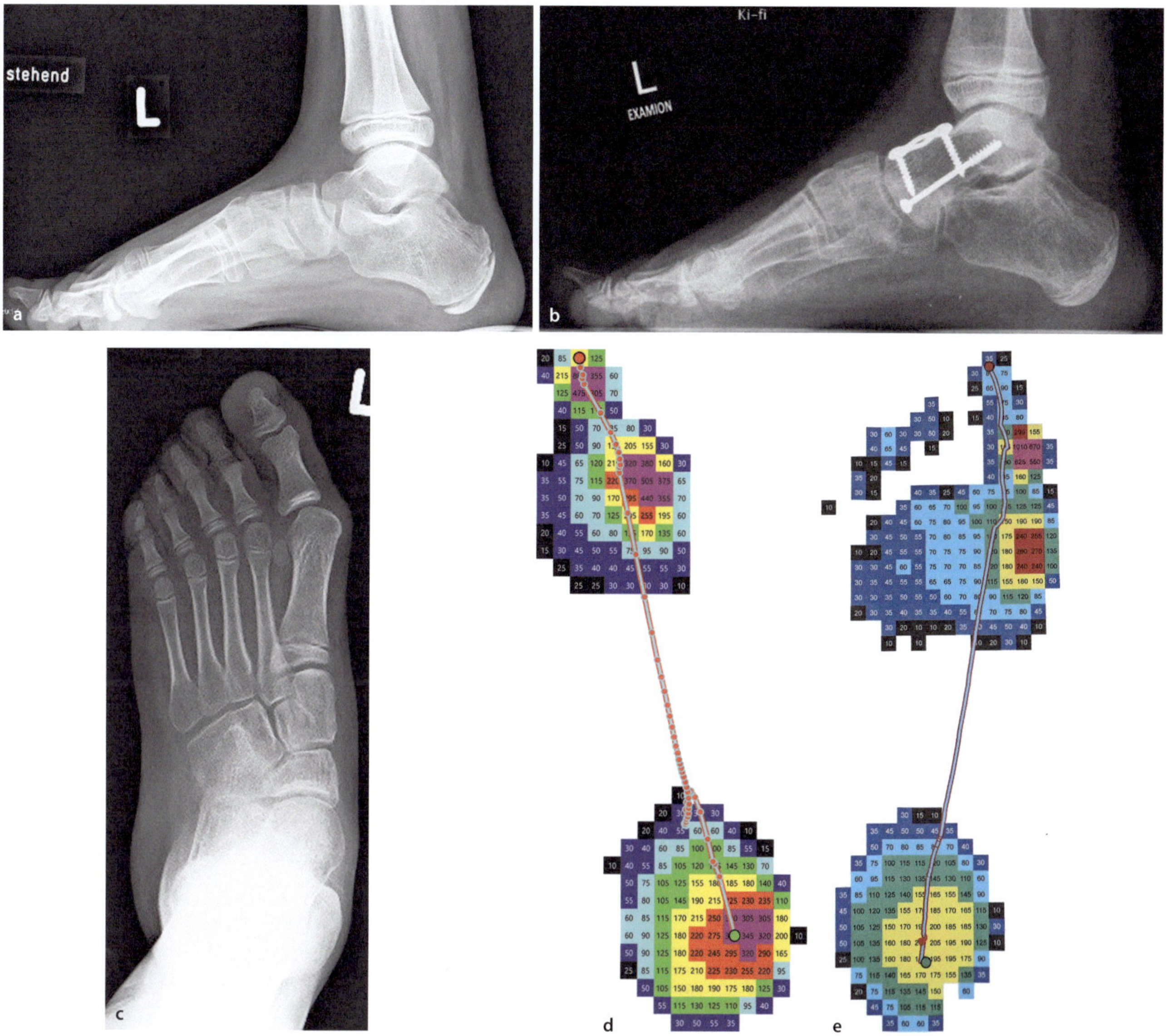

Abb. 6.12a–e 11-jähriger Patient mit Hemispastik, auswärts 1,5 Jahre zuvor durch Tibialis-anterior-Transfer und (übermäßige) Wadenmuskel-Verlängerung überkorrigiert. Es entwickelte sich eine progrediente Planovalgus-Deformität (**a** und **c**) mit schwerer Funktionsstörung mit extremem Kraftverlust der Wadenmuskulatur und Fehlbelastung (**d**). Durch eine Verkürzung der Achillessehne mit Verstärkung durch Flexor-hallucis-longus-Versetzung auf den Tuber calcanei, Rückversetzung der Tibialis-anterior-Sehne nach medial und eine Stabilisierung der Fußwurzel durch korrigierende Talonavikular-Arthrodese (**b**) konnten ein deutlicher Kraftgewinn und eine funktionelle Verbesserung erzielt werden. Bereits 6 Monate postoperativ (**e**) zeigte sich ein normalisiertes Belastungsmuster

6.3.3 Neurogene Equinoplanovalgus-Deformität

Bei der neurogenen Equinoplanovalgus-Deformität besteht eine vermehrte Aktivität der Evertoren, insbesondere des M. peroneus brevis. Eine wichtige Rolle spielt die Wadenmuskel-Verkürzung oder -Überaktivität in Verbindung mit den Bodenreaktionskräften. Die operative Korrektur umfasst meist eine dosierte Wadenmuskel-Verlängerung und eine Stabilisierung des talokalkaneo-navikularen Gelenkkomplexes durch Arthrorise, Osteotomien oder Arthrodesen. Mit den Arthrorisen liegen erst vorläufige Ergebnisse bei neuromotorischen Grunderkrankungen vor. Osteotomien (Kalkaneus-Verlängerungsosteotomie, TTO, ▶ Kap. 4.9) können grundsätzlich wie bei lockeren Planovalgus-Deformitäten nicht-neuromotorisch erkrankter Patienten eingesetzt werden (Zeifang et al. 2006; Ettl et al. 2009). Hier sollen die talokalkanearen Arthrodesen beschrieben werden, die mit tarsalen Osteotomien kombiniert werden können. Gute Ergebnisse wurden auch mit Talonavikular-Arthrodese beschrieben (de Coulon et al. 2011). In manchen Fällen sind eine Verlängerung der Sehne des M. peroneus brevis und eine Rückverlagerung des Tibialis-anterior-Sehnenansatzes (◘ Abb. 6.13) zusätzlich zu erwägen (Hamel et al. 1994). Die Grice-Arthrodese wird z. T. heute auch durch eine Arthrorise ersetzt in Kombination mit einem Transfer der Peroneus-brevis-Sehne auf den Ansatz der Sehne des M. tibialis posterior (Dr. A. Krebs, Wien-Speising, pers. Mitteilung). Reine Weichteileingriffe sind nicht ausreichend. Die Fußentwicklung und -funktion gehfähiger Kinder kann bei dieser Deformität durch operativen Eingriff bereits im frühen Schulalter deutlich günstiger gestaltet werden, so dass nicht bis zum Wachstumsende abgewartet werden sollte. Nichtgehfähige Patienten (z. B. Tetraspastik) haben deutliche schlechtere Ergebnisse nach operativer Korrektur (Hamel et al. 1994; Ettl et al. 2009).

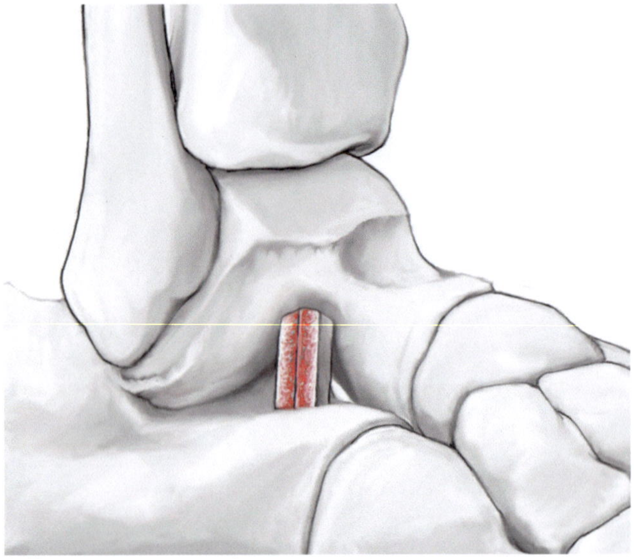

◘ **Abb. 6.13** Extraartikuläre Span-Arthrodese nach Grice. Ein Sandwich-artig gedoppelter Tibialspan wird im Sinus tarsi verankert und verhindert die exzessive Eversion

6

Technik: extraartikuläre Grice-Arthrodese und „Princess-Margret-Rose-Technik"

- Die extraartikuläre talokalkaneare Korrektur-Arthrodese nach Grice (1952) wird über einen schrägen Hautzugang zum Sinus-tarsi durchgeführt.
- Nach Entfernung der Weichteile aus dem Sinus tarsi werden kranial am Corpus-Collum-Übergang des Talus und kaudal am Kalkaneus Nuten angelegt.
- Aus der Facies anteromedialis der proximalen Tibia (distal der Wachstumsfuge) wird ein länglicher kortikospongiöser Span gewonnen, halbiert und Sandwich-artig aufeinander gelegt.
- Dieser Doppelspan wird in Korrekturstellung und etwa in Verlängerung der Tibia-Achse genau in die vorbereiteten Nuten eingepasst, so dass er die Eversion des Talokalkanealgelenks verhindert (◘ Abb. 6.13 und ◘ Abb. 6.14).
- Temporär wird mit Kirschner-Drähten talokalkanear stabilisiert.
- Der Nachteil der Technik, die etwa ab dem 7. Lebensjahr durchgeführt werden kann und keine Wachstumsstörungen des Tarsalskeletts nach sich zieht, ist die mindestens 6-wöchige Entlastungs-Notwendigkeit bis zum knöchernen Einbau des Spanes.
- Eine Kombination mit einer weichteiligen Stabilisierung medial ist möglich (Hamel et al. 1994). Eine Varus-Überkorrektur sollte vermieden werden.
- Eine Alternative für etwas ältere Kinder ist die „Princess Margret Rose Technik" (Denneyson und Fulford 1976), bei der ohne Tangierung der Gelenkflächen im Sinus tarsi-Bereich nach Anfrischung spongiöses Knochenmaterial eingebracht wird und eine Schrauben-Osteosynthese talokalkanear erfolgt (◘ Abb. 6.15).
- Ab etwa dem 11.–12. Lebensjahr kann auch konventionell durch Resektion der Gelenkflächen versteift werden.

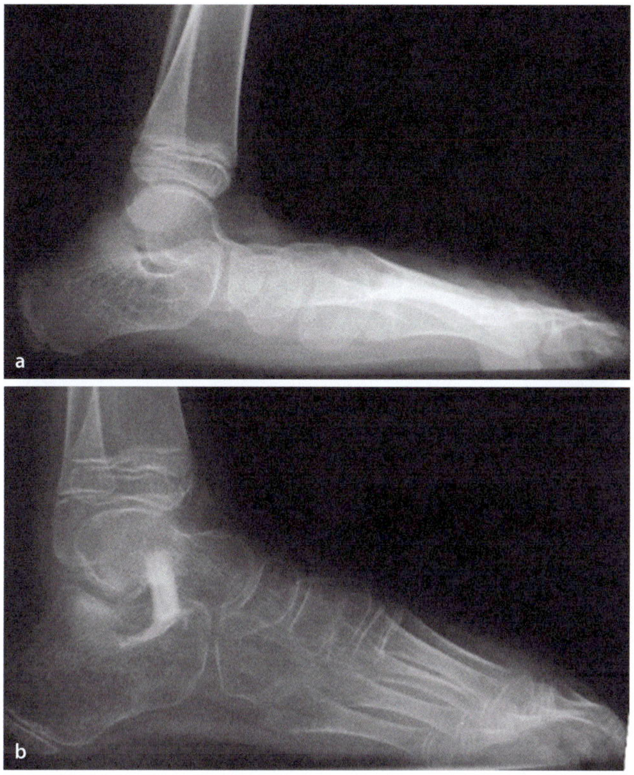

Abb. 6.14a,b 8-jähriges Mädchen mit Equinoplanovalgus-Deformität bei schwerer spastischer Diplegie (**a**). Durch dosierte Wadenmuskelverlängerung und Grice-Arthrodese konnte eine vollständige Aufrichtung des Fußes erreicht werden (**b**). Der Span ist talarseitig und kalkaneusseitig eingeheilt

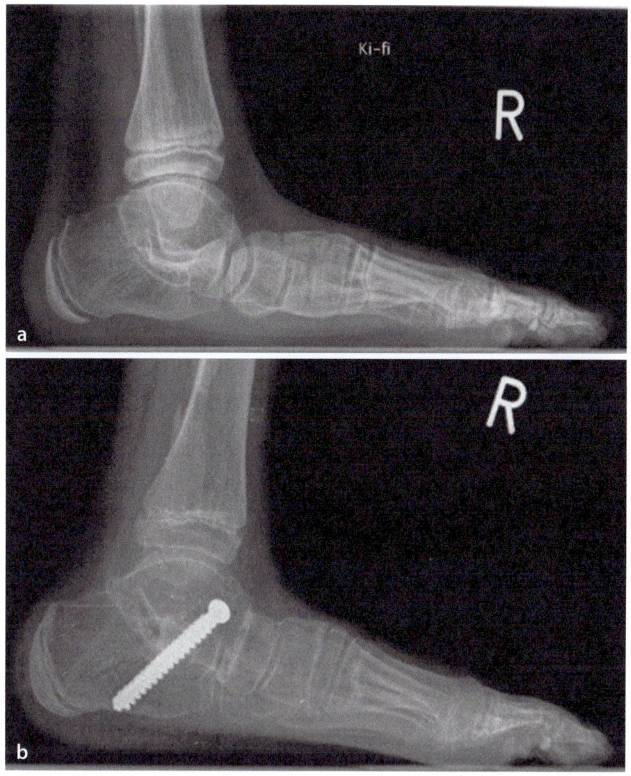

Abb. 6.15a,b 12-jähriges Mädchen mit syndromaler Grunderkrankung und arthrogrypotisch vollständig fixiertem Subtalargelenk (**a**). Die schwere Equinoplanovalgus-Deformität wurde durch tarsale Arthrodesen mit Weichteileingriffen aufgerichtet, wobei bewusst auf eine vollständige Korrektur der Talus-Inklination verzichtet wurde, um eine frühzeitige Degeneration der ventralen Anteile des OSG zu vermeiden (**b**)

6.3.4 Schlaffe Unterschenkelmuskel(teil)-Lähmung

Bei schlaffen (Teil-)Lähmungen der Unterschenkelmuskulatur ist oft ein kombiniert operativ-orthetisches Vorgehen erforderlich. Für die Orthesenversorgung ist eine stabile Neutralstellung des Fußes anzustreben. Deformitäten und ausgeprägte Instabilitäten des Rückfußkomplexes sollten durch Arthrodesen beseitigt werden (z. B. Grice-Arthrodese bei Deformitäten mit tarsaler Eversion, Chopart-Arthrodese bei Inversions-Fehlstellung). Eine Verbesserung der gestörten muskulären Balance ist auch dann sinnvoll, wenn hierdurch eine Orthesenversorgung zwar nicht erübrigt, aber erleichtert wird (Abb. 6.17). Z. B. ist die Unterstützung einer schwachen aktiven Fußhebung durch eine Fußheberorthese wesentlich einfacher zu bewerkstelligen, als in Fällen ohne jede aktive Funktion. Eine Hackenfuß-Deformität (Abb. 6.16) kann nach Verlagerung anteriorer Sehnen auf den Tuber calcanei orthetisch besser versorgt werden. Daher sollte geprüft werden, ob durch einen Sehnentransfer eine Verbesserung der aktiven Steuerung möglich ist oder durch knöcherne Stabilisierung der Ausfall kompensiert werden kann. Folgende Maßnahmen kommen z. B. in Betracht:

Als Fußheberersatz bei Ausfall der anterioren Muskelgruppe z. B. bei Peroneusparese kommen ein Transfer des M. tibialis posterior durch die Membrana interossea auf den Fußrücken (▶ Kap. 7.11.2, Abb. 6.16) oder die Verlagerung der Sehne des M. peroneus longus über die Fibula nach ventral in Betracht. Zur Kompensation der Entnahme-Morbidität sollte im ersten Fall ein Transfer der Flexor-digitorum-longus-Sehne oder eine Chopart-Arthrodese hinzugefügt werden, im zweiten Fall eine Koppelung der Peroneus-brevis-Sehne an den distalen Peroneus-longus-Sehnenstumpf.

Beim schweren Hackenfuß – z. B. bei Meningomyelozele mit tieflumbalem oder sakralem Lähmungsniveau (Abb. 6.17) – kann eine Verlagerung anteriorer Muskel-Sehnen-Einheiten durch die Membrana interossea auf den Tuber calcanei zwar in der Regel den Ausfall der Wadenmuskulatur nicht annähernd kompensieren, aber zu einer ungestörten Fußentwicklung und besseren Orthesen-Versorgbarkeit beitragen (Park et al. 2008).

Beispiele für typische Korrekturen bei schlaffer Lähmung:

Tibialis-anterior-Ausfall	– Transfer von Zehenhebern, M. tibialis posterior, M. peroneus longus
Tibialis-posterior-Ausfall	– Talonavikular- oder Chopart-Arthrodese (FDL-Transfer)
Peronealmuskel-Ausfall	– Transfer der Tibialis-anterior-Sehne auf die Fußmitte
Wadenmuskel-Ausfall	– Nicht kompensierbar! Verlagerung des M. tibialis anterior trotzdem manchmal sinnvoll

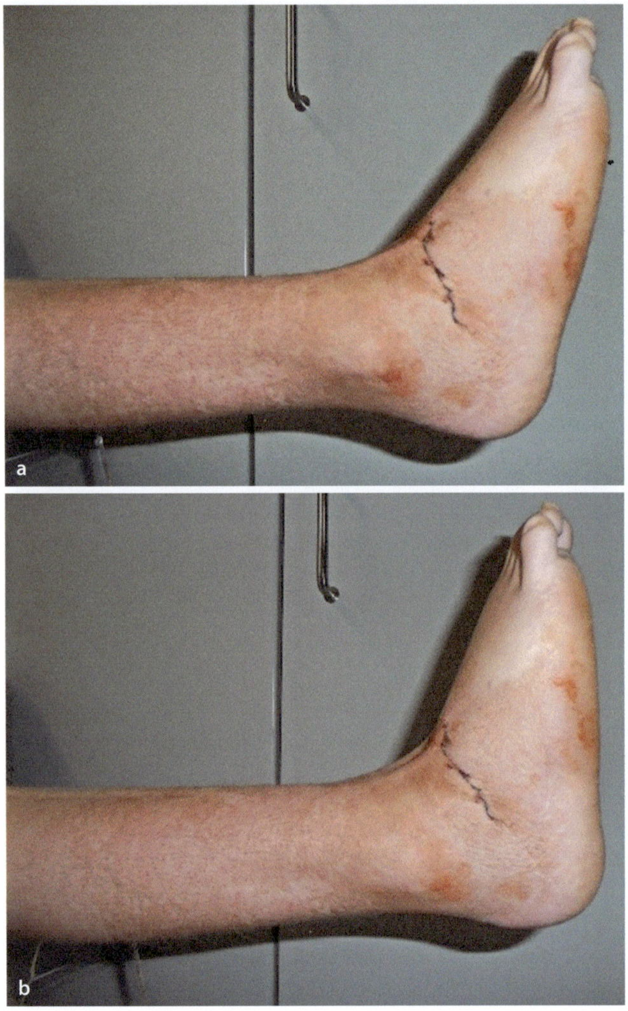

Abb. 6.16a,b 11-jähriges Mädchen mit neurogener Klumpfuß-Deformität infolge einer Peroneusparese nach Entnahme einer gefäßgestielten Fibula. 10 Wochen nach Kalkaneokuboid-Arthrodese und Transfer des M. tibialis posterior auf den Fußrücken ist neben der Plantarflektion (a) eine aktive Dorsalextension wieder begrenzt möglich (b), die angespannte Sehne ist nach subkutaner Verlagerung erkennbar

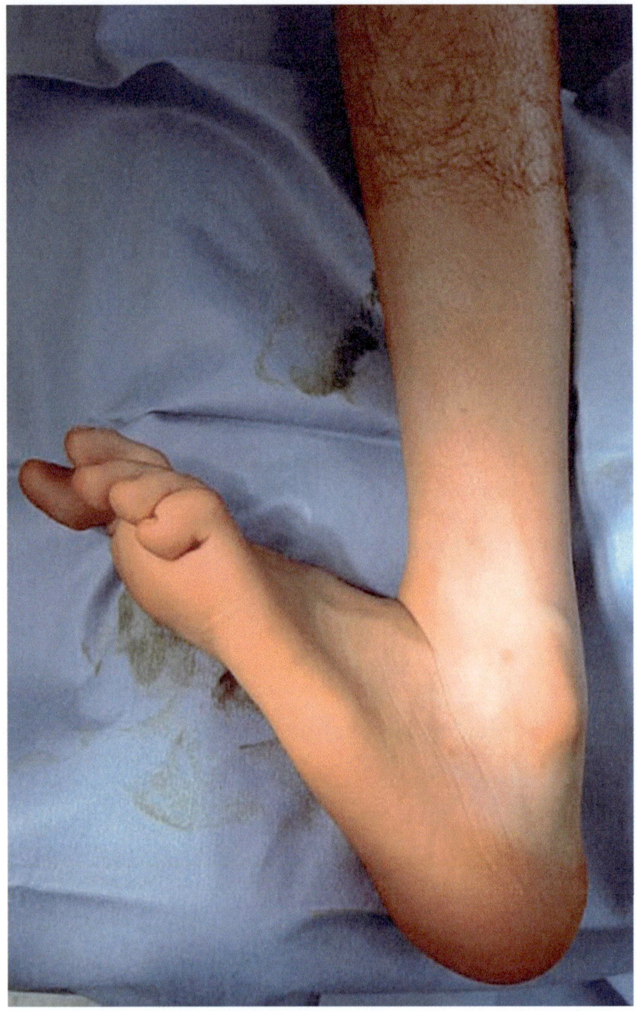

Abb. 6.17 Bei diesem Patient mit Meningomyelozele und S1-Lähmungsniveau mit schwerem Hackenfuß durch kompletten Ausfall der Wadenmuskulatur konnte durch Transfer des M. tibialis anterior auf den Tuber calcanei eine deutliche Verbesserung der muskulären Balance erreicht und damit die Versorgung mit einer Unterschenkel-Orthese erleichtert werden

Literatur

Baumann JU, Koch HG (1989) Ventrale aponeurotische Verlängerung des M. gastrocnemius. Operat Orthop Traumatol 1: 254–258

Chang CH, Albarracin JP, Lipton GE, Miller F (2002) Long-term follow-up of surgery for equinovarus foot deformity in children with cerebral palsy. J Pediatr Orthop 22: 792–799

de Coulon G, Turcot K, Canavese F, Dayer R, Kaelin A, Ceroni D (2011) Talonavicular arthrodesis for the treatment of neurological flat foot deformity in pediatric patients: clinical and radiographic evaluation of 29 feet. J Pediatr Orthop 31: 557–563

Denneyson WG, Fulford GE (1976) Subtalar arthrodesis by cancellous grafts and metallic internal fixation. J Bone Joint Surg 58-B: 507–510

Döderlein L et al (1999–2004) Fussdeformitäten, 4 Bände (Der Klumpfuß, Der Knickplattfuß, Der Hohlfuß, Der Spitzfuß – Der Hackenfuß), Springer, Heidelberg

Döderlein L, Wenz W, Schneider U (2004) Der Spitzfuß – Der Hackenfuß. Springer, Berlin, Heidelberg, New York

Ettl V, Wollmerstedt N, Kirschner S, Morrison R, Pasold E, Raab P (2009) Calcaneal lengthening for planovalgus deformity in children with cerebral palsy. Foot Ankle Int 30: 398–404

Graham KH (2010) Cerebral palsy. In: Mc Carthy JJ, Drennan JC (Hrsg) The Child's foot and ankle. Wolters Kluver Lippincott Williams and Wilkins. Philadelphia

Grice DS (1952) An extra-articular arthrodesis of the subastragalar joint for correction of paralytic flat feet in children. J Bone Joint Surg 34-A: 927–940

Hamel J (2000) Fußdeformitäten im Rahmen neuroorthopädischer Krankheitsbilder – Diagnostik und konservative Therapie. In: Venbrocks R (Hrsg) Neuroorthopädie und Rheumaorthopädie des Kindes Steinkopff-Verlag Darmstadt

Hamel J, Becker W (1997) Die Korrekturarthrodese des Chopart-Gelenkes bei neurogenen Fußdeformitäten. Operat Orthop Traumatol 9:109–119

Hamel J, Kissling C, Heimkes B, Stotz S (1994) A combined bony and soft-tissue tarsal stabilization procedure (Grice-Schede) for hindfoot valgus in children with cerebral palsy. Arch Orthop Trauma Surg 113: 237–43

Hamel J, Zwipp H (Hrsg) (2016) Sprunggelenk und Rückfuß. Springer, Berlin Heidelberg, S. 250–252

Herzenberg JE, Lamm BM, Corwin C, Sekel J (2007) Isolated recession of the gastrocnemius muscle: The Baumann procedure. Foot & Ankle Int 28: 1154–1159

Park KB, Park HW, Joo SY, Kin HW (2008) Surgical treatment of calcaneal deformity in a select group of patients with myelomenigocele. J Bone Joint Surg 90-A: 2149–2159

Perry J (2003) Ganganalyse – Norm und Pathologie des Gehens. Urban & Fischer, München Jena

Piazza SJ, Adamson RL, Moran MF, Sanders JO, Sharkey NA (2003) Effects of tensioning errors in split transfers of tibialis anterior and posterior tendons. J Bone Joint Surg 85-A: 858–865

Tachdjian MO (1985) The child's foot. WB Saunders Company, Philadelphia

Zeifang F, Breusch SJ, Döderlein L (2006) Evans calcaneal lengthening procedure for spastic flexible flatfoot in 32 patients (46 feet) with a follow up of 3 to 9 years. Foot Ankle Int 27: 500–507

Kavovarus-Deformitäten

J. Hamel, *Operative Behandlung von Fuß und Sprunggelenk im Kindes- und Jugendalter*
https://doi.org/10.1007/978-3-662-56592-6_7

Empfohlene Literatur

- Döderlein L et al. (2000) *Der Hohlfuß*
  Umfangreiches, lexikalisches Werk mit breiter Darstellung auch der Historie
- Tachdjian MO (1985) *The child's foot*
- Smith TF et al. (1992) *Pes cavus. In: Comprehensive textbook of foot surgery*
  In späteren Ausgaben nicht mehr enthalten
- Coleman SS (1983) *Complex foot deformities in children*
  Sehr ausführliche Darstellung der Indikationsstellung beim Kind

Das sehr weite Spektrum der Kavovarus-Deformitäten umfasst einerseits die leichteren Formen des „hochgesprengten" Fußtyps („idiopathischer Hohlfuß", „supple cavus"), dessen muskuläre Dysbalancen in der Regel unterhalb der neurophysiologischen Nachweisgrenze bleiben und deren Träger fußchirurgischen Rat benötigen, z. B. wegen Metatarsalgie, Peronealsehnen-Degeneration, Metatarsale-V-Ermüdungsfraktur oder OSG-Instabilitäten im Erwachsenenalter. Auf der anderen Seite des Spektrums finden sich rasch-progrediente Deformitäten bei fassbarer neurogener Grunderkrankung, die nicht selten im späten Schul- und Adoleszentenalter operativer Korrektur bedürfen.

Charakteristisch und namensgebend für die Kavovarus-Deformitäten sind die Rückfußvarus-Komponente und die vermehrte mediale Längswölbung (◘ Abb. 7.1). Im Unterschied zum neurogenen Klumpfuß besteht keine Rückfuß-Equinus-Komponente und der mediale Fußstrahl zeigt – außer in Spätfällen – ebenso wie der laterale Fußrand eine Überlastung. Für die Kavovarus-Deformitäten gelten alle in ▶ Kap. 6.1 und ▶ Kap. 6.2 dargestellten Grundprinzipien für die Betrachtung neuromotorisch-bedingter Deformitäten im Unterschenkel-Fuß-Bereich. Die Phänomene der muskulären Dysbalance und die Korrekturprinzipien sollen exemplarisch für diese Krankheitsgruppe vertieft dargestellt werden.

7.1 Therapeutisch relevante Aspekte zur Ätiologie und Pathogenese

Kavovarus-Deformitäten sind meistens während der Kindheit oder im Jugendalter entstehende Fußdeformitäten, denen unterschiedliche neurogene Erkrankungen zugrunde liegen können. Häufig handelt es sich um den Formenkreis der hereditären sensomotorischen Neuropathie (HSMN), Morbus Charcot-Marie-Tooth (CMT). Gemeinsam ist den Kavovarus-Deformitäten pathogenetisch eine muskuläre Dysbalance. Diese kann klinisch offensichtlich sein, häufig aber auch nur durch subtile Krafttestung erkennbar. Typisch ist eine im Krankheitsprozess früh eintretende – zumindest relative – Schwäche von M. peroneus brevis, M. tibialis anterior und der kurzen Fußmuskulatur. Durch diese – im Einzelfall sehr unterschiedliche – Schwäche einzelner Muskeln, durch Kompensationsvorgänge (▶ Kap. 6.1) und durch die Bodenreaktionskräfte kommt es im Wachstumsalter, aber auch noch danach, zu häufig progredienten Deformitäten unterschiedlicher Art und Ausprägung. Einige dieser zum Verständnis der Pathogenese wichtigen biomechanischen Zusammenhänge sollen im Folgenden näher erläutert werden, da sie auch unmittelbare therapeutische Bedeutung haben.

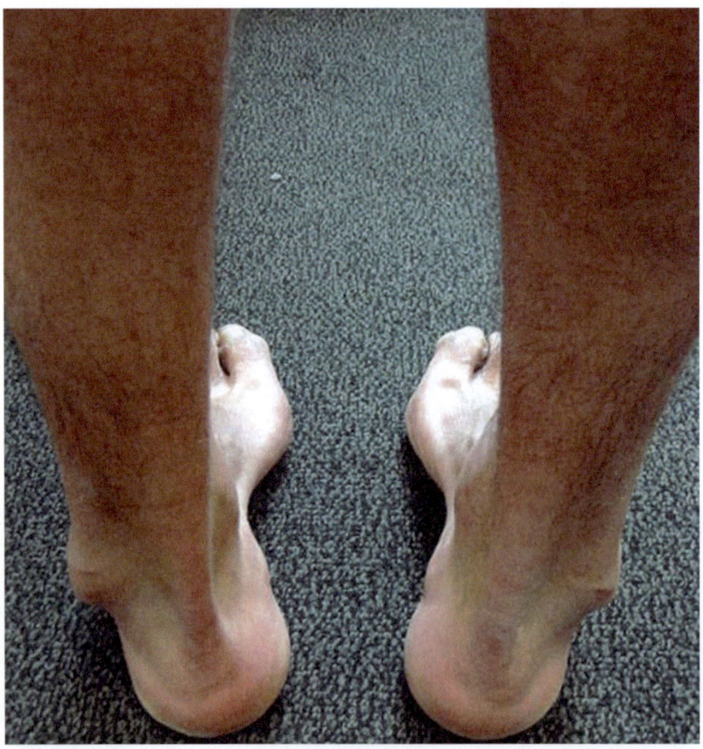

◘ **Abb. 7.1** Kavovarus-Deformität beidseits bei einem jugendlichen Patienten mit hereditärer sensomotorischer Neuropathie (HSMN)

7.1.1 Muskeldynamische Phänomene

Die lähmungsbedingte Schwäche eines Muskels ruft Kompensationsmechanismen hervor und hat ein relatives Überwiegen der Antagonisten zur Folge. Wichtige Beispiele sind:

- **Peroneale Dysfunktion** Die Schwäche des M. peroneusbrevis und damit der aktiven Eversion zieht eine kompensatorische Überaktivität des – zunächst weniger geschwächten – M. peroneus longus nach sich, der zugleich ein starker Plantarflektor des medialen Strahls ist (◘ Abb. 7.2).
- **Tibialis-anterior-/Peroneus-longus-Antagonismus** Die Schwäche des M. tibialis anterior bei Überaktivität seines Antagonisten, des M. peroneus longus (s.o.), führt zu vermehrter Plantarflektion des medialen Strahles (◘ Abb. 7.3).
- **Tibialis-posterior-/Peroneus-brevis-Antagonismus** Eine kräftige Aktivität des M. tibialis posterior führt bei schwachem M. peroneus brevis zu einer Rückfußinversion
- **Extensor-Substitution** Die Schwäche des M. tibialis anterior begünstigt eine kompensatorische Überaktivität der langen Zehenstreckermuskulatur; dies begünstigt eine Klauenzehenbildung und verstärkt die Kavus-Komponente

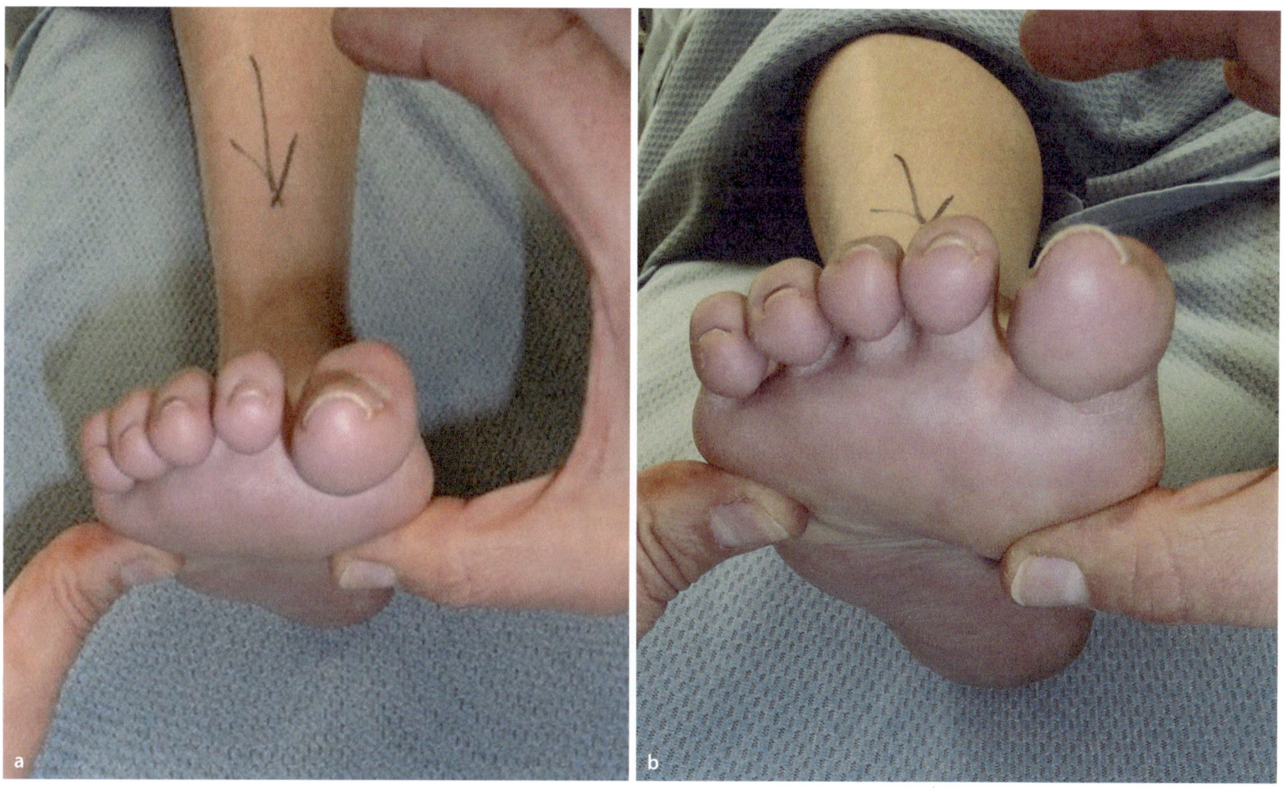

◘ **Abb. 7.2a, b** Bei aktiver Plantarflektion (**b**) des Fußes kommt es bei bestehender peronealer Dysfunktion zu einer vermehrten Plantarflektion des medialen Metatarsal-Strahls durch die Überaktivität des M. peroneus longus

7

7.1.2 Muskelmechanische Faktoren

Auch rein muskelmechanische Gegebenheiten und Wechselwirkungen sind am Fortschreiten der Kavovarus-Deformierung beteiligt:

- So werden z. B. mit zunehmender Kavus-Deformität die Hebelarm-Verhältnisse für die – geschwächte – Tibialis-anterior-Muskulatur zusätzlich ungünstiger (◘ Abb. 7.3), für die – ohnehin überaktive – Peroneus-longus-Muskulatur dagegen günstiger („peroneal overdrive", Manoli und Graham 2005).
- Mit zunehmend hyperextendierter Ausgangsstellung der Zehengrundgelenke erhöht sich das extendierend wirkende Drehmoment der langen Zehenstrecker auf diese Gelenke weiter.
- Eine wesentliche Rolle spielt auch die Plantarfaszie: Sie kommt durch die Klauenzehen-Fehlstellung vermehrt unter Spannung („windlass-Mechanismus") und verstärkt damit die Kavus-Komponente und die Rückfußinversion.

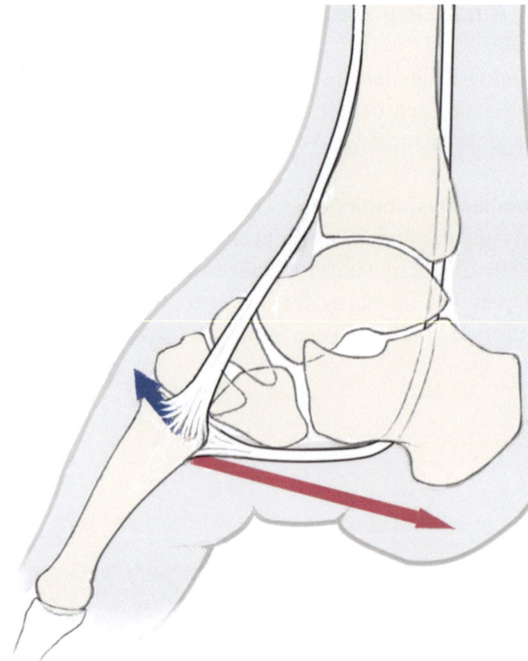

◘ **Abb. 7.3** Unter der Annahme gleicher Kraftentfaltung von M. tibialis anterior und M. peroneus longus ist das Kräfteverhältnis in Bezug auf die Dorsalextension bzw. Plantarflektion des medialen Strahls (*Pfeile*) bereits durch die Ausgangsstellung in Spontanhaltung stark zugunsten des M. peroneus longus und der Plantarflektion verschoben

7.1.3 Tarsalmechanisch bedingte Kopplungen

Die in der Tarsalmechanik begründeten Wechselwirkungen der 3 Fehlstellungs-Komponenten (Mittel-Vorfuß-Pronation, Rückfußinversion und supramalleoläre Außenrotation) begünstigen weiterhin das Entstehen der Kavovarus-Deformität. Mittel-Vorfuß-Pronation und Rückfußinversion bedingen und verstärken sich gegenseitig: Ein Tiefertreten des medialen Fußstrahles bewirkt eine Inversion des Rückfuß-Komplexes („forefoot driven hindfoot varus", „tripod effect") und eine Rückfußinversion der Fußwurzel-Gelenke zieht bei (über-)aktivem M. peroneus longus ein Tiefertreten des medialen Strahles nach sich. Wegen der Kardangelenk-Eigenschaft des talokalkaneo-navikularen Komplexes und unter dem Einfluss der Wirkung des M. tibialis posterior (Hansen 2008) ist eine Rückfußinversion wiederum tarsalmechanisch gekoppelt mit einer Unterschenkelaußenrotation, während diese die Rückfußvarus-Deformität erheblich verstärkt, indem sie den Tuber calcanei medialisiert (◘ Abb. 7.4 und ◘ Abb. 7.25).

Fehlstellungskomponenten der Kavovarus-Deformität

- Mittel-Vorfuß-Pronation
- Rückfußinversion
- Supramalleoläre Außenrotation

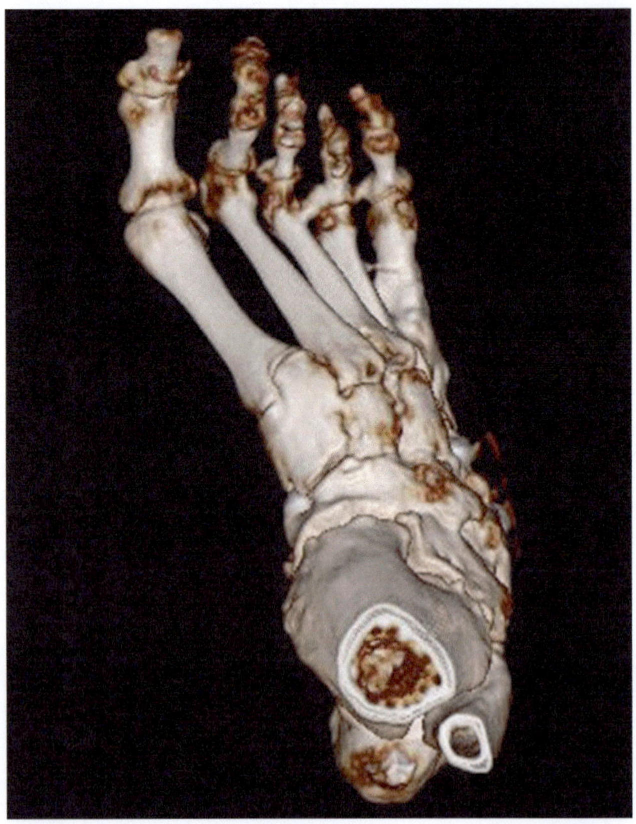

◘ **Abb. 7.4** 3-D-CT-Rekonstruktion einer Kavovarus-Deformität. Die ausgeprägte Außenrotation der Malleolargabel bei Inversion des talokalkaneonavikularen Komplexes ist deutlich erkennbar. Damit verbunden ist eine Medialisierung des Tuber calcanei

7.2 Klinische Untersuchung

Charakteristisch für die Kavovarus-Deformitäten sind klinisch die Überhöhung der Fußlängswölbung (Kavus-Komponente), die insbesondere den medialen Fußstrahl betrifft (Mittel-Vorfuß-Pronation) und eine Varusfehlstellung der Ferse bei der Betrachtung von hinten. Es werden aber auch Fälle beobachtet, bei denen die Kavus-Komponente gegenüber der Rückfußinversion ganz im Vordergrund steht (◘ Abb. 7.22). Eine Prüfung des Anteiles der Vorfuß-bedingten Rückfuß-Deformität und der Flexibilität der Rückfußgelenke erlaubt der Coleman-Blocktest (Coleman und Chesnut 1977): Lässt man den medialen Strahl durch Hohllegung tiefertreten, so begradigt sich der Rückfuß durch Reduktion der Fußwurzel-Inversion teilweise oder vollständig, sofern die Fußwurzelgelenke noch flexibel sind (◘ Abb. 7.5). Die Rückfußvarus-Deformität bei der Betrachtung von hinten setzt sich zusammen aus der Inversion des talokalkaneo-navikularen Komplexes und der Medialisierung der Ferse durch die supramalleoläre Außenrotation. Grundsätzlich ist die Kavovarus-Deformität aus tarsalmechanischen Gründen während des Bodenkontakts eher rigide, da sich der Rückfußkomplex im Verlauf der Standbeinphase des Ganges ausschließlich in seinem „rigid-lever-Modus“ befindet und den „mobile-adaptor-Modus“ auch beim Fersenkontakt und in der frühen Standbeinphase nicht einzunehmen vermag.

Im Vorfußbereich imponiert meist eine Tendenz zur Klauenzehen-Entwicklung mit Hyperextension der Zehengrundgelenke und Beugestellung von Zehenmittel- und Zehenendgelenken. Bei der Ganganalyse fällt besonders die vermehrte Aktivierung der langen Zehenextensoren in der Schwungphase (Extensor-Substitution) auf.

Eine Unterschenkelaußenrotation ist am besten am hängenden Unterschenkel in Kniegelenks-Beugestellung im Abgleich von Knie- und Sprunggelenksbewegungsachse zu erkennen (vgl. ► Kap. 1, Abb. 1.69). Auch die Hüftrotation in Hüftstreckstellung sollte geprüft werden; nicht selten besteht eine Außenrotationskontraktur, die durch Fußkorrektur demaskiert und klinisch relevant werden kann.

Die Patienten berichten in ausgeprägteren Fällen von einer Instabilität des Fußes mit zunehmender Auslockerung der Sprunggelenksaußenbänder und einer Überlastung des lateralen Fußrandes mit vermehrter Schwielenbildung. Häufig sind die Betroffenen jedoch trotz bereits fortgeschrittener Fehlstellung noch funktionell erstaunlich wenig beeinträchtigt.

Eine subtile Muskelfunktionsprüfung ist von besonderer Bedeutung: Am hängenden Unterschenkel werden die In- und Evertoren gegen Widerstand getestet; hierbei zeigt sich oft die Sehne des M. peroneus brevis bei Palpation des inframalleolären Sehnenverlaufs vermindert stark gespannt, während der (weniger gut palpable) M. peroneus longus bei aktiver Eversion oder Plantarflektion das Metatarsale I deutlich tiefertreten lässt (◘ Abb. 7.2).

Im Kindes- und Jugendalter ist eine Abklärung beim spezialisierten Neurologen und ggf. einem Humangenetiker vor einem operativen Eingriff grundsätzlich anzustreben. Hierdurch können differenzialdiagnostisch wichtige Informationen (z. B. „tethererd cord“) und eine bessere Abschätzung der Progredienz gewonnen werden. Aus eigener Erfahrung ist aber vor einer aufwendigen „Endlosdiagnostik“ zu warnen, die den optimalen Zeitpunkt für eine Korrektur ungenutzt verstreichen lässt.

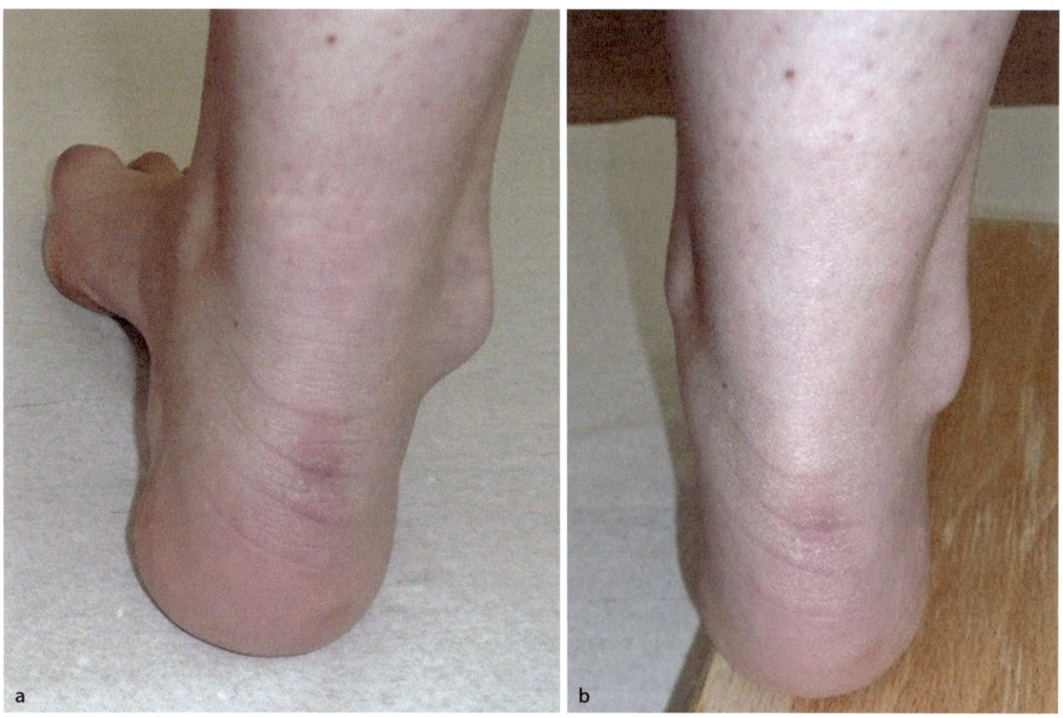

◘ **Abb. 7.5a,b** Beim Coleman-Blocktest begradigt sich die Rückfußvarus-Fehlstellung (**a**) durch Tieferlegen des medialen, pronierten Strahls bei flexiblen Rückfußgelenken (**b**)

7.3 Radiologische Darstellung

Für die röntgenologische Diagnostik ist zu berücksichtigen, dass drei miteinander gekoppelte Unterschenkel-Fuß-Segmente (▶ Abschn. 7.1.3) darzustellen sind: das pronierte Mittel-Vorfuß-Segment, der invertierte Rückfußkomplex und das außenrotierte Unterschenkel-Talus-Segment. Folgende Charakteristika sind zu beobachten (◘ Abb. 7.6, ◘ Abb. 7.7 und ◘ Abb. 7.8):

- **Mittel-Vorfuß-Pronation bzw. mediale Kavus-Komponente** (Divergenz der Metatarsalia, fehlende Überlappung der Ossa naviculare und cuboideum, erhöhter Talus-Metatarsale-I-Winkel („Meary's Winkel", normal < 0°), Kalkaneusboden-Winkel im seitlichen Strahlengang, normal < 25°, Kalkaneus-Metatarsale-I-Winkel („Hibb's Winkel", normal > 150°))
- **Inversion des talokalkaneo-navikularen Gelenkkomplexes** (Parallelisierung von Talus und Kalkaneus im seitlichen Strahlengang, Horizontalstellung der hinteren Facette des Subtalargelenks, Medialisierung des Os naviculare im dorsoplantaren Bild)
- **Supramalleoläre Außenrotation** (Dorsalpositionierung des Außenknöchels, Doppelkontur der Trochlea tali und vermehrte Einsicht in den („offenen") Sinus tarsi im seitlichen Strahlengang, fehlende Einsicht in das mediale und laterale Kompartiment im OSG-ap-Bild)

Diese Phänomene sind beim Kavovarus-Fuß im seitlichen Röntgenbild in Mittel-Vorfuß-zentrierter Röntgeneinstelltechnik im Überblick zu erkennen. Wird eine seitliche Röntgenaufnahme ohne jede Korrektur der Stellung angefertigt, so kommt das Ausmaß der Fehlstellung der genannten Segmente jedoch in einer verzeichneten, der realen Deformität nicht gerecht werdenden Art zur Darstellung (◘ Abb. 7.6):

- Die Mittel-Vorfuß-Pronation mit der ausgeprägten Plantarflektion des medialen Strahls, ablesbar z. B. am Talus-Metatarsale-I-Winkel, erscheint deutlich geringer dargestellt, als sie real ist.
- Die Verhältnisse am Tibiotalargelenk mit der Tendenz zum anterioren Impingement sind wegen der supramalleolären Außenrotation nicht beurteilbar und der talokalkaneo-navikulare Komplex wird nicht in weitestmöglicher Korrekturstellung und ebenfalls außenrotiert dargestellt, mit weit „offenem" Sinus tarsi.

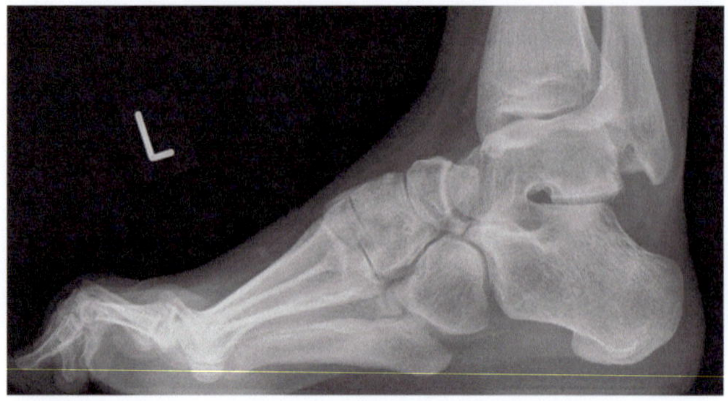

◘ **Abb. 7.6** Kavovarus-Deformität im seitlichen Strahlengang ohne Ausgleich der Rotation. In einer derartigen Aufnahmetechnik kann z. B. die mediale Kavus-Komponente nicht im realen Umfang erkannt werden (d'Astorg et al. 2016), dagegen wird die Rückfußinversion übermäßig dargestellt

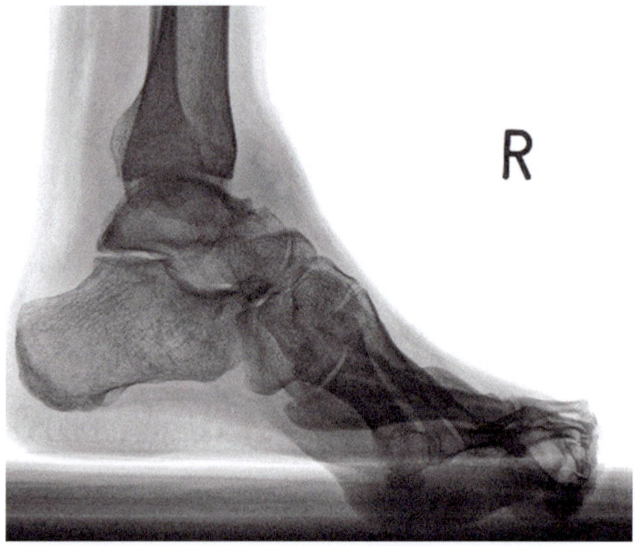

◘ **Abb. 7.7** „Rückfuß-zentrierte" seitliche Röntgenaufnahme einer Kavovarus-Deformität mit Ausgleich der Mittel-Vorfuß-Pronation durch Tieferlegen des medialen Strahles und der Unterschenkelaußenrotation durch Innenrotation des Fußes. Hierdurch sind die realen Stellungsverhältnisse am oberen und unteren Sprunggelenk in weitestmöglicher Korrekturstellung beurteilbar. Auch das wahre Ausmaß der Mittel-Vorfuß-Pronation mit Divergenz der Metatarsalia und pathologisch erhöhtem Talus-Metatarsale-I-Winkel kommt – soweit in einer zweidimensionalen Abbildung möglich – zur Darstellung

Jedes der genannten Segmente kann jedoch durch gezielte Einstelltechnik isoliert und damit für die Planung eines Eingriffs genauer dargestellt werden. Praktisch bewährt hat sich die „Rückfuß-zentrierte" Einstellung: Ein Hohllegen des medialen Strahls wie beim Coleman-Blocktest (▶ Abschn. 7.2) erlaubt eine Beurteilung der Rückfußkontraktur unabhängig vom Einfluss der Mittel-Vorfuß-Pronation. Damit ist der talokalkaneo-navikulare Komplex in weitestmöglicher Korrekturstellung positioniert. Ein Ausgleich der supramalleolären Außenrotation durch Innendrehung des Fußes lässt eine Beurteilung der Rückfußstellung und der Verhältnisse am oberen Sprunggelenk zu (◘ Abb. 7.7 und ◘ Abb. 7.8).

Auch bei der OSG-ap-Aufnahme sollte die Unterschenkelaußenrotation ausgeglichen werden, um eine exakte Darstellung des oberen Sprunggelenks zu erhalten. Diese Aufnahme erfolgt nicht unter Anwendung des Coleman-Blocktests, um dadurch das Ausmaß der tibiotalaren Instabilität zu dokumentieren (◘ Abb. 7.24c). Klappt das obere Sprunggelenk lateral nicht auf, spricht dies allerdings nicht gegen eine höhergradige anterolaterale Instabilität, die oft erst nach subtalarer Arthrodese radiologisch (und klinisch) offensichtlich wird. Allgemein üblich ist die Saltzman-Aufnahme zur Dokumentation der Rückfußvarus-Komponente; diese Aufnahmetechnik ist allerdings stark von der gewählten Rotationsstellung des Fußes abhängig, so dass sie sich dem Autor praktisch weniger bewährt hat. Die Rückfußvarus-Komponente ist beim Kavovarus-Fuß eine Kombination aus Inversion des talokalkaneo-navikularen Komplexes und der leicht zu unterschätzenden supramalleolären Außenrotation und damit klinisch besser zu erfassen als radiologisch.

Dreidimensionale CT-Rekonstruktionen (▫ Abb. 7.4) und insbesondere das DVT im Stand erlauben eine noch genauere Analyse der Fehlstellungskomponenten für die Operationsplanung. Das MRT kann in speziellen Fällen zur Diagnostik der Unterschenkelmuskulatur und der Peronealsehnen genutzt werden.

Empfohlene Röntgenaufnahmetechnik bei Kavovarus-Deformitäten

- Seitliche Aufnahme in „Rückfuß-zentrierter" Projektion mit Ausgleich der supramalleolären Rotation und mit Tieferlegung des medialen Strahls (Coleman-Blocktest)
- Dorsoplantare Aufnahme mit Tieferlegung des medialen Strahls
- OSG-ap-Aufnahme mit Ausgleich der supramalleolären Rotation ohne Tieferlegung des medialen Strahls zur Darstellung auch einer tibiotalaren Instabilität (▫ Abb. 7.24c)
- (Saltzman-Aufnahme)

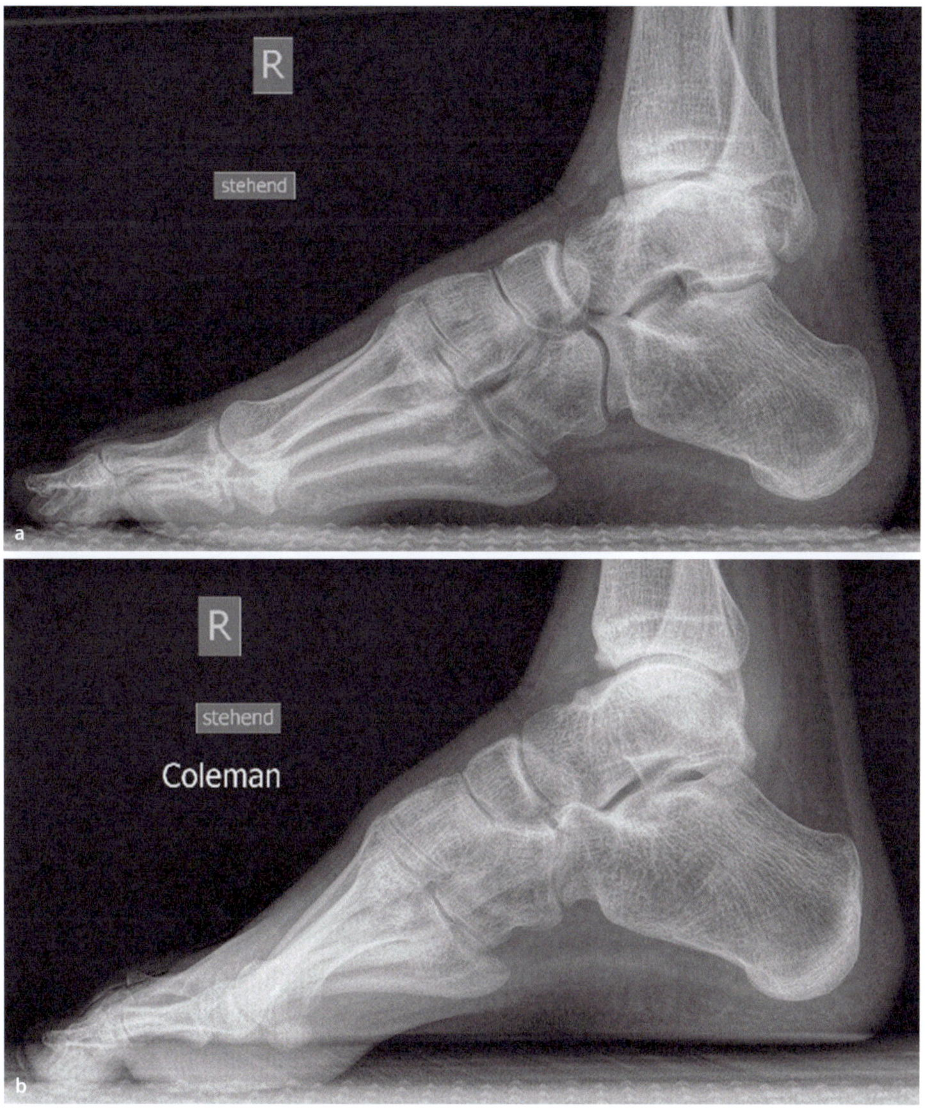

▫ **Abb. 7.8a,b** Mittelgradig ausgeprägte Kavovarus-Deformität eines 18-jährigen Patienten, in unkorrigierter Stellung (**a**) und mit Ausgleich der Unterschenkelaußenrotation „Rückfuß-zentriert" sowie mit Anwendung des Coleman-Blocktests am gleichen Tag aufgenommen (**b**). Die Divergenz der Metatarsalia, der deutlich positive Talus-Metatarsale-I-Winkel (ca. +20°) und die Verhältnisse am ventralen Tibiotalargelenk kommen in der Rückfuß-zentrierten Aufnahmetechnik wesentlich besser zur Darstellung. Dies ermöglicht eine genauere Planung etwa der erforderlichen Kavuskorrektur und der Elevation am medialen Strahl

7.4 Pedografie

Die Pedografie (vgl. ► Kap. 1.4.3) ist in besonderer Weise geeignet, das Ausmaß der Kavovarus-Deformität, die hierdurch hervorgerufene Funktionsstörung, die Progredienz der Erkrankung und das Ergebnis operativer Korrekturen darzustellen und zu dokumentieren. Es konnten fünf für diese Krankheitsgruppe besonders charakteristische Phänomene aus der Spitzendruck-Aufzeichnung identifiziert werden (Hamel 2016a) (◘ Abb. 7.9).

Durch geeignete Korrekturen kann die belastete Sohlenfläche oft deutlich vergrößert und der lokal erreichte Spitzendruck im Vorfußbereich damit wirksam gesenkt werden (◘ Abb. 7.24). Die postoperative Lastverteilung der Metatarsalia gibt Aufschluss darüber, ob es gelungen ist, das Metatarsale I durch Elevation des medialen Strahls und Peroneus-longus-Transfer dosiert und nicht übermäßig zu entlasten (◘ Abb. 7.16). Der Zehenabdruck zeigt, ob die Zehen zumindest als taktile Organe wieder einbezogen (◘ Abb. 7.21) sind und damit die belastete Sohlen-Fläche erweitern (◘ Abb. 7.24).

7

Pedografische Charakteristika der Kavovarus-Deformität

- Verkleinerung und Verkürzung der lasttragenden Sohlenfläche (vermehrte Taillierung)
- Fehlen einer Medialkonvexität der Ganglinie beim initialen Fersenkontakt als Ausdruck fehlender Eversion und Schockabsorption am Beginn der Standbeinphase
- Überlastung des lateralen Fußrandes, bes. der Metatarsale-V-Basis
- Hohe Belastung des Metatarsale-V- und -I-Kopfes, letzteres hervorgerufen durch die Aktivität des M. peroneus longus (nach der Ruptur seiner Sehne fällt der Druck am Metatarsale-I-Kopf dagegen rapide ab)
- Zunehmender Verlust des Zehenabdrucks

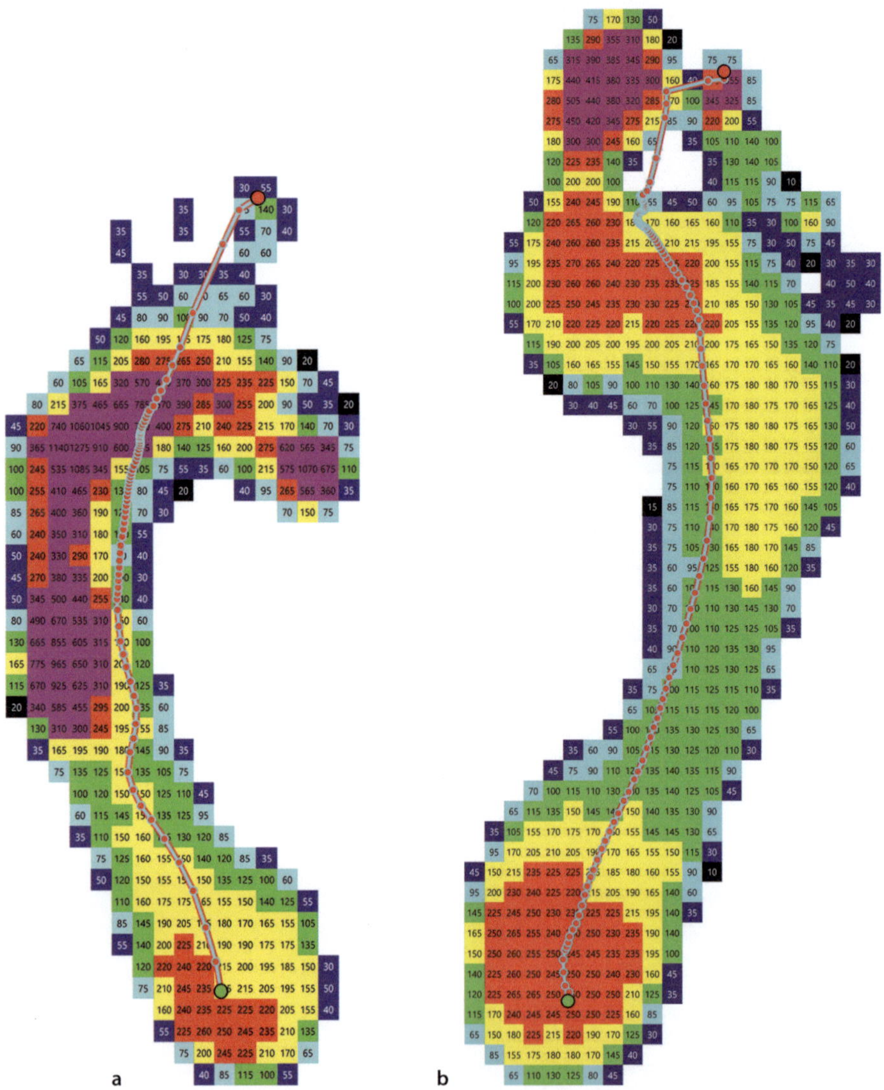

◘ **Abb. 7.9a,b** Pedografisches Bild einer fortgeschrittenen Kavovarus-Deformität links (**a**) im Vergleich zur gesunden Gegenseite (**b**). Alle im Text genannten Charakteristika sind zu erkennen

7.5 Indikation zur operativen Korrektur

Die Indikationsstellung zur operativen Korrektur im Kindes- und Jugendalter ist aus mehreren Gründen besonders schwierig. Während die ältere Literatur z. T. die Meinung vertrat, man solle grundsätzlich das Wachstumsalter abwarten, hat sich zunehmend die Empfehlung zur früheren Korrektur durchgesetzt (Döderlein et al. 2010). Ein neuer Aspekt in dieser Diskussion ist die Präsentation eines offenbar erfolgreichen konservativen Vorgehens mit Cast und Nachtlagerungs-Orthesen und zumindest aufschiebender Wirkung (d'Astorg et al. 2016). Besonders geeignet zur Verlaufsbeobachtung und zur Festlegung des Operationszeitpunktes ist die pedografische Analyse (Hamel 2016a, 2017; ▢ Abb. 7.10).

Bei der Indikationsstellung steht gegenüber der Frage „ob" operativ vorgegangen werden soll eher im Vordergrund „wann" und „was" zu korrigieren ist. Die Argumente für und gegen eine operative Intervention bereits im Wachstumsalter sind im Einzelfall sorgfältig gegeneinander abzuwägen („wann?"):

Operative Intervention bereits im Wachstumsalter

Argumente contra Frühkorrektur

- Die Progredienz der Lähmungserscheinungen und damit der Deformität ist oft noch nicht definitiv absehbar, selbst wenn die Grunderkrankung genau klassifiziert werden konnte (was nicht immer möglich ist).
- Die Patienten sind funktionell in den früheren Stadien oft wenig beeinträchtigt und daher schwer von einer u. U. langwierigen therapeutischen Maßnahme zu überzeugen.
- Manche der infrage kommenden notwendigen Prozeduren (z. B. Arthrodesen und Sehnentransfers) sind irreversibel, können sich im weiteren Krankheitsverlauf aber nachträglich als inadäquat oder nicht ausreichend erweisen.

Argumente pro Frühkorrektur

- Eine zunehmende Deformierung ist mit Sekundärschäden verbunden und erschwert einen späteren Eingriff.
- Zum Teil kann sehr effektiv in den pathogenetischen Ablauf eingegriffen (z. B. durch Elimination der peronealen Dysfunktion, s.o.) und damit weitere Progredienz vermieden werden.

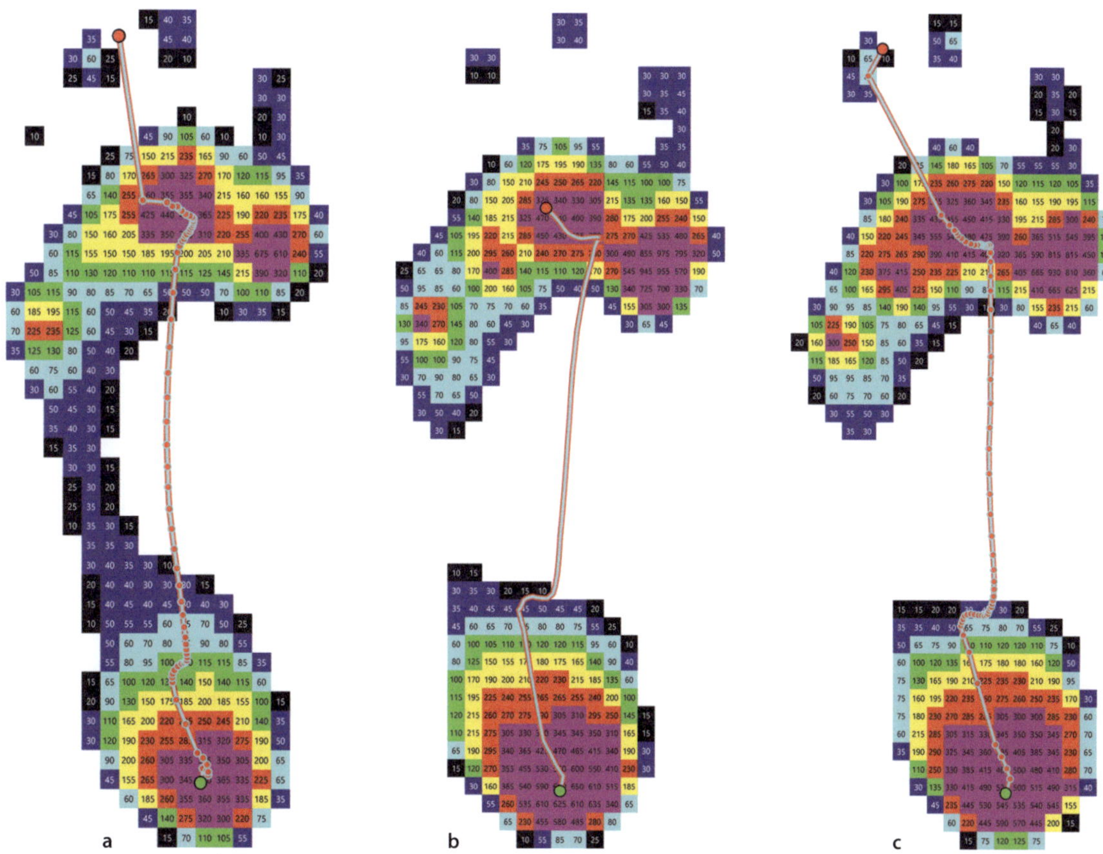

▢ **Abb. 7.10a–c** Pedografische Aufzeichnung des Spitzendrucks bei jugendlicher Kavovarus-Deformität infolge einer HSMN im Alter von 12 (**a**), 14 (**b**) und 15 Jahren (**c**). Die Progredienz der Funktionsstörung ist an der relativen Verkleinerung der lasttragenden Fläche und der zunehmenden Überlastung von Metatarsale I und V zu erkennen

7.6 Prinzipien der Korrektur

Eine operative Korrektur der Kavovarus-Deformität beinhaltet in unterschiedlicher Kombination folgende Komponenten („was?"):

- **Weichteilrelease** (Plantarfaszien-Release, Verlängerung der verkürzten Tibialis-postosterior-Sehne und Release der Weichteil-Strukturen im medialen Tarsal-Bereich, in manchen Fällen auch eine Wadenmuskel-Verlängerung)
- **Gelenkerhaltende oder versteifende Korrektur von Mittel-Vorfuß-Pronation und Rückfußinversion sowie ggf. der supramalleolären Außenrotation**
- **Beseitigung der muskulären Dysbalance** (Peroneus-longus-auf-brevis-Transfer, Tibialis-posterior- und Tibialis-anterior-Versetzung, Rückversetzung der langen Zehenstreck- und Beugesehnen)
- **Vorfuß-Korrekturen**

Zum Teil ergeben sich die durchzuführenden Einzelschritte intraoperativ. Präoperativ sollte jedoch das Vorgehen in den Grundzügen geplant werden, so z. B. ob eine vollständige Korrektur des Rückfuß-Komplexes in ausgeprägten Fällen vorzunehmen ist mit zusätzlichem Ausgleich der supramalleolären Außenrotation oder eher ein Kompromiss bei der Positionierung des talokalkaneo-navikularen Komplexes ohne supramalleoläre Korrektur anzustreben ist. Aus der Muskelfunktionsdiagnostik ist abzuleiten, wie mit den Sehnen von Mm. tibialis posterior und anterior zu verfahren ist und ob eine aktive Eversion der peronealen Muskelgruppe noch vorhanden oder wiederherzustellen ist. Im Folgenden sollen die wichtigsten Prozeduren dargestellt und typische Prozeduren-Kombinationen anhand von acht Anwendungs-Beispielen erläutert werden.

Typische Eingriffs-Kombinationen

- Reine Weichteil-Korrektur (eher selten indiziert, meist im frühen Schulkindalter, meist spätere Sekundärkorrektur erforderlich, vgl. ◘ Abb. 7.13)
- Weichteil-Korrektur + Elevation des medialen Strahls (nur bei noch vollständig mobilem Rückfuß-Komplex bei Prüfung des Coleman-Blocktests)
- Weichteil-Korrektur + Elevation des medialen Strahls + valgisierende Kalkaneusosteotomie (bei nicht zu ausgeprägter Teilkontraktur des Rückfuß-Komplexes vgl. ◘ Abb. 7.16)
- Weichteil-Korrektur + Elevation des medialen Strahls + Chopart-Arthrodese (bei ausgeprägter Rückfuß-Kontraktur oder zu erwartender Progredienz)
- Weichteil-Korrektur + Elevation des medialen Strahls + Lambrinudi-Arthrodese (bei ausgeprägter Horizontalstellung des Talus und anteriorem OSG-Impingement
- Zusätzliche Supramalleoläre Rotation (◘ Abb. 7.26)
- Isolierte Kavus-Korrektur im Vordertarsus (bei dominanter Kavus-Komponente, ◘ Abb. 7.22)

7.7 Weichteil-Eingriffe

Ein überwiegend weichteiliges Vorgehen ist dem jüngeren Lebensalter vorbehalten (◘ Abb. 7.11 und ◘ Abb. 7.12) und kann mit einer Redressionsgipsbehandlung verbunden werden.

7.7.1 Plantares Release (Steindler)

Technik: Plantares Release (Steindler)

- Über eine etwa 3–4 cm lange Längsinzision am medialen Rand der tastbaren Plantarfaszie und damit leicht medial der belasteten Sohlenfläche wird die Plantarfaszie aufgesucht und mit einem Raspatorium plantar und an ihrer der kurzen Fußmuskulatur zugewandten Seite isoliert und dargestellt (◘ Abb. 7.11).
- Mit dem Skalpell oder einer kräftigen Schere wird die Plantarfaszie unter Sicht komplett ansatznah durchtrennt, bis sie sich manuell unter sichtbarer Distanz der durchtrennten Enden aufdehnen lässt.
- Das Originalverfahren nach Steindler (1920) beinhaltet zusätzlich eine Ablösung von Anteilen der kurzen Fußmuskulatur von ihrem Ursprung am Kalkaneus.
- Alternativ ist auch eine perkutane Entspannung der Plantarfaszie über eine Stichinzision möglich.
- Zu bedenken ist, dass die Plantarfaszie über den „Windlass-Mechanismus" (Spannung der Plantarfaszie durch Dorsalextension der Zehengrundgelenke) der wichtigste Plantarflektor der Kleinzehengrundgelenke in der späten Standbeinphase ist und damit der Klauenzehen-Entwicklung entgegenwirkt. Ob dies von therapeutischer Relevanz und das Plantarfaszien-Release damit kontraproduktiv ist, kann schwer beurteilt werden.
- Das Plantarfaszien-Release wird im Kindes- und Jugendalter in der Literatur allgemein als primäre Korrekturmaßnahme empfohlen. Ein Aufdehnen der plantaren Weichteilstrukturen im Rahmen einer Nachbehandlung mit postoperativen Redressionsgipsverbänden ist möglich (Coleman 1983).

7.7.2 Medioplantares Weichteilrelease

Besteht bereits eine Inversionskontraktur des talokalkaneo-navikularen Komplexes, erkennbar z. B. auch im Coleman-Blocktest, so ist ein erweitertes medioplantares Weichteilrelease zu erwägen (Coleman 1983; Mosca 2014), wie es etwa auch bei der operativen Klumpfußkorrektur durchgeführt wird (◘ Abb. 7.12). ◘ Abb. 7.13 zeigt ein Beispiel einer überwiegend weichteiligen Kavovarus-Korrektur im frühen Schulkindalter.

Technik: Medioplantares Weichteilrelease

- Für das medioplantare Release wird eine bogenförmige Hautinzision angelegt, proximal hinter dem Innenknöchel das Gefäßnervenbündel dargestellt und zunächst das Lig. laciniatum über dem Tarsalkanal durchtrennt, bis der Eintritt der neurovaskulären Strukturen in die Abductor-hallucis-Muskulatur freiliegt.
- Der M. abductor hallucis wird ursprungsnah abgelöst und die Plantarfaszie wie oben beschrieben durchtrennt.
- Auch die kurze Fußmuskulatur kann etwas von ihrem Ursprung an der medioplantaren Kalkaneus-Fläche abgeschoben werden.
- Weiter kranial erfolgt die Darstellung des ansatznahen Verlaufs der Tibialis-posterior-Sehne, die, je nach Planung, Z-förmig verlängert oder zum Transfer abgelöst und angeschlungen wird.
- Die kräftige talonavikulare Kapsel wird, je nach Ausmaß der Kontraktur, multipel gestichelt oder komplett durchtrennt.
- Auch die mediale Kapsel des Subtalargelenks wird ggf. in das Release mit einbezogen.

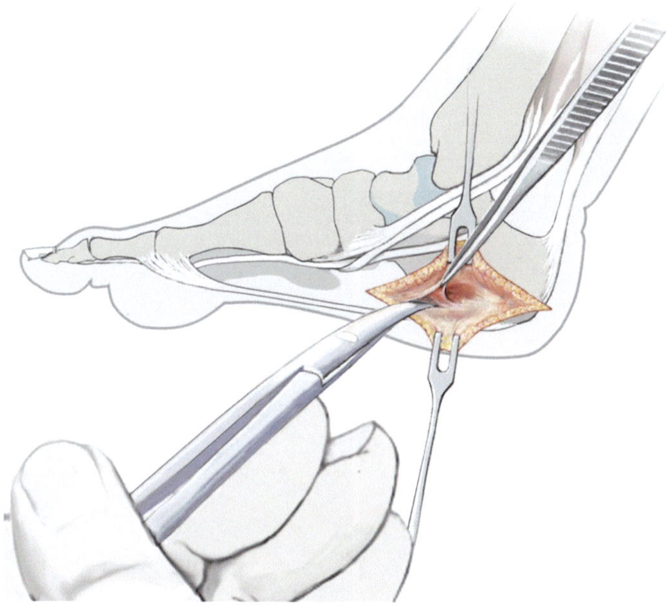

Abb. 7.11 Plantarfaszien-Release von einem medialen Zugang aus. Der Hautschnitt kann auf 3–4 cm begrenzt werden, auch perkutane Verfahren und eine Stichelung mit Kanülen sind möglich

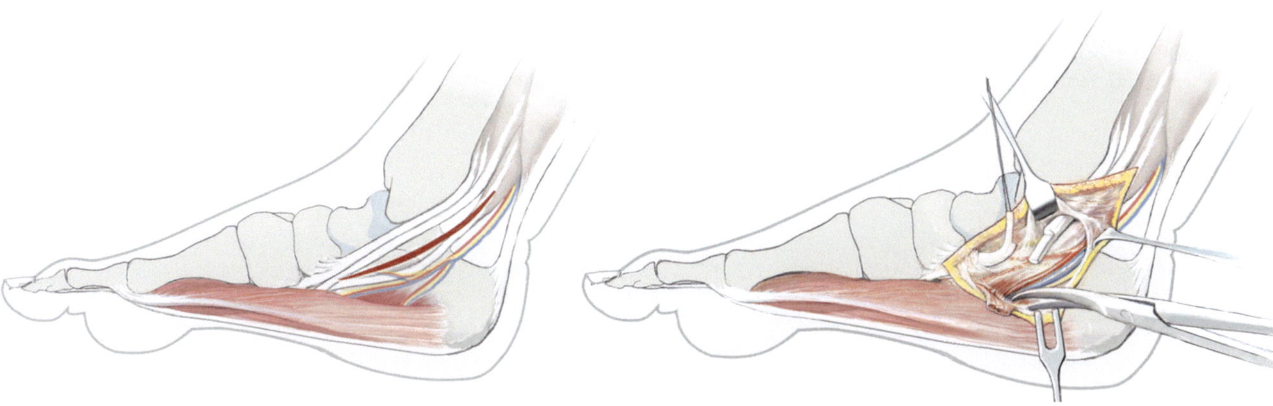

Abb. 7.12 Erweitertes medioplantares Release mit Ablösung der drei Ursprünge des M. abductor hallucis (Mosca 2014), Inzision der medialen talonavikularen Kapsel und Z-förmiger Verlängerung der Tibialis-posterior-Sehne

7.7.3 Verlängerung der Wadenmuskulatur

Eine Verkürzung der Wadenmuskulatur liegt in der Regel bei den Kavovarus-Deformitäten nicht vor, so dass eine Wadenmuskelverlängerung meistens nicht sinnvoll ist; allerdings kann trotzdem in Einzelfällen bei ausgeprägter Schwäche der Fußhebemuskulatur oder im Rahmen eines Transfers des M. tibialis posterior eine leichte Schwächung des Gastrocnemius-Anteiles der Wadenmuskulatur zur Verbesserung der Kräftebalance sinnvoll sein. Da mit fortschreitender Lähmung später auch die Wadenmuskulatur eine Schwächung erleiden kann, sollte einem intramuskulären Release nach Baumann (▶ Kap. 6, Abb. 6.3a) der Vorzug gegeben und eine Z-förmige Achillessehnenverlängerung in den meisten Fällen vermieden werden.

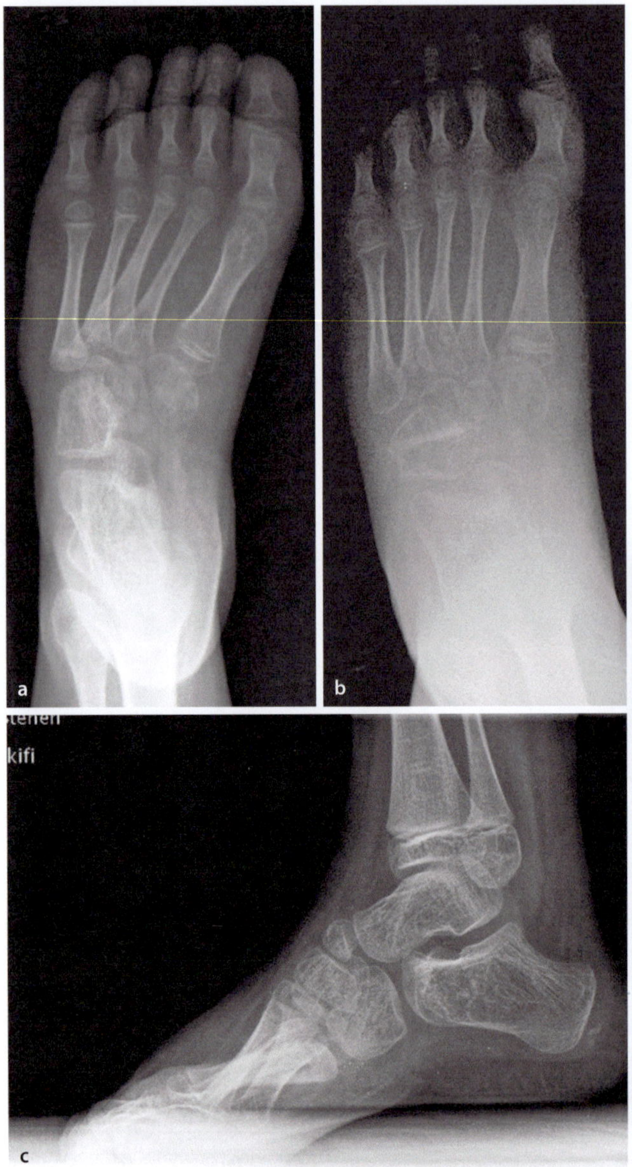

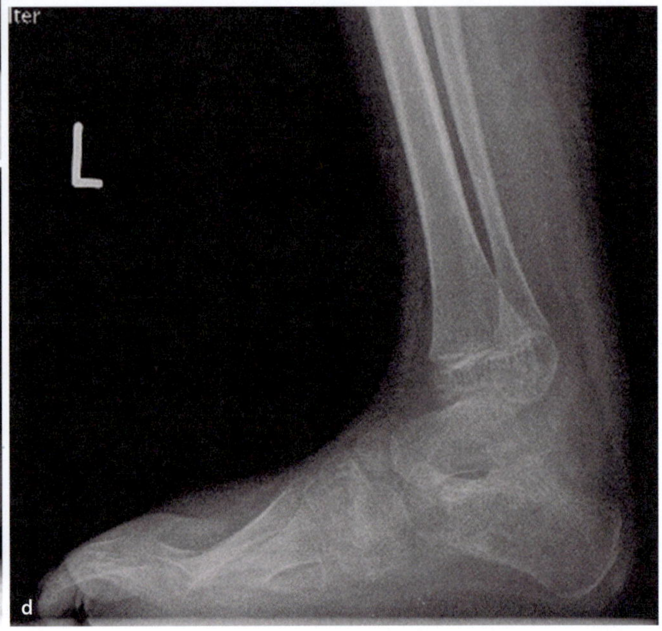

Abb. 7.13a–d Beispiel 1, überwiegend weichteilige Korrektur im jüngeren Lebensalter. 8-jähriger Junge mit bekannter HSMN und progredienter Kavovarus-Deformität, zunehmende Instabilität nach auswärtig durchgeführtem plantaren Release und Peroneus-longus-Transfer mit unzureichendem Effekt. Präoperativ noch deutliche Kavovarus-adduktus-Deformität (**a** und **c**), beachte den deutliche erhöhten Talometatarsale-I-Winkel in der seitlichen, annähernd Rückfuß-zentrierten Aufnahme (**c**). Medioplantares Weichteilrelease mit Verlängerung von Tibialis-posterior- und Achilles-Sehne (perkutan), Kuboidosteotomie, Tibialis-anterior-Teil-Transfer auf den Peroneus-brevis-Ansatz. Postoperativ Redressionsgipsverbände zur Aufdehnung der plantaren Weichteile, was in diesem Lebensalter noch erfolgversprechend ist, nachfolgend Innenschuhversorgung. Postoperativ ist eine deutliche Korrektur (**b** und **d**) zu beobachten. Weitergehende, auch versteifende Maßnahmen schienen wegen des jungen Alters noch nicht gerechtfertigt

7.8 Gelenkerhaltende knöcherne tarsometatarsale Korrektur

Wenn das Ausmaß der Deformität und die zu erwartende Progredienz dies zulassen, kann in manchen weniger ausgeprägten Fällen gerade im Kindes- und Jugendalter ganz ohne Versteifung korrigiert werden. Meist sind hierfür folgende knöcherne Einzelkorrekturen – neben den weichteiligen Maßnahmen – zu erwägen (Hamel 2016b):

- Korrektur der Mittel-Vorfuß-Pronation durch MT-I-Basis-OT oder Vordertarsus-OT
- Korrektur des Rückfußvarus durch Kalkaneusosteotomie

7.8.1 Korrektur der Mittel-Vorfuß-Pronation

Die Elevation des plantarflektierten medialen Strahles durch Keilentnahme aus der Metatarsale-I-Basis unter Beachtung der ggf. noch offenen Wachstumsfuge ist in den meisten Fällen erforderlich. Allerdings darf sie nicht überdosiert werden, insbesondere wenn Weichteileingriffe wie der Peroneus-longus-auf-brevis-Transfer und/oder ein Jones-Transfer (▶ Kap. 7.13) hinzugefügt werden, da sonst ein störender „dorsal bunion" im Sinne einer Überkorrektur (▶ Kap. 1.6.3) resultieren kann. In Fällen ausgeprägterer Mittel-Vorfuß-Pronation ist eine Korrektur durch Keilentnahme in Höhe der Cuneiformia alternativ möglich (◘ Abb. 7.16), die auch den zweiten und dritten Strahl einbeziehen kann. Mosca (2014) empfiehlt dagegen eine additive Open-wedge-Osteotomie, um eine Verkürzung des medialen Strahls zu vermeiden; hierfür ist allerdings ein ausführliches Weichteilrelease mit Redressionsgipsbehandlung vorangängig erforderlich.

Technik: Elevation des plantarflektierten medialen Strahls

- Die Metatarsale-I-Basis wird von streckseitig aus freigelegt und es wird eine schräge Osteotomie von distal-dorsal nach proximal-plantar durchgeführt, die proximal eine ggf. noch offene Wachstumsfuge und ansonsten das erste Tarsometatarsale-I-Gelenke respektiert.
- Nach Entnahme eines nach dorsal offenen Keils unter Erhalt der plantaren Kortikalis und Elevation des medialen Strahles kann die Osteotomie mit einer Doppelgewindeschraube fixiert werden.
- Alternativ kann eine dorsal-basige Keilentnahme am Cuneiforme mediale von streckseitig aus oder auch von einem medialen Zugang unter Schonung des Tibialis-anterior-Sehnenansatzes (◘ Abb. 7.14) durchgeführt und mit einem Kirschner-Draht fixiert werden.

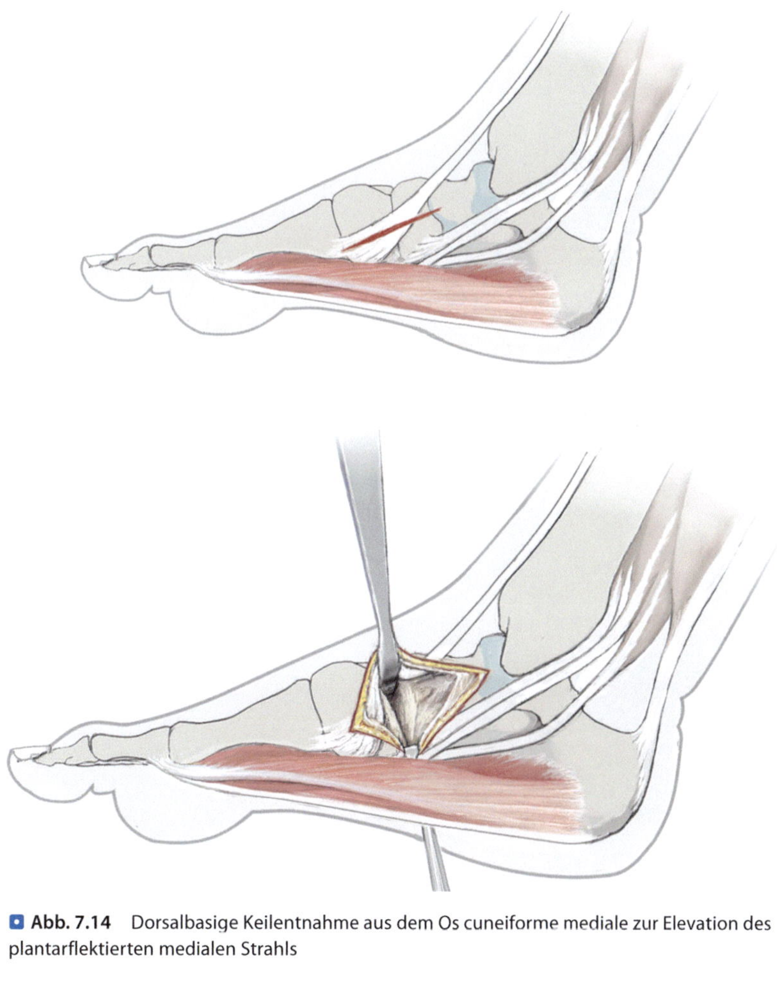

◘ **Abb. 7.14** Dorsalbasige Keilentnahme aus dem Os cuneiforme mediale zur Elevation des plantarflektierten medialen Strahls

7.8.2 Korrektur des Rückfußvarus

Die Elevation am medialen Strahl hat einen deutlichen Korrektureffekt auf die Rückfußvarus-Komponente, die von manchen Autoren in weniger ausgeprägten Fällen als ausreichend erachtet wird (Ward et al. 2008). Die Notwendigkeit einer zusätzlichen Kalkaneus-Osteotomie zur Korrektur der Rückfußvarus-Komponente wird in der Regel anhand des Coleman-Blocktests (◘ Abb. 7.5) geprüft. Hierbei ist aber zu bedenken, dass eine Ausgradung bis zur Neutralstellung der Rückfußachse bei diesem Test nicht ausreicht, sondern ein relatives Maß von Eversion zu Inversion im Verhältnis 1:2 anzustreben ist, um den talokalkaneo-navikularen Komplex in seiner Mittelstellung arbeiten zu lassen. Auch ist zu bedenken, dass ein größerer Anteil der Rückfußvarus-Stellung durch die supramalleoläre Außenrotation (◘ Abb. 7.4) vorgegeben und nur durch deren Beseitigung zu beheben ist (◘ Abb. 7.26).

7

Die Gefahr der Überkorrektur der Rückfußvarus-Komponente ist erfahrungsgemäß deutlich geringer als die der Unterkorrektur. Infrage kommen die lateral-basige Keilentnahme aus dem Tuber calcanei (Dwyer-Osteotomie), die offene oder perkutane lateralisierende Osteotomie oder mehrdimensional-korrigierende offene Osteotomien, wie z. B. die Kalkaneus-Scarf-Osteotomie.

Eine Verkürzung des Tuber calcanei sollte, ebenso wie eine Anhebung des Tuberfragments, vermieden werden, da hierdurch das anteriore Impingement des oberen Sprunggelenks nachteilig beeinflusst werden kann. Die Reduktion des erhöhten Kalkaneus-Boden-Winkels ist stattdessen über die Korrektur der Kavus-Komponente zu realisieren (◘ Abb. 7.16 und ◘ Abb. 7.20).

Technik: Kalkaneus-Scarf-Osteotomie

- Ein deutlicher valgisierender Effekt auf den Rückfuß ist durch die dreidimensionale Scarf-Osteotomie zu erreichen (◘ Abb. 7.15 und ◘ Abb. 7.16; Hamel 2015).
- Nach Darstellung der lateralen Kalkaneuswand wird – unter Verwendung einer Sägelehre aus der Vorfußchirurgie – eine Z-förmige Osteotomie angelegt und das Tuberfragment nach lateral verschoben, in der Transversalebene leicht gedreht und durch knöcherne Keilentnahme eine leichte Rotation auch in der Frontalebene erreicht.
- Eine prophylaktische Spaltung des Tarsaltunnels ist zu empfehlen, da sonst der N. tibialis unter Kompression kommen kann.

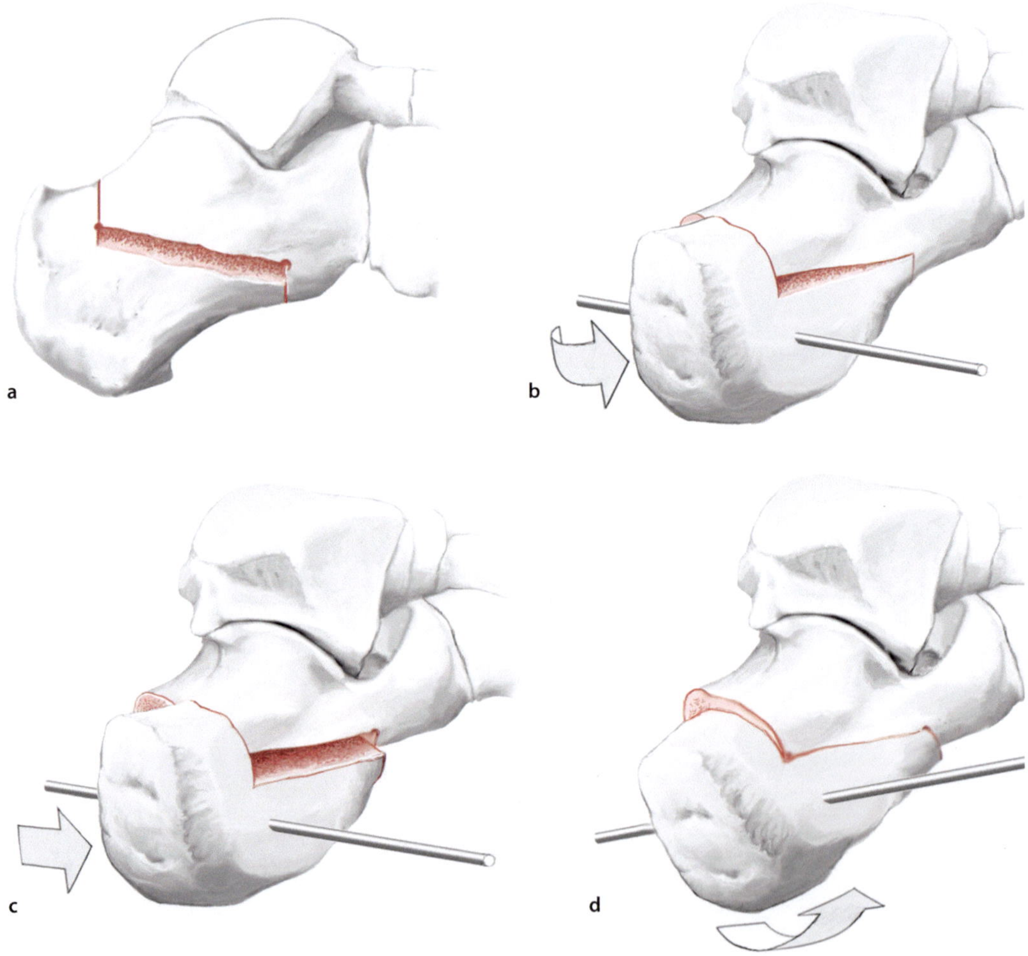

◘ **Abb. 7.15** Dreidimensionale Kalkaneus-Scarf-Osteotomie zur Korrektur der Rückfußvarus-Deformität: Seitversetzung (*links unten*) und Rotation (*rechts oben*) des Tuberfragments in der Transversalebene sowie laterale Keilentnahme zur zusätzlichen Korrektur in der Frontalebene (*rechts unten*)

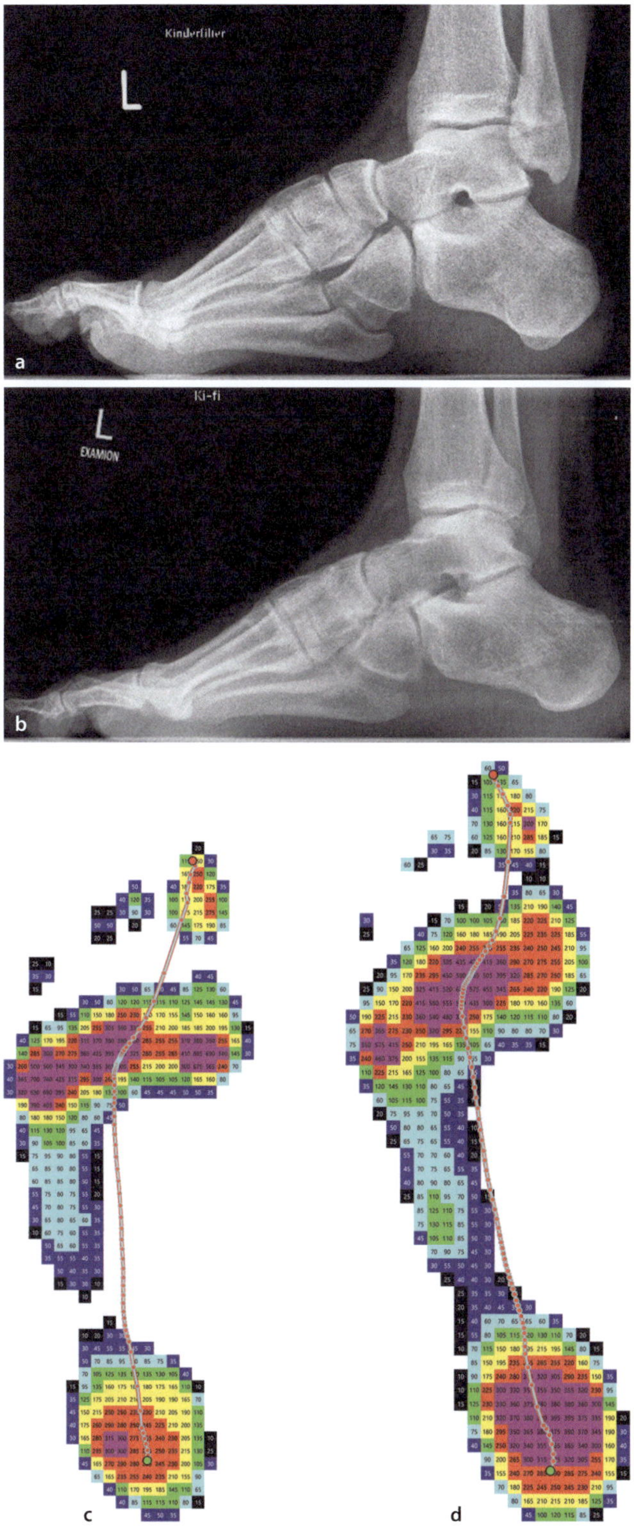

Abb. 7.16a–d Beispiel 2, (weitgehend) gelenkerhaltende Korrektur bei einem 15-jährigen Patienten mit HSMN und Kavovarus-Deformität. Vor (**a** und **c**) und nach Kalkaneus-Scarf-Osteotomie, Navikulokuneiforme-1-3-Korrektur-Arthrodese (s.u.), Peroneus-longus-Transfer und Tibialis-posterior-Teiltransfer. Ein Jahr postoperativ gute Stellungskorrektur (**b**) und Funktion, allerdings noch deutlich verminderter Zeheneinsatz (**d**). Die präoperativ ausgeprägte supramalleoläre Außenrotation in der (Nicht-Rückfuß-zentrierten) seitlichen Aufnahme (**a**) stellt sich postoperativ (**b**) deutlich reduziert dar

7.9 Tarsale (Teil-)Arthrodesen

Insbesondere bei gegebener Progredienz ist eine (Teil)Versteifung auch im späteren Kindes- und Jugendalter empfehlenswert, da sie der weiteren Deformierung entgegenwirkt. Allerdings ist eine Rebalancierung der muskulären Kräfte trotzdem unverzichtbar. Welche Gelenke in eine Korrektur-Arthrodese einzubeziehen sind, richtet sich nach:

- Ausmaß und Lokalisation der Deformität
- „Hierarchie" der Gelenke (vgl. ► Kap. 6.2.3)
- Stabilisierungs-Notwendigkeit auch im Hinblick auf mögliche Progredienz

7.9.1 Navikulokuneiforme-Korrektur-Arthrodese

Wenn die Kavus-Komponente sehr ausgeprägt und insbesondere nicht auf den medialen Strahl begrenzt ist und der Rückfuß-Komplex keine höhergradige kontrakte Deformität aufweist, kommt eine Korrektur in Höhe des Vordertarsus in Betracht, entweder durch Keilentnahme aus den Cuneiformia und dem Os cuboideum, oder als Navikulokuneiforme-Korrektur-Arthrodese ohne (◘ Abb. 7.16) oder mit Einbeziehung des Os cuboideum (◘ Abb. 7.19 und ◘ Abb. 7.20; Cole 1940). Hierdurch kann die Horizontal-Stellung des Talus mit vorderem OSG-Anschlag wirksam korrigiert werden. Mit diesem Verfahren kann die reine Kavus-Komponente gut adressiert werden ohne funktionell wichtige Gelenke zu tangieren. Auch leichtere Kavovarus-Deformitäten können – in Kombination mit weiteren Maßnahmen – mit der Cole-Prozedur korrigiert werden (◘ Abb. 7.20).

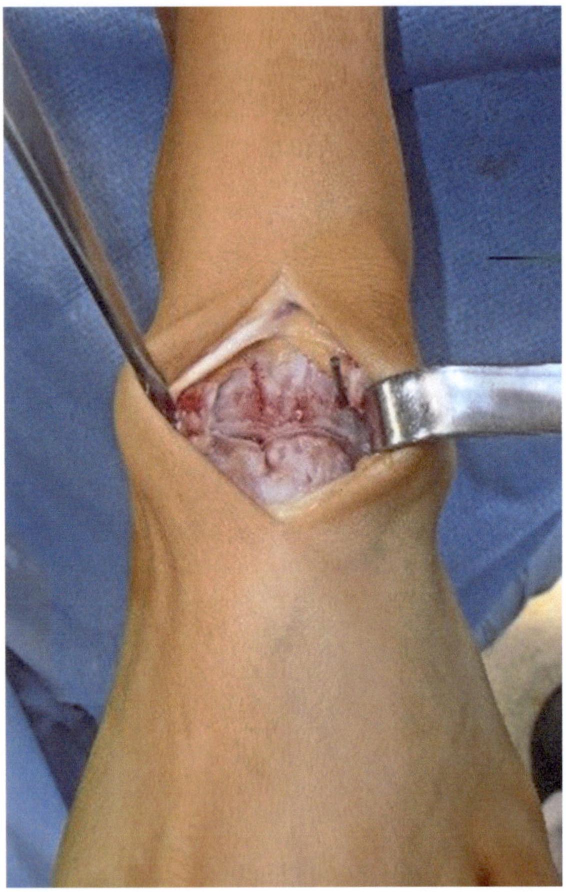

◘ **Abb. 7.17** Intraoperativer Situs nach subperiostaler Freilegung der NC-Gelenklinie zur Durchführung einer Navikulokuneiforme-Korrektur-Arthrodese mit Kuboid-Osteotomie (Cole-Prozedur) zur Korrektur der Kavus-Komponente und der Mittel-Vorfuß-Pronation

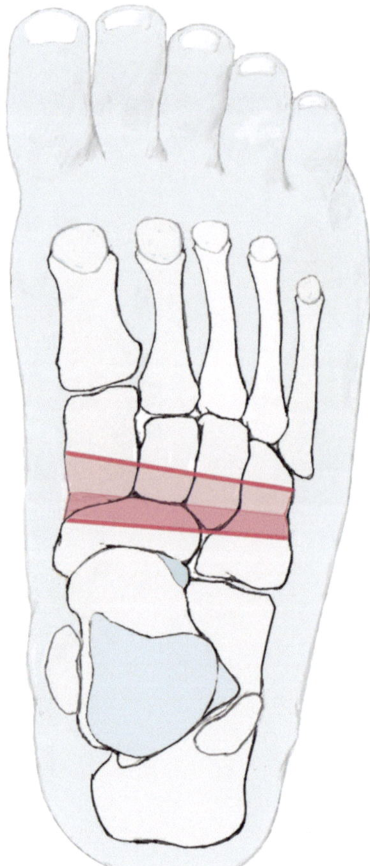

◘ **Abb. 7.18** Navikulokuneiforme-Korrektur-Arthrodese mit dorsalbasiger Keilentnahme zur Beseitigung der Kavus-Deformität

Technik: Navikulokuneiforme-Korrektur-Arthrodese (Cole-Prozedur)

- Über eine dorsale Längsinzision wird die Navikulokuneiforme-Gelenklinie subperiostal dargestellt unter weitestmöglicher Schonung der Weichteile (◘ Abb. 7.17).
- Mit zwei K-Drähten wird die geplante dorsalbasige Keilentnahme markiert mit Kontrolle im seitlichen Bildwandler-Strahlengang.
- Nach lateral läuft die Arthrodese in das Os cuboideum aus, ohne Kalkaneokuboid-Gelenk oder das funktionell besonders wichtige Tarsometatarsale-5-Gelenk zu tangieren (◘ Abb. 7.18). Dies wird vor der Osteotomie im Bildwandler kontrolliert.
- Die Arthrodese kann mit Kirschner-Drähten und Knochenklammern oder einer Claw-Plate fixiert werden und heilt im Cast schnell aus.
- Alternativ ist auch ein anterolateraler Zugang mit temporärer Ablösung des Extensor-digitorum-brevis-Ursprunges möglich.

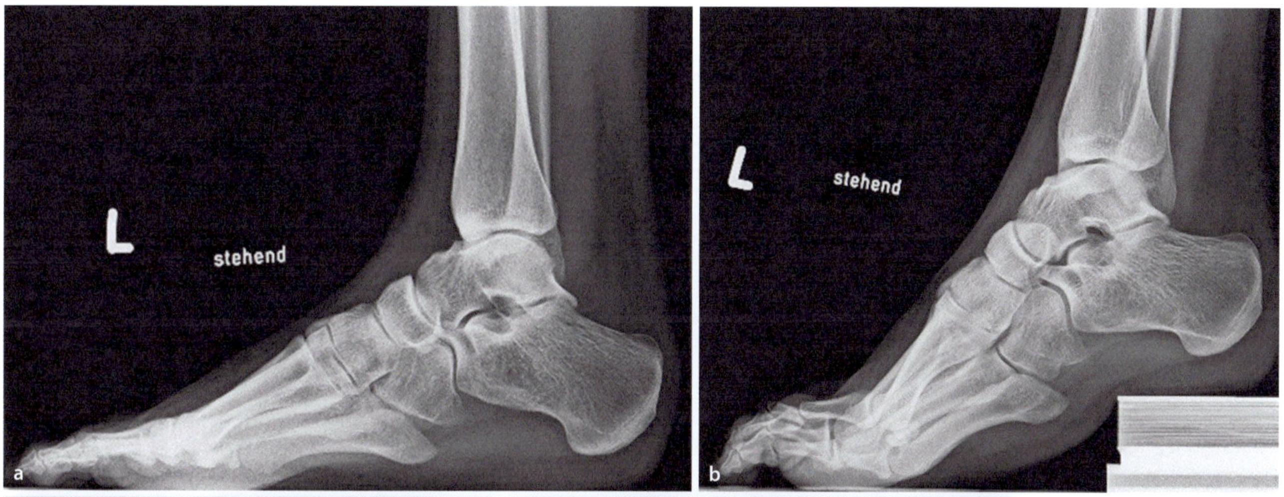

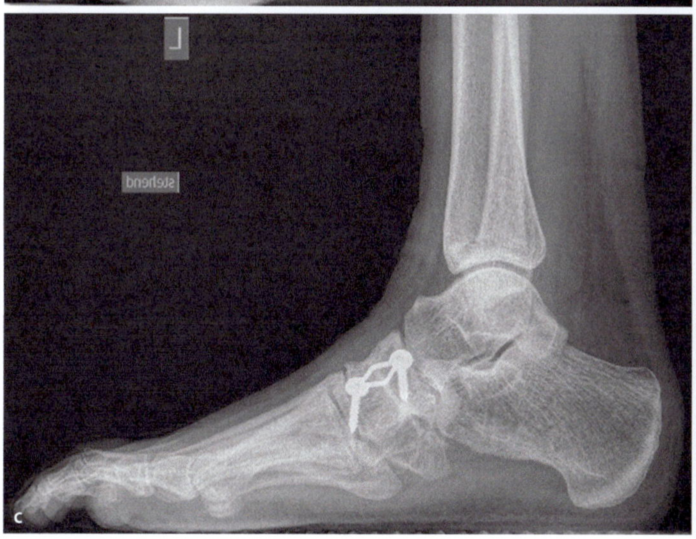

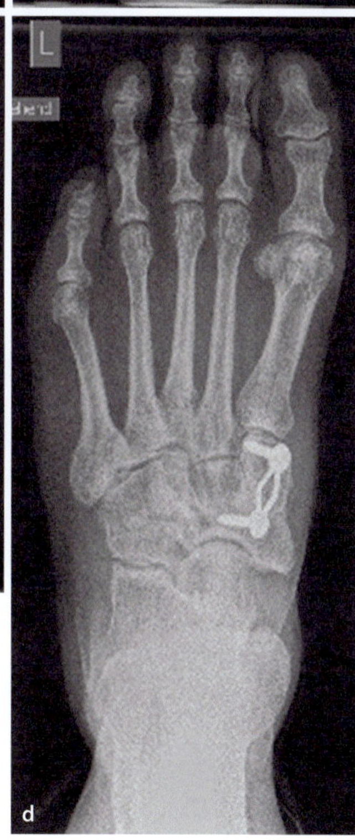

◘ **Abb. 7.19a–d** Beispiel 3, 17-jährige Patientin mit reiner Hohlfuß-Deformität und Beschwerden vonseiten des deutlichen anterioren OSG-Impingements infolge der Horizontalstellung des Talus mit beginnendem Osteophyt (**a**). Eine Funktionsaufnahme mit Fersenunterlage zeigt in etwa das Ausmaß der erforderlichen Korrektur (**b**). Durch Cole-Osteotomie und Talus-Notchplastik (**c**) konnte die Dorsalextension deutlich verbessert werden unter Erhalt der funktionell wichtigen Chopart-Linie

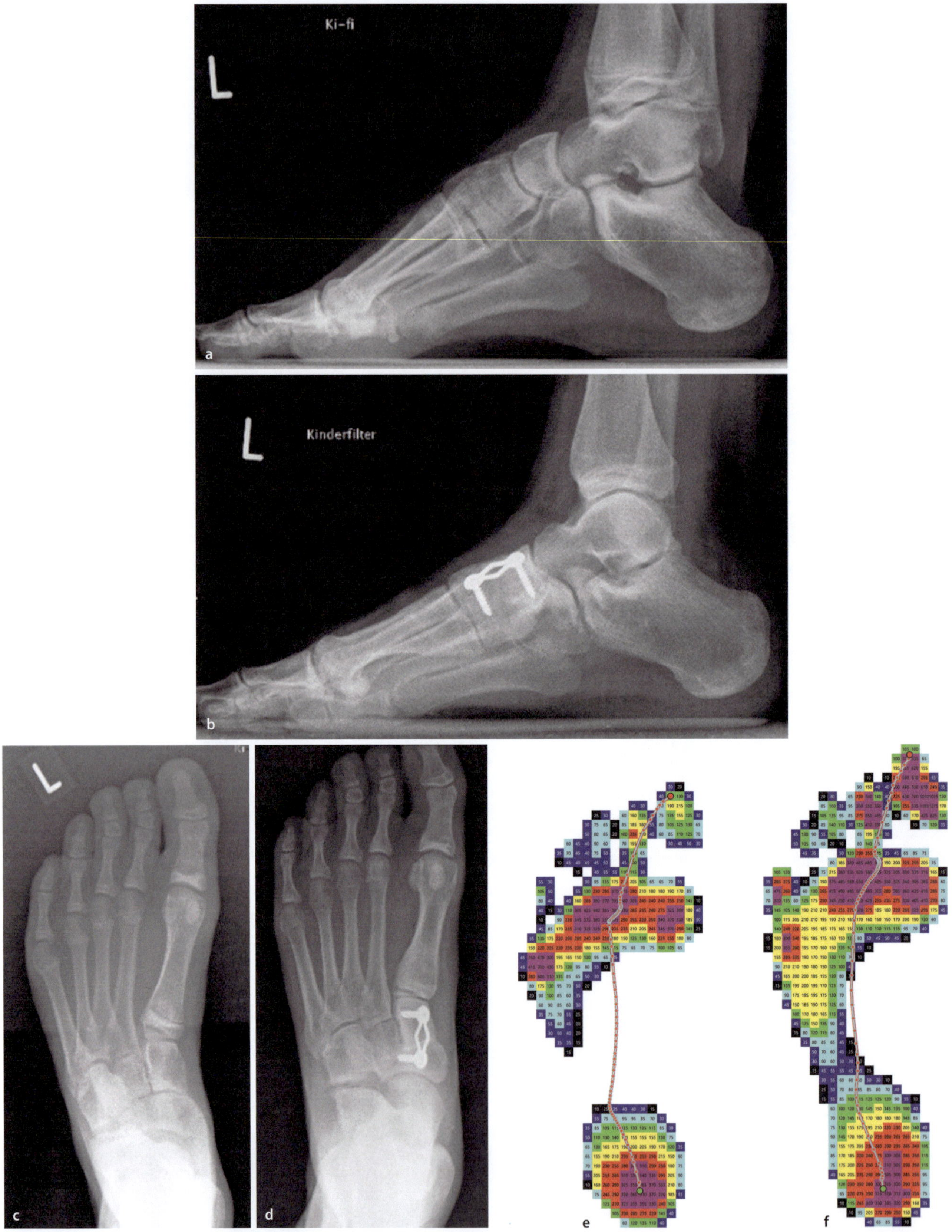

Abb. 7.20a–f Beispiel 4, 13-jähriger Patient mit Kavovarus-Deformität, vor (**a**, **c**, **e**) und 1 Jahr nach Navikulokuneiforme-1-3-Korrektur-Arthrodese und Kuboid-Osteotomie, zusätzlich Plantarfaszien-Release, Peroneus-longus-auf-brevis-Transfer und elevierende Metatarsale-1-Basis-Osteotomie. Beachte insbesondere die Reduktion des präoperativ deutlichen vorderen Anschlags im oberen Sprunggelenk durch die veränderte Talusposition (**b**) und die normalisierte Lastverteilung (**f**)

7.9.2 Chopart-Korrektur-Arthrodese

Besteht eine weichteilig nicht ausreichend zu korrigierende Inversion des talokalkaneo-navikularen Komplexes und/oder ist eine Progredienz wegen erheblicher muskulärer Dysbalance wahrscheinlich, so kann etwa ab dem Lebensalter von 10 Jahren mit der Chopart-Arthrodese eine dreidimensionale Korrektur und eine dauerhafte Stabilisierung erreicht werden, allerdings unter nahezu vollständiger Aufgabe der Funktion der Rückfußgelenke (◘ Abb. 7.21); zur Technik ▶ Kap. 6.3.2. Durch Entnahme entsprechender Knochenkeile ist eine Korrektur der Kavus-Komponente in nicht extrem deformierten Fällen möglich. Auch eine isolierte Kalkaneokuboid-Arthrodese unter Erhalt des Talonavikulargelenks ist in manchen Fällen möglich (◘ Abb. 7.22).

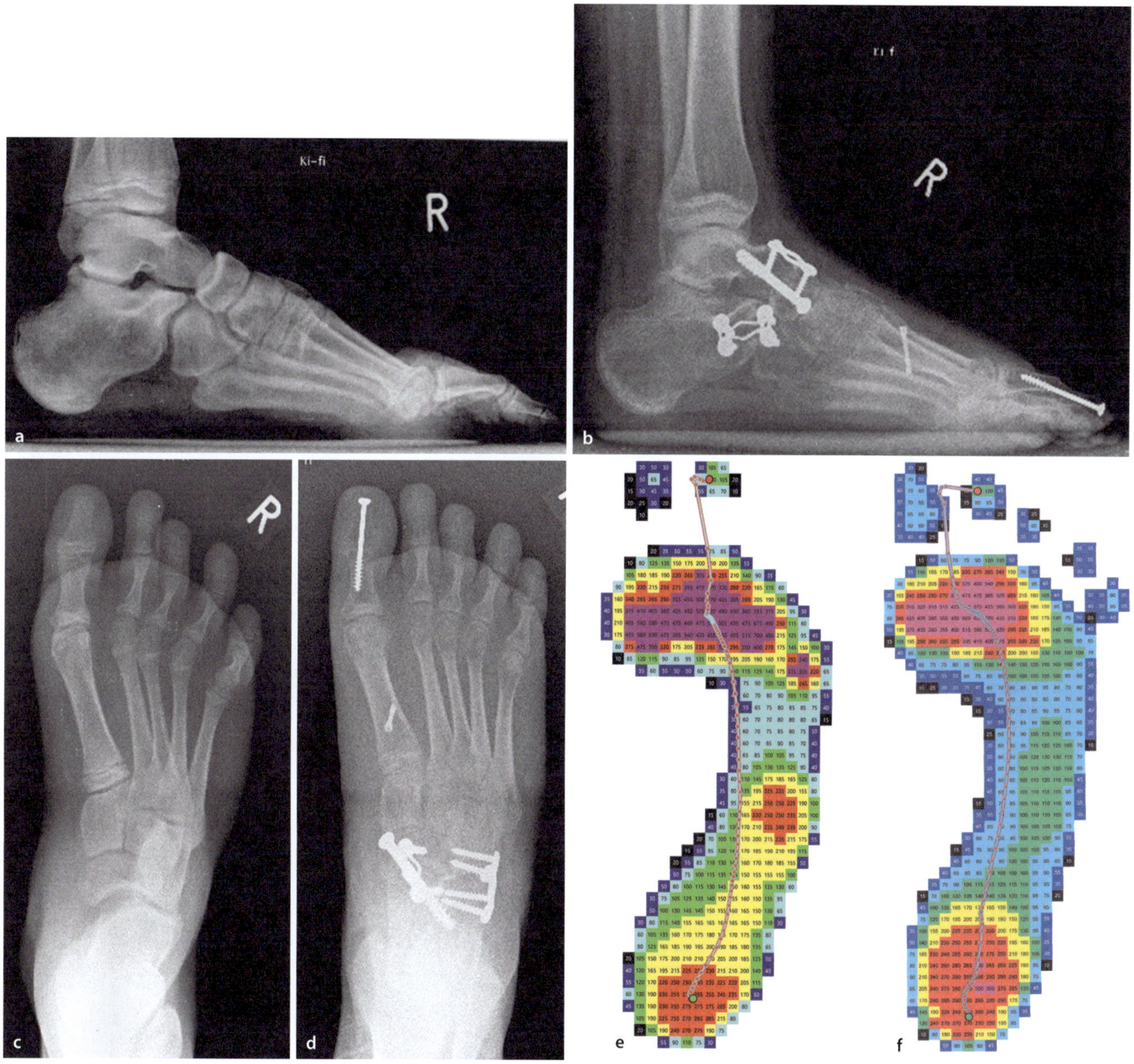

◘ **Abb. 7.21a–f** Beispiel 5, 13-jähriger Patient mit Verdacht auf HSMN und Kavovarus-Deformität. Vor (**a**, **c**, **e**) und 8 Monate nach (**b**, **d**) Chopart-Korrektur-Arthrodese, elevierender Metatarsale-I-Osteotomie und IP/PIP-Arthrodesen. Die Pedografie 22 Monate postoperativ zeigt eine vollständige Entlastung des lateralen Fußrandes und eine gute Wiederherstellung der Zehenfunktion gegenüber präoperativ (**f**)

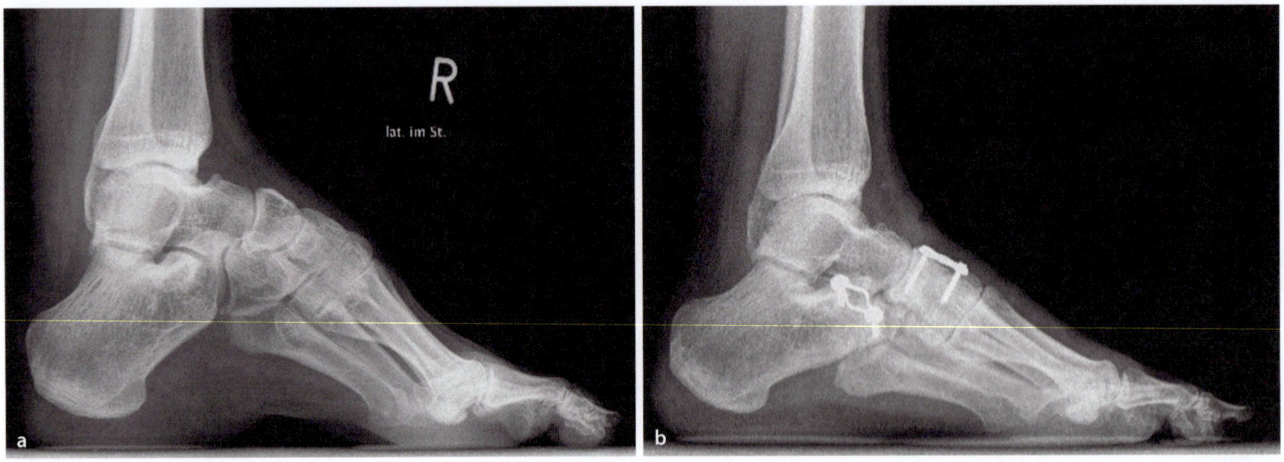

Abb. 7.22a,b Beispiel 6, schwerer „idiopathischer" Hohlfuß ohne Nachweis einer fassbaren Grunderkrankung. Ausgeprägte Kavus-Komponente ohne Rückfußinversion. In diesem Fall wurde eine Kalkaneokuboid-Arthrodese mit einer Navikulokuneiforme-Korrektur-Arthrodese unter Erhalt des Talonavikulargelenks verbunden. Die deutlich verbesserte Kalkaneusstellung und die Korrektur des präoperativ horizontal eingestellten Talus mit anteriorem OSG-Impingement (**a**) sind postoperativ erkennbar (**b**)

7.9.3 Lambrinudi-Arthrodese

Die Triple-Arthrodese gilt weiterhin als Goldstandard zur Behandlung der schweren Rückfuß-Deformität mit muskulärer Dysbalance. Saltzman et al. (1999) konnten in einer umfangreichen Langzeit-Nachuntersuchung zwar einen hohen Anteil von Restdeformitäten und sekundär-degenerativen Veränderungen der Nachbargelenke feststellen; trotzdem bestand ein hohes Maß an subjektiver Zufriedenheit der Patienten auch im langfristigen Verlauf. Für die Kavovarus-Deformitäten bietet sich die Modifikation nach Lambrinudi (1927) an. Der Vorteil der Lambrinudi-Arthrodese gegenüber der Chopart-Arthrodese besteht darin, dass gegenüber der Chopart-Arthrodese zusätzlich eine noch weitergehende Korrektur des Rückfußvarus erfolgen kann und durch anteriore Keilentnahme aus dem Subtalargelenk (Abb. 7.23) insbesondere eine deutlich höhere Flektion des Talus und damit eine bessere Funktion des oberen Sprunggelenks in schweren Fällen erreicht werden kann (Abb. 7.24). Insbesondere bei erheblicher Schwäche der Fußheber und im Zusammenhang mit dem Tibialis-posterior-Transfer auf den Fußrücken sollte das obere Sprunggelenk in eine möglichst gute Arbeitsposition ohne vordere Anschlagsituation verbracht werden (Hamel 2016c). Zur Technik der Lambrinudi-Modifikation ▶ Kap. 1.7.2. Medial sollte die Blutversorgung des Talus unbedingt erhalten bleiben.

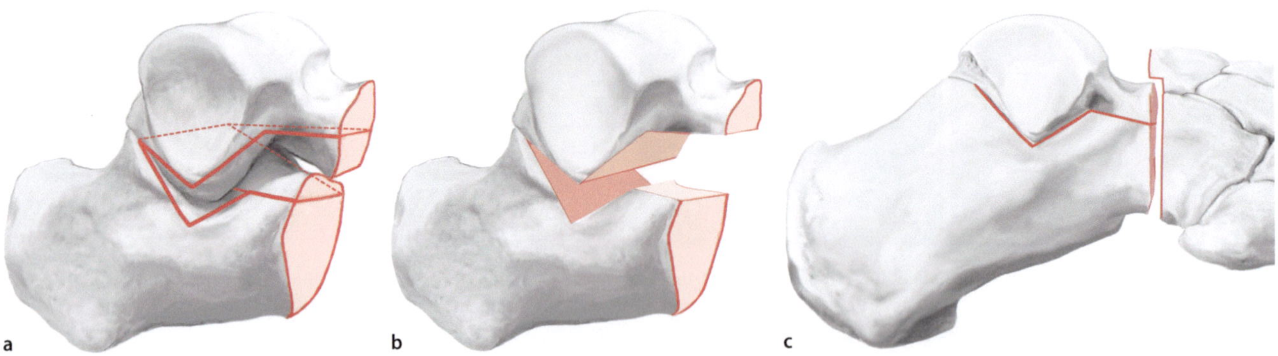

Abb. 7.23a–c Prinzip der Lambrinudi-Arthrodese mit Entnahme eines ventralbasigen Knochenkeils (**a**, **b**) aus dem Subtalargelenk zur Flektion des präoperativ horizontal eingestellten Talus (**c**)

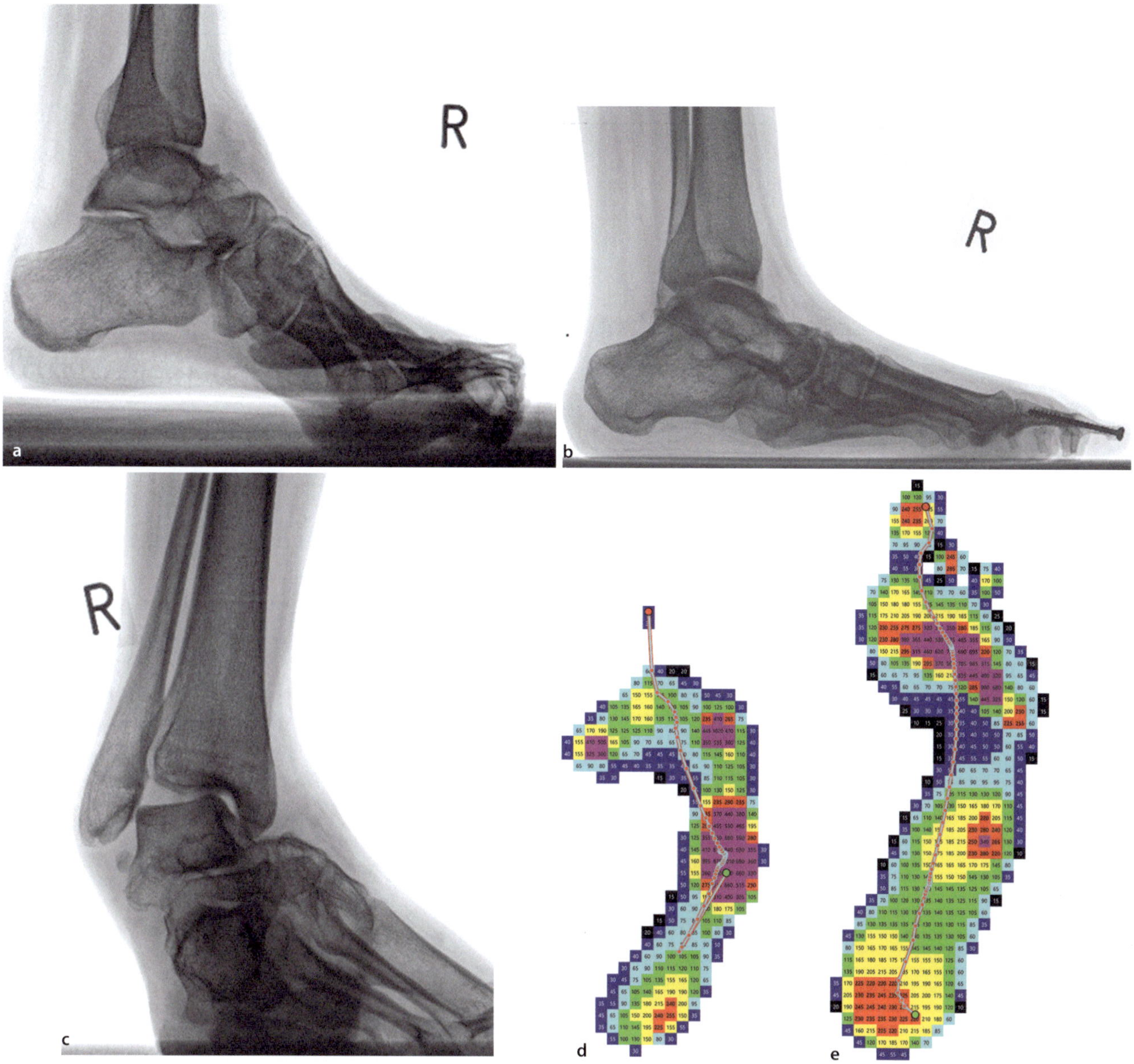

Abb. 7.24a–e Beispiel 7, 17-jährige Patientin mit bekannter HSMN und Kavovarus-Deformität (**a**, **c**, **d**). Nach Lambrinudi-Arthrodese, Peroneus-longus- und Tibialis-posterior-Transfer deutliche Stellungskorrektur (**b**) und funktionelle Verbesserung (**e**). Eine ligamentäre Sprunggelenksstabilisierung wurde trotz erheblicher Instabilität (**c**) nicht durchgeführt. Pedografie prä- (**d**) und 3 Jahre postoperativ (**e**), Zunahme der belasteten Fläche um 70 %. Durch eine noch weitergehende Dorsalversetzung und Rotation des Vordertarsus in der Chopart-Linie hätte die in leichter Form persistierende Druckspitze über der Metatarsale-V-Basis (**e**) vermieden werden können

7.10 Supramalleoläre Korrekturen und OSG-Stabilisierung

Die Verhältnisse am oberen Sprunggelenk sind bei jeder Korrektur besonders mit zu bedenken, da dieses Gelenk die Spätprognose besonders beeinflusst. Folgende Phänomene sind zu berücksichtigen:

- **Supramalleoläre Außenrotationsfehlstellung** Wird diese nicht mit korrigiert, so wird entweder die Fußkorrektur unvollständig bleiben müssen mit leichtem Rückfußvarus oder es kommt zur Demaskierung der zuvor durch die Fußfehlstellung kompensierten Außenrotation mit deutlicher Außendrehung des Fußes in Relation zur Gangrichtung (Fußöffnungswinkel) besonders bei Vorliegen der häufig zu beobachtenden Hüft-Außenrotationskontraktur. Eine supramalleolär-innenrotierende Osteotomie (▣ Abb. 7.26) ist in vielen auch leichteren Fällen empfehlenswert (Hansen 2010). Sie bewirkt neben der Korrektur der Gesamtfußausrichtung eine Lateralisierung des Tuber calcanei und trägt damit zur Korrektur des Rückfußvarus nicht unerheblich bei (▣ Abb. 7.25).
- **Dorsaler Anschlag durch Horizontalstellung des Talus** Besonders bei deutlicher Kavus-Komponente ist die Dorsalextension des oberen Sprunggelenks hierdurch limitiert und kann durch Kavus-Korrektur (▣ Abb. 7.19 und ▣ Abb. 7.20) und in ausgeprägten Fällen am wirksamsten durch eine Lambrinudi-Modifikation der Triple-Arthrodese (▣ Abb. 7.24) erheblich verbessert werden, was die Funktion der geschwächten Dorsalextensoren und den Wirkungsgrad eines Tibialis-posterior-Transfers verbessert. Im Extremfall kann eine starke Flektion des Talus durch den hierdurch entstehenden dorsalen Anschlag die Plantarflektion bewusst so begrenzen, dass in der Schwungphase der Fuß bei ausgeprägter Schwäche der Fußheber nur leicht herunterhängt. Auch erleichtert dieser Effekt die Anwendung einer Fußheberorthese deutlich.
- **Laterale OSG-Instabilität** Eine Instabilität des oberen Sprunggelenks kann durch vollständige Fußkorrektur und Peroneus-longus-Transfer für diese Patienten mit eingeschränktem Funktionsbedarf weitgehend kompensiert werden (▣ Abb. 7.24). Ist dies nicht der Fall, so kommen bandplastische Maßnahmen zusätzlich in Betracht, z. B. bei bereits fortgeschrittenem Kraftverlust des M. peroneus brevis die Verlagerung der distal gestielten Peroneus-brevis-Sehne auf die ventrale Fibularegion in der sehr wirksamen Technik nach Orthner (2011).
- **Vorbestehende Knorpeldegeneration insbesondere lateralseitig** Ein relevantes Problem stellt die oft zum Zeitpunkt der Korrektur bereits bestehende Knorpel-Degeneration der tibiotalaren Gelenkflächen dar (▣ Abb. 7.24 und ▣ Abb. 7.26a). Durch bereits länger vorbestehende vollständige Entlastung der lateralen Gelenkflächenanteile des oberen Sprunggelenks mit hierdurch bedingter Chondromalazie kann es nach erfolgreicher Rezentrierung zu einer progredienten Degeneration des Gelenks kommen.

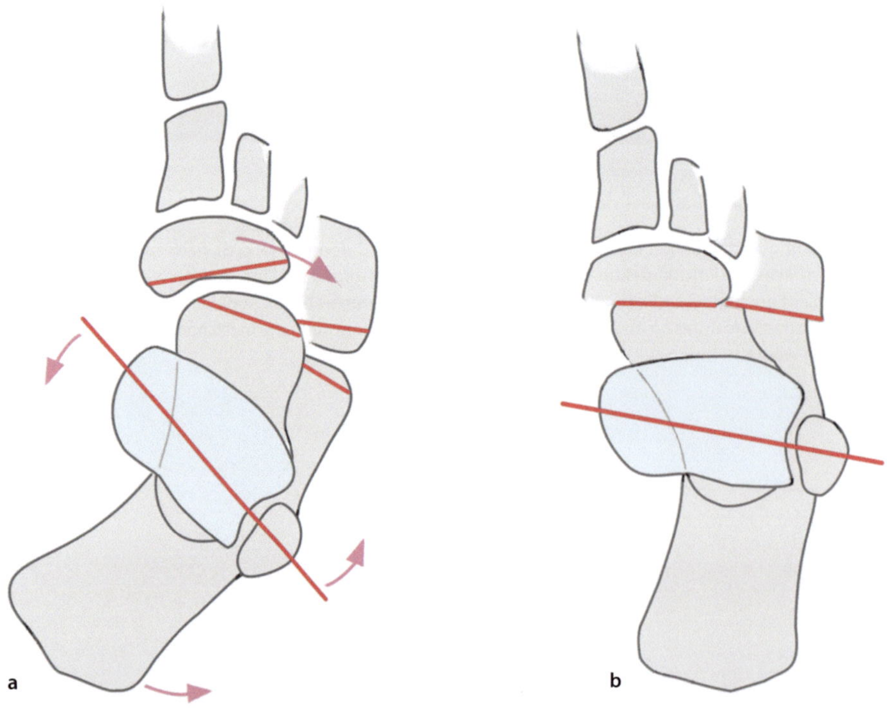

▣ **Abb. 7.25a,b** Vor und nach einer supramalleolären Innenrotationsosteotomie. Die präoperativ deutlich außenrotierte Malleolarachse (**a**) wurde um mehr als 20° korrigiert (**b**) in Kombination mit einer korrigierenden Chopart-Arthrodese. Hierdurch wird der weit nach medial positionierte Tuber calcanei (**a**) bei unverändertem Fußöffnungswinkel deutlich lateralisiert (**b**). Eine zusätzliche valgisierende Kalkaneus-Osteotomie sollte in der Regel noch hinzugefügt werden, könnte aber bei rigider supramalleolärer Außenrotation die Rückfußvarus-Komponente alleine nicht beseitigen

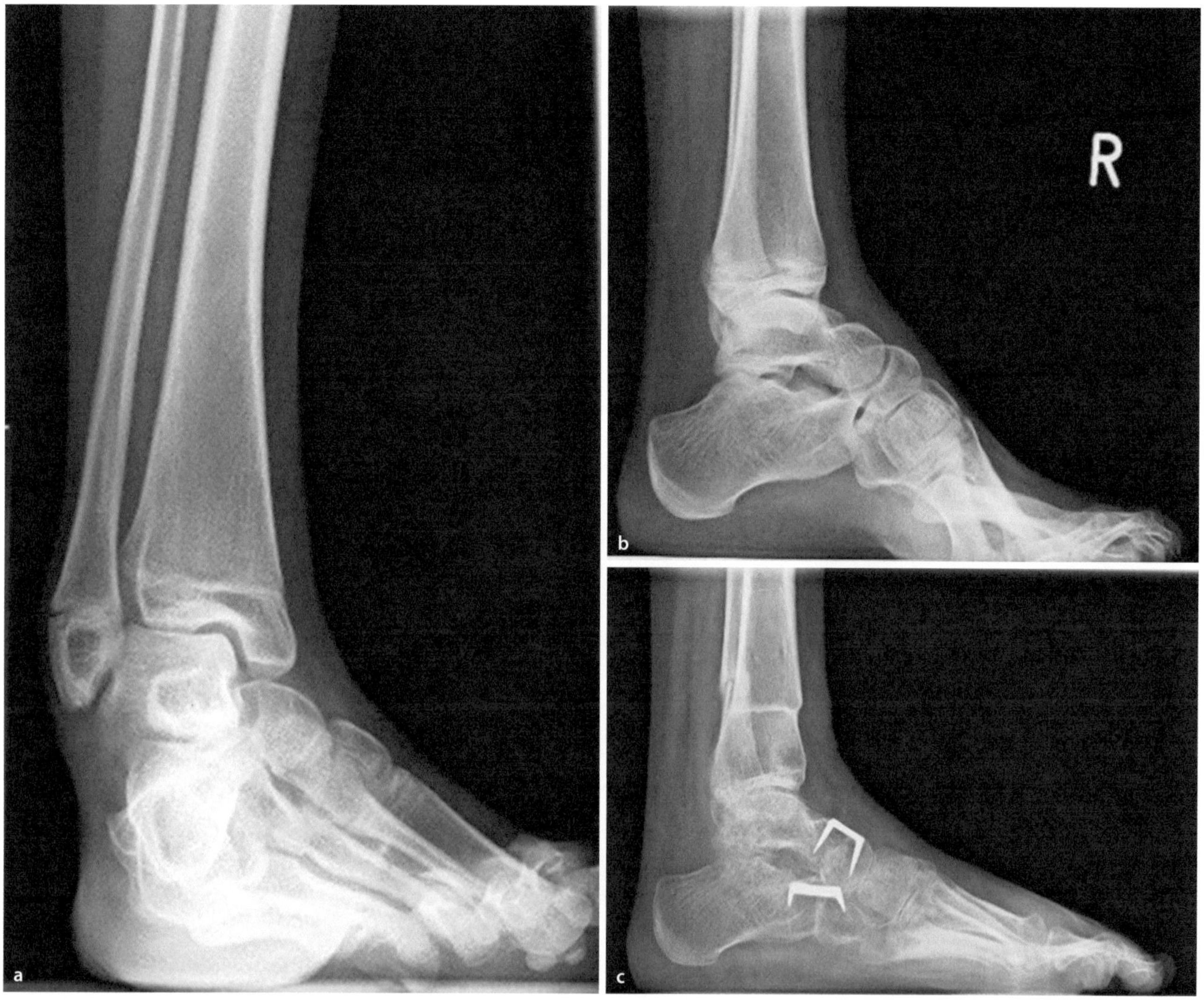

Abb. 7.26a–c Beispiel 8, 15-jährige Patientin mit schwerer Kavovarus-Deformität (**a**, **b**). Beachte die Rückfußzentrierte Aufnahmetechnik in (**b**). Nach Plantarfaszien-Release, Chopart-Korrekturarthrodese, Metatarsale-1-Elevation, supramalleolärer Rotationsosteotomie, Peroneus-longus-Transfer und Tibialis-posterior-Teiltransfer deutlich korrigierte Stellung mit Beseitigung der Fehlrotation (**c**). Beachte auch die bereits bestehende Gelenkspaltverschmälerung in (**a**)

7.11 Beseitigung der muskulären Dysbalance

Die muskuläre Dysbalance (▶ Abschn. 7.1.1) ist der pathogenetisch bedeutsamste Faktor in der Entstehung der Kavovarus-Deformitäten und damit auch für die Gefahr einer Rezidivfehlstellung entscheidend. Trotzdem wird besonders die Bedeutung der Korrektur der muskulären Dysbalance in der Literatur sehr unterschiedlich gesehen: Wicart und Seringe (2005) empfehlen z. B. keinerlei Sehnentransfer im Rahmen des knöchern-weichteiligen Primäreingriffs. Mosca (2014) hält den bei der Korrektur im Erwachsenenalter üblichen Peroneus-longus-Transfer auch im Kindesalter für unverzichtbar und rät vom Tibialis-posterior-Transfer ab, während Kumar et al. (2010) letzteren als Regeleingriff empfehlen und den Peroneus-longus-Transfer wiederum nicht erwähnen. Döderlein et al. (2010) halten den Tibialis-posterior-Transfer auf den Fußrücken für in den meisten Fällen wenig wirksam und verlagern die Sehne stattdessen auf die Achillessehne.

Nach den Erfahrungen des Autors sollten die deformitätsfördernden Mm. peroneus longus und tibialis posterior in der Regel mit adressiert werden. Der Therapeut sollte sich aber gerade bei den Sehnentransfers bewusst sein, dass es sich – im Gegensatz z. B. zu Osteotomien – um irreversible Eingriffe handelt, deren Effekt kaum durch einen Folgeeingriff zurückgenommen oder verstärkt werden kann.

7.11.1 Peroneus-longus-Transfer

Die Schwäche des M. peroneus brevis mit kompensatorischer Überaktivität des im Lähmungsmuster meist deutlich später mitbetroffenen M. peroneus longus („peroneale Dysfunktion", ▶ Abschn. 7.1.1) wird in vielen Fällen eine Versetzung der Peroneus-longus-Sehne auf die Peroneus-brevis-Sehne nahelegen. Dadurch soll die plantarisiserende Wirkung des M. peroneus longus auf den medialen Fußstrahl als deformierende Kraft eliminiert und die aktive Eversion gekräftigt werden, die durch die meist früh einsetzende Schwäche des M. peroneus brevis resultiert. Dies kann modifiziert nach Manoli und Graham (2005) (◘ Abb. 7.27) in der Weise erfolgen, dass der plantare Verlauf der Sehne im Sinne einer Tenodese erhalten bleibt zur Vermeidung einer Überkorrektur mit Entwicklung eines dorsal bunion (insbesondere bei zusätzlicher knöcherner Elevation am medialen Tarsometatarsal-Strahl und Jones-Transfer).

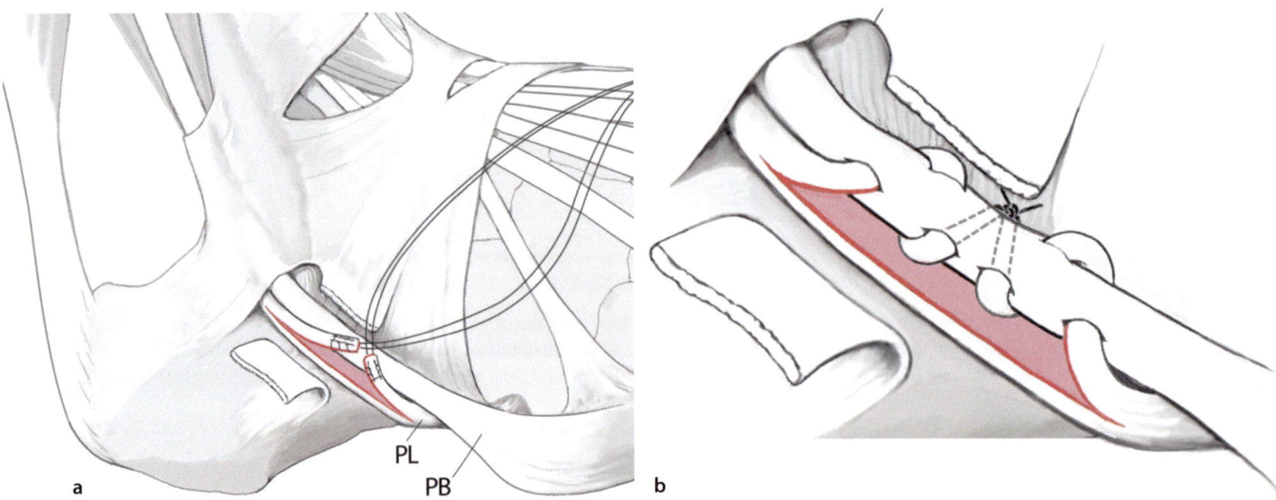

◘ **Abb. 7.27a,b** Peroneus-longus-Transfer in der Modifikation nach Manoli und Graham (2005) mit Erhalt eines plantaren Sehnenanteils als Tenodese. Die Sehne des M. peroneus longus (PL) wird mit der des M. peroneus brevis (PB) durch nicht-resorbierbare Naht gekoppelt

Technik: Transfer der Peroneus-longus-Sehne auf die Peroneus-brevis-Sehne

- Die Technik von Manoli und Graham (2005) hat sich bei dem Peroneus-longus-auf brevis-Transfer bewährt. Hierfür wird im inframalleolären Verlauf die Peroneus-longus-Sehne längsgespalten und die kraniale Sehnenhälfte durchtrennt.
- Beide abgespaltenen Sehnenhälften werden in Pulvertaft-Technik und mit leichter Spannung in die Peroneus-brevis-Sehne eingeflochten unter Verwendung von nicht-resorbierbarem Nahtmaterial (◘ Abb. 7.27).
- Dies entspricht im Effekt funktionell einer vollständigen Verlagerung des Peroneus-longus-Zugs auf den Peroneus-brevis-Ansatz unter Erhalt eines plantaren Peroneus-longus-Anteils als Tenodese zur Vermeidung einer zu weitgehenden Elevation des medialen Strahls.

7.11.2 Tibialis-posterior-(und Tibialis-anterior) Transfer

Der M. tibialis posterior verliert durch die Schwäche des M. peroneus brevis seinen wichtigsten Antagonisten und wird damit zu einer deformierenden Kraft, die die Inversion des talokalkaneo-navikularen Komplexes fördert. Daher ist eine Schwächung oder ein Transfer seiner Endsehne häufig erforderlich. Die Eversion kann auch durch eine (Teil)Versetzung der Tibialis-anterior-Sehne unterstützt werden, wie dies z. B. bei der neurogenen Klumpfuß-Deformität üblich ist; dies ist bei den Kavovarus-Deformitäten im Rahmen fortschreitender neurogener Leiden aber insofern nachteilig, als dieser Muskel im progredienten Lähmungsgeschehen in der Regel früh mitbetroffen ist.

Für den Tibialis-posterior-Transfer kommt entweder eine hälftige Versetzung auf die Peroneus-brevis-Sehne in Betracht (▶ Kap. 6.3.2) (dann allerdings unter Beachtung symmetrischer Spannung und ggf. kombiniert mit intramuskulärer Verlängerung weiter proximal zur Schwächung des verbleibenden Sehnen-Schenkels) oder üblicherweise eine Versetzung durch die Membrana interossea auf den Fußrücken (Hamel 2016). Auch ein Transfer auf den Tuber calcanei wird von manchen Operateuren befürwortet. In der Regel wird ein vollständiger Tibialis-posterior-Transfer kombiniert mit einer Rückfuß-Arthrodese, so dass die muskuläre Führung des Subtalarkomplexes nicht mehr von großer Bedeutung ist.

Der Tibialis-posterior-Transfer auf den Fußrücken eliminiert seine deformitätsfördernde Wirkung auf den talokalkaneo-navikularen Komplex vollständig, ohne dass eine Planovalgus-Deformierung hierdurch in der Regel zu befürchten ist. Es handelt sich jedoch um einen antiphasischen Transfer und häufig ist lediglich eine Tenodese-Wirkung zu erwarten. In der Literatur wird dieser Transfer unterschiedlich gewertet (Kumar et al. 2010; Mosca 2014). In der Nachbehandlung ist eine mehrmonatige Orthesenversorgung mit fußhebender Wirkung und Nachtschienung vorzusehen. Nach der Erfahrung des Autors hängt der funktionelle Effekt des Transfers besonders davon ab, ob zusätzlich das obere Sprunggelenk – etwa durch Lambrinudi-Arthrodese – in einen physiologischen Bewegungsbereich mit ausreichender Dorsal-Extendierbarkeit eingestellt wird.

Technik: TP-Transfer nach ventral (◘ Abb. 7.28)

- Die Tibialis-posterior-Sehne wird an ihrem Ansatz am Navikulare komplett abgelöst und nach leichter Ausdünnung an der Absetzungsstelle mit kräftigem nicht-resorbierbaren Faden sauber angeschlungen.
- Nach Mobilisierung kann sie über eine supramalleoläre dorsomediale Inzision herausgezogen werden.
- Eine dritte ventrale Inzision legt die Membrana interossea lateral der Tibia frei, in die ein etwa 1 cm breites, etwa 4–5 cm langes Fenster angelegt wird (direkt dahinter ist die A. peronea zu schonen).
- Mit einer gebogenen Klemme wird das Sehnenende aus der vorgenannten Inzision extraperiostal um die distale Tibia herum nach ventral verlagert.
- Von dort wird sie ober- oder unterhalb des Retinaculum extensorum auf den Fußrücken geleitet, wo sie am Schluss des Eingriffs unter Spannung in leicht extendierter Stellung des Sprunggelenks mithilfe einer Biotenodese-Schraube im Os cuneiforme laterale oder intermedium verankert wird.
- Die subkutane Verlagerung oberhalb des Retinaculums scheint durch den direkteren Verlauf eine etwas bessere Kraftentfaltung zu gewährleisten; allerdings kann die Sehne hier leicht unter der Haut vorspringen (▶ Kap. 6, Abb. 6.16).

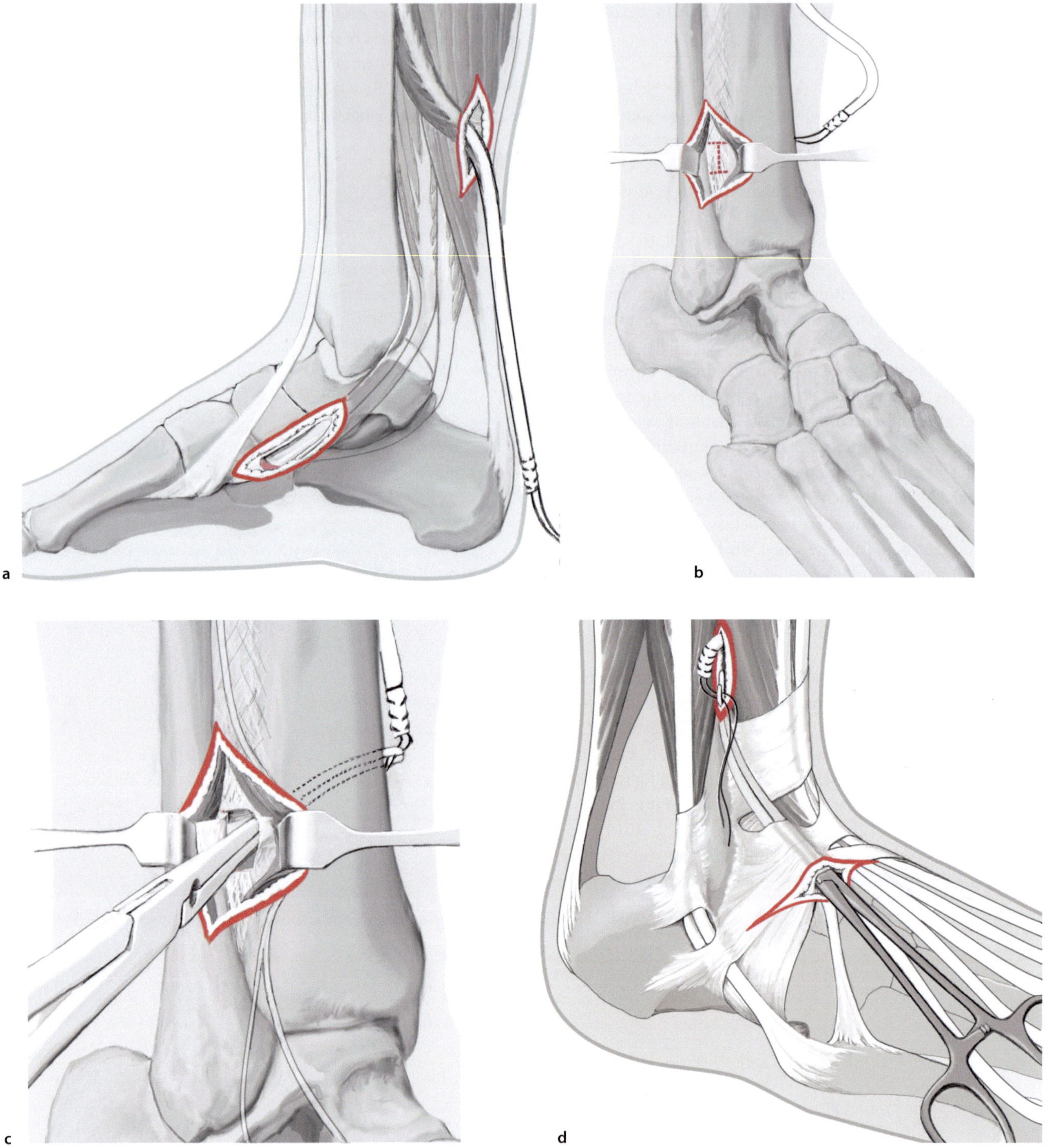

Abb. 7.28a–d Tibialis-posterior-Sehnentransfer auf den Fußrücken. Nach Ablösung der Sehne an ihrem Ansatz und Mobilisierung in eine zweite dorsomediale Inzision (**a**) wird ein Fenster in der Membrana interossea angelegt (**b**) und die Sehne nach ventral geleitet (**c**). Sie wird oberhalb des Retinaculum extensorum auf den Fußrücken transferiert (**d**), wo sie im Os cuneiforme laterale durch Bohrloch, Ausleiten der Anschlingfäden nach plantar, Spannen der Sehne und Fixation durch Interferenzschraube befestigt wird

7.12 Klauenzehen

An der Entstehung der Klauenzehen bei progredienter Kavovarus-Deformität sind neben der – klinisch schwer beurteilbaren – Schwäche der kurzen Fußmuskulatur einschließlich des M. flexor hallucis brevis besonders die langen Streck- und Beugesehnen pathogenetisch beteiligt (◘ Abb. 7.29a). Durch die Überaktivität der langen Strecker (Extensor-Substitution) kommt es zur Hyperextension der Zehengrundgelenke. Die langen Beuger sind an Mittel- und Endgelenk flektierend wirksam und unterstützen zusätzlich die Hyperextension der Grundgelenke damit indirekt.

Drei Korrekturprinzipien können hier alternativ oder kombiniert zur Anwendung gebracht werden, Sehnenverlängerungen erscheinen dagegen nicht empfehlenswert:

Technik: PIP-(bzw. IP-)Arthrodese

- Offene Resektion der Mittelgelenke bzw. des Interphalangeal-Gelenks der Großzehe über einen U-förmigen bzw. S-förmigen Zugang mit temporärer Tenotomie der Strecksehne und Kirschner-Draht-Fixation (am IP-Gelenk Schrauben-Osteosynthese). Auch eine minimal-invasiv durchgeführte Arthrodese mit Resektion der knorpeligen Gelenkflächen ist möglich.
- **Vorteil:** Erhöht die flektierende Wirkung der langen Beuger auf das Grundgelenk
- **Nachteile:** Beseitigt nicht die störende Extensor-Substitution, sofern diese nicht durch andere Maßnahmen reduziert wird und führt zur Hyperextension der gesteckten Zehe oder zur erneuten Beugestellung bei pseudarthrotischer Heilung

Technik: Rückverlagerung der langen Beuger auf die Grundgliedbasis (auch im Verbund mit PIP-/IP-Arthrodese)

- Über zwei plantare Zugänge wird die lange Beugesehne an den Kleinzehen abgesetzt und gespalten nach dorsal geleitet, wo sie in der Strecksehnenhaube vernäht wird.
- Am ersten Strahl empfiehlt sich die Fixation einer abgespaltenen Sehnenhälfte über ein Bohrloch in der Grundgliedbasis (Kadel et al. 2005; ◘ Abb. 7.29c).
- **Vorteil:** Erhöht die flektierende Wirkung der langen Beuger auf die Grundgelenke deutlich
- **Nachteil:** In Fällen sehr ausgeprägter Extensor-Substitution besonders am ersten Strahl nicht ausreichend wirksam. Es sollte ggf. eine perkutane Tenotomie der Strecksehne in Höhe der Grundgelenke hinzugefügt werden.

Technik: Rückverlagerung der langen Zehenstrecker auf den Mittelfuß (Jones, Hibbs)

- Die langen Strecksehnen der Kleinzehen werden in Höhe des distalen Mittelfußes abgesetzt und entweder auf die Peroneus-tertius-Sehne (wenn vorhanden) oder knöchern auf die Tarso-Metatarsal-Region versetzt. Es ist für die Wirkung ausreichend, zwei Endsehnen des M. extensor digitorum longus zu fixieren.
- Die distalen Sehnenstümpfe werden an die Extensor-digitorum-brevis-Sehnen genäht.
- Am ersten Strahl wird die Extensor-hallucis-longus-Sehne auf den Metatarsale-I-Hals rückversetzt, in der Regel in Verbindung mit einer Naht des distalen Sehnenstumpfes an die Extensor-hallucis-brevis-Sehne und einer Arthrodese des Interphalangealgelenkes (Jones-Prozedur; ◘ Abb. 7.29b).
- Mosca (2014) fügt immer eine perkutane Tenotomie der langen Beugesehne in Höhe der Grundgelenksbeugefalte hinzu.
- **Vorteil:** Sehr wirksame, vollständige Beseitigung der Extensor-Substitution
- **Nachteile:** Am ersten Strahl besteht die Gefahr der „hängenden" Großzehe und dorsal-bunion-Entwicklung (Breusch et al. 2000); bei der HSMN ist zudem mit einer progredienten Schwächung der langen Zehenstrecker im weiteren Krankheitsverlauf zu rechnen. Die Indikation sollte daher nur in besonders schweren Fällen gestellt werden.

Empfehlung des Autors zur Behandlung der Klauenzehen bei Kavovarus-Deformitäten:

- In leichteren Fällen zunächst nur Kavovarus-Korrektur, allenfalls IP-/PIP-Arthrodesen
- In mittelschweren Fällen: Rückverlagerung der langen Beuger (◘ Abb. 7.29c) im Verbund mit IP-/PIP-Arthrodesen
- In schweren Fällen: Rückverlagerung der langen Strecker an den Kleinzehen unproblematisch, am ersten Strahl bei strenger Indikationsstellung alternativlos (◘ Abb. 7.30b)
- Bei schweren Kavovarus-Deformitäten kommt ein zweizeitiges Vorgehen in Betracht, bei dem im ersten Schritt Rück- und Mittelfuß knöchern-weichteilig korrigiert werden und etwa 6 Wochen später supramalleoläre Rotation, OSG-Bandplastik und Zehenkorrekturen hinzugefügt werden. Dies wirkt sich auf die Dosierung günstig aus und verlängert die Ausheilungsphase nicht unzumutbar

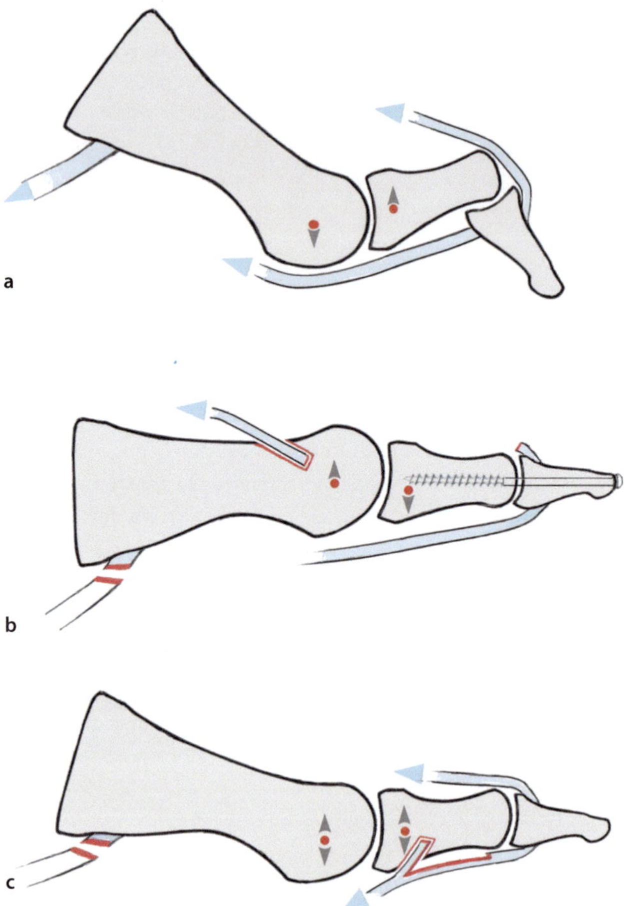

◘ **Abb. 7.29a–c** Muskuläre Dysbalance in der Entstehung der Klauenzehen-Deformität am ersten Strahl (**a**): Durch Überaktivität des M. peroneus longus und des M. extensor hallucis longus (Extensor-Substitution) kommt es zur Plantarisierung des medialen Strahles und zur Hyperextension im Großzehengrundgelenk, die durch den am Endglied inserierenden M. flexor hallucis longus (bei Schwäche des M. flexor hallucis brevis) eher noch verstärkt wird. Durch Peroneus-longus-Transfer in Kombination mit einer Rückverlagerung der Extensor-hallucis-longus-Sehne und Interphalangeal-Arthrodese (Jones-Prozedur) (**b**) kann es zur übermäßigen Wirkung mit Entstehung eines dorsal bunion kommen. Dagegen ist eine Rückverlagerung der Flexor-hallucis-longus-Sehne auf die Grundgliedbasis in nicht zu aus geprägten Fällen geeignet zur muskulären Rebalancierung ohne Verlust der aktiven Dorsalextension (**c**)

7.13 Ergebnisse

Die Ergebnisse bei weniger schwerer Grunderkrankung und Progredienz sind ausgesprochen günstig, insbesondere bei den sogenannten idiopathischen Hohlfüßen. Es liegen dagegen nur begrenzt längerfristige Ergebnisse nach gelenkerhaltenden Eingriffen bei schwerer neurogener Grunderkrankung vor. Ward et al. (2008) fanden nach Metatarsale-I-Basis-Osteotomie in Kombination mit Sehnentransfers bei 41 behandelten Füßen von jugendlichen Patienten mit Morbus Charcot-Marie-Tooth günstige Langzeitergebnisse nach im Mittel 26,1 Jahren. Dies ging allerdings mit häufigem Rückfußvarus-Rezidiv einher, aber nur acht Nachoperationen wurden notwendig und keine sekundäre Triple-Arthrodese. Die mittelfristigen Ergebnisse von Wicart und Seringe (2006) zeigten zufriedenstellende Ergebnisse in 63,9 % nach tarsalen Osteotomien mit Weichteil-Korrektur. In 33 % der 36 Fälle war eine sekundäre Triple-Arthrodese erforderlich.

Da die berichteten Langzeit-Ergebnisse nach Triple-Arthrodese nicht günstig sind (Wetmore und Drennan 1989), erscheint eine rechtzeitige gelenkerhaltende Korrektur im Jugendalter durchaus empfehlenswert. Mit einer nicht-geringen Reoperationsrate muss allerdings gerechnet werden. Entscheidend sind die Abschätzung des weiteren Verlaufs (Familien-Anamnese, neurologische Abklärung, Verlaufsbeobachtung) und die optimale Terminierung mit Vermeidung von Unterkorrekturen und damit Mehrfacheingriffen. Ist eine Triple-Arthrodese erforderlich, so werden die exakte Einstellung im Hinblick auf einen günstigen Bewegungsbereich des oberen Sprunggelenks und eine gute Verteilung der noch erhaltenen Muskelkräfte über die langfristige Prognose entscheiden. Eine fortschreitende OSG-Arthrose scheint weniger aus der Tatsache einer tarsalen Arthrodese in sich zu resultieren, als vielmehr aus einer einseitigen Last- und Krafteinwirkung und einem vorderen Anschlagphänomen (vgl. z. B. ◘ Abb. 7.20a).

Literatur

d'Astorg H, Rampal V, Seringe R, Glorion C, Wicart P (2016) Is non-operative management of childhood neurologic cavovarus foot effective? Orthop Traumatol Surg Res 102: 1087–1091

Breusch SJ, Wenz W, Döderlein L (2000) Function after correction of a clawed great toe by a modified Robert Jones transfer. J Bone Joint Surg 82-B: 250–254

Cole WH (1940) The treatment of claw-foot. J Bone Joint Surg 22-A: 895–908

Coleman SS (1983) Complex foot deformities in children. Lea & Febiger, Philadelphia

Coleman SS, Chesnut WJ (1977) A simple test for hindfoot flexibility in the cavovarus foot. Clin Orthop 123: 60–62

Döderlein L, Wenz W, Schneider U (2000) Der Hohlfuß. Springer, Berlin Heidelberg

Hamel J (2015) Kalkaneus-Scarf-Osteotomie zur Korrektur von subtalaren Rückfuß-Varusdeformitäten. Oper Orthop Traumatol 27:308–316

Hamel J (2016a) Pedografie bei Cavovarus-Deformitäten. Orthopädie-Schuhtechnik. Sonderheft Pedografie: 54–56

Hamel J (2016b) Peronäalsehnenrekonstruktion mit gelenkerhaltender Korrektur bei leichter Kavovarusfehlstellung. In: Hamel J, Zwipp H (Hrsg) Meistertechniken in der operativen Orthopädie und Unfallchirurgie – Sprunggelenk und Rückfuß. Springer, Berlin Heidelberg, S. 235–246

Hamel J (2016c) Tarsale Arthrodesen mit Sehnentransfer zur Korrektur der schweren Kavovarus und Equinovarusdeformität. In: Hamel J, Zwipp H (Hrsg) Meistertechniken in der operativen Orthopädie und Unfallchirurgie – Sprunggelenk und Rückfuß. Springer, Berlin Heidelberg, S. 247–258

Hamel J (2017) Korrekturen und Indikationen einer Pes-cavovarus-Deformität bei Kindern und Jugendlichen. Oper Orthop Traumatol 29: 473–482

Hansen ST (2008) The cavovarus/supinated foot deformity and external tibial torsion: the role of the posterior tibial tendon. Foot Ankle Clin 13: 325–328

Hansen ST (2010) Adult consequences of pediatric foot disorders. In: Mc Carthy JJ, Drennan JC (Hrsg) Drennan's The child's foot and ankle, 2. Aufl, Lippincott, Philadelphia, S. 526–530

Hibbs RA (1919) An Operation for „Claw Foot". J Am Med Ass 73: 1583–1585

Jones R (1916) The soldier's foot and the treatment of common deformities of the foot. Part II. Claw foot. Br Med J 1: 749–752

Kadel NJ, Donaldson-Fletcher EA, Hansen ST, Sangeorzan BJ (2005) Alternative to the modified Jones procedure: Outcomes of the flexor hallucis longus (FHL) tendon transfer procedure for correction of clawed hallux. Foot Ankle Int 26: 1021–1026

Kumar SJ, Kowtharapu DN, Rogers KJ (2010) Cavus deformity. In: Drennan's The child's foot and ankle (Hrsg.: Mc Carthy, Drennan JC), second edition. Lippincott, Philadelphia, S. 174–187

Lambrinudi C (1927) New operation on drop-foot. Br J Surg 15: 193

Manoli A, Graham B (2005) The subtle cavus foot, „the underpronator", a review. Foot Ankle Int 26:256–263

Mosca VS (2014) Principles and management of pediatric foot and ankle deformities and malformations. Wolters Kluwer, Philadelphia

Orthner E (2011) OSG-Prothese bei Varusinstabilität – eine neue Möglichkeit der Korrektur. FussSprungg 9: 96–101

Saltzman CL, Fehrle MJ, Cooper RR, Spencer EC, Ponseti IV (1999) Triple Arthrodesis: Twenty-five and forty-four-year average follow-up of the same patients. J Bone Joint Surg 81-A: 1391–1402

Smith TF, Pitts T, Green DR (1992) Pes cavus. In: Mc Glamry ED, Banks A, Downey MS (Hrsg) Comprehensive textbook of foot surgery, 2. Aufl, Vol. 1 Williams & Wilkins, Baltimore

Steindler A (1920) Stripping of the os calcis. J Orthop Surg 2:8–12

Tachdjian MO (1985) The child's foot. WB Saunders Philadelphia

Ward CM, Dolan LA, Bennet DL, Morcuende JA, Cooper RR (2008) Long-term results of reconstruction for treatment of flexible cavovarus foot in Charcot-Marie-Thooth Disease. J Bone Joint Surg 90-A: 2631–2642

Wetmore RS, Drennan JC (1989) Long-term results of triple arthrodesis in Charcot-Marie-Tooth Disease. J Bone Joint Surg 71-A: 417–422

Wicart P, Seringe R (2006) Plantar opening-wedge osteotomy of cuneiform bones combined with selective plantar release and Dwyer osteotomy for pes cavovarus in children. J Pediatr Orthop 26:100–108

Supramalleoläre Fehlstellungen

J. Hamel, *Operative Behandlung von Fuß und Sprunggelenk im Kindes- und Jugendalter*
https://doi.org/10.1007/978-3-662-56592-6_8

Wachstumsstörungen und Fehlstellungen der Supramalleolar-Region werden entweder – bei unterschiedlicher Genese – isoliert oder im Rahmen komplexer Unterschenkel-/Fußdeformitäten beobachtet.

8.1 Physiologisches Wachstumsverhalten des distalen Unterschenkels

Das harmonische Wachstum von Tibia und Fibula ist Voraussetzung für eine achsengerechte Entwicklung der Supramalleolarregion und des oberen Sprunggelenks, an dem beide Skelettelemente gelenkbildend beteiligt sind. Im Kleinkindalter ist eine supramalleolär valgische Einstellung physiologisch.

Die relative Bedeutung der distalen Tibia- und Fibulawachstumsfuge für das Längenwachstum im Lebensalter der hier vorgestellten Behandlungsbeispiele nimmt gegenüber den proximalen Fugen ab dem frühen Schulkindalter (Fibula) bzw. ab etwa 10 Jahren (Tibia) kontinuierlich ab. Das verbleibende durchschnittliche Restwachstum für die distale Fibulafuge ist trotzdem in den Wachstumsphasen des Schulkind-Alters noch ganz erheblich und beträgt z. B. beim Jungen mit 10 Jahren noch über 5 cm (Mädchen über 3 cm), mit 12 Jahren noch über 2 cm (Mädchen über 1 cm) (Pritchett 1992). Das nach operativen Maßnahmen postoperativ noch erfolgte Restwachstum an der Tibia kann an der Harris-Linie retrospektiv gut abgelesen werden (z. B. ◻ Abb. 8.2c).

8.2 Klinische und radiologische Erfassung

Bei der klinischen Beurteilung der Rückfußachse durch Inspektion von hinten ist zu berücksichtigen, dass supramalleoläre Fehlstellungen durch das Subtalargelenk kompensiert werden können. So wird z. B. die supramalleoläre Varus-Deformität klinisch erst deutlich imponieren, wenn die Bewegungsgrenze der kompensatorischen Eversion des talokalkaneo-navikularen Komplexes erreicht ist. Palpatorisch steht die Fibulaspitze physiologischerweise deutlich tiefer als die Innenknöchelspitze, bei supramalleolären Valguszuständen erscheinen die Malleolen dagegen auf gleicher Höhe.

Klinisch sollte außerdem das Rotationsprofil der unteren Extremität geprüft werden. Die Malleolargabel zeigt physiologisch etwa 20–25° Außenrotation gegenüber der Kniegelenksdrehachse (▶ Kap. 1, Abb. 1.69). Dies wird am hängenden Unterschenkel durch Abgleich der Kniegelenksbewegungsachse gegenüber der Malleolarachse geprüft. Inversions-Fehlstellungen des Rückfußkomplexes führen zu supramalleolärer Außenrotationsfehlstellung (▶ Kap. 7). Ein innenrotiertes Gangbild, wie es insbesondere im Alter zwischen 3 und 8 Jahren bei gesunden Kindern häufig beobachtet wird, kann seine Ursache auf 3 Ebenen haben (abgesehen von Zuständen nach fehlverheilten Frakturen der langen Röhrenknochen):

1. Vermehrte Schenkelhals-Anteversion,
2. Unterschenkel-Innenrotationsfehlstellung und
3. Sichelfüßigkeit.

Rotationsfehlstellungen des Unterschenkels zeigen in der Regel keine Spontankorrektur während des Wachstums.

Eine klinisch zu beobachtende Rückfußvalgus-Deformität ist in den allermeisten Fällen im subtalaren Komplex lokalisiert; bei Verdacht sollte jedoch eine supramalleoläre Komponente durch ein OSG-ap-Röntgenbild im Stand ausgeschlossen werden. Im OSG-ap-Bild befindet sich die distale Fibulawachstumsfuge im Normalfall etwa in Gelenkspalthöhe, bei Kleinkindern etwas höher (Dias 1985). Für die quantitative Beurteilung supramalleolärer Fehlstellungen hat sich die Bestimmung des Medialen Distalen Tibia-Winkels (MDT-Winkel) bewährt (◻ Abb. 8.1), der physiologischerweise etwa 90° beträgt, im Kleinkindesalter jedoch deutlich höher ist (▶ Kap. 4.1). Knupp et al. (2005) fanden nach Wachstumsabschluss Normalwerte von im Mittel 92,4° (SA 3,1°). Eine nicht horizontale Einstrahlrichtung bei gekippter Röntgenröhre (z. B. auch bei Beinganzaufnahmen) kann falsch pathologische Winkel darstellen.

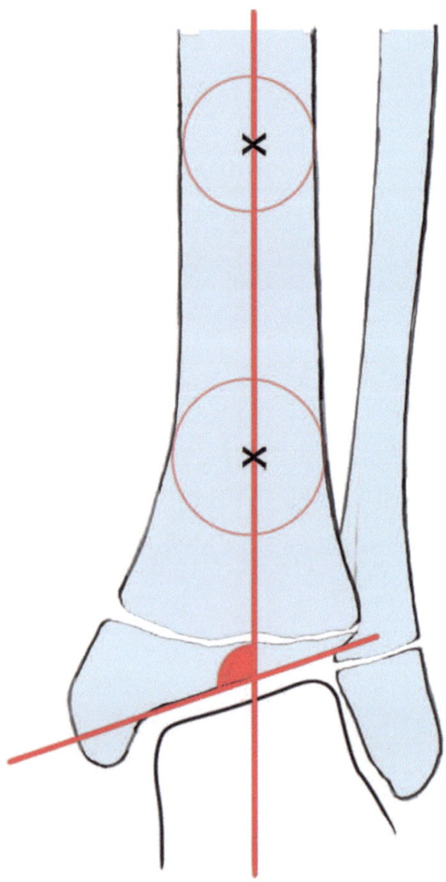

◻ **Abb. 8.1** Bestimmung des Medialen Distalen Tibia-Winkels (MDT-Winkel) aus der Längsachse der Tibia und der Neigung der tibialen Gelenkfläche

8.3 Die supramalleoläre nicht-traumatische Valgus-Deformität

Während supramalleoläre Valgus-Deformitäten bei zahlreichen Grunderkrankungen beobachtet werden, sind Varusfehlstellungen außer nach Wachstumsfugenverletzung der distalen Tibia (▶ Abschn. 8.4) ausgesprochen selten.

8.3.1 Pathogenese

Ein Valgusfehlwachstum ist in vielen Fällen Folge einer fehlenden Kontinuität (z. B. Fibuladefekt, Z. n. Fibulaentnahme) oder einer unzureichenden Längenentwicklung der Fibula (z. B. fibulare Hemimelie, Neurofibromatose). In anderen Fällen ist eine Osteonekrose der anterolateralen Tibia-Epiphyse (Nell et al. 2015) oder eine tibiofibulare Verkoppelung (z. B. Synostose oder Exostose) ursächlich anzusprechen, offenbar in Verbindung mit einer Fibulaverkürzung. Die nicht seltene Valgus-Deformität beim idiopathischen Klumpfuß (insbesondere bei postoperativer Überkorrektur, vgl. ▶ Kap. 1.6.3) ist in ihrer Pathogenese nicht vollständig klar – die Destabilisierung der medialen Fußsäule spielt vermutlich eine wichtige Rolle – ebenso wie gelegentlich beobachtete „idiopathische" Fälle. Love et al. (1990) fanden eine Persistenz der im frühen Kleinkindalter physiologisch valgisch eingestellten Supramalleolar-Region bei Kindern mit Rückfußvalgus-Deformitäten.

Die supramalleoläre Valgus-Deformität kann durch Inversionsstellung des subtalaren Gelenkkomplexes kompensiert und damit klinisch maskiert werden. Durch die im oberen Sprunggelenk wirkenden Scherkräfte kann es zu einer Destabilisierung der Syndesmose mit erweitertem medialen „Clearspace" (Innenknöchel-Talus-Abstand) kommen (◘ Abb. 8.4, ◘ Abb. 8.6, ◘ Abb. 8.9, ◘ Abb. 8.14, ◘ Abb. 8.15).

Krankheitsbilder mit supramalleolärer Valgus-Deformität (Auswahl):

- Neurofibromatose (◘ Abb. 8.10)
- Multiple kartilaginäre Exostosen (◘ Abb. 8.6 und ◘ Abb. 8.7)
- Zustand nach Unterschenkel-Verlängerung (◘ Abb. 8.4)
- Fibulare Hemimelie/Zustand nach Fibularesektion (◘ Abb. 8.8)
- Zerebralparese/MMC (gehfähig)
- Klumpfuß(-Überkorrektur) und Talus verticalis (◘ Abb. 8.2 und ▶ Kap. 3, Abb. 3.10)
- Osteonekrose der anterolateralen Tibia-Epiphyse (◘ Abb. 8.3, ◘ Abb. 8.8 und ◘ Abb. 8.9)
- „Idiopathische supramalleoläre Valgus-Deformität"
- Kugeltalus (◘ Abb. 8.11)

8.3.2 Wachstumslenkung durch Hemiepiphyseodese

Durch temporäre oder definitive Wachstumsbremsung der distalen medialen Wachstumsfuge der Tibia kann ein gerichtetes Längenwachstum erreicht werden mit dem Ziel einer Korrektur der Valgus-Deformität. Es konnte ein Korrektureffekt von etwa 0,6° pro Monat festgestellt werden (Rupprecht et al. 2015; Stevens et al. 2011). Die Verwendung von Klammern, Eight-Plates (Stevens et al. 2011) oder einer Schraube (◘ Abb. 8.2 und ◘ Abb. 8.3) ist alternativ möglich. Durch die Positionierung mehr ventral oder dorsal ist in begrenztem Umfang der Effekt auch in der Sagittalebene wirksam. Das Implantat wird bei der temporären Wachstumsbremsung belassen, bis eine leichte Überkorrektur erreicht ist. Mit einem leichten Korrektur-Verlust nach Metallentfernung muss gerechnet werden („rebound-effect"). ◘ Abb. 8.2 und ◘ Abb. 8.3 zeigen zwei Anwendungsbeispiele. Weitere Beispiele der temporären Epiphyseodese beim idiopathischen Klumpfuß finden sich in ▶ Kap. 1, Abb. 1.65, Abb. 1.73, Abb. 1.77 und Abb. 1.105.

Technik: Hemiepiphyseodese

- Durch eine Stichinzision am Innenknöchel wird unter Bildwandlerkontrolle ein Kirschner-Draht so in der distalen Tibia platziert, dass er die Wachstumsfuge weitestmöglich medial kreuzt und das OSG nicht tangiert.
- Über den Führungsdraht wird eine Kleinfragment-Spongiosaschraube mit durchgehendem Gewinde appliziert.

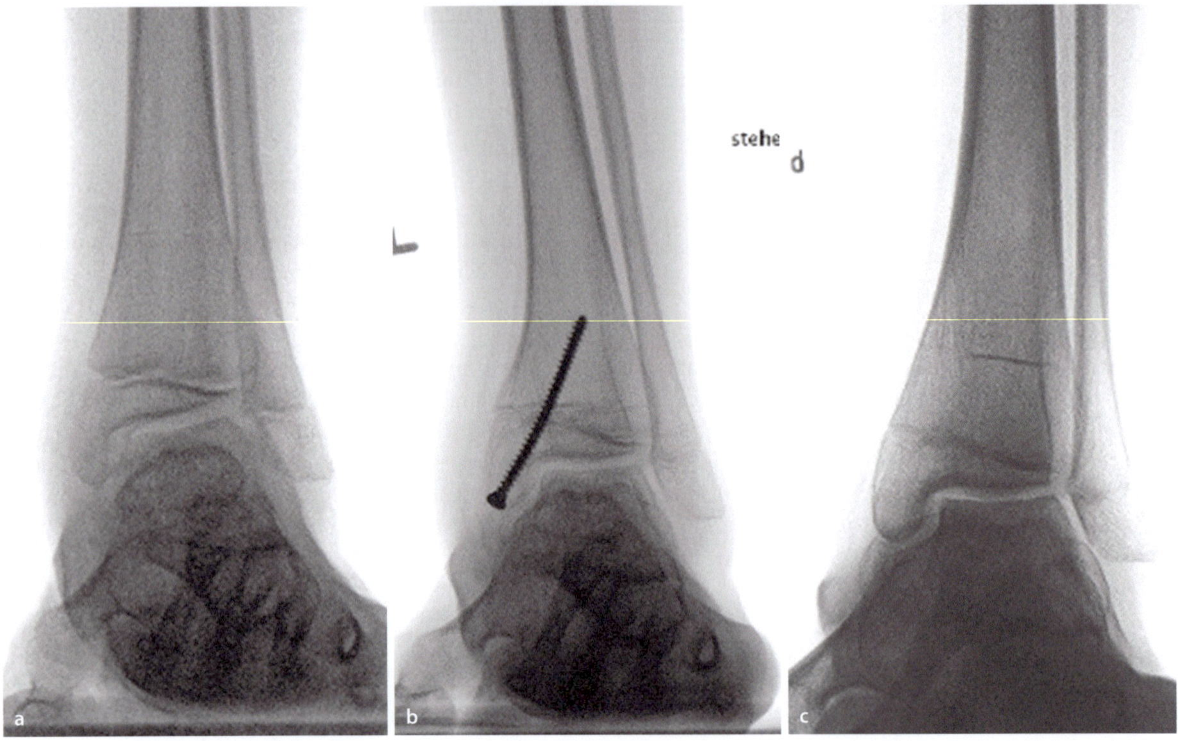

Abb. 8.2a–c 11,5-jähriger Junge, Überkorrektursymptomatik nach auswärts operativ behandeltem idiopathischem Klumpfuß. Ein deutliches supramalleoläres Fehlwachstum (**a**) konnte durch mediale Hemiepiphyseodese korrigiert werden. Die Schraube wurde für 1,5 Jahre belassen (**b**). Eine steilere Platzierung der Schraube mit noch weiter medial gelegenem Schnittpunkt mit der Epiphysenfuge wäre besser. Das erhebliche Restwachstum der Tibia bis zum Wachstumsabschluss ist an der Harris-Linie gut zu erkennen (**c**)

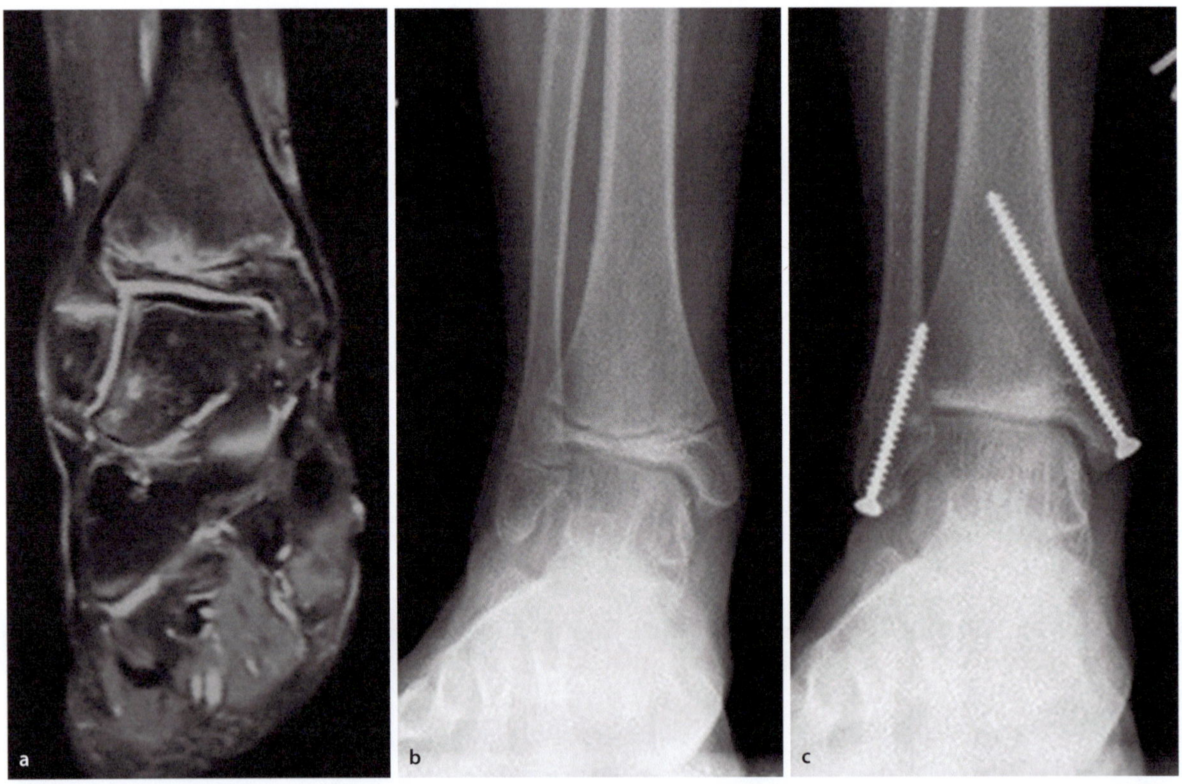

Abb. 8.3a–c 13,2-jähriger Junge, Valgusfehlwachstum bei Osteonekrose der anterolateralen Tibia-Epiphyse mit erheblichen belastungsabhängigen Beschwerden (**a**, **b**). Durch temporäre Tibia-Hemiepiphyseodese und Fibula-Epiphyseodese konnte die Fehlstellung in 13 Monaten weitgehend korrigiert werden (**c**), obwohl die Epiphyseodese erst kurz vor Wachstumsende durchgeführt wurde. Der Patient war danach beschwerdefrei

8.3.3 Supramalleolär-varisierende Korrektur-Osteotomie

Ist eine rein-wachstumslenkende Maßnahme aus Gründen des zu geringen noch verbleibenden Restwachstums oder des Deformitätsausmaßes nicht ausreichend oder eine Rotation zusätzlich erforderlich, so kommt eine Korrektur-Osteotomie in Betracht, ggf. auch in Kombination mit Epiphyseodese. Diese Osteotomie kann bei kleineren Korrekturwinkeln in Closed-wedge- oder Open-wedge-Technik (◘ Abb. 8.15) durchgeführt werden.

Das Problem der supramalleolären Osteotomien mit ausgeprägterem Korrektureffekt in der Frontalebene besteht darin, dass die Lage des zu wählenden Drehpunkts der Osteotomie in Gelenkspalthöhe oder sogar in Projektion auf den Corpus tali zu wählen ist und sowohl eine Open-wedge-Osteotomie als auch eine Closed-wedge-Osteotomie wegen der Lage ihres jeweiligen Drehpunkts im Bereich der zu erhaltenden Kortikalis mit einer ganz erheblichen Seitversetzung verbunden wäre. Dies ist in ◘ Abb. 8.4b in Form einer Planungsskizze demonstriert.

Eine einfache Closed- oder Open-wedge-Osteotomie der distalen Tibia ist daher nur bei sehr geringem Korrekturbedarf zu empfehlen, ansonsten ist nach den Gesetzen des CORA (center of rotation of angulation) (Paley 2002) die Technik nach Wiltse (1972) vorzuziehen, mit der bei der varisierenden Osteo-

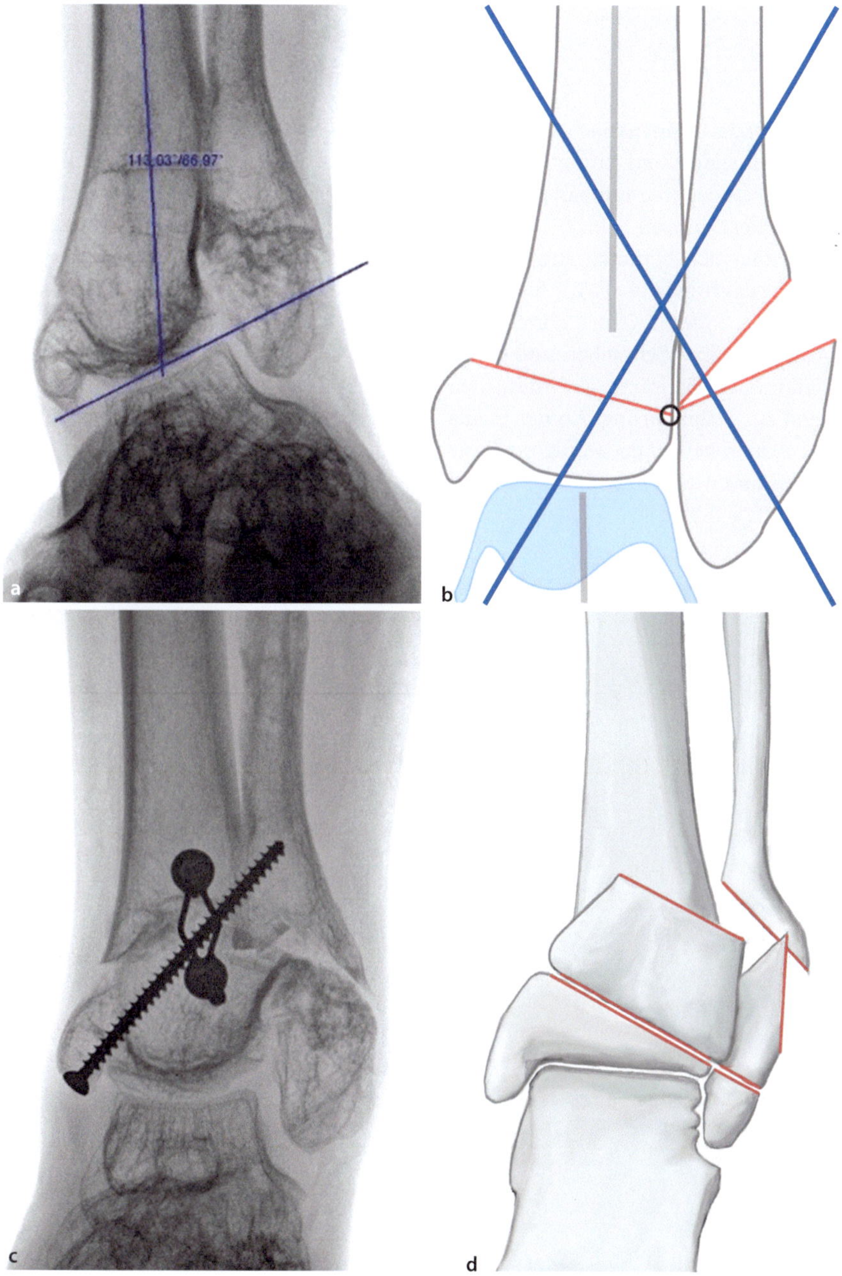

◘ **Abb. 8.4a–d** 10,5-jähriges Mädchen mit Morbus Ollier:Enchondromatose und schwerem Valgusfehlwachstum nach Unterschenkel-Verlängerung (**a**), MDT-Winkel ca. 113°. Die Planungsskizze für eine Closed-wedge-Osteotomie der Tibia (**b**) zeigt eine ausgeprägte Medialisierung des Talus gegenüber der Tibia bei einem Drehpunkt der Osteotomie in der lateralen Tibia Corticalis (*eingezeichneter Kreis*). Wie die Planungsskizze zeigt, verstärkt diese Form der Osteotomie den varisierenden Effekt auf die Rückfußausrichtung, hat aber eine deutliche Prominenz des Innenknöchels zur Folge und ist daher weniger empfehlenswert. Dagegen ergibt die Korrektur in der Wiltse-Technik (Wiltse 1972) (**c**) eine gute Ausrichtung tibiotalar (**c** und **d**)

Technik: varisierende supramalleoläre Osteotomie nach Wiltse:

- Vor dem Eingriff wird eine Planungs-Skizze gefertigt, die insbesondere das Ausmaß der erforderlichen Seitversetzung erkennen lässt (◘ Abb. 8.4b und ◘ Abb. 8.13b).
- Die distale Tibiabasis wird über eine Längsinzision dargestellt, wobei man zwischen Tibialis-anterior- und Extensor-hallucis-longus-Sehne unter Schonung der oberflächlichen und tiefen Gefäß-Nerven-Strukturen eingeht. Etwa 2,5 cm oberhalb des Gelenkspalts wird eine quere Osteotomie nach Markierung unter Bildwandler durchgeführt.
- In die proximale Osteotomiefläche wird eine zeltförmige Stufe unter Erhalt der medialen Corticalis gesägt, deren lateraler Schenkel dem geplanten Korrektur-Winkel entspricht.
- Die Fibula wird über eine separate Längsinzision etwa in gleicher Höhe wie die Tibia schräg von lateral kaudal nach medial kranial osteotomiert.
- Bei deutlicher Verkürzung der Fibula ist eine Verlängerung sinnvoll, die entweder Z-förmig oder durch Interposition eines Transplantats realisiert werden kann.
- Je nach erforderlichem Ausmaß der Achskorrektur muss das distale Fragment der Tibia-Osteotomie nun nach lateral versetzt werden. Hierbei hat sich als Manipulierhilfe der Hintermann-Distraktor sehr bewährt (◘ Abb. 8.5). Mit ihm kann die Seitversetzung durch Drehbewegungen unter leichter Distraktion bewerkstelligt werden.

8

tomie eine übermäßige Prominenz des Innenknöchels und eine übermäßige Verkürzung zu vermeiden sind. In der Regel erscheint eine zusätzliche Fibula-Osteotomie mit varisierendem und ggf. auch verlängerndem Effekt sinnvoll.

Für die Osteosynthese haben sich perkutan eingebrachte gekreuzte Kirschner-Drähte bewährt (◘ Abb. 8.7b), die in der Regel bereits nach etwa 4 Wochen entfernt werden können. Bei älteren Kindern und Jugendlichen sind Schrauben und Claw-Plates (◘ Abb. 8.8) in Verbindung mit immer erforderlichen Cast-Verbänden ausreichend zur Stabilisierung. An der Fibula können wenig auftragende Platten verwendet werden, wie sie sonst im Vorfußbereich zum Einsatz kommen (◘ Abb. 8.6 und ◘ Abb. 8.7).

Weitere Anwendungsbeispiele der supramalleolär-varisierenden Osteotomie werden in den ◘ Abb. 8.6, ◘ Abb. 8.7, ◘ Abb. 8.9, ◘ Abb. 8.10 und ◘ Abb. 8.11 dargestellt. Bei den zum supramalleolären Valgusfehlwachstum disponierenden Grunderkrankungen mit Korrekturbedarf gibt es jeweils charakteristische krankheitsspezifische zusätzliche Besonderheiten, die anhand von Beispielen angesprochen werden sollen:

- Bei den multiplen kartilaginären Exostosen sind meist von der Fibula ausgehende Exostosen zu beobachten, die ein Verhaken der Fibula gegenüber der Tibia verursachen können und dann zu resezieren sind. Zudem ist die Fibula in der Regel deutlich verkürzt, so dass meist eine Verlängerung notwendig ist (◘ Abb. 8.6 und ◘ Abb. 8.7).

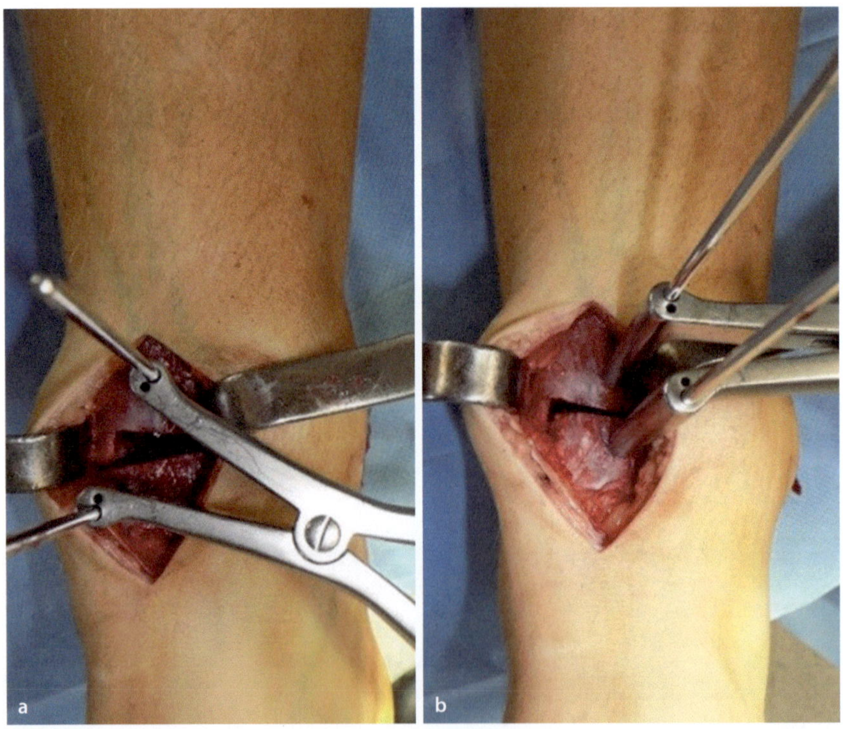

◘ **Abb. 8.5a,b** Einsatz des Hintermann-Distraktors für die Lateral-Versetzung des distalen Fragments bei der supramalleolär-varisierenden Osteotomie. Zwei K-Drähte werden asymmetrisch in die beiden Osteotomiepartner gesetzt (**a**). Durch Rotation des Distraktors (in diesem Fall gegen den Uhrzeigersinn) kann die erforderliche Lateralisierung des distalen Fragments bewerkstelligt werden (**b**). Die im proximalen Fragment angelegte Nut ist gut erkennbar

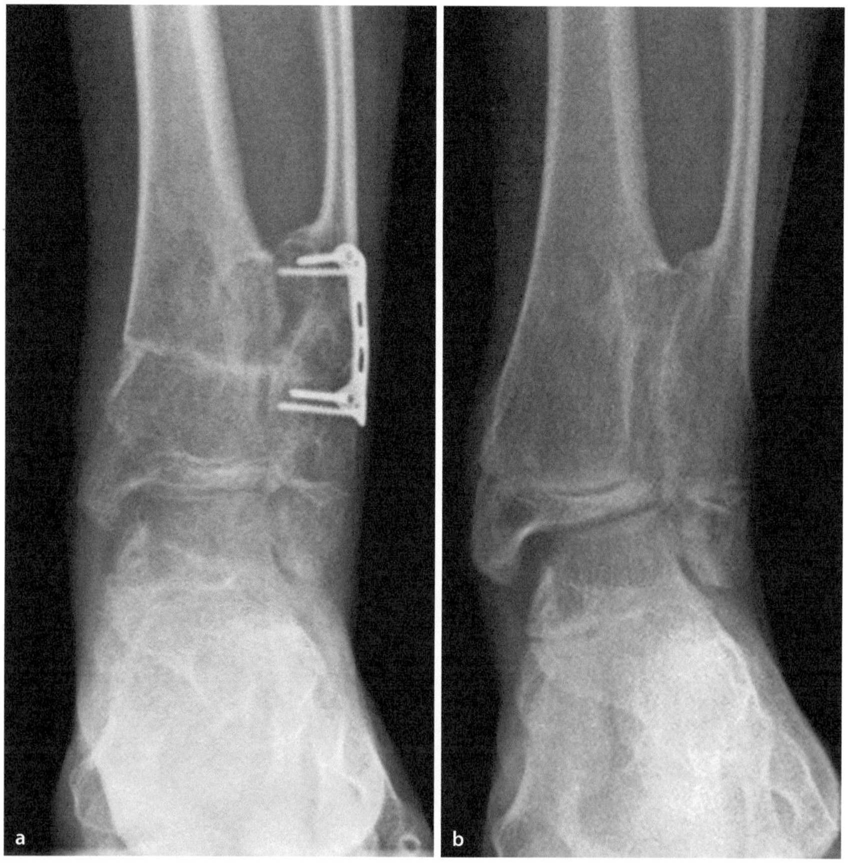

Abb. 8.6a,b 14-jähriger Patient mit multiplen kartilaginären Exostosen und supramalleolärer Valgus-Deformität (**a**). Der mediale Clearspace (Innenknöchel-Talus-Abstand) ist deutlich erweitert. Nach Tibia- und Fibula-Osteotomie gute Korrekturstellung (**b**)

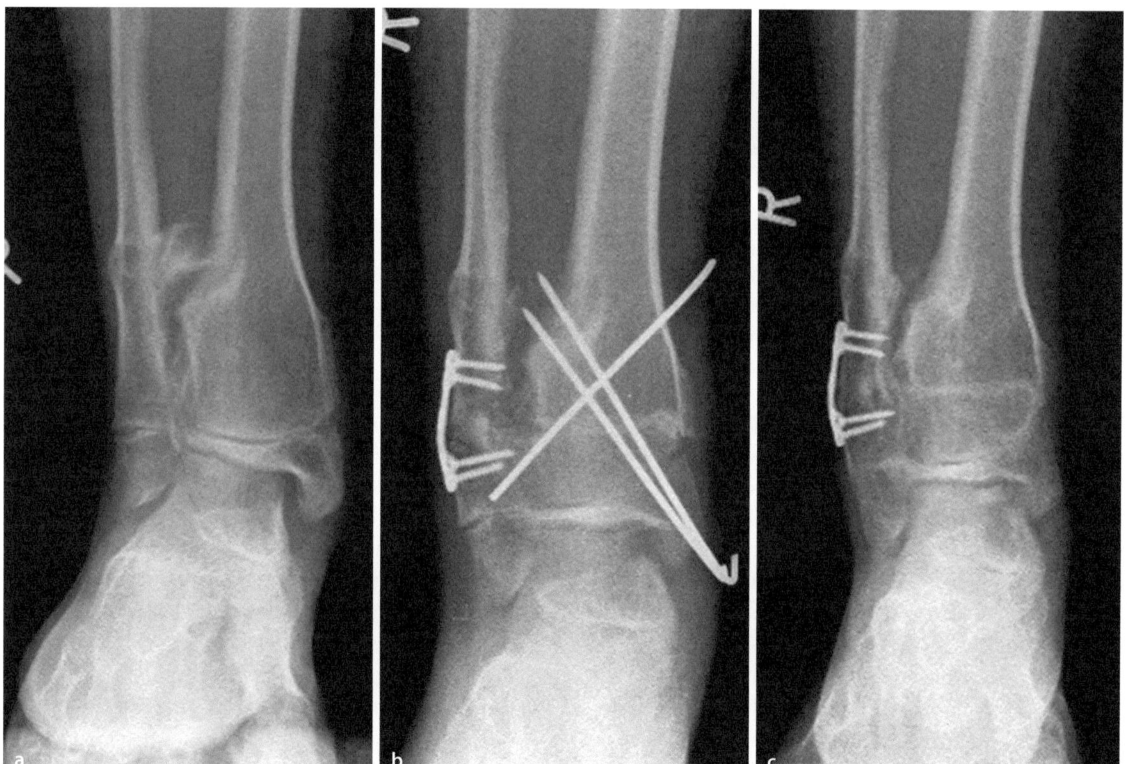

Abb. 8.7a–c 14-jähriger Patient mit multiplen kartilaginären Exostosen und dem hierfür typischen Valgusfehlwachstum. Supramalleoläre Tibia-Osteotomie mit Fibula-Verlängerungsosteotomie und Abtragung der Fibula-Exostose

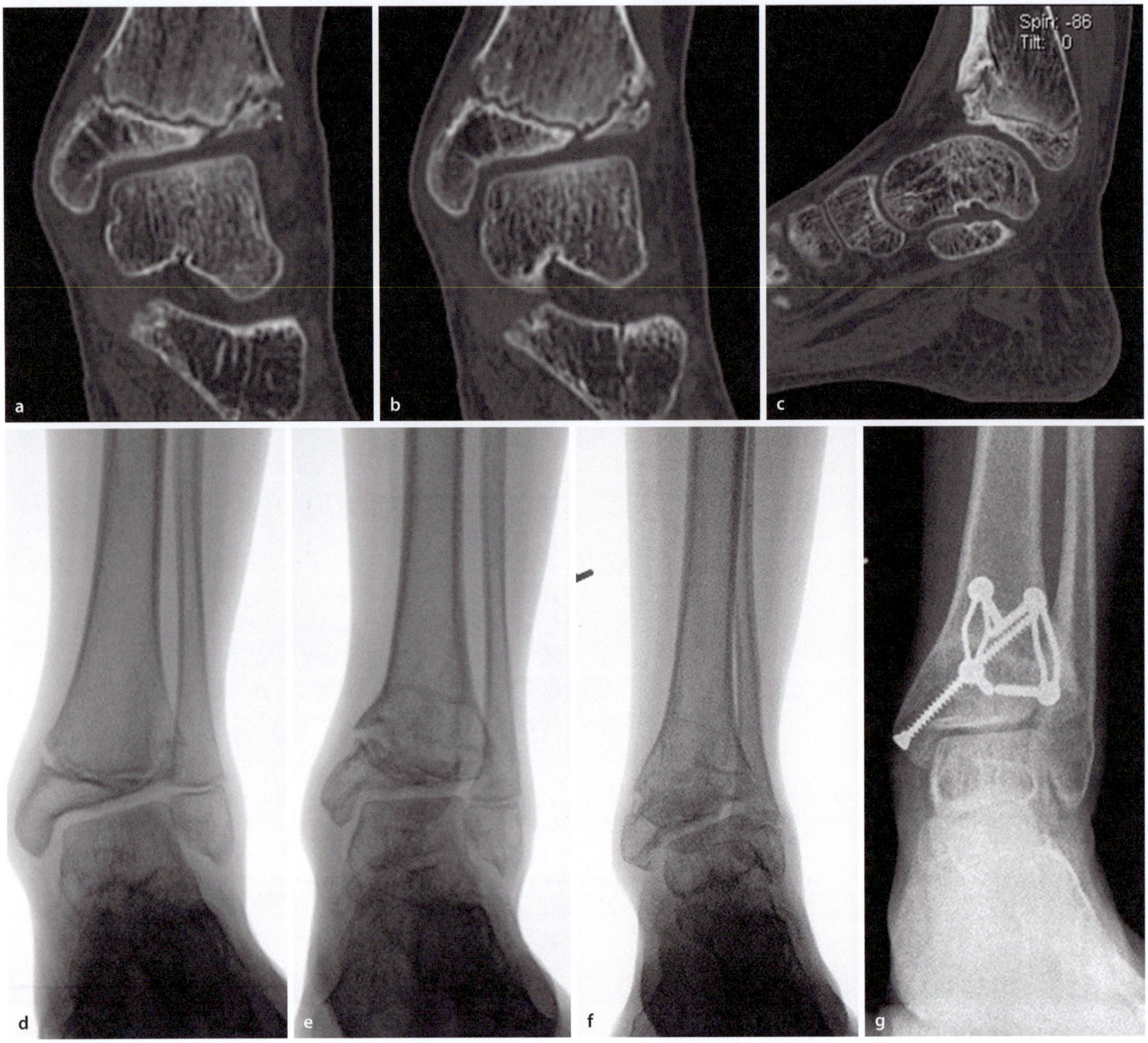

Abb. 8.8a–g 10,8-jähriger Junge mit Osteonekrose der anterolateralen distalen Tibia-Epiphyse, supramalleolärer Valgus-Deformität bei deutlich verkürzter Fibula, evtl. einer leichten Form einer fibularen Hemimelie entsprechend (**a**, **b**, **c** und **d**). Nach supramalleolärer Osteotomie und temporärer Epiphyseodese ausreichende Achsstellung mit 12 Jahren (**e**). Die Epiphyse hat sich allerdings nicht erholt. Nachfolgend kam es zu einem erneuten Valgusfehlwachstum mit Ausbildung einer Knochenbrücke im Bereich der lateralen Tibiafuge (**f**) und der Notwendigkeit einer erneuten Osteotomie in Open-wedge-Technik und Resektion der Knochenbrücke (bar resection) von der Osteotomiefläche aus mit 13,8 Jahren (**g**)

- Bei Osteonekrosen der lateralen Tibia-Epiphyse ist eine (temporäre) mediale Epiphyseodese der Tibia (und ggf. auch der Fibula) zusätzlich zur Achskorrektur zu erwägen (Abb. 8.8, vgl. auch Abb. 8.3). Diese seltene Entität wurde abgesehen von einigen Fallberichten bei Patienten ohne sonstige Begleiterkrankungen erstmals von der Arbeitsgruppe des Autors mit Literatur-Recherche (Nell et al. 2015) explizit beschrieben.
- Bei Kontinuitätsunterbrechungen der Fibula mit Kranialwanderung der Sprunggelenks-bildenden distalen Fibulaanteile muss der laterale Gegenhalt für den Talus wiederhergestellt werden, was u. U. eine tibiofibulare Synostosierung erfordert (Abb. 8.10).
- Die Ausbildung eines kugelförmig umgestalteten oberen Sprunggelenks, wie es bei tarsalen Synostosierungen unter Einschluss des Talonavikulargelenks (nicht aber bei Coalitiones) zu beobachten ist (Hamel et al. 1993), ist meist mit einer Fibula-Verkürzung und Valgusfehlstellung des Sprunggelenks verbunden. Eine deutliche supramalleoläre Varisierung sollte mit einer medialisierenden Kalkaneus-Osteotomie verbunden werden (Abb. 8.11), da der supramalleolär-varisierende Effekt wegen der kugelförmigen Gelenkgeometrie u. U. durch vermehrte Valgisierung des oberen Sprunggelenks z. T. wieder aufgehoben wird. Alternativ ist auch eine reorientierende Osteotomie der Synostose selbst möglich.

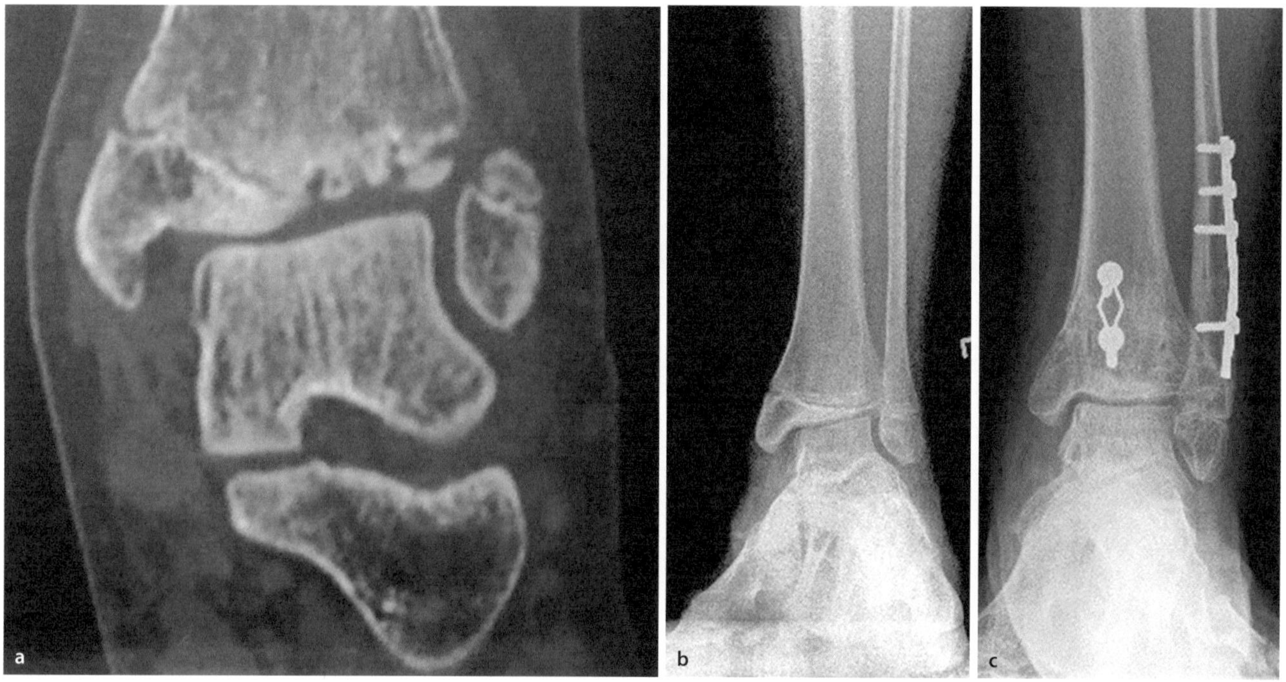

■ **Abb. 8.9a–c** 15-jähriger Junge mit seit einigen Monaten progredienten Beschwerden. Radiologisch deutliche Hinweise auf Osteonekrose der anterolateralen Tibia-Epiphyse (**a**) bei relativer Fibula-Verkürzung (**b**). Der deutlich vergrößerte Talus-Innenknöchel-Abstand infolge des fehlenden lateralen Gegenhalts konnte durch supramalleoläre Tibia-Osteotomie und Fibula-Verlängerung vollständig reduziert werden (**c**)

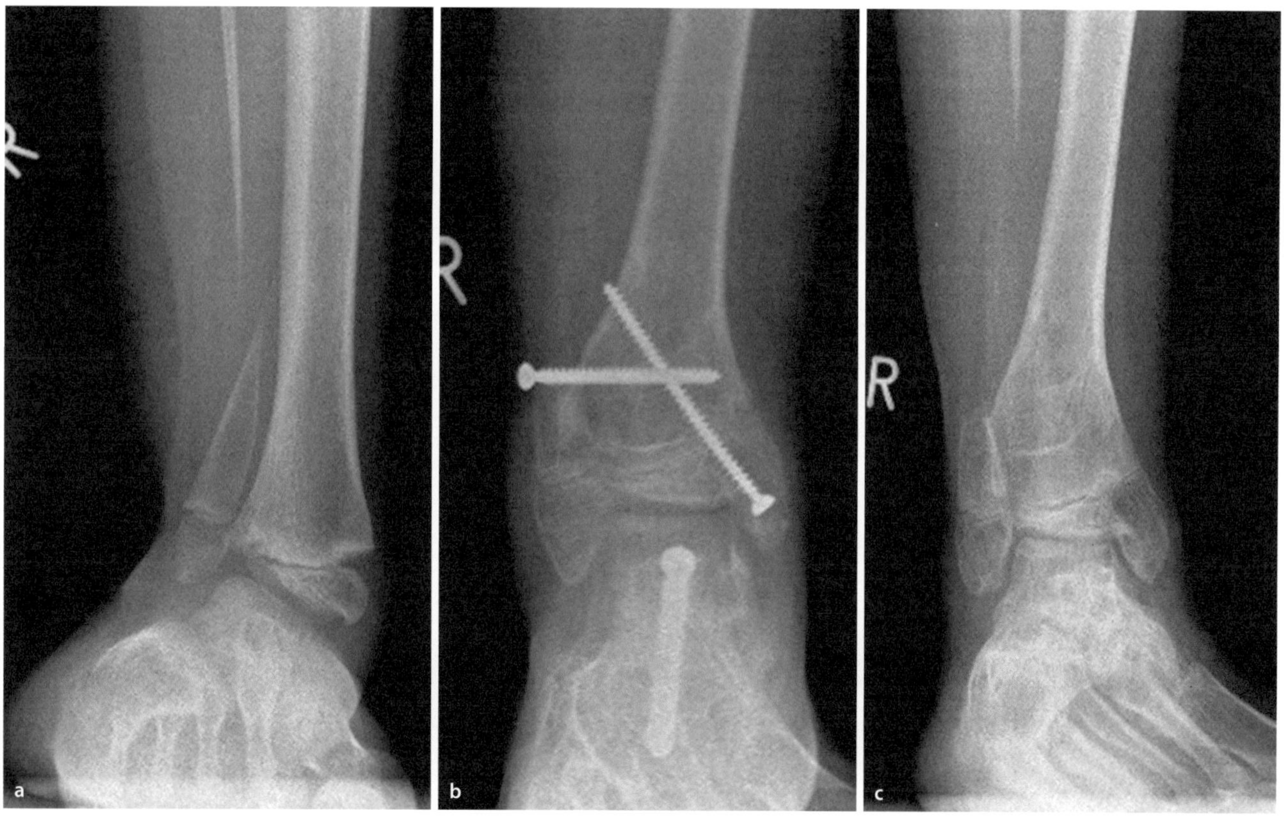

■ **Abb. 8.10a–c** 8-jähriger Junge mit Neurofibromatose und langstreckiger Fibula-Pseudarthrose (**a**). Stabilisierung des OSG durch tibiofibulare Synostosierung unter Distalisierung des distalen Fibulasegments und supramalleoläre Tibia-Osteotomie mit temporärer Hemiepiphyseodese, zusätzlich Grice-Arthrodese (**b**); knapp 3 Jahre postoperativ stabile Verhältnisse und gute Achsstellung (**c**)

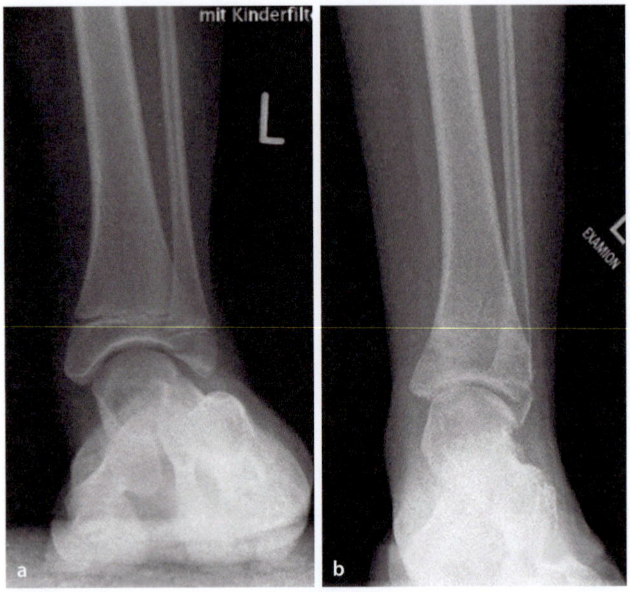

◘ **Abb. 8.11a,b** 12,5-jähriges Mädchen mit kugelförmig umgestaltetem oberem Sprunggelenk bei fibularer Hemimelie, Rückfußsynostosen und 4-strahligem Fuß (**a**). Nach supramalleolärer Osteotomie, Kalkaneus-Verschiebeosteotomie und plantarisierender Kuneiformemediale-Osteotomie gute Korrekturstellung (**b**), Unterschenkel-Verlängerung geplant

8.4 Die posttraumatische supramalleoläre Deformität

Durch Verletzung der distalen Tibia- oder Fibula-Wachstumsfuge kann es zum vorzeitigen Fugenverschluss und zum Fehlwachstum kommen (Wachowsky et al. 2015). Ein umfassender Überblick findet sich bei Peterson (2007). Zunächst ist immer anhand von CT-Untersuchungen zu prüfen, ob eine Entfernung der Knochenbrücke (bar resection) aussichtsreich ist (◘ Abb. 8.8) und hierdurch weiteres Fehlwachstum verhindert werden kann. Ist dies nicht der Fall, so können Epiphyseodesen oder/und Osteotomien zur Korrektur angewandt werden.

Durch Verletzung medialer Tibiafugenanteile kann bei unvermindertem Wachstum der lateralen Tibiafuge und der Fibula ein supramalleoläres Varusfehlwachstum resultieren (◘ Abb. 8.12 und ◘ Abb. 8.13). In leichteren Fällen kann eine Open-wedge- oder Closed-wedge-Osteotomie (◘ Abb. 8.12) der Tibia mit Fibula-Epiphyseodese durchgeführt werden, bei ausgeprägten Fehlstellungen muss in Entsprechung des in ► Abschn. 8.3 beschriebenen Vorgehens bei schwerer Valgus-Deformität der Drehpunkt der Osteotomie weit nach distal verlegt werden, um eine ungünstige Lateralversetzung zu vermeiden (◘ Abb. 8.13).

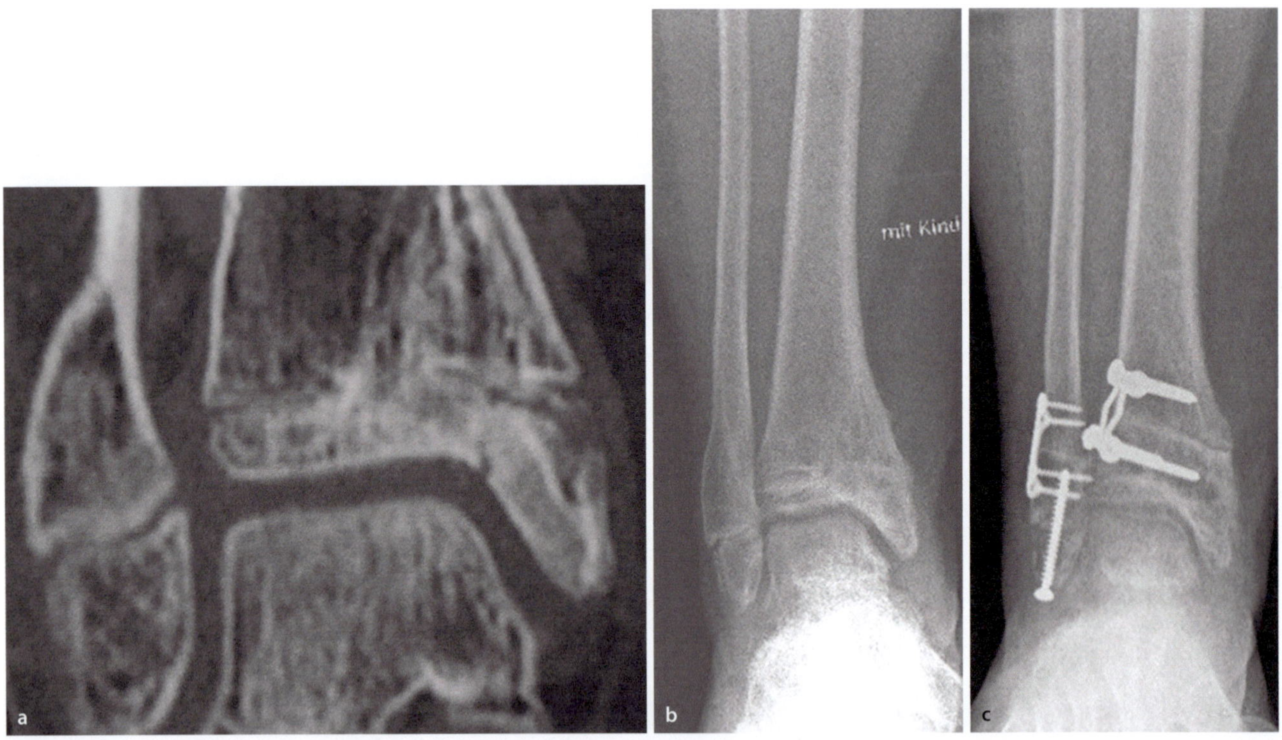

◘ **Abb. 8.12a–c** 12-jährige Patientin mit Zustand nach schwerer axialer Stauchungsverletzung beider distalen Unterschenkel im Alter von 10 Jahren und großflächigem vorzeitigen Fugenverschluss der zentral-medialen tibialen Fugenanteile (**a**) bei unvermindertem Fibula-Wachstum (**b**). Eine bar resection erschien nicht erfolgversprechend. Durch eine supramalleoläre Tibia- und Fibula-Osteotomie mit Epiphyseodese auch der lateralen tibialen Fugenanteile und der Fibula wurde ein weiteres Fehlwachstum verhindert (**c**). Da auch die Gegenseite betroffen ist, war mit einer erheblichen Beinlängendifferenz nicht zu rechnen

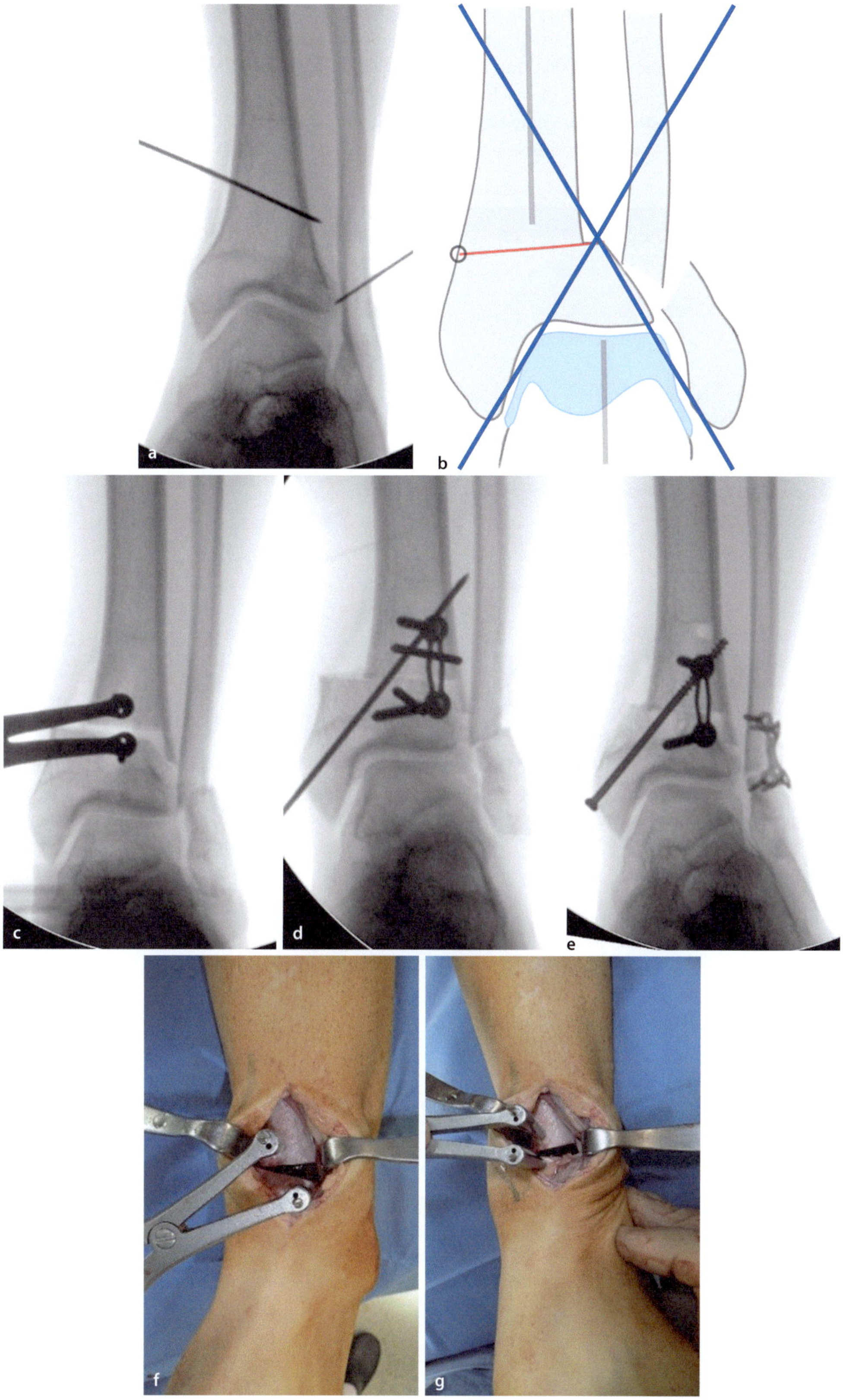

Abb. 8.13a–g Fast 14-jähriges Mädchen mit Zustand nach Meningokokken-Sepsis in der frühen Kindheit (Waterhouse-Friedrichsen-Syndrom), Schädigung der distalen Tibia-Wachstumsfuge und schwerem Varusfehlwachstum bei unvermindertem Fibulawachstum (**a**). Würde man eine Closed-wedge-Osteotomie mit Drehpunkt in der medialen Tibiakortikalis durchführen, so käme es zu einer ausgeprägten Lateralversetzung des Sprunggelenks gegenüber dem Tibiaschaft mit deutlicher Prominenz des Außenknöchels (**b**). Durch deutliche Medialversetzung der Tibiabasis gegenüber dem Tibiaschaft (**c**, **d**, **e**) mit Anlegen einer Nut im proximalen Fragment in der Wiltse-Technik (Wiltse 1972) gelingt eine gute Unterstellung des Talus unter die Tibia (**d**). Der knöcherne Überschuss medial am distalen Fragment wurde abgetragen (**e**). Die Manipulation zur Medialisierung des distalen Fragments wird durch die Anwendung des Hintermann-Distraktors erleichtert, der in diesem Fall im Uhrzeigersinn rotiert wird (**f** und **g**)

Wird die Fibulafuge verletzt mit der Folge eines vorzeitigen Fugenverschlusses, so kommt es zum Valgusfehlwachstum und insbesondere zu einer Lateraldislokation des Talus durch den fehlenden fibularen Gegenhalt. Eine Reposition durch Fibula-Verlängerung ist in diesen Fällen erforderlich, um eine schwere Gelenkschädigung zu verhindern (◘ Abb. 8.14 und ◘ Abb. 8.15). Ligamentäre Verletzungen der Syndesmose werden im Wachstumsalter nicht beobachtet.

Auch in der Sagittalebene können relevante und korrekturbedürftige Fehlstellungen durch vorzeitigen Fugenverschluss entstehen, ◘ Abb. 8.16 und ◘ Abb. 8.17 zeigen zwei Beispiele entsprechender Korrektur-Osteotomien.

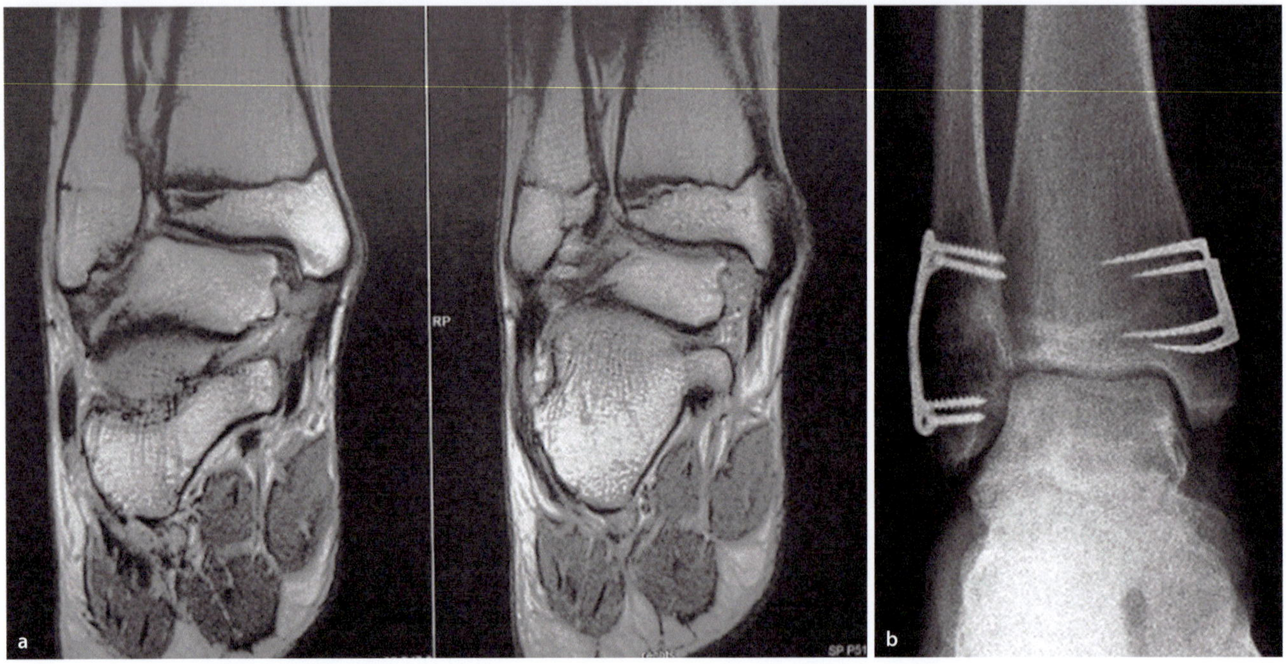

◘ **Abb. 8.14a,b** 15-jährige Patientin, Zustand nach Supinationsverletzung vor etwa 12 Monaten mit vorzeitigem Verschluss der Fibulawachstumsfuge. Hierdurch deutliches Valgusfehlwachstum mit erhöhtem medial clear-space. Durch Fibula-Verlängerung und definitive Epiphyseodese der Tibia gute Ausgradung und regelrechte Stellungsverhältnisse im oberen Sprunggelenk

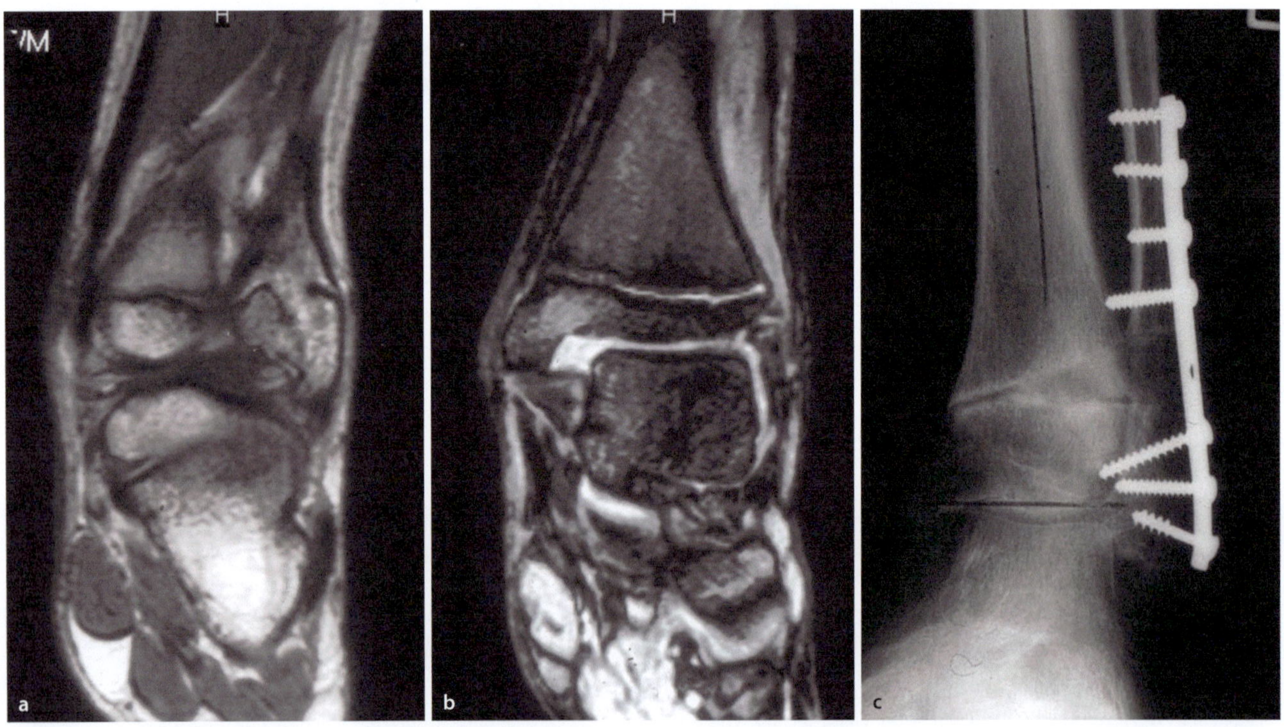

◘ **Abb. 8.15a–c** 14 jähriger Junge mit posttraumatisch vorzeitigem Verschluss der Fibulafuge und deutlicher Lateralversetzung des Talus durch den fehlenden fibularen Gegenhalt. Dies konnte durch Open-wedge-Osteotomie (leicht überkorrigierend) und Fibula-Verlängerung behoben werden

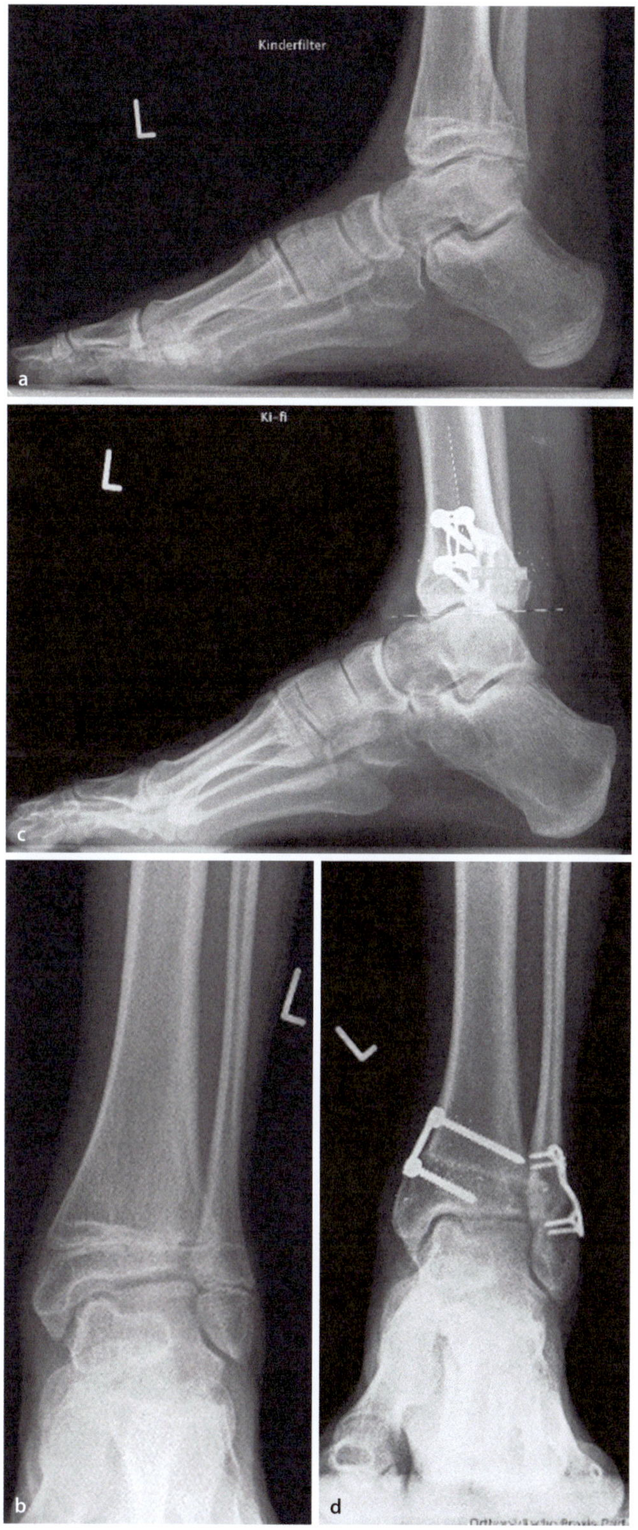

■ **Abb. 8.16a–d** 16-jähriger Patient mit posttraumatischem dorsolateralem vorzeitigem Wachstumsfugenverschluss der Tibia. Durch die Flektionsfehlstellung der distalen Tibia ist es zu einer deutlichen Einschränkung der Dorsalextension des OSG gekommen (**a**), verstärkt noch durch die mäßiggradige Hohlfuß-Komponente. Zusätzlich bestand eine supramalleoläre Valgus-Deformität (**b**). Durch eine varisierende und extendierende Osteotomie der Tibia mit zusätzlicher leichter Open-wedge-Osteotomie der Fibula konnte dies ausreichend korrigiert werden (**c** und **d**), so dass eine leichte Dorsalextension wieder möglich und die Fehlstellung in der Frontalebene ausgeglichen ist

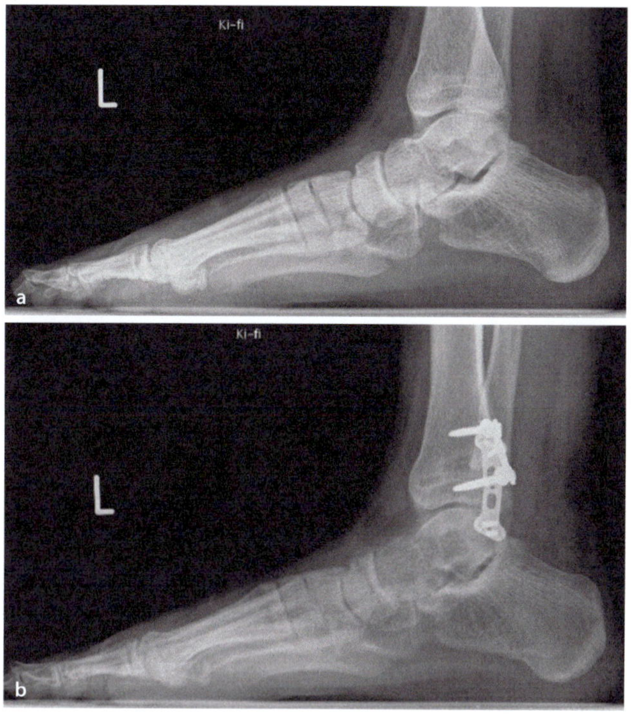

■ **Abb. 8.17a,b** 15 jähriger Patient mit Zustand nach vorzeitigem Fugenverschluss an der distalen Tibia dorsolateral und hierdurch vermindertem Slope der distalen Tibiagelenkfläche. Es wurde eine Open-wedge-Osteotomie von dorsal an der Tibia mit leichter Fibula-Verlängerung durchgeführt

8.5 Supramalleoläre Rotationsfehlstellungen

Rotationsfehlstellung in Höhe des Unterschenkels kommen in Verbindung mit Fußdeformitäten oder auch eigenständig vor. Sie können durch die beiden Gelenke der unteren Extremität mit Bewegungsspielraum in der Transversalebene kompensiert werden (Hüftgelenk und unterer Sprunggelenkskomplex). Eine Spontankorrektur rotatorischer Fehlstellungen im Verlauf des Wachstums ist nicht anzunehmen. Daher sollte bei deutlichen Befunden an eine – technisch eher wenig aufwändige – operative Korrektur gedacht werden. Bei geringerem Korrekturbedarf kann die Fibula belassen werden, bei höherem Korrekturbedarf sollte die Fibula mitosteotomiert werden, auch aus Gründen des Drehzentrums der Osteotomie. Zur Osteosynthese haben sich altersabhängig neben Kirschner-Drähten Schrauben, Clawplates und bei Jugendlichen winkelstabile Platten bewährt.

Supramalleolär innenrotierende Osteotomien sind z. B. nicht selten im Rahmen der Korrektur schwerer Kavovarus-Deformitäten erforderlich (▶ Kap. 7). Beim idiopathischen Klumpfuß besteht nicht selten die Konstellation aus Innenrotationsgang bei klinisch eher außenrotierter Malleolargabel. Die Ursachen des Innenrotationsgangs sind in diesem Fall meist im Fuß selbst lokalisiert, so dass außenrotierende supramalleoläre Osteotomien nur sehr selten indiziert sind (▶ Kap. 1.6.2.5). Schwere Planovalgus-Deformitäten können mit einer supramalleolärer Außenrotationsfehlstellung kombiniert sein und erfordern dann eine Innenrotationsosteotomie des distalen Unterschenkels zusätzlich zur Korrektur der tarsalen Fehlstellungskomponenten.

Literatur

Dias LS (1985) Valgus deformity of the ankle joint: pathogenesis of fibular shortening. J Pediatr Orthop 5: 176–180

Hamel J (2015) Knöcherne Deformitäten des Oberen Sprunggelenkes beim operativ behandelten idiopathischen Klumpfuß. OUP 4: 349–355

Hamel J, Müller G, Becker W (1993) Ein Fall von beidseitiger isolierter talonavicularer Synostose im Kindesalter – Beobachtungen zur Mechanik des Tarsus und der funktionellen Adaptation des Oberen Sprunggelenkes. Z Orthop 131: 275–278

Knupp M, Ledermann H, Magerkurth O, Hintermann B (2005) The surgical tibiotalar angle: a radiologic study. Foot Ankle Int 26: 713–716

Love SM, Ganey T, Ogden JA (1990) Postnatal epiphyseal development: The distal tibia and fibula, J Pediatr Orthop 10: 298–305

Nell M, Rist C, Hamel J (2015) Supramalleoläre Valgus-Deformität bei partieller Nekrose der distalen Tibiaepiphyse. OUP 4: 356–362

Paley D (2002) Principles of deformity correction. Springer, Berlin

Peterson HA (2007) Epiphyseal growth plate fractures. Springer, Berlin Heidelberg

Pritchett JW (1992) Longitudinal growth and growth-plate activity in the lower extremity. Clin Orthop 275: 274–279

Rupprecht M, Spiro AS, Breyer S, Vettorazzi E, Ridderbusch K, Stücker R (2015) Growth modulation with a medial malleolar screw for ankle valgus deformity. Acta orthopaedica 86: 1–5

Stevens PM, Kennedy JM, Hung M (2011) Guided growth for ankle valgus. J Pediatr Orthop 31: 878–883

Wachowsky M, Fernandez FF, Wirth T (2015) Vorzeitiger posttraumatischer Wachstumsfugenverschluss am distalen Unterschenkel. OUP 4: 364–368

Wiltse LL (1972) Valgus deformity of the ankle as a sequel to acquired or congenital anomalies of the fibula. J Bone Joint Surg 54-A : 595–606

Osteochondrale Läsion des Talus

J. Hamel, *Operative Behandlung von Fuß und Sprunggelenk im Kindes- und Jugendalter*
https://doi.org/10.1007/978-3-662-56592-6_9

9

9.1 Krankheitsbild

Osteochondrale Läsionen des Talus werden mit einem Altersgipfel im 2. Lebensjahrzehnt beobachtet. Sie sind ganz überwiegend im Bereich der medialen Talusschulter lokalisiert, seltener lateral oder zentral. Es handelt sich im Jugendalter um sektorielle aseptische Nekrosen des Knochens mit sekundärer Schädigung der Knorpelbedeckung. In manchen Fällen ist ein Zusammenhang mit einem Trauma und primärer Knorpelverletzung anzunehmen. Die Spontanheilungstendenz ist bei Jugendlichen eher günstig, so dass invasive Behandlungsverfahren in der Regel nur bei Beschwerden oder Progredienz in späteren Stadien während der Verlaufsbeobachtung infrage kommen. Asymptomatische Patienten mit MRT-Veränderungen (Zufallsbefunde) sollten beobachtet werden.

Im Zusammenhang mit der Behandlung osteochondraler Talusläsionen sollte immer die mediale und anterolaterale Stabilität des oberen Sprunggelenks geprüft und ggf. durch Bandplastik therapiert werden. Neben der Raffung der anatomischen Bandstrukturen durch Reinsertion oder Ausnutzung lokaler Weichteilstrukturen (z. B. des Retinaculum inferius in Form des Brostroem/Gould-Verfahrens) bietet sich in besonders schweren Fällen nach Verschluss der Wachstumsfugen auch eine Stabilisierung mit Semitendinosus-Eigensehne als sehr wirksam an (Hamel 2016).

9.2 Operative Behandlungsverfahren

Drei therapeutische Optionen kommen im Kindes- und Jugendalter grundsätzlich in Betracht:

- **Arthroskopische Verfahren:** Die diagnostische Abklärung im Kindes- und Jugendalter zeigt nicht selten, dass der Knorpel in frühen Stadien noch intakt ist. In späteren Stadien dient die arthroskopische Abklärung der Stabilitätsprüfung des Dissekats und kann vom Kernspintomogramm divergierende Ergebnisse liefern. Bei Instabilität der Läsion kann eine Fixation mit resorbierbaren Pins erwogen werden, ansonsten ist den rekonstruktiven Verfahren der Vorzug zu geben. Vollständig gelöste, kleinere Fragmente können arthroskopisch entfernt werden mit anterograder Anbohrung des Defekts. Überwiegend gute Ergebnisse für kindlich-jugendliche Patienten sind beschrieben (Reilingh et al. 2014; Jurina et al. 2018). Mit Anwendung von Kirschner-Draht-verankerten Distraktoren können arthroskopisch osteochondrale Defekte oft gut eingesehen und mit geübter Hand z. T. auch ähnlich präzise behandelt werden wie mit offenen Verfahren.
- **Retrograde knöcherne Anfrischung:** Bei intakter Knorpelbedeckung kann unter Röntgenkontrolle und ggf. unter Zuhilfenahme von Zielgeräten vom Sinus tarsi aus retrograd angebohrt (Abb. 9.1) oder auch mit Spongiosa aufgefüllt werden. Hierdurch sollen Durchblutung und Heilungsvorgänge positiv beeinflusst werden. Der therapeutische Wert ist schwer beurteilbar und es liegen kaum aussagekräftige Mitteilungen in der Literatur vor. Masquijo et al. (2016) berichten über 6 Fälle im Alter von 11–15 Jahren mit guten klinischen Ergebnissen nach 3 Jahren, aber radiologisch unvollständiger Ausheilung in der Hälfte der Fälle. Zumindest haben diese Verfahren nicht selten einen schmerzlindernden Effekt.
- **Offene Rekonstruktion:** Über eine Arthrotomie ohne oder mit Innenknöchelablösung kann ein größerer Defekt direkt behandelt werden. Es konkurrieren dabei der Knorpel-Knochen-Ersatz durch *OATS-Zylinder* aus dem Kniegelenk und das Prinzip der *Autologen Matrix Induzierten Chondrogenese (AMIC)* mit Einbringung von Kollagenmembranen (Walther et al. 2012; Wiewiorski et al. 2016; Gottschalk et al. 2017). Die Refixation größerer Fragmente kann versucht werden, führt aber nicht immer zur erwünschten Einheilung (Abb. 9.8).

Es soll insbesondere das offene Verfahren mit Verwendung von Kollagenmembranen näher beschrieben werden, da es sich besonders im Jugendalter bewährt hat. Es ist in der hier dargestellten Form ohne oder – nach Wachstumsfugenverschluss – mit erweiterter Innenknöchelablösung möglich und erlaubt eine Rekonstruktion unter optimaler Sicht. Die vorliegende Literatur bezieht sich überwiegend auf das Erwachsenenalter: Mit der OATS-Plastik (Paul und Imhoff 2016) wurden gute Ergebnisse beim jungen Erwachsenen berichtet, allerdings mit deutlicher Entnahme-Morbidität am Kniegelenk (Paul et al. 2011). Es liegen mittlerweile gute klinische Ergebnisse bei osteochondralen Läsionen junger Erwachsener für das AMIC-Verfahren vor (Überblick in Gottschalk et al. 2017) bei dem lediglich die Entnahme von Eigenspongiosa erforderlich ist.

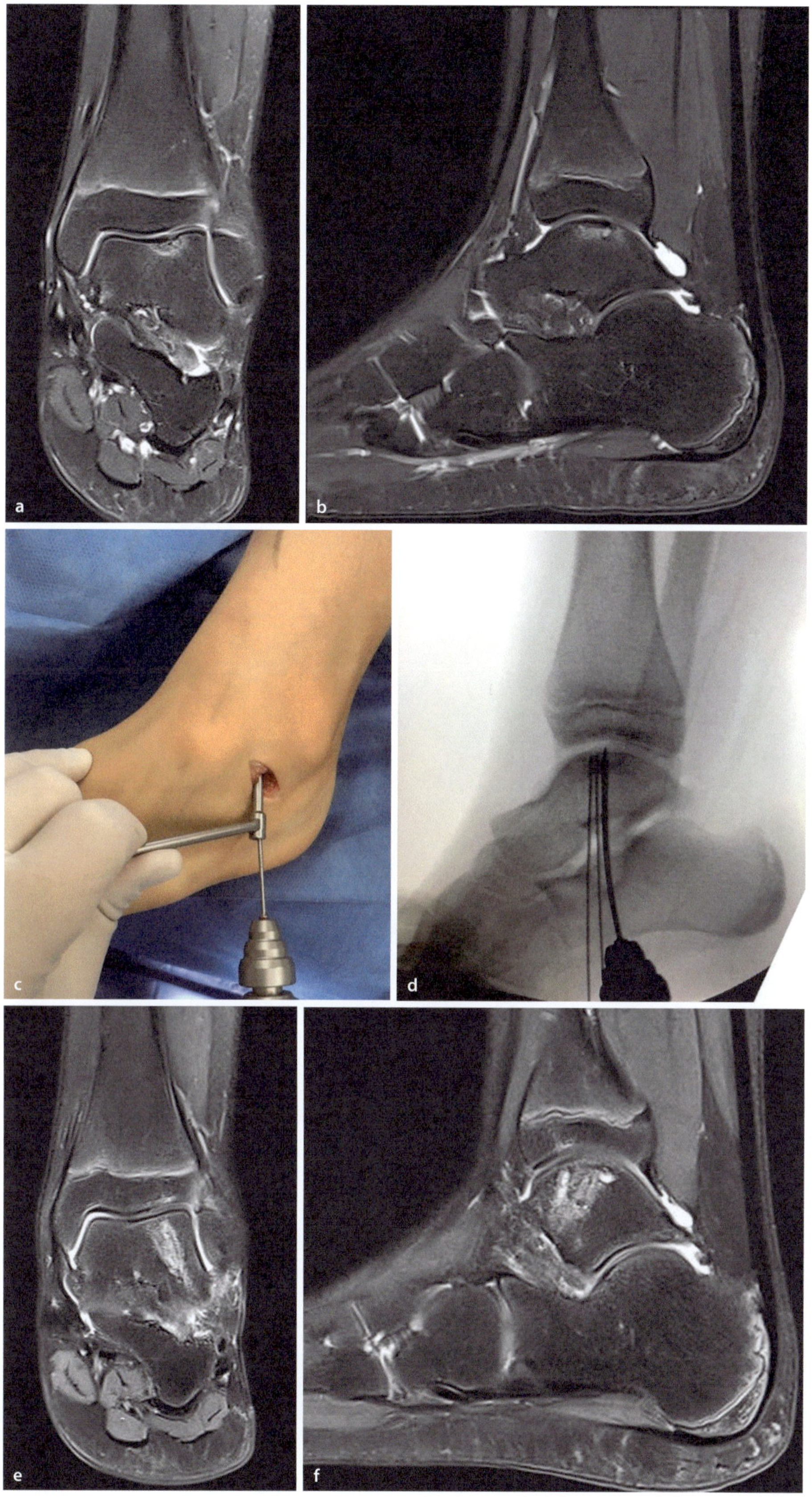

Abb. 9.1a–f 11-jähriges Mädchen mit monatelanger erheblicher Beschwerdeanamnese bei zentral lokalisierter osteochondraler Läsion (**a** und **b**). Es wurde eine retrograde Anbohrung vom Sinus tarsi aus unter BV-Kontrolle durchgeführt (**c** und **d**). Vom Processus lateralis tali aus wurden unter BV-Kontrolle dünne Kirschner-Drähte fächerförmig in dem betroffenen Bezirk platziert und mit 1,8-mm-Bohrer überbohrt. 6 Wochen postoperativ zeigt die MRT-Kontrolle das Spongiosaödem im Bereich des Defekts (**e** und **f**). Klinisch zu diesem Zeitpunkt bereits deutliche Besserung der Beschwerden

9

9.3 Spongiosaplastik mit Kollagenmembran

In ausgeprägten Fällen einer osteochondralen Läsion stellt im Jugendalter ein sorgfältiges Debridement mit Spongiosaplastik eine Option dar, die sich seit der Einführung von Kollagenmembranen zur Abdeckung der eingelagerten Spongiosa eröffnet hat.

Der Zugang zu den vorderen Anteilen der medialen Talusschulter kann durch anteromediale Arthrotomie gewählt werden (▫ Abb. 9.2). Durch Distraktion mit dem Hintermann-Spreizer gelingt so der Einblick auch in weiter dorsal gelegene Anteile der medialen Talusschulter (▫ Abb. 9.3). Je weiter dorsal der nekrotische Prozess gelegen ist, desto schwieriger gestalten sich allerdings das saubere Debridement, einschließlich fächerförmig orientierter Bohrungen zur Eröffnung der sklerosierten Randstrukturen der Läsion, und die rekonstruktiven Maßnahmen.

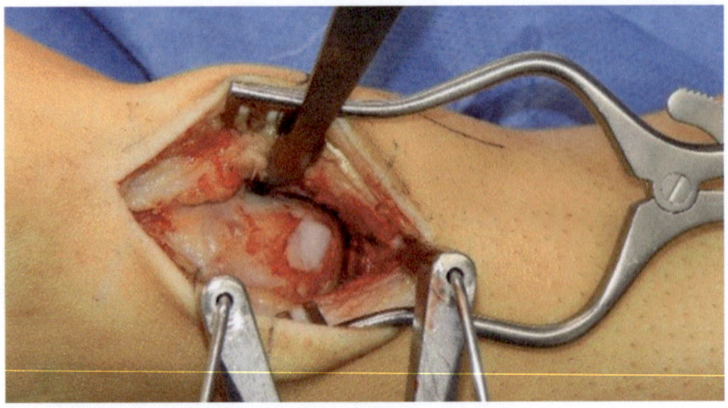

▫ Abb. 9.2 Behandlung einer anteromedial gelegenen osteochondralen Läsion mit Kürettage, Spongiosaplastik und AMIC-Membran über eine anteromediale Arthrotomie mit Verwendung eines Kirschner-Draht-verankerten Distraktors. (Mit freundlicher Genehmigung von Dr. O. Gottschalk, München)

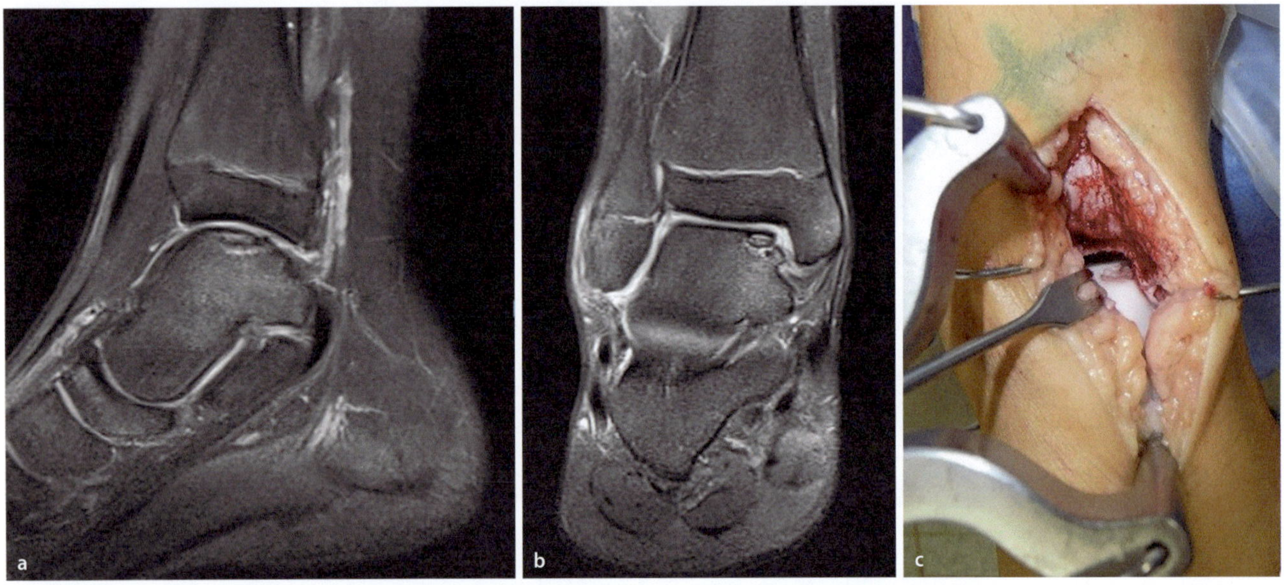

▫ Abb. 9.3a–c 13-jährige Patientin mit symptomatischer osteochondraler Läsion bei noch offenen Wachstumsfugen (**a**, **b**). Debridement, Spongiosaplastik und Abdeckung mit einer AMIC-Membran (**c**), der Defekt konnte durch Distraktion mit einem Kirschner-Draht-verankerten Spreizer gerade noch von ventral aus ausreichend erreicht und versorgt werden

Technik: Spongiosaplastik mit AMIC-Membran

- Die Ausdehnung des osteochondralen Defekts wird durch Betasten des Knorpels eruiert.
- Mit dem Skalpell oder einer scharfen Kürette wird das betroffene Knorpelareal reseziert bis stabile Knorpelränder erkennbar sind.
- Der darunterliegende knöcherne Defekt wird mit Küretten und nachfolgend mit der rotierenden Kugelfräse bis ins gesunde Spongiosagewebe des Talus angefrischt. Zusätzlich werden sehr dünne Bohrungen fächerförmig angelegt (▫ Abb. 9.6a).
- Aus dem Kalkaneus oder der Tibia wird Spongiosa gewonnen und in den Defekt eingelagert.
- Eine AMIC-Membran wird genau zugeschnitten und mit Fibrinkleber auf den Defekt aufgebracht, so dass sie mit den umgebenden Knorpelrändern genau abschließen. Nach Aushärten des Fibrinklebers wird das Gelenk durchbewegt und die stabile Position der Membran erneut geprüft. Sie ermöglicht, dass die Spongiosa und die aus dem Knocheninneren eingeschwemmten mesenchymalen Zellen am Ort gehalten werden und ein Ersatzknorpel-Regenerat gebildet wird.

Alternativ kann bei geschlossener Wachstumsfuge das mediale Kompartiment über eine Osteotomie des Innenknöchels im Niveau des tibiotalaren Gelenkspalts erreicht werden. Nachteilig ist, dass auch hiermit der volle Einblick und die orthograde Instrumentierung des Defekts unter Umständen nur suboptimal gelingen und die Osteosynthese des kleinen Innenknöchelfragments Probleme bereiten kann. Durch eine „erweiterte Innenknöchel-Osteotomie" lassen sich diese Nachteile ausschalten und die Rekonstruktion kann unter direkter Sicht und im 90-Grad-Winkel zur Talus-Oberfläche vorgenommen werden. Auch die Bearbeitung zentraler gelegener Areale des Talus ist möglich (◻ Abb. 9.4). Der Autor hat gute Erfahrungen mit der hier dargestellten Form der Innenknöchel-Osteotomie gemacht, die einen optimalen Zugang zum osteochondralen Defekt der medialen Talusschulter zulässt. Bei technisch exakter Ausführung ist eine dauerhafte Schädigung der Gelenkfläche durch diese intraartikuläre Osteotomie sicher zu vermeiden. In der neueren Literatur wird die Innenknöchel-Osteotomie uneinheitlich beurteilt. Sie wird z. T. regelhaft (Wiewiorski et al. 2016), z. T. praktisch nie (Gottschalk et al. 2016) als Zugangsform empfohlen.

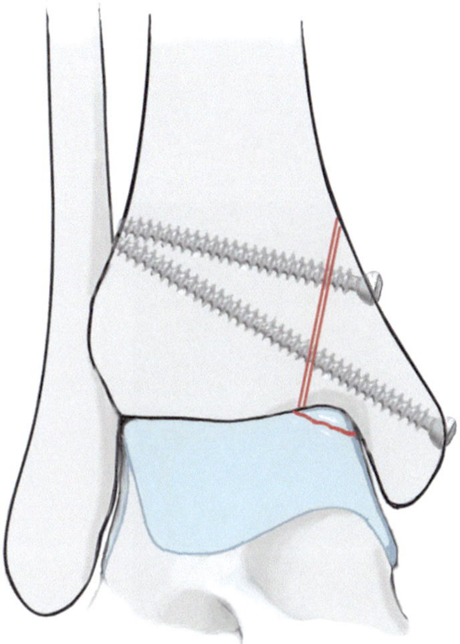

◻ **Abb. 9.4** Erweiterte Innenknöchel-Osteotomie als Zugang zum Defekt der medialen Talusschulter

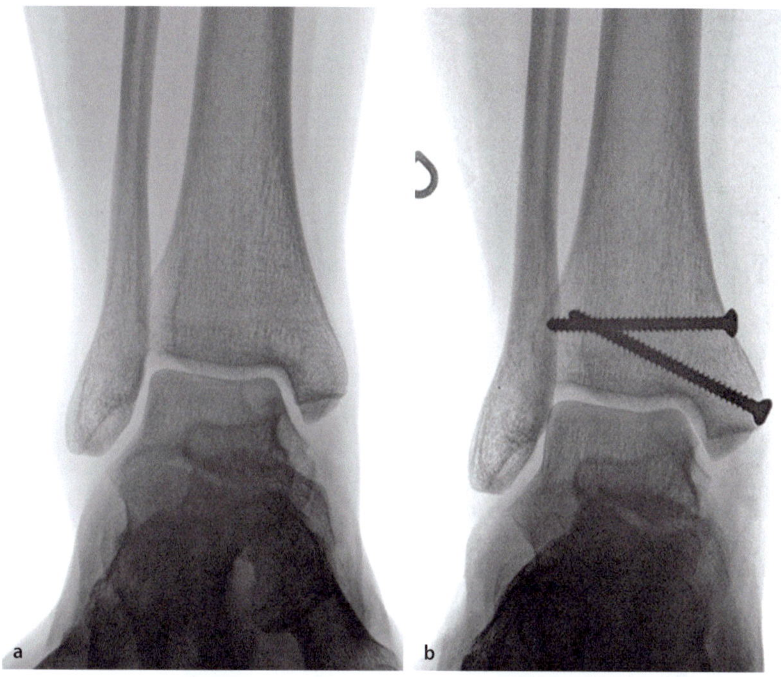

◻ **Abb. 9.5a,b** Vor (**a**) und nach Innenknöchel-Osteotomie (**b**) mit Osteosynthese durch 2 nichtkomprimierende Kleinfragment-Kortikalisschrauben bei einer 18-jährigen Patientin

Technik: erweiterte Innenknöchel-Osteotomie

- Über eine bogenförmige Inzision wird der Innenknöchel bis etwa 5 cm proximal seiner Spitze dargestellt.
- Nach epiperiostaler Präparation in ventraler Richtung wird das OSG anteromedial sparsam eröffnet und die Läsion an der medialen Taluskante inspiziert, sofern sie teilweise einsehbar ist.
- Dorsal muss die Tibialis-posterior-Sehne in ihrer Gleitrinne identifiziert und im weiteren Verlauf geschützt werden.
- Die V-förmige Osteotomie wird durch Inzision ins Periost markiert.
- Die Vorbereitung der späteren Schraubenplatzierung erfolgt vor der Osteotomie durch Bohrungen sowie Ermittlung der Schraubenlänge. Hierfür wird ein Bildwandler verwendet.
- Die proximale Schraube läuft etwa horizontal, die distale schräg von der Innenknöchelspitze aus ohne Penetration des Gelenks (◻ Abb. 9.4 und ◻ Abb. 9.5).
- Die Osteotomie wird mit der oszillierenden Säge begonnen, wobei breite, aber möglichst dünne Sägeblätter verwendet werden. Von dorsomedial und anteromedial angesetzt laufen die beiden Osteotomien V-förmig aufeinander zu.
- Mit möglichst dünnen aber breiten Meißeln wird die Osteotomie vervollständigt. Sie endet in der Gelenkfläche des tibiotalaren Hauptgelenks. Die Subchondralschicht wird dabei nicht von den Meißeln penetriert, sondern gebrochen.
- Das große Innenknöchel-Fragment wird mobilisiert, nach distal geklappt und für den weiteren Eingriff mit Kirschner-Drähten beiseite gehalten, die in die nicht überknorpelten medialen Anteile des Talus oder in die Tibia eingebracht werden. Auf diese Weise ist ein direkter, orthograder Zugang zur gesamten medialen Talus-Kante und auch zentraler gelegener Anteile der Talus-Gelenkfläche (◻ Abb. 9.6) gegeben.
- Die Osteosynthese der Innenknöchel-Osteotomie wird mit zwei Kleinfragment-Kortikalisschrauben mit durchgehendem Gewinde durchgeführt, um keine Kompression zu erzeugen.

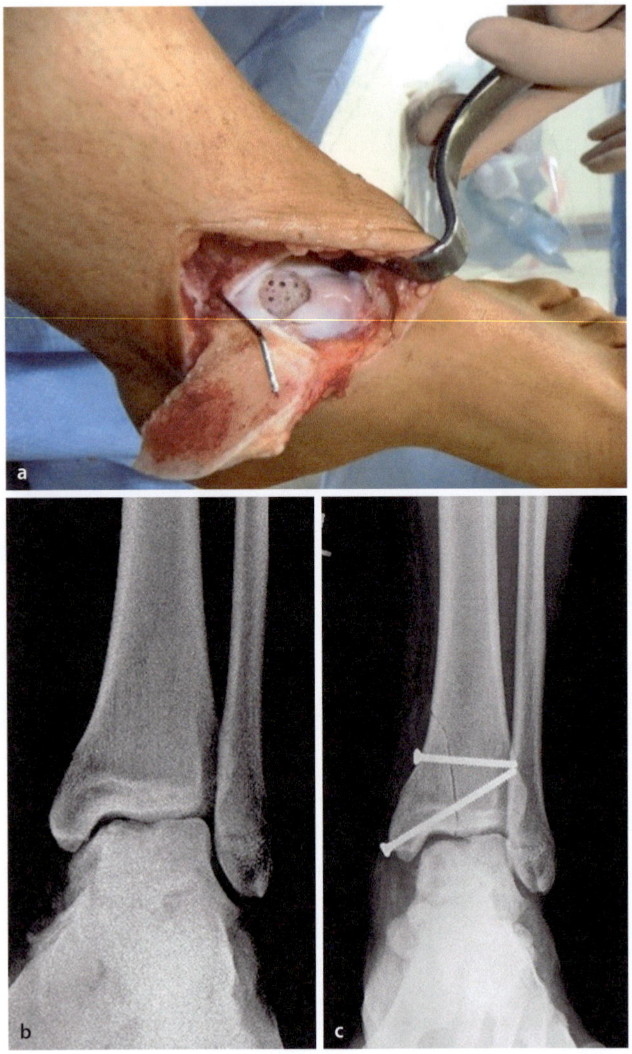

Abb. 9.6a–c 18-jährige Patientin mit großer, zentraler osteochondraler Läsion des Talus (**a** und **b**). Durch temporäre Ablösung eines großen Innenknöchelfragments war eine direkte, orthograde Darstellung des Defektes möglich(**a**) mit Debridement und Anfrischung. Das mediale Tibiafragment konnte anatomisch refixiert werden (**c**)

Ergebnisse

In der Literatur finden sich kaum Mitteilungen über die Anwendung rekonstruktiver Verfahren speziell bei kindlich-jugendlichen Patienten. Auch Wiewiorski et al. (2016) berichten überwiegend über Patienten im mittleren Lebensalter. Die klinischen Ergebnisse des Autors sind nach den Erfahrungen an einer begrenzten Fallzahl bisher günstig. Radiologisch ist eine komplette Auffüllung des Defekts mit vollständig kongruenter Talusgelenkfläche nicht immer zu erkennen. Eine postoperative Stufenbildung nach der intraartikulären Tibia-Osteotomie wurde nie beobachtet. Drei beispielhafte Verläufe jugendlicher Patienten sollen dargestellt werden (Abb. 9.7, Abb. 9.8 und Abb. 9.9). Gottschalk et al. (2017) berichten über klinisch günstige mittelfristige Ergebnisse bei jungen erwachsenen Patienten. Nach Wiewiorski et al. (2016) erreichen Erwachsene allerdings in der Regel nicht wieder ihr sportliches Vorerkrankungsniveau. Es darf jedoch angenommen werden, dass die Heilungsvorgänge im Jugendalter eher günstiger verlaufen.

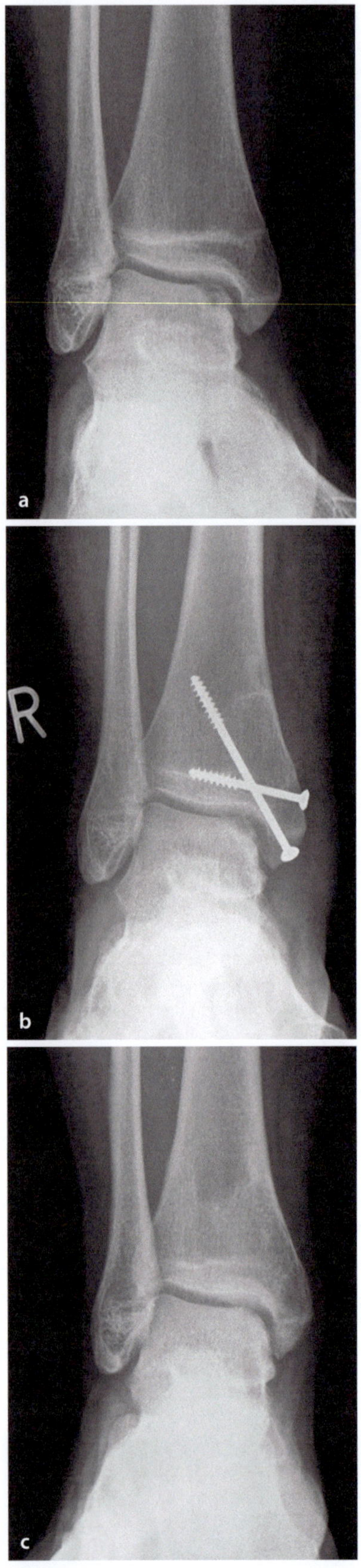

Abb. 9.7a–c 15-jähriger Patient mit Beschwerden seit 3 Jahren. Eine große osteochondrale Läsion der medialen Taluskante wurde nach Innenknöchel-Osteotomie mit Spongiosaplastik und AMIC-Membran-Abdeckung behandelt. 5 Jahre nach dem Eingriff ist der Patient beschwerdefrei, ein kleinerer Restdefekt ist noch zu erkennen

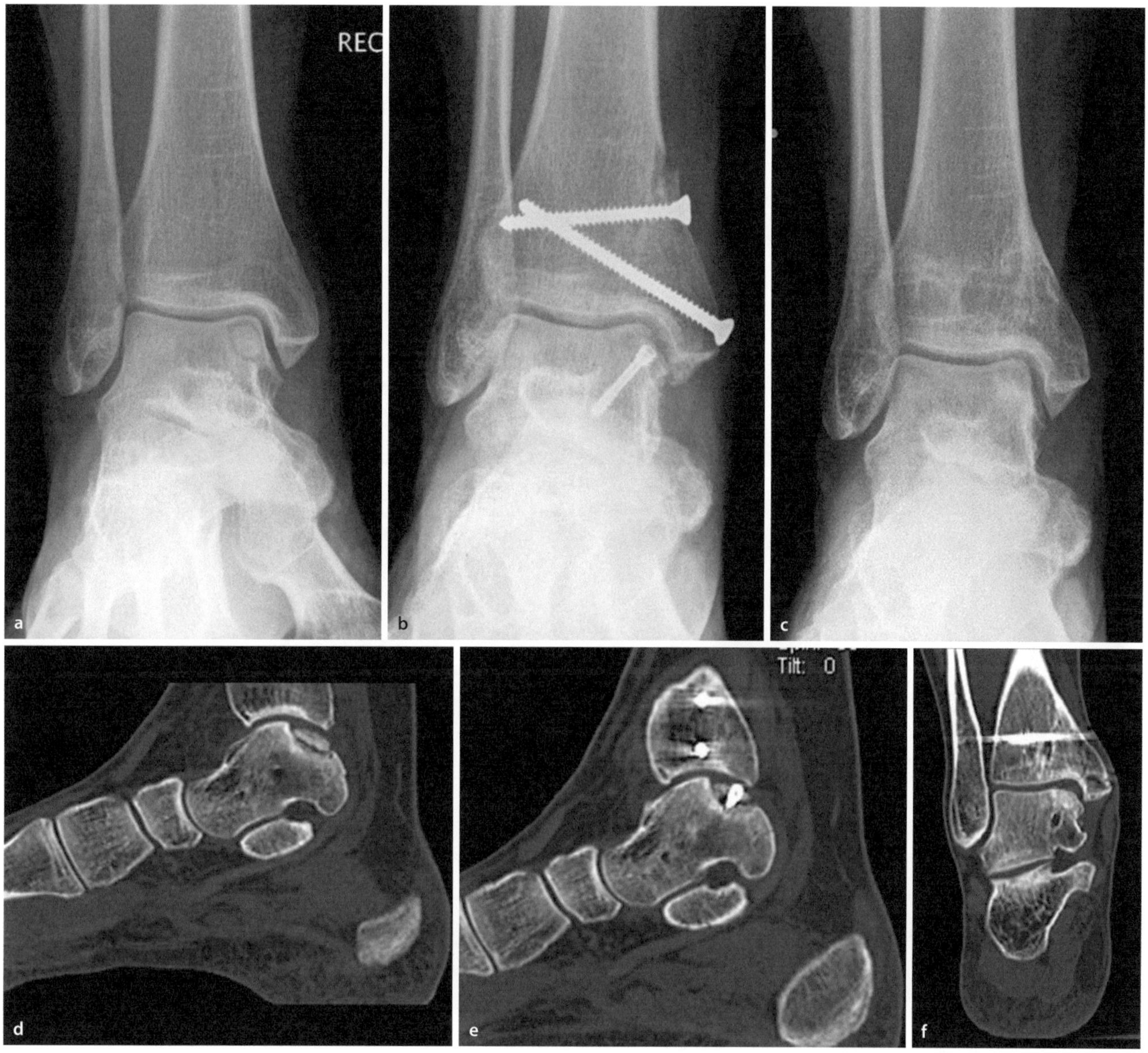

Abb. 9.8a–f 18-jährige Patientin mit großem osteochondralen Fragment am dorsomedialen Talus (**a** und **d**). Eine Spongiosaplastik mit Refixation (**b**) ergab eine nur unvollständige Einheilung mit persistierenden Beschwerden (**e**), deshalb erfolgte ein Jahr später eine Spongiosaplastik mit AMIC-Membranabdeckung mit gutem radiologischen und klinischen Ergebnis 3 Jahre postoperativ (**c** und **f**)

9

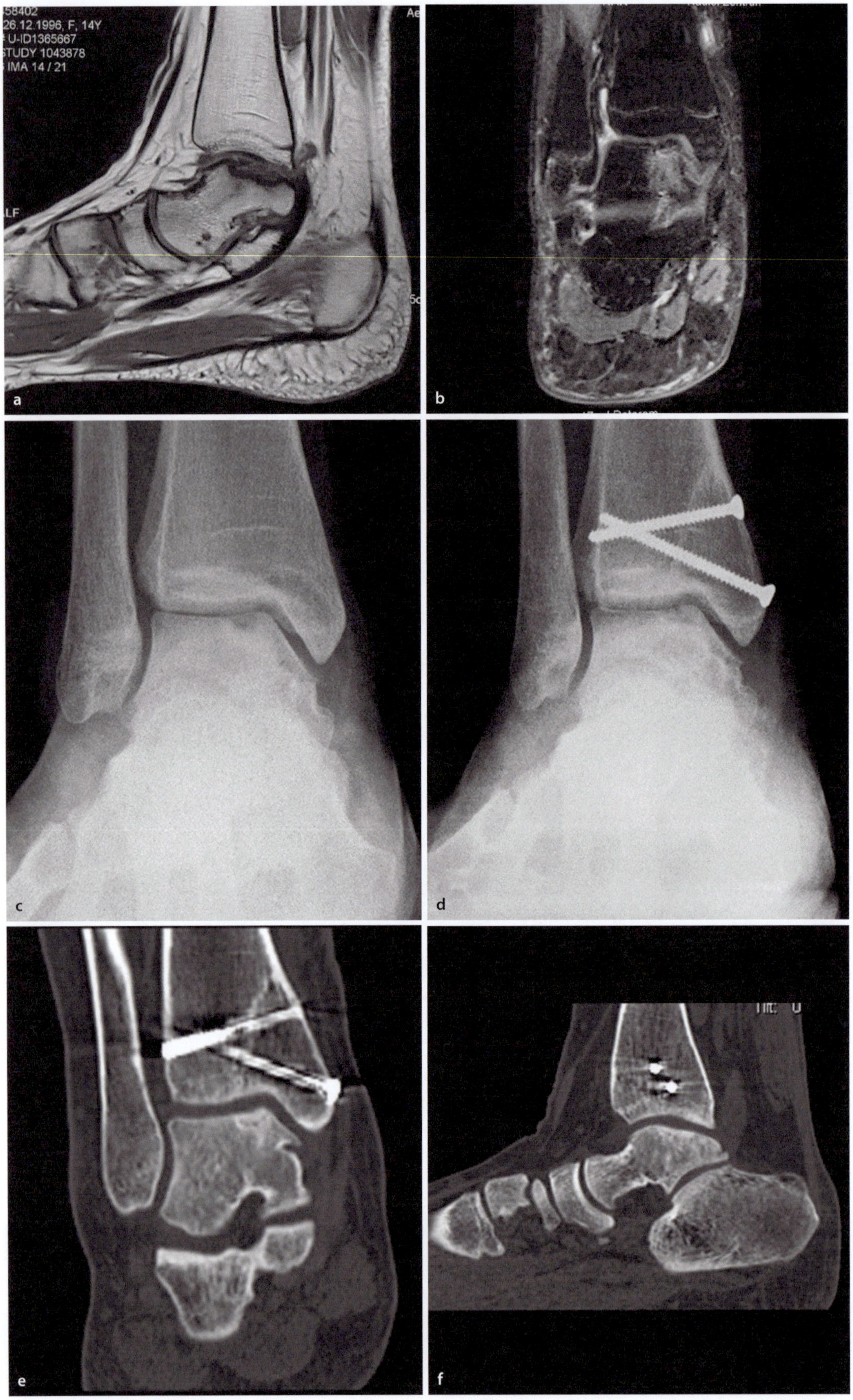

Abb. 9.9a–f 18-jährige Patientin mit großer medialer osteochondraler Talusläsion (**a**, **b**, **c**). Ein Jahr nach Spongiosaplastik und Abdeckung mit AMIC-Membran weitgehende Auffüllung des Defektes, im CT nicht ganz vollständige Kongruenz der knöchernen Gelenkfläche (**d**, **e**, **f**)

Literatur

Gottschalk O, Altenberger S, Baumbach S et al. (2017) Functional medium-term results after autologous matrix-induced chondrogenesis for osteochondral lesions oft he talus: a 5-year prospective cohort study. Foot Ankle Surg 56: 930–936

Hamel J (2016) Anatomische Außenbandrekonstruktion mit freiem Sehnentransplantat bei schwerer Instabilität des oberen Sprunggelenkes. In: Hamel J, Zwipp H (Hrsg) Sprunggelenk und Rückfuß. Springer, Berlin Heidelberg

Jurina A, Dimnjakovic D, Mustapic M, Smoljanovic T, Bojanic I (2018) Clinical and MRI Outcomes after surgical treatment of osteochondral lesions of the talus in skeletally immature children. J Pediatr Orthop 38: 122–127

Masquijo JJ, Ferreyra A, Baroni E (2016) Arthroscopic retrograde drilling in juvenile osteochondritis dissecans of the talus. J Pediatr Orthop 36: 589–593

Paul J, Imhoff AB (2016) Osteochondrale Läsion des Talus. In: Hamel J, Zwipp H (Hrsg) Meistertechniken in der operativen Orthopädie und Unfallchirurgie – Sprunggelenk und Rückfuß. Springer, Berlin Heidelberg, S. 49–54

Paul J, Sagstetter A, Kriner M, Imhoff AB, Spang J, Hinterwimmer S (2009) Donor-site morbidity after osteochondral autologous transplantation for lesions oft he talus. J Bone Joint Surg 91-A: 1683–1688

Reilingh ML, Kerkhoffs GMMJ, Telkamp CJA, Struijs PAA, van Dijk CN (2014) Treatment of osteochondral defects oft he talus in children. Knee Surg Sports Traumatol Arthrosc 22: 2243–2249

Walther M, Becher C, Volkering C et al. (2012) Therapie chondraler und osteochondraler Defekte am Talus durch Autologe Matrix Induzierte Chondrogenese. FussSprungg 10: 121–129

Wiewiorski M, Werner L, Paul J, Anderson AE, Barg A, Valderrabano V (2016) Sports activity after reconstruction of osteochondral lesions oft he talus with autologous spongiosa grafts and autologous matrix-induced chondrogenesis. AJSM 20

Kindliche Mittel-Vorfuß-Deformitäten

J. Hamel, *Operative Behandlung von Fuß und Sprunggelenk im Kindes- und Jugendalter*
https://doi.org/10.1007/978-3-662-56592-6_10

Es sollen die isolierten Mittel-Vorfuß-Deformitäten im Wachstumsalter beschrieben werden. Vorfuß-Beteiligung im Rahmen komplexer Deformitäten wie etwa die Klauenzehen-Problematik bei den Kavovarus-Deformitäten (▶ Kap. 7.12) und der dorsal bunion als Überkorrektur-Phänomen beim idiopathischen Klumpfuß (▶ Kap. 1.6.3.3) und auch die Sichelfuß-Deformität (▶ Kap. 2) sind in den entsprechenden Kapiteln behandelt.

10.1 Typische Deformitäten des 1.Strahls im Wachstumsalter

10.1.1 Juveniles Hallux-valgus-Syndrom

Bereits im frühen Schulalter tritt – bevorzugt bei Mädchen – nicht selten eine kombinierte Fehlstellung des 1. Strahles auf, die der adulten Form in den meisten Aspekten sehr ähnelt bzw. häufig die Vorstufe zu einem typischen Hallux valgus im Erwachsenenalter darstellt. Ätiologisch sind hier offenbar eine genetische Disposition sowie der Konstitutionstyp des Bindegewebes (bes. z. B. Marfan-Syndrom, Trisomie 21) bedeutsam; die Rolle beengenden Schuhwerks bereits im Kindesalter ist nicht abschließend geklärt. Ein radiomorphologisches Kennzeichen der juvenilen Form ist in einem Teil der Fälle die veränderte Kontur der Metatarsale-I-Gelenkfläche mit einer lateralen Eindellung (◘ Abb. 10.3), der oft deutlich pathologische distale Gelenkflächenwinkel (◘ Abb. 10.5) und die meist fehlende oder gegenüber der Erwachsenenform geringe Ausprägung der medialen Pseudoexostose. Folgende Aspekte bedürfen besonderer Beachtung beim juvenilen Hallux-valgus-Syndrom:

- Die Dezentrierung des Metatarsophalangeal-Gelenks im Wachstumsalter kann zu einer knöchernen Fehlentwicklung der Gelenkpartner beitragen (form follows function), so z. B. zu einer ausbleibenden Ausbildung der plantaren Führungsleiste des Metatarsale-I-Kopfes oder auch zu einer fehlenden Knorpel-Entwicklung des medialen Metatarsale-I-Kopfes (◘ Abb. 10.1). Dys- und Aplasien der Sesamoidea werden im Rahmen des juvenilen Hallux-valgus-Syndroms beobachtet.
- Erhebliche Fehlstellungen können eine negative wachstumslenkende Wirkung auf die Nachbarstrahlen ausüben.
- Alle operativen Maßnahmen müssen das Wachstums- und Entwicklungspotenzial, insbesondere im Bereich der Epiphysenfugen, berücksichtigen.

10.1.1.1 OP-Indikation

Die Indikationsgrenzen sind wie auch im Erwachsenenalter nicht scharf zu definieren. In der Literatur wird von operativen Eingriffen im Wachstumsalter – nach der Erfahrung des Autors teilweise zu unrecht – z. T. pauschal abgeraten (Fuhrmann 2013; Ricco et al. 2014). Folgende Aspekte sind aus Sicht des Autors im Kindesalter aber zu bedenken:

- Leichte Deformitäten sollten nicht im Wachstumsalter operativ korrigiert werden, u. a. auch wegen der prinzipiell erhöhten Rezidiv- aber auch Überkorrekturgefahr vor Wachstumsabschluss. Es kann aber bei ausgeprägten Deformitäten durchaus auch deutlich vor Wachstumsabschluss korrigiert werden.
- Vorsicht bei Mädchen der peripubertären Altersgruppe! Hier erschweren eine inadäquate Erwartungshaltung von Kind (und Eltern) sowie eine manchmal unzureichende Compliance nicht selten die Nachbehandlung.
- Die Verwendung von redressierenden (Nacht-)Schienen zur Wachstumslenkung und zur Vermeidung einer Progredienz kann in das Behandlungskonzept integriert werden und einen operativen Eingriff hinauszögern.

Immer ist die Gesamtkonstellation des kindlich-jugendlichen Patienten mit zu bedenken: Bei ausgeprägter Planovalgus-Deformität ist eine zusätzliche Rückfuß-Korrektur erforderlich (◘ Abb. 10.7), da ansonsten mit einem erhöhten Risiko eines Rezidivs zu rechnen ist. Insbesondere beim Hallux valgus des zerebralparetischen Kindes und Jugendlichen ist selten eine isolierte Vorfuß-Korrektur sinnvoll, da meist Störungen und Deformitäten der gesamten unteren Extremität vorliegen (▶ Kap. 6). Bei generalisierter Hypermobilität ist mit dauerhaften Korrekturergebnissen nicht-versteifender Eingriffe nicht zu rechnen und eine operative Behandlung eher ins spätere Lebensalter zu terminieren.

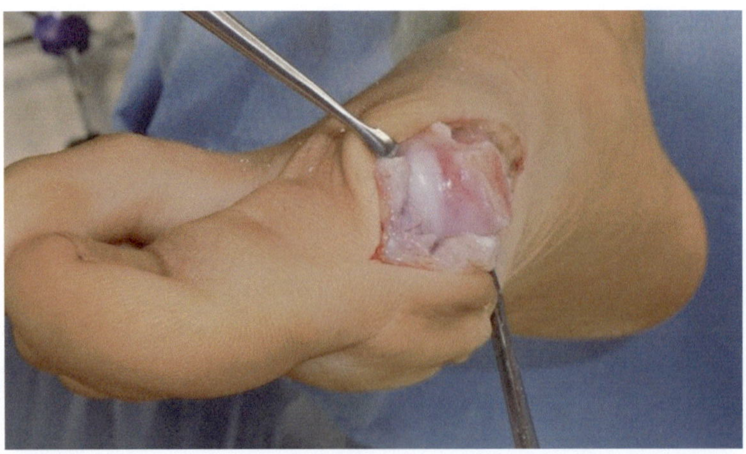

◘ **Abb. 10.1** Fehlende Überknorpelung des medialen Metatarsale-I-Kopfes bei juvenilem Hallux valgus. Durch das fehlstellungsbedingt mangelhafte Containment kann sich der Gelenkknorpel nicht entwickeln

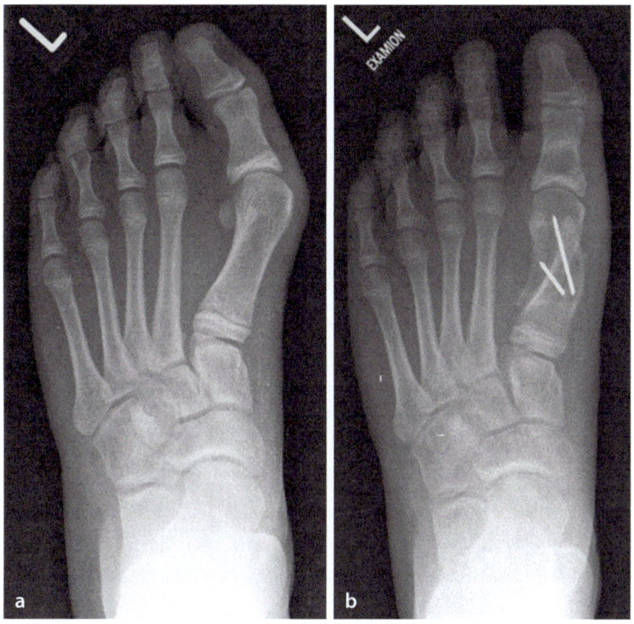

Abb. 10.2a,b 12-jähriges Mädchen mit juvenilem Hallux valgus vor (**a**) und nach knöchern-weichteiliger Korrektur mit Scarf-Osteotomie, Weichteil-Rezentrierung und Grundglied-Osteotomie (**b**)

10.1.1.2 Standard-OP-Technik

Als Standardkorrekturverfahren hat sich dem Autor eine aus der Erwachsenen-Fußchirurgie geläufige Kombination aus Scarf-Osteotomie des Metatarsale I (Fuhrmann 2013) mit einem distalen Weichteil-Eingriff und einer varisierenden Osteotomie der Grundgliedbasis unter Beachtung der Wachstumsfuge bewährt. Mit der Scarf-Osteotomie ist eine weite Verschiebung zur Reduktion des meist deutlich erhöhten Intermetatarsale-I-II-Winkels ohne Verschlechterung des Gelenkflächenwinkels und ohne Tangierung der proximalen Metatarsale-I-Wachstumsfuge möglich. Auch eine distale Metatarsale-I-Osteotomie (Abb. 10.6) ist möglich oder eine Metatarsale-I-Doppelosteotomie, bei der – unter Beachtung der Wachstumsfuge – eine Anschwenkung im Bereich der Metatarsale-I-Basis mit einer Korrektur des distalen Gelenkflächenwinkels durch distale Osteotomie kombiniert wird.

Drei Behandlungsbeispiele sollen diesen Standardeingriff und seinen Effekt erläutern (Abb. 10.2, Abb. 10.3, Abb. 10.4).

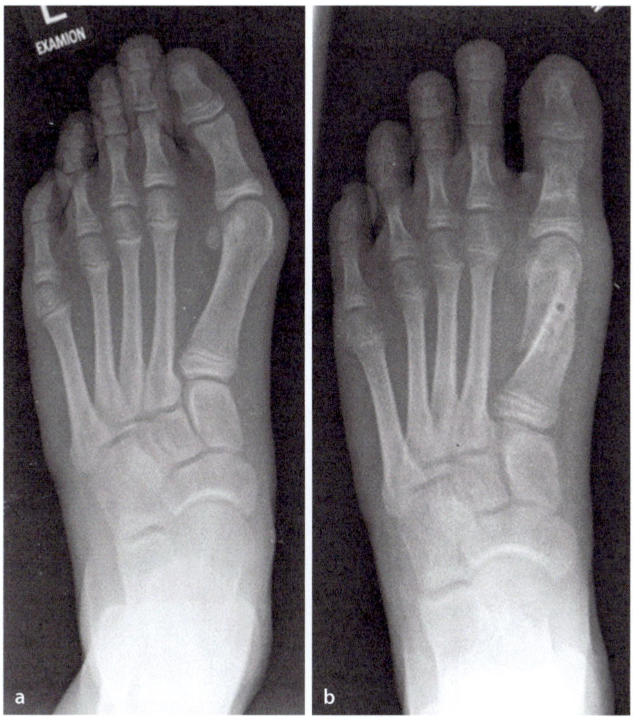

Abb. 10.3a,b 10-jähriges Mädchen mit Hallux-valgus-Syndrom links (**a**), Zustand nach Korrektur rechts (**b**). Hier konnten resorbierbare Schrauben für die Scarf-Osteotomie verwendet werden. Charakteristisch für den juvenilen Hallux valgus ist hier die leichte laterale Eindellung der Metatarsale-I-Kopf-Kontur

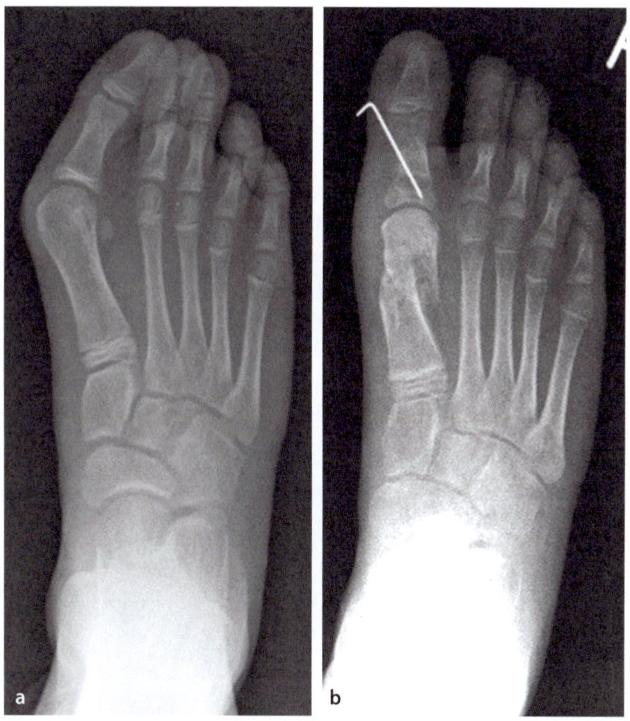

Abb. 10.4a,b Vor (**a**) und nach (**b**) kurzstreckiger Scarf-Osteotomie mit Weichteil-Rezentrierung und Grundglied-Osteotomie unter Beachtung der Wachstumsfuge bei einem 11-jährigen Mädchen. Die Metatarsale-I-Osteotomie wurde mit resorbierbaren Schrauben fixiert

Technik: Scarf-Osteotomie mit Weichteilkorrektur und Grundglied-Osteotomie

- Von einer medialen Längsinzision aus wird die Grundgelenkskapsel epikapsulär dargestellt und dorsotibial längs eröffnet.
- Eine Pseudoextostose ist in der Regel nicht ausgebildet, es wird aber die mediale Wange des Metatarsale-I-Kopfs mit der oszillierenden Säge angefrischt, um hierdurch eine stabile Kapselfixation durch postoperative narbige Anheilung zu induzieren.
- Nicht selten ist ein intraartikuläres und gelegentlich Schmerz-verursachendes Meniscoid zu erkennen und zu resezieren, einer Ruptur der tiefen Schicht des medialen Kollateralbands entsprechend.
- Das laterale Release kann in leichteren Fällen transartikulär als horizontale Spaltung des sesamoidalen Bandkomplexes durchgeführt werden; in ausgeprägteren Fällen ist ein separater Zugang sinnvoll, mit dem auch die Adductor-hallucis-Sehne von der Grundgliedbasis unter Sicht abgelöst werden kann.
- Eine Rückverlagerung des Adductor-hallucis-Sehnenansatzes auf das Metatarsale I (Mc Bride 1967) ist allenfalls beim neurogenen Hallux-valgus im Rahmen einer spastischen Lähmung zu erwägen.
- Anhand eines Ziel-Kirschner-Drahts und einer Sägelehre wird eine Scarf-Osteotomie durchgeführt, die in der Regel nicht über die proximale Drittelgrenze des Metatarsale I hinausgehen muss und damit die proximal gelegene Wachstumsfuge nicht tangiert.
- Nach ausreichender Mobilisierung kann das distal-plantare Fragment nach medial verschoben werden, wobei eine Korrektur des distalen Gelenkflächenwinkels durch leichte Rotation in der Transversalebene mit erfolgen kann. Bei höherem Rotationsbedarf empfiehlt es sich, die Osteotomie kurzstreckig zu konzipieren (◘ Abb. 10.4).
- Die Fixation erfolgt mit Gewinde-Kirschner-Drähten (◘ Abb. 10.2), resorbierbaren Schrauben (◘ Abb. 10.3) oder Doppelgewindeschrauben.
- Durch die mediale Kapselplastik mit Flaschenzug-ähnlich gesetzten Vicryl-0-Nähten wird der Metatarsale-I-Kopf auf die Sesambeinplatte reponiert. Man überzeugt sich danach insbesondere davon, dass eine vollständige Korrektur des Gelenks ohne Überkorrekturerscheinungen gegeben ist.
- Da in der Regel danach noch eine Restvalgität der Zehe besteht, wird diese distal der Grundglied-Epiphysenfuge durch tibialbasige Keilentnahme vollständig korrigiert. Hier ist eine perkutane Kirschner-Draht-Stabilisierung für etwa 3 Wochen in der Regel ausreichend (◘ Abb. 10.4).

10.1.1.3 Besonderheiten der juvenilen Hallux-valgus-Korrektur

Die Behandlung der Weichteile ist auch beim juvenilen Hallux valgus von wesentlicher Bedeutung. Die Versetzung der Sehne des M. adductor hallucis nach Mc Bride (1960) wurde früher empfohlen. Wie der Verlauf in ◘ Abb. 10.5 zeigt ist diese Maßnahme nachhaltig wirksam, aber in ihrer Wirkung schwer zu dosieren. Werden die Weichteile dagegen nicht ausreichend rebalanciert, ist ein Rezidiv nicht selten (◘ Abb. 10.6). Ausgeprägte Planovalgus-Deformitäten sind ebenfalls mit einem erhöhten Hallux-valgus-Rezidiv assoziiert und sollten mitbehandelt werden (◘ Abb. 10.7). Bei erheblicher Bindegewebsschwäche – etwa im Rahmen einer Trisomie 21 – kann nach Verschluss der Metatarsale-I-Wachstumsfuge eine Lapidus-Arthrodese auch beim Jugendlichen durchgeführt werden (◘ Abb. 10.8).

Mit einer erhöhten Rezidiv- und auch Überkorrekturrate gegenüber erwachsenen Hallux-valgus-Patienten ist im Wachstumsalter sicher zu rechnen. Agrawal et al. (2015) fanden Rezi-

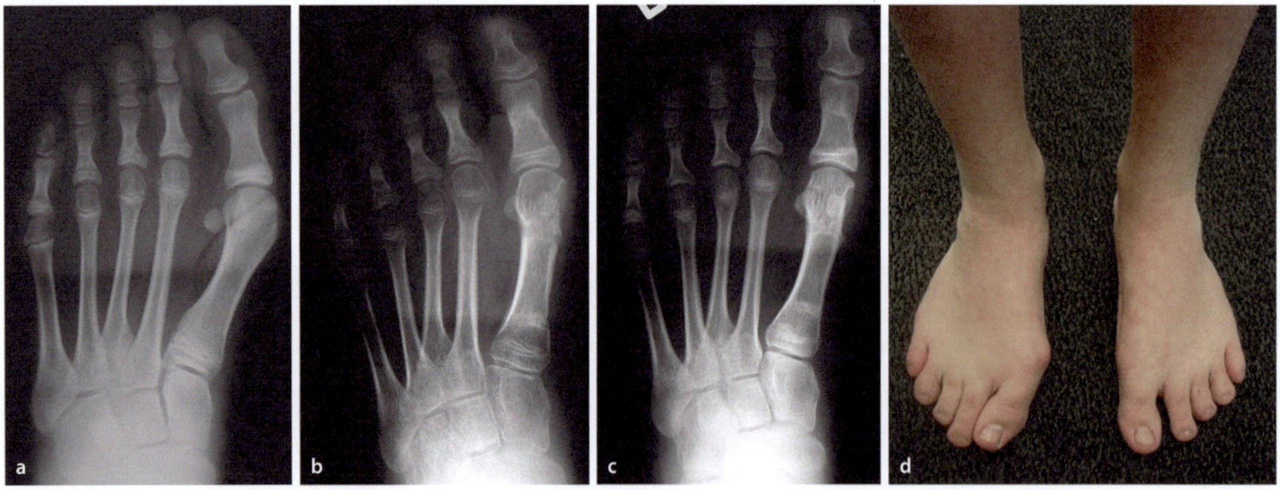

◘ **Abb. 10.5a–d** Vor (**a**), 6 Wochen nach (**b**) und ein Jahr nach Metatarsale-I-Basis-Osteotomie und Mc-Bride-Eingriff (**c**) bei 12-jähriger Patientin mit juvenilem Hallux-valgus-Syndrom. Der nachträglich einsetzende Effekt des Sehnentransfers ist gut zu erkennen. In diesem Fall kam es zu einer guten Ausgradung der Großzehe, eine Überkorrektur trat nicht ein (**d**)

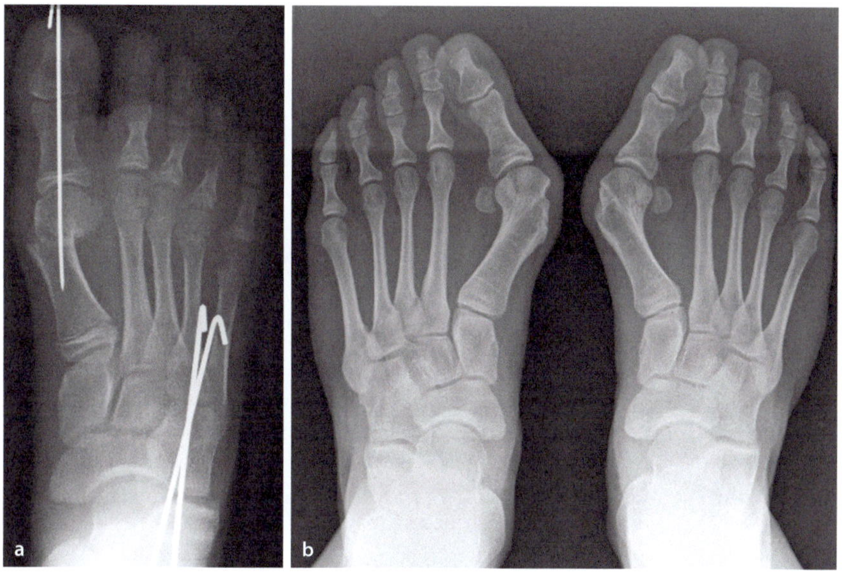

Abb. 10.6a,b 13-jähriges Mädchen mit simultaner Hallux-valgus-Korrektur und Kalkaneus-Verlängerungsosteotomie, auswärts durchgeführt (**a**). 5 Jahre später schweres Rezidiv des Hallux-valgus-Syndroms beiderseits (**b**). Vermutlich haben die Weichteil-rezentrierenden Maßnahmen hier nicht ausgereicht

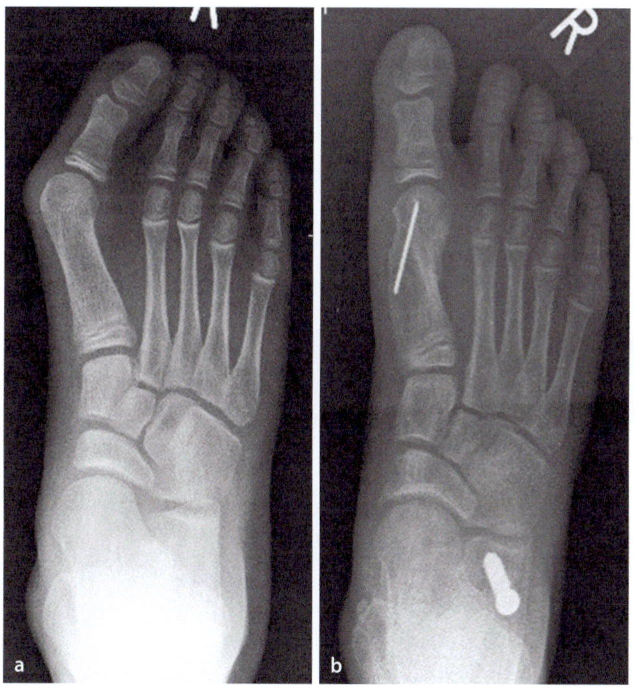

Abb. 10.7a,b 10-jähriger Junge mit ausgeprägtem juvenilen Hallux-valgus-Syndrom und mittelgradiger Planovalgus-Deformität (**a**). Hier wurde eine knöchern-weichteilige Korrektur des ersten Strahls verbunden mit einer Kalkaneostop-Arthrorise (▶ Kap. 4.8.2), da die Planovalgus-Deformität einem Rezidiv des Hallux valgus sonst Vorschub leisten könnte (**b**)

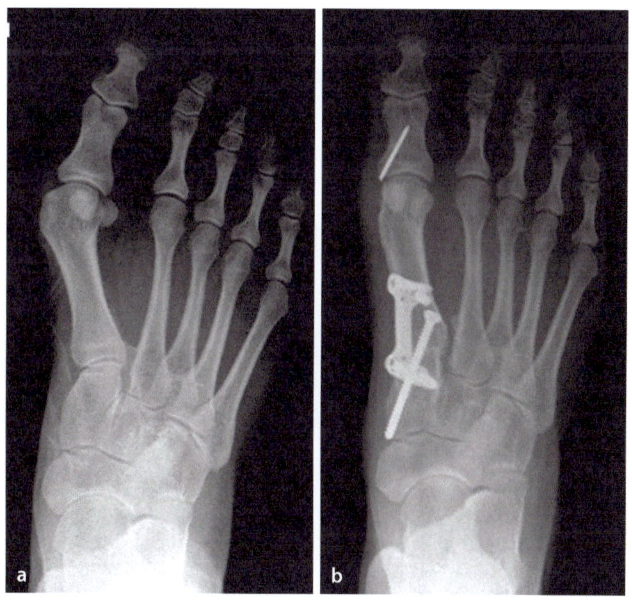

Abb. 10.8a,b 16-jährige Patientin mit Trisomie 21, Hallux-valgus-Syndrom und Os intermetatarseum vor (**a**) und nach Lapidus-Arthrodese, Resektion des Os intermetatarseum und Rezentrieru im Grundgelenk (**b**)

dive nach Scarf- und Akin-Osteotomie in 29,8 % der Fälle. Coughlin (1995) berichtet über 65 Fälle operativer Korrektur jüngerer Patienten mit Hallux-valgus-Entwicklung bereits im Kindes- oder Jugendalter. Darunter befanden sich allerdings nur 7 Fälle, bei denen mit offenen Wachstumsfugen korrigiert wurde. Nach den Erfahrungen des Autors ist ein operatives Vorgehen bei zurückhaltender Indikationsstellung (▶ Abschn. 10.1.1.1) auch im Wachstumsalter zu rechtfertigen. Mit der lateralen Hemiepiphyseodese der Metatarsale-I-Wachstumsfuge zur Wachstumslenkung und sukzessiven Reduktion des Intermetatarsal-Winkels (Davids et al. 2007) bestehen keine eigenen Erfahrungen. Dieses Konzept bietet allerdings keine ad-hoc-Korrektur, und unerwünschte Effekte der Wachstumslenkung in der Sagittalebene sind nicht auszuschließen.

10

10.1.2 Hallux valgus interphalangeus

Es handelt sich um eine häufig symmetrisch auftretende Wachstumsstörung des Großzehengrundglieds, die sich meist im frühen Schulalter deutlich manifestiert und Beschwerden im Sinne eines Schuhkonflikts oder chronisch rezidivierende Paronychien hervorrufen kann. Die Valgus-Abweichung mit Krümmungsscheitel im distalen Grundgliedbereich ist nicht selten mit einer Beugekontraktur des Interphalangealgelenks kombiniert. Da keine Wachstumszonen im distalen Grundgliedbereich lokalisiert sind, kann die Deformität hier in jedem Alter bei entsprechendem Ausmaß und/oder lokalen Beschwerden korrigiert werden.

Eine distale Grundglied-Osteotomie mit vollständiger Durchtrennung unter Beachtung der Prinzipien des CORA (Center of rotation of angulation; Paley 2002) vermag in der Regel alle Komponenten der Deformität zu korrigieren und ist einer rein angulär wirksamen Closed-wedge-Osteotomie vorzuziehen. Bei zusätzlicher Beugekontraktur des IP-Gelenks kann zusätzlich in der Sagittalebene korrigiert werden.

Technik: distale Grundglied-Osteotomie

- Von einem medialen Zugang aus wird das Grundglied distal quer komplett osteotomiert.
- Im proximalen Fragment wird eine Nut unter Erhalt der medialen Corticalis angelegt, in die das distale Fragment unter Rotation und Versetzung nach fibular eingepasst wird (◘ Abb. 10.9).
- Die Fixation erfolgt mit zwei perkutan von distal-medial eingebrachten Kirschner-Drähten.

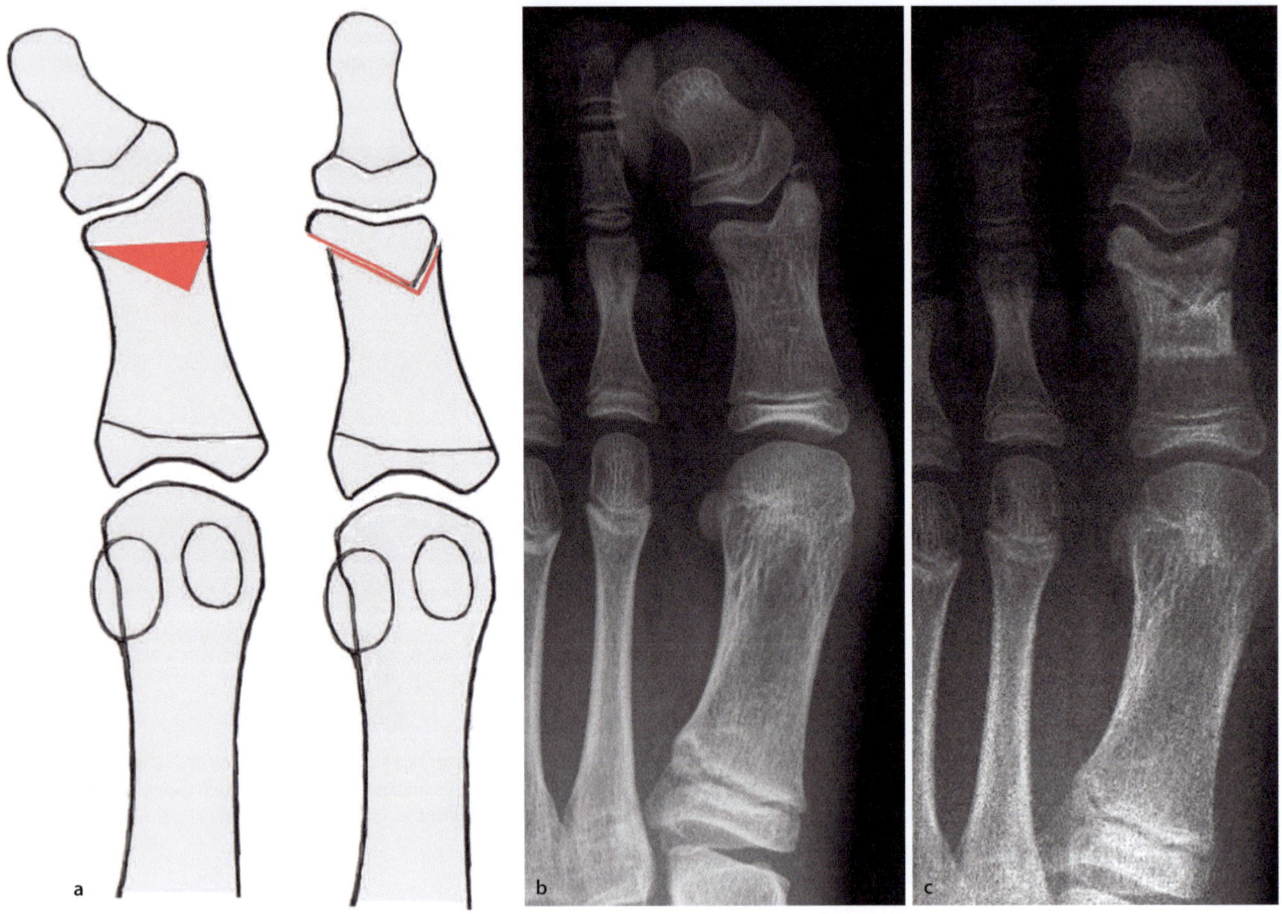

◘ **Abb. 10.9a–c** Distale Grundglied-Osteotomie bei Hallux valgus interphalangeus (**a**). Im proximalen Fragment wird eine Nut angelegt für das distale Fragment. Rechts ein klinisches Beispiel (**b** und **c**)

10.1.3 Hallux varus

Die im Schulalter auftretende Deformität ist selten und ätiologisch ungeklärt. Pathogenetisch liegt eine muskuläre Dysbalance der das Grundgelenk führenden Muskulatur vor. Meistens besteht zusätzlich eine Varusstellung der Kleinzehen (◘ Abb. 10.10). Differenzialdiagnostisch ist die Sichelfuß-Deformität abzugrenzen, sowie auch Zustände kompensatorischer Hyperaktivität der langen Zehenflektoren bei hochgradiger tarsaler Instabilität (z. B. Marfan-Syndrom) oder Gastrocnemius-Schwäche, wie sie etwa bei Klumpfuß-Überkorrektur beobachtet werden. Leichtere Fehlstellungen können belassen werden, da sie keine wesentliche Funktionseinschränkung darstellen.

Neben einer intramuskulären Verlängerung des M. abductor hallucis und einem medialen Weichteilrelease kann z. B. eine Bandplastik an der lateralen Grundgelenkskapsel unter Verwendung einer distal gestielten Extensor-hallucis-brevis-Sehne dienen (◘ Abb. 10.11). Auch knöcherne Korrekturen wie bei iatrogener Überkorrektur nach Hallux-valgus-Operation des Erwachsenen (reversed Chevron-Osteotomie) können Bestandteil eines rezentrierenden Eingriffs sein.

Technik: rezentrierender Eingriff

- Neben weiteren kapselplastischen und knöchernen Korrekturmaßnahmen, wie sie auch bei der iatrogenen Überkorrektur nach Hallux-valgus-Chirurgie empfohlen werden, kann die Extensor-hallucis-brevis-Sehne am Muskelsehnenübergang abgesetzt, mit einer Dechamps-Ahle unter dem intermetatarsalen Band hindurchgeführt und auf das Periost der Metatarsale-I-Metaphyse fixiert werden (auch Bohrloch oder Knochenanker möglich).
- Eine temporäre Kirschner-Draht-Fixierung des Grundgelenks oder redressierende Verbände sind wegen der nicht geringen Rezidivgefahr empfehlenswert.

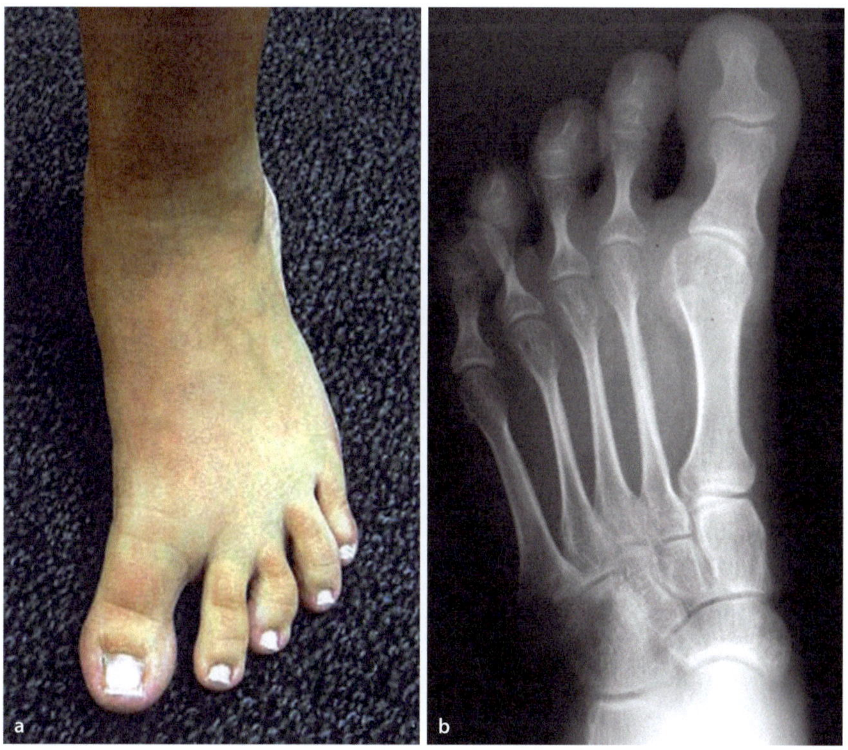

◘ **Abb. 10.10a,b** Kindlicher Hallux varus (**a**) mit radiologischem Befund (**b**). Beachte die Adduktion auch der Kleinzehen

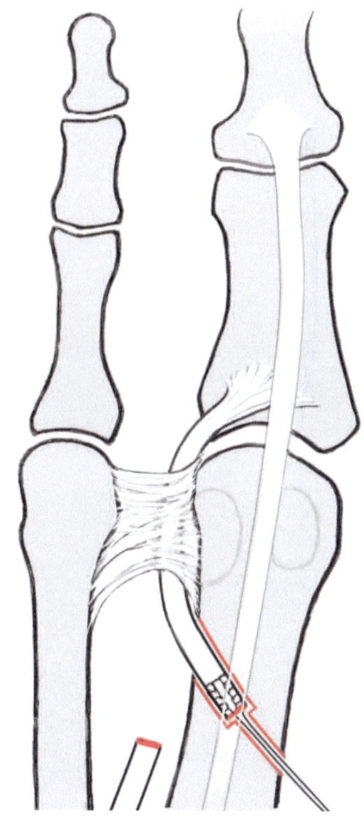

◘ **Abb. 10.11** Laterale Bandplastik des Großzehengrundgelenks mit Verwendung der distal gestielten Extensor-hallucis-brevis-Sehne

10.1.4 Hallux varus congenitus

Eine skelettäre Fehlanlage insbesondere des im Sinne einer Duplikatur (► Abschn. 10.3.1) stark verbreiterten und verkürzten Metatarsale I mit weit nach medial ausgezogener Wachstumszone („longitudinal epiphyseal bracket") liegt dem Hallux varus congenitus zugrunde (Bader et al. 1999; Mosca 2014). Wegen ausgeprägter Progredienz ist bereits im Übergang vom Säuglings- zum Kleinkindalter eine operative Korrektur anzustreben, die die sonst drohende extreme Längenwachstumsstörung unterbricht. Die medial am Metatarsale I befindliche nichtanatomische Wachstumsfuge muss komplett reseziert werden (◘ Abb. 10.12).

Günstige Ergebnisse wurden auch mit der kompletten Durchtrennung des Metatarsale I und einzeitigen Verlängerung durch Einfügung eines kortikospongiösen Spans, z. B. aus der Fibula, erzielt (◘ Abb. 10.13). Hierdurch wird die Rezidiv-freudige mediale Brückenbildung aufgesprengt. Aufwendige weichteilige Rezentrierungsmaßnahmen am Grundgelenk und Hautplastiken sind zusätzlich erforderlich, nicht selten auch spätere Folgeeingriffe.

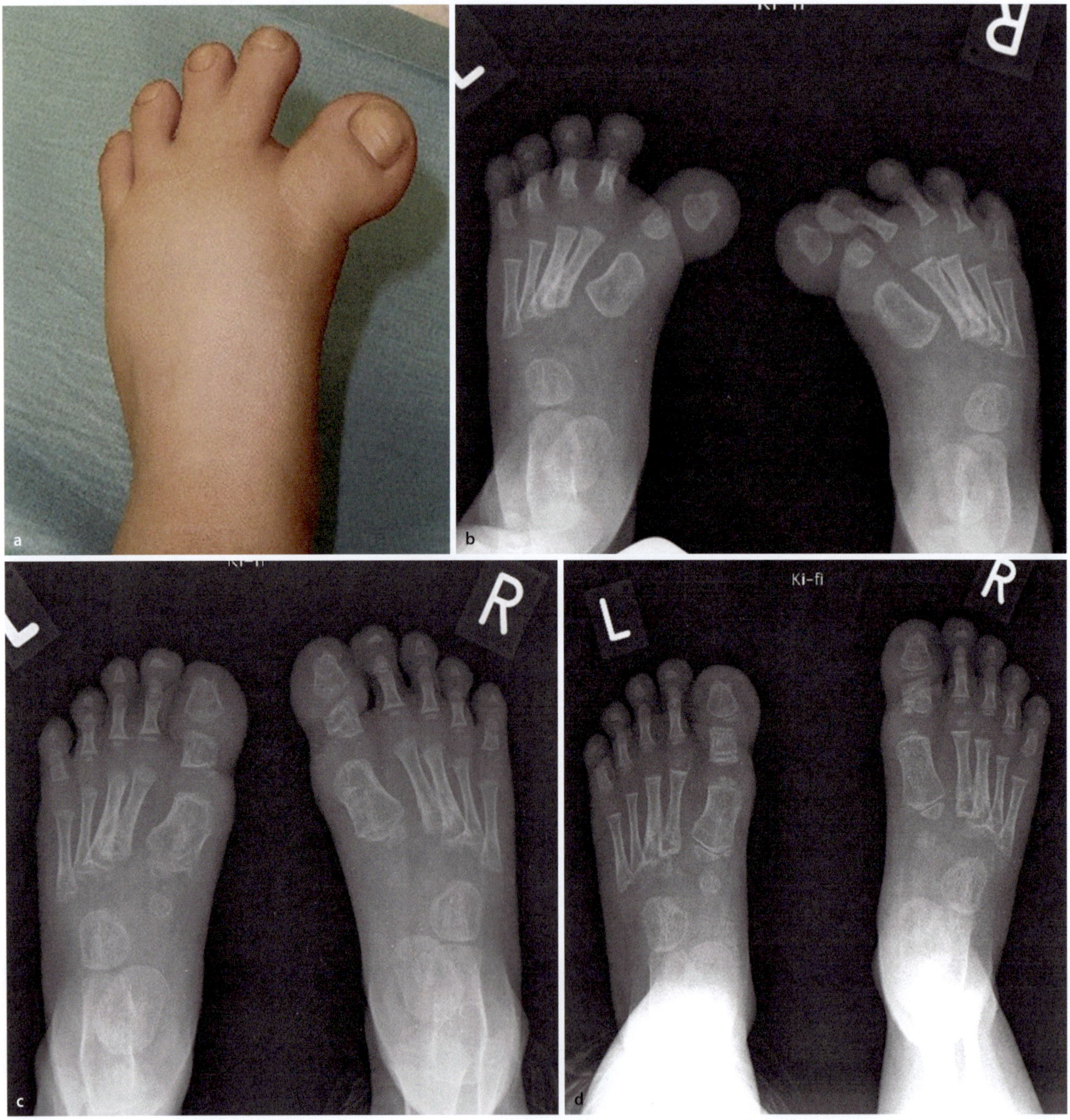

◘ **Abb. 10.12a–d** 18 Monate alter Junge mit Hallux varus congenitus (**a**) mit longitudinal epiphyseal bracket am Metatarsale I und Delta-Epiphyse am Grundglied D 1 (**b**). Röntgenaufnahme präoperativ (**b**) sowie 3 (**c**) und 12 Monate (**d**) postoperativ nach Resektion der nicht-anatomischen Epiphysen und Open-wedge-Osteotomie von Metatarsale I und Grundglied beidseitig

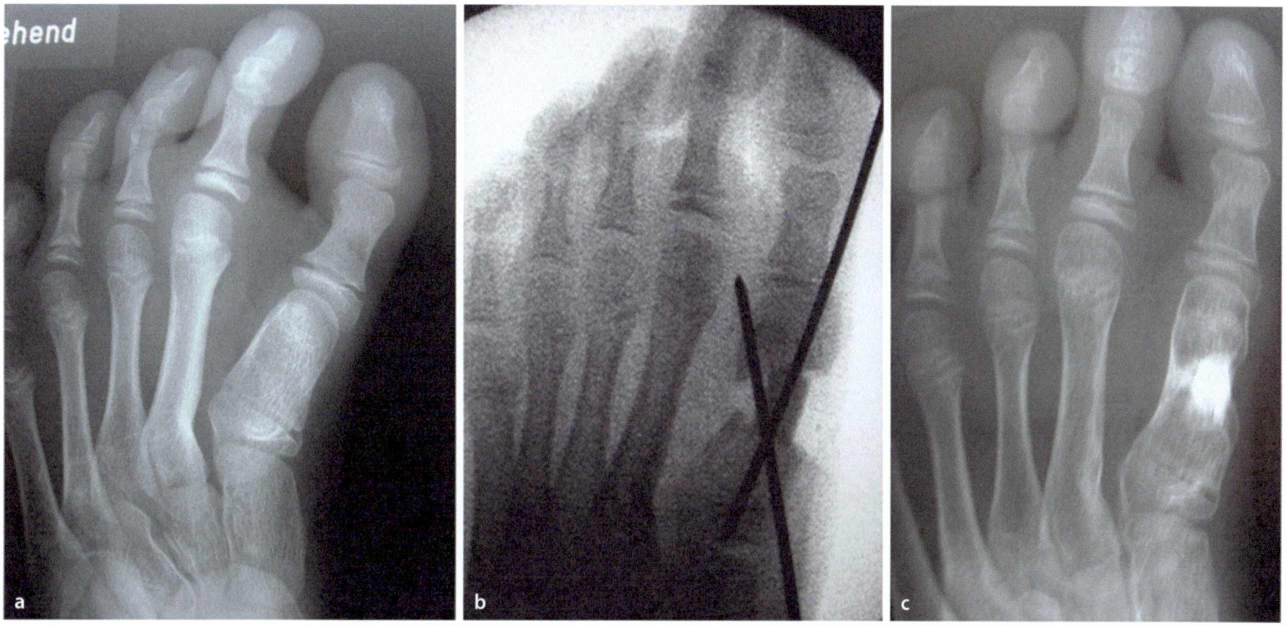

Abb. 10.13a–c Radiologischer Verlauf einer Hallux-varus-Korrektur durch Interposition eines Fibulaspans. (Mit freundlicher Genehmigung von Frau Dr. E. Lamprecht, Winterthur)

10.2 Typische Deformitäten der Kleinzehenstrahlen

10.2.1 Kleinzehenbeugekontraktur – „curly toe"

Insbesondere am vierten Zehenstrahl werden nicht selten bereits im Säuglingsalter Beugekontrakturen beobachtet, oft mit zusätzlicher Supination der Zehe. Eine perkutane Tenotomie der langen Beugesehne in Höhe des Grundgelenks unter Verwendung eines spitzen Skalpells oder einer geschliffenen Nadel kann zur Korrektur ausreichen. Ähnlich wird bei Zehenbeugekontrakturen im Rahmen von Klumpfuß-Deformitäten vorgegangen (Mosca 2014).

10.2.2 Bunionette

Eine Verbreiterung des lateralen Vorfußabschnitts mit erhöhtem Intermetatarsal-Winkel IV/V und Varus-Stellung der Kleinzehe bewirkt einen Schuhkonflikt lateral über dem Metatarsale-V-Köpfchen, das in Entsprechung zum Hallux-valgus-Syndrom eine Pseudoexostose aufweisen kann. Drei morphologische Typen der Metatarsale-V-Fehlform werden unterschieden (Fallat und Buckholz 1980):

1. Verbreiterung des Metatarsale-Kopfs,
2. erhöhter Intermetatarsal-Winkel,
3. nach lateral gekrümmter Metatarsale-V-Schaft.

Eine OP-Indikation ist gegeben bei rezidivierenden Druckstellen über dem Metatarsale-V-Kopf lateralseitig trotz Tragens von adäquatem Schuhwerk.

In Analogie zum Hallux-valgus-Syndrom ist – je nach Morpho-Typ – eine Metatarsal-Osteotomie basisnah, diaphysär oder retrokapital mit einem Weichteileingriff am MTPG V zu verbinden (tibialseitiges Release, fibularseitige Raffung). Die distal gelegene Wachstumsfuge ist zu respektieren, bzw. Chevron- oder Scarf-ähnliche Osteotomien sind erst nach Wachstumsabschluss offen oder minimal-invasiv durchzuführen.

10.2.3 Digitus quintus superductus

Eine kontrakte Hyperextension des Grundgelenks D V mit oder ohne Superductus-Stellung der 5. Zehe durch zusätzliche Varuskomponente ist meist schon im Kleinkindalter erkennbar. Im Säuglingsalter wird über Erfolge sehr konsequenter Redressionsbehandlung (Steristrip) berichtet. Die Deformität führt langfristig regelmäßig zu Druckstellen über dem PIP-Gelenk der Kleinzehe. Der Korrekturzeitpunkt kann hinausgeschoben werden bis sich der Schuhkonflikt manifestiert.

Das operative Vorgehen ist Schweregrad-abhängig. In leichteren Fällen kann eine Strecksehnen-Verlängerung mit Grundgelenksrelease und Z-Plastik der Haut ausreichend sein, in ausgeprägteren Fällen empfiehlt sich das Verfahren nach Lapidus (1942) (Tenodese mit der distal gestielten Extensorsehne, die um das Grundglied herumgeführt an den M. abductor digiti minimi fixiert wird). Sehr wirksam ist für ausgeprägtere Fälle das Verfahren nach Butler (Cocking 1968), bei dem durch zirkuläre Umschneidung die Kleinzehe weiter plantar im Weichteilmantel reimplantiert wird. Nur mit dem letztgenannten Verfahren gelingt es, den plantaren Hautüberschuss für eine hautplastische Deckung dorsalseitig zu nutzen. Erfahrungsgemäß wird der Digitus quintus superductus häufig unterschätzt, so dass Restdeformitäten oder Rezidive nicht selten sind.

Technik: Butler-Release

- Zunächst erfolgt eine Tennisschläger-artige Inzision über dem Kleinzehengrundgelenk mit zirkulärer Schnittführung, die sich plantar zu einer kurzen Längsinzision vereinigt.
- Unter sorgfältiger Schonung der neurovaskulären Strukturen werden Strecksehnen (Resektion) und dorsale Kapsel soweit mobilisiert, dass die Zehe zwanglos weiter plantar im Weichteilmantel reimplantiert werden kann.
- Hierdurch wird der nach Korrektur plantar bestehende Haut-Weichteil-Überschuss nach dorsal verlagert, wo er benötigt wird. Die Stabilisierung der Zehe in der gewünschten Position erfolgt allein durch die Hautnähte.
- Eine Nekrose der Zehe ist möglich, im Kindesalter bei vorsichtiger Präparation aber in aller Regel vermeidbar.

10.2.4 Morbus Köhler II

Bevorzugt bei Mädchen kommt es mit einem Altersgipfel von 13–15 Jahren zu einer Osteonekrose des Metatarsale-II-Kopfs (Morbus Köhler II, Freiberg's disease). Die Erkrankung hinterlässt einen schüsselförmigen Defekt, der dorsal gelegen ist und bis weit nach plantar reichen kann. Im akuten Stadium sollte zunächst abgewartet werden, bis sich die Ausdehnung der Osteonekrose gut beurteilen lässt. Eine Verkleinerung des entstandenen Defekts ist dann durch eine keilförmige knöcherne Resektion aus dem Metatarsale-Kopf möglich, mit der die plantar noch erhaltenen überknorpelten Kopfanteile in gelenkbildenden Kontakt mit der Grundgliedbasis geschwenkt werden (◘ Abb. 10.14). Dieser Eingriff ist mit einer Anhebung des Kopfs und damit einer Entlastung verbunden, die bis zu einem gewissen Grad erwünscht sein kann. Ansonsten kann der Eingriff mit einer leicht plantarisierenden Osteotomie im Metatarsale-II-Basisbereich verbunden werden (◘ Abb. 10.15). In den meisten Fällen ist mit guten funktionellen Ergebnissen zu rechnen.

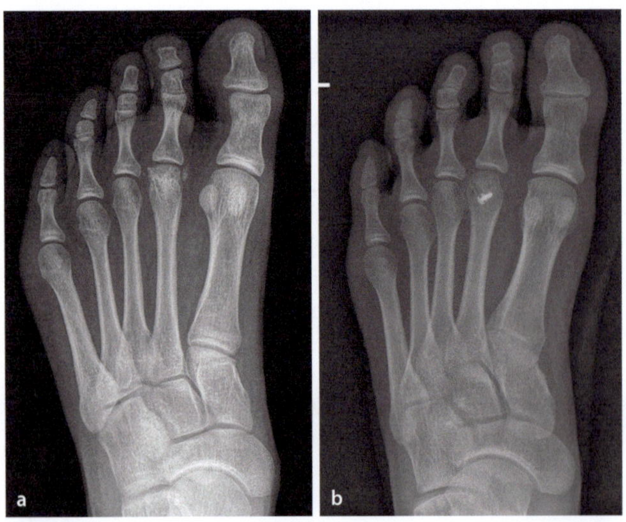

◘ **Abb. 10.14a,b** 14-jährige Patientin vor (**a**) und nach (**b**) Keilresektion aus dem Defekt bei Morbus Köhler II

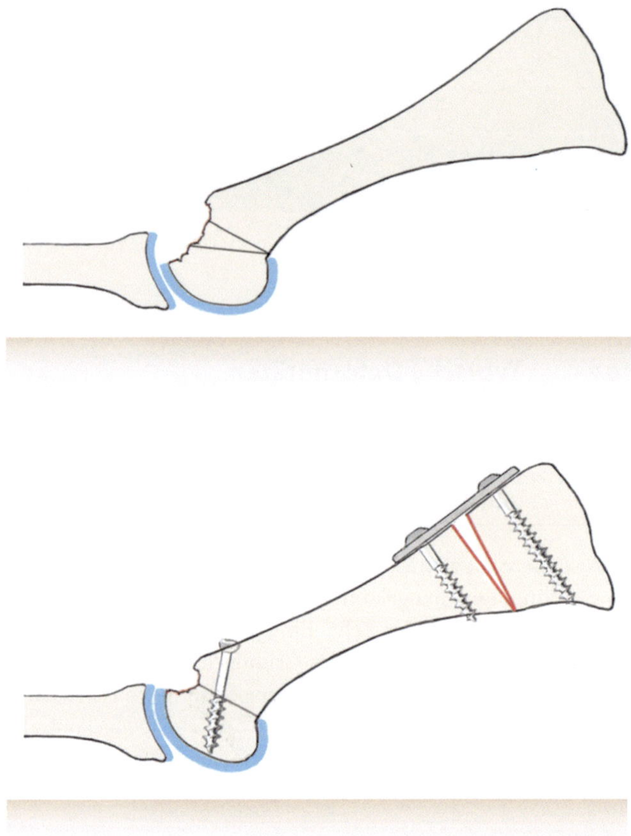

◘ **Abb. 10.15** Prinzip der Defektverkleinerung durch Keilexzision bei Morbus Köhler II. Hierdurch werden erhaltene Gelenkflächenanteile des Mittelfußkopfs wieder in die Kontaktzone zur Grundgliedbasis eingeschwenkt. Eine hiermit verbundene Anhebung und Entlastung des betroffenen Metatarsale kann in ausgeprägten Fällen durch proximale Osteotomie ausgeglichen werden

10.3 Störung von Wachstum und Differenzierung am kindlichen Vorfuß

10.3.1 Polydaktylie

Die Erscheinungsformen zusätzlicher Strahlenanlagen sind äußerst vielfältig (Bader et al. 1999). Mediale (präaxiale; ◘ Abb. 10.16 und ◘ Abb. 10.17), zentrale und – am häufigsten – laterale (postaxiale) Ausprägungen (◘ Abb. 10.18 und ◘ Abb. 10.19) in unterschiedlicher Höhe (Zehentyp, Mittelfußtyp; Einteilung nach Venn-Watson 1976 oder Blauth und Olason 1988) und in Kombination mit Syndaktylien werden beobachtet. Eine OP-Indikation ist gegeben bei Verbreiterung von Vorfußabschnitten mit (absehbarem) Schuhkonflikt; auch kosmetische Aspekte geben oft den Ausschlag zur operativen Korrektur.

Einige Grundregeln für die sehr differenziert zu stellende Verfahrenswahl sind z. B.:

- entfernt wird jeweils der hypoplastische Strahl (Entscheidung manchmal schwierig),
- Erhaltung der Randstrahlen 1 und 5 bietet Vorteile,
- besondere Beachtung ist dem Grundgelenk zuzuwenden (Cheilotomie des Metatarsal-Köpfchens, Sehnentransfer, Bandplastik).

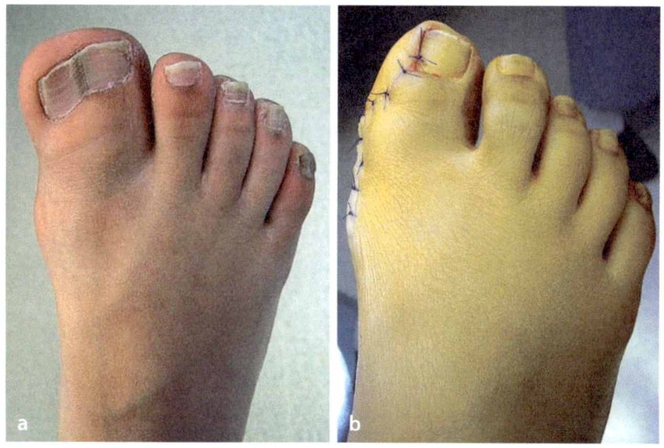

◘ **Abb. 10.16a,b** Reduktion einer Großzehen-Duplikatur (**a**) mit zentraler Verschmälerung des Endglieds und Nagel-Teilresektion (**b**)

Die Ausführung erfolgt unter plastisch-rekonstruktiven Gesichtspunkten und geht oft über die reine „Amputation" weit hinaus. Meist empfiehlt es sich, das erste Lebensjahr bzw. eine ausreichende Ossifikation abzuwarten, so dass sich Art und Umfang der Resektion besser planen lassen.

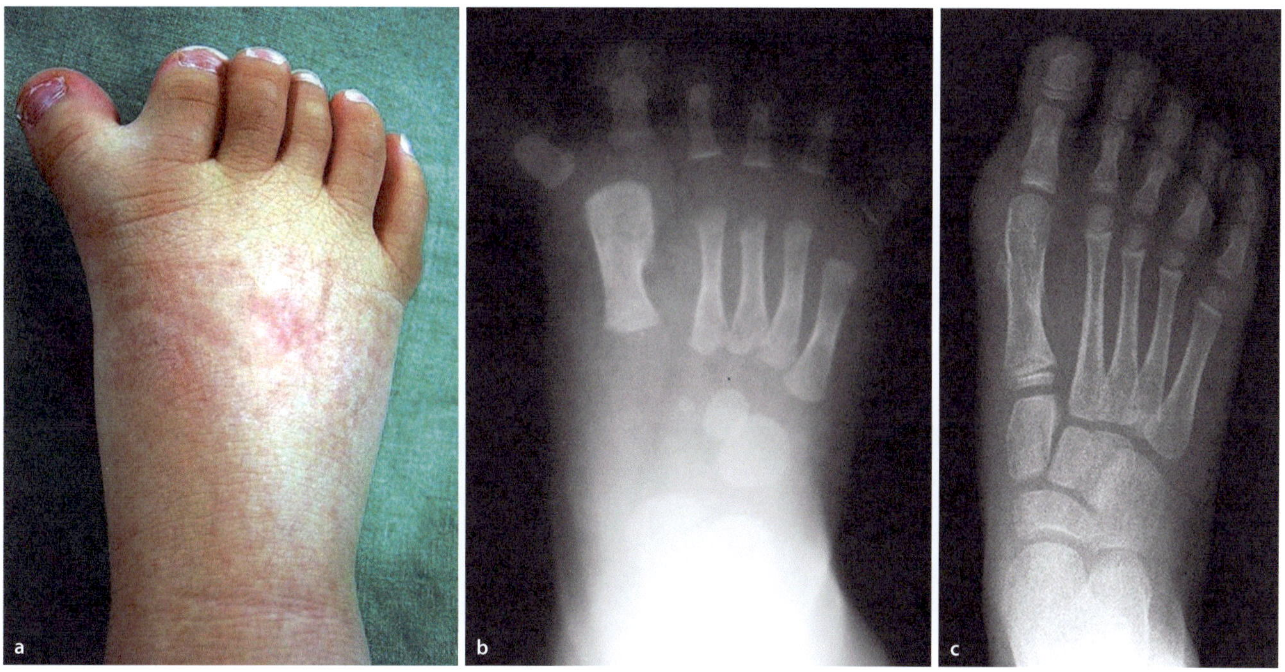

◘ **Abb. 10.17a–c** Präaxiale Polydaktylie vom Mittelfuß-Typ (**a** und **b**). Eine – nicht ganz vollständige – Cheilotomie des Metatarsale-I-Kopfs mit Kapselplastik und Transfer der M. abductor-hallucis-Sehne auf den verbleibenden Strahl wurden im Alter von 12 Monaten durchgeführt. Postoperatives Bild 6 Jahre nach dem Eingriff (**c**)

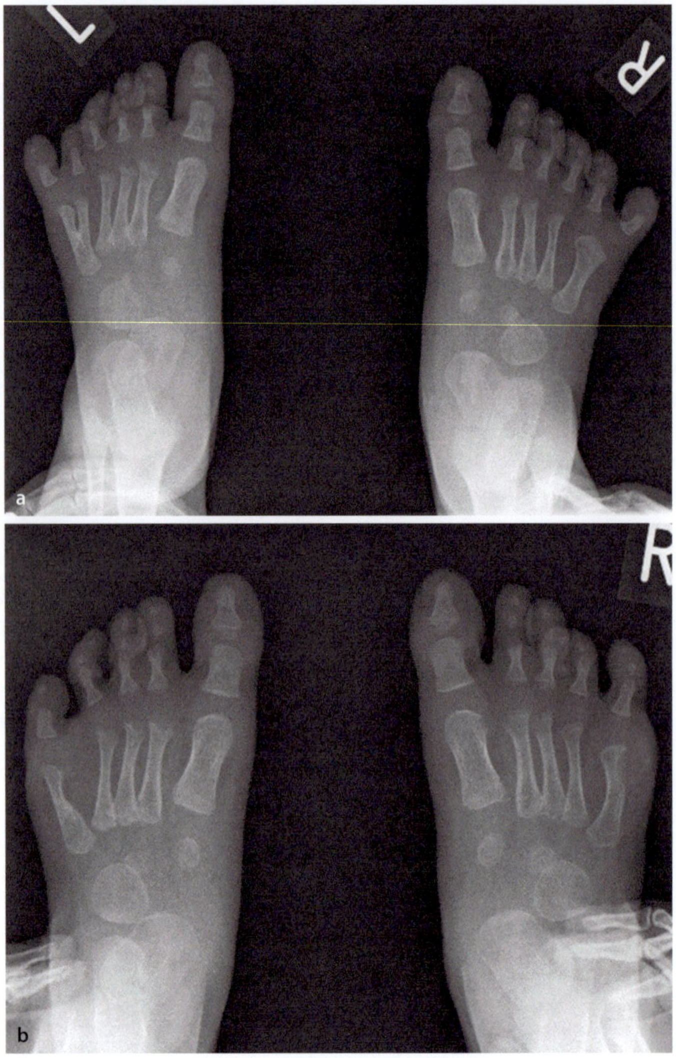

Abb. 10.18a,b Postaxiale Polydaktylie vom Mittelfußtyp vor (**a**) und nach operativer Korrektur (**b**) im Alter von 2,8 Jahren. Links wurde der hypoplastische 5. Strahl reseziert, rechts der Randstrahl mit Durchführung auch einer Cheilotomie am Metatarsale-V-Kopf

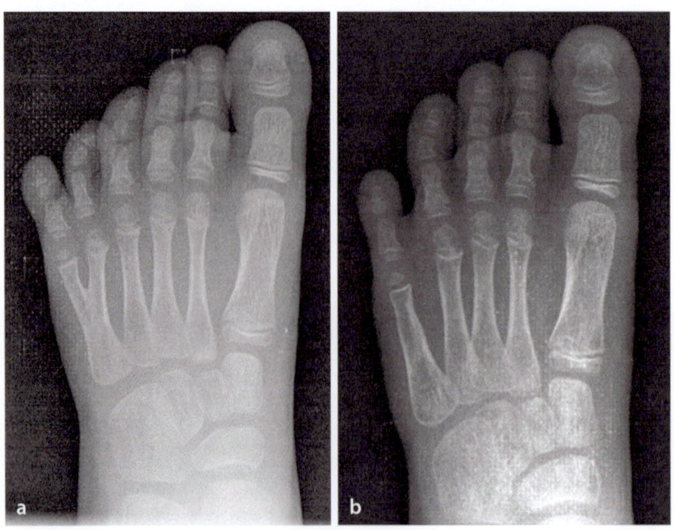

Abb. 10.19a,b Postaxiale Polydaktylie mit 5 Jahren (**a**), Resektion des 5. Strahls, Metatarsal-Osteotomie des Randstrahls, Stabilisierung des Metatarsale V gegen das Metatarsale IV mit Sehnenplastik (**b**)

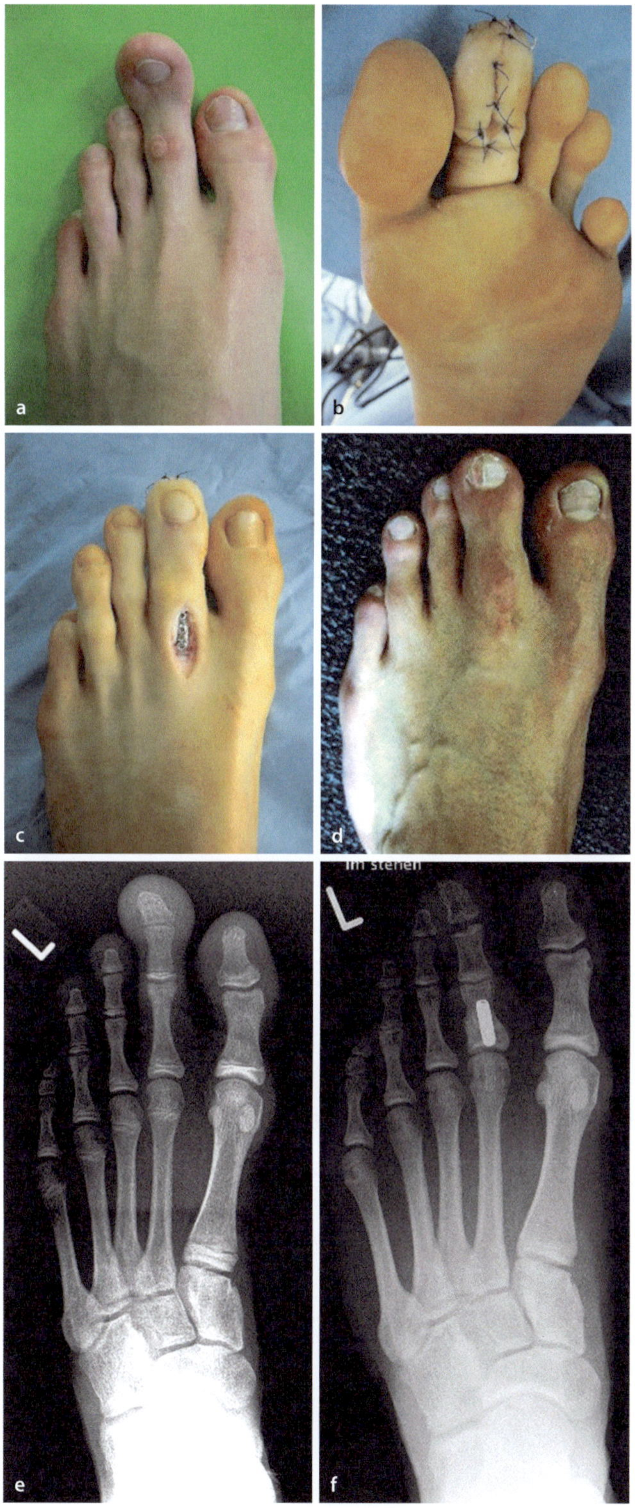

Abb. 10.20a–f Reduktion einer Makrodaktylie des zweiten Zehenstrahls (**a** und **e**) durch Weichteil-Reduktion in Verbindung mit Verkürzungsosteotomie und phalangealer Epiphyseodese (**b**, **c**, **d**, **f**) Alternativ wäre eine Strahlresektion einschließlich des Metatarsale II zu diskutieren

10.3.2 Makrodaktylie

Das übermäßige Knochen- und Weichteilwachstum im Zehen- oder auch Mittelfußbereich einzelner Strahlen (Abb. 10.20) kommt im Zusammenhang mit übergeordneten Syndromen, aber auch singulär vor. Es stellt in der Regel ein ausgesprochen schwieriges fußchirurgisches Problem dar. Ausmaß, Lokalisation und prognostische Aspekte bestimmen die Indikationsstellung und den Zeitpunkt einer oft mehrfach erforderlichen operativen Intervention. Weichteilreduktion, knöcherne Verkürzung oder Epiphyseodese (Abb. 10.20), Teilamputation oder Strahlenresektion (Abb. 10.21 und Abb. 10.22) sind im Einzelfall zu erwägen. Folgendes ist dabei besonders zu beachten:

- Der Weichteilanteil der Fehlbildung wird leicht unterschätzt.
- Jede knöchern-verkürzende Maßnahme führt zu einer – unerwünschten – Umfangsvermehrung.
- Ein drei- oder vierstrahliger Fuß nach Strahlresektion kann ein kosmetisch und funktionell sehr befriedigendes Ergebnis darstellen.

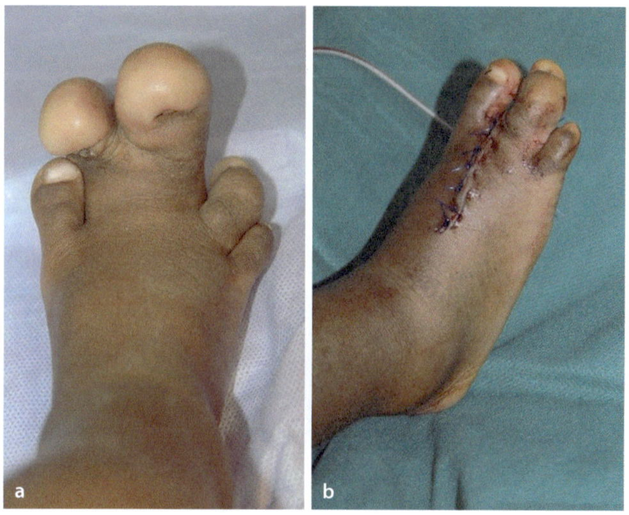

Abb. 10.21a,b Makrodaktylie des zentralen Mittel-Vorfußes (**a**). Strahlresektion von zweitem und drittem Strahl. Der ebenfalls betroffene vierte Strahl wurde belassen, um den Mittelfuß nicht übermäßig zu verschmälern (**b**)

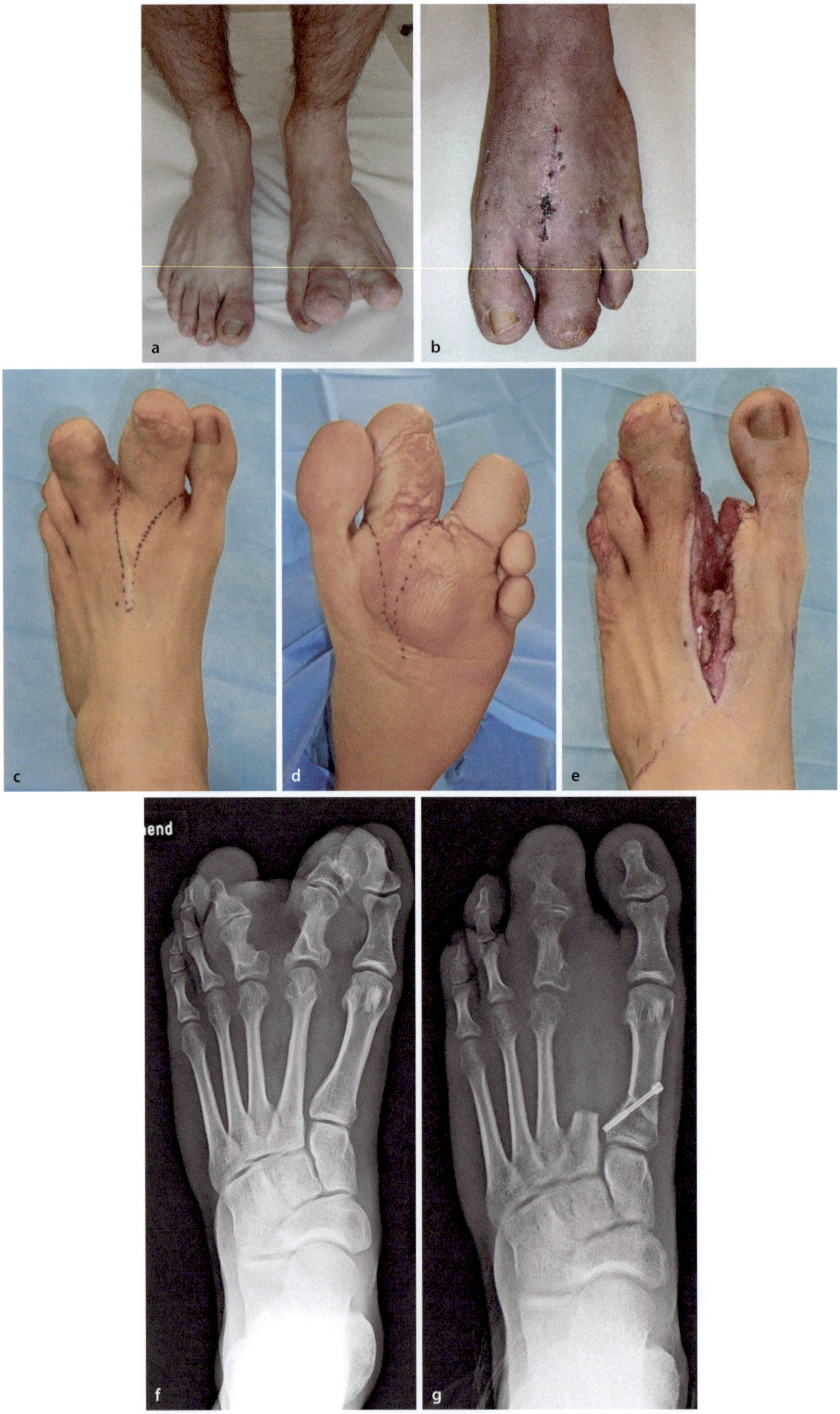

Abb. 10.22a–g Makrodaktylie des zweiten und dritten Strahls nach früheren Reduktionseingriffen bei einem jugendlichen Patienten (**a** und **f**). Strahlresektion des zweiten Strahls mit weiterer Weichteilreduktion des dritten Strahls sowie Metatarsale-I-Basis-Osteotomie zur Verschmälerung des Mittelfußes ergaben ein kosmetisch wie funktionell zufriedenstellendes Ergebnis (**b** und **g**). Intraoperative Aufnahmen dokumentieren die Resektion größerer Hautweichgewebanteile im Rahmen der Korrektur (**c**, **d**, **e**)

10.3.3 Brachymetatarsie

Die Längenwachstumsstörung einzelner Metatarsalia – besonders häufig am 4. Strahl – mit Funktionseinschränkung und Deformität der zugehörigen Zehe stellt in vielen Fällen insbesondere ein kosmetisches Problem dar. Die meistens hyperextendierte oder auf dem Mittelfuß „reitende" und funktionslose Zehe kann einen Schuhkonflikt bewirken. In anderen Fällen besteht eine erhebliche Funktionsstörung des Vorfußes mit Überlastung einzelner Metatarsal-Strahlen mit – relativer – Überlänge (◘ Abb. 10.23).

10.3.3.1 OP-Indikation

Da Korrekturen besonders bei den Metatarsal-Verlängerungen mit Kallus-Distraktion nicht einfach, oft langwierig und die Ergebnisse nicht immer befriedigend sind, da außerdem die Beeinträchtigung häufig eher eine kosmetische ist, muss die Aufklärung von Kind und Eltern sehr ausführlich erfolgen. Besonders im peripubertären Alter, in dem das Empfinden einer „Missbildung" sehr ausgeprägt, das Durchhaltevermögen des Patienten für einen langwierigen Ausheilungsprozess aber begrenzt ist, sollte bei fehlender Funktionsstörung eher Zurückhaltung geübt werden. Anders ist es in Fällen wie dem in ◘ Abb. 10.23 dargestellten mit erheblicher Überlastung einzelner Metatarsal-Strahlen und hierdurch bedingten Druckspitzen mit Metatarsalgie.

10.3.3.2 OP-Prinzip

Die einzeitige oder kontinuierliche Verlängerung (Klauser und Mellerowicz 2009; Ruffer et al. 2006) verkürzter Metatarsal-Strahlen (Knocheninterposition (◘ Abb. 10.23) oder Kallus-Distraktion mit externen oder besser internen Minifixateuren) ist mit Weichteilrelease-Maßnahmen zu verbinden. Jones et al. (2015) beschreiben in einem Literaturüberblick, dass mit der Kallus-Distraktion größere Verlängerungsstrecken erreicht werden, aber die Komplikationsrate deutlich höher als beim einzeitigen Vorgehen ist. Erschwerend ist häufig, dass die benachbarten Zehen den Zehenzwischenraum der betroffenen Zehe ausfüllen und dadurch Zusatzeingriffe erforderlich sind. Die Wiedererlangung einer Lastübernahme des betroffenen Mittelfußköpfchens und einer echten aktiven Zehenfunktion erscheint nach eigenen pedografischen Untersuchungen nahezu unerreichbar.

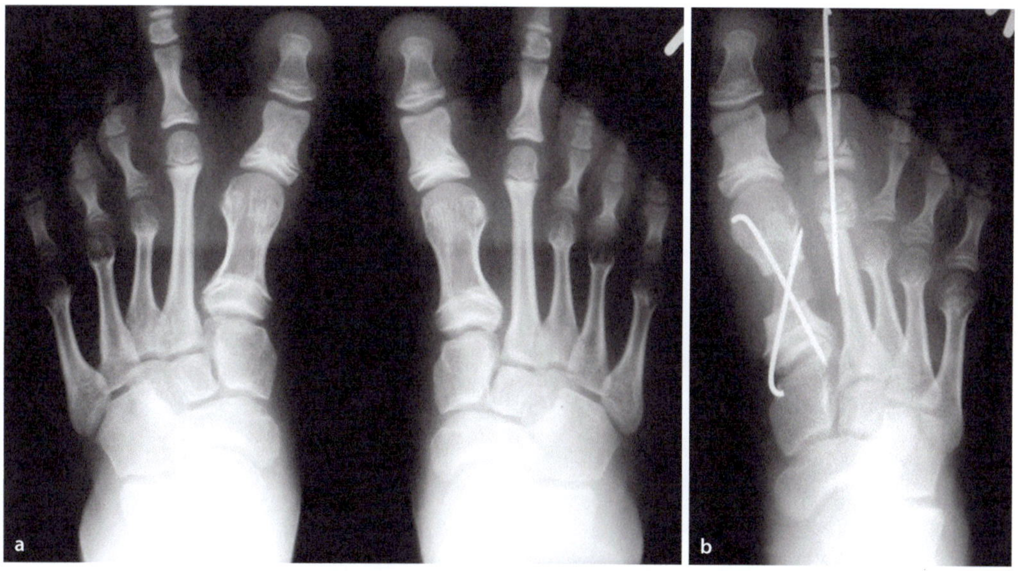

◘ **Abb. 10.23a,b** Korrektur einer multiplen Brachymetatarsie (**a**) durch einzeitige Verlängerungs-Osteotomie des Metatarsale I und Verkürzungen am zweiten Strahl (**b**). Die Strahlen III–V wurden in diesem Fall belassen

10.3.4 Synostosen

Synostosierungen einzelner Mittelfußknochen können Deformitäten und Fehlbelastungen im Vorfußbereich hervorrufen. Dies ist insbesondere bei den physiologisch mobilen lateralen Metatarsal-Strahlen Beschwerden-auslösend (◘ Abb. 10.24 und ◘ Abb. 10.25). Die Indikationsstellung für operative Korrekturen ist für jeden Einzelfall individuell zu erwägen. Durch Osteotomien und/oder Lösung von Synostosierungen ist eine möglichst physiologische Lastverteilung des Vorfußes anzustreben.

10

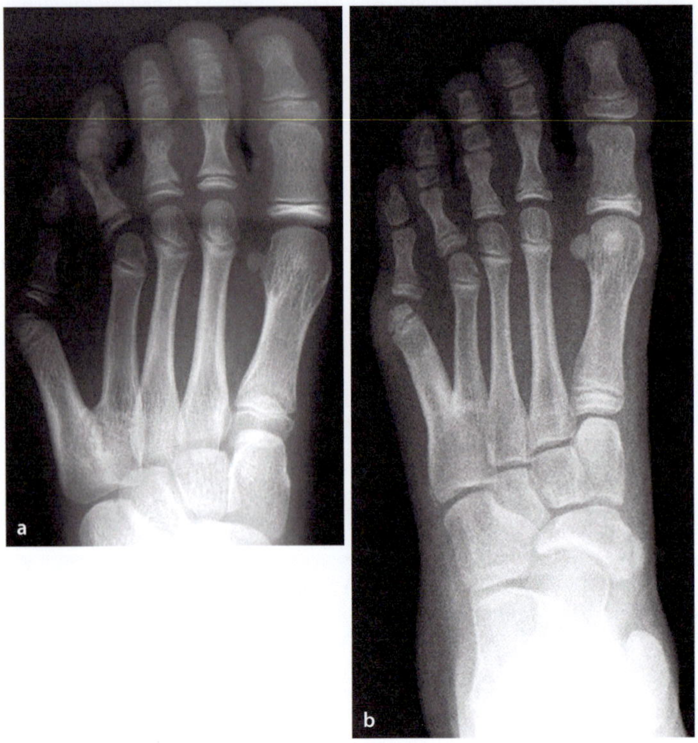

◘ **Abb. 10.24a,b** Korrektur einer Synostosierung der Metatarsal-Basen IV und V mit starker Mittelfuß-Verbreiterung und Überlastung des nach plantar flektierten 5. Mittelfußknochen (**a**), der durch Osteotomie angeschwenkt und eleviert wurde (**b**). Eine weitere Korrektur durch retrokapitale Metatarsale-V-Osteotomie ist nach Wachstumsabschluss vorgesehen

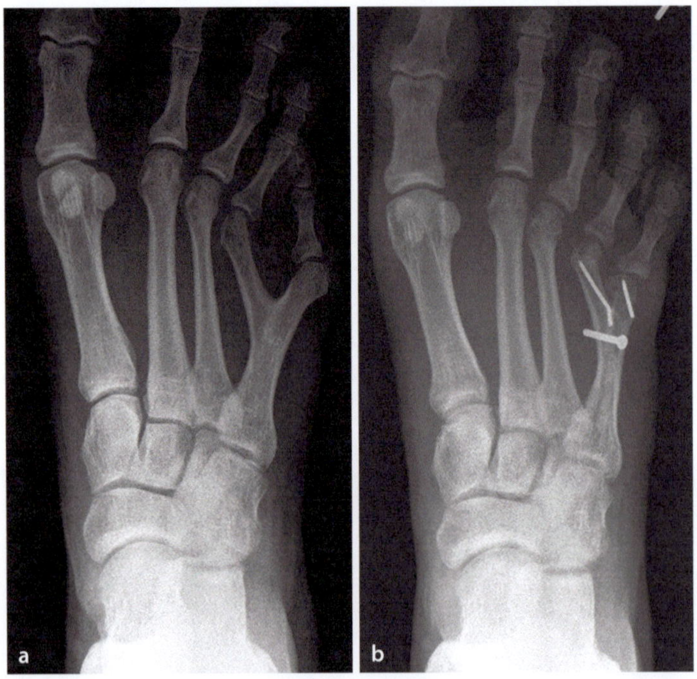

◘ **Abb. 10.25a,b** 18-jähriger Patient mit Synostosierung von Metatarsale IV und V und Schmerzen über dem lateralen Mittelfuß (**a**). Der Mittelfuß wurde durch Osteotomien verschmälert, die Grundgelenke rezentriert (**b**)

Literatur

Agrawal Y, Bajaj SK, Flowers MJ (2015) Scarf-Akin osteotomy for hallux valgus in juvenile and adolescent patients. J Pediatr Orthop 24-B: 535–540
Bader B, Grill F, Lamprecht E (1999) Die Polydactylie des Fußes. Orthopäde 28: 125–132
Blauth W, Olason AT (1988) Classification of polydactyly of the hand and feet. Arch Orthop Trauma Surg 107: 334–344
Cocking J (1968) Butler's operation for an overriding fifth toe. J Bone Joint Surg 50-B: 78–81
Coughlin MJ (1995) Juvenile hallux valgus: Etiology and treatment. Foot Ankle Int 16: 682–697
Davids JR, Mc Brayer D, Blackhurst DW (2007) Juvenile hallux valgus deformity: Surgical management by lateral hemiepiphyseodesis of the great toe metatarsal. J Pediatr Orthop 27: 826–830
Fallat LM, Buckholz J (1980) An analysis of the tailors's bunion by radiographic and anatomical display. J Am Podiatr Assoc 70: 591–603
Fuhrmann RA (2013) Therapie des kindlichen Hallux valgus. Orthopäde 42: 38–44
Jones MD, Pinegar DM, Rincker SA (2015) Callus distraction versus single-stage lengthening with bone graft for treatment of brachymetatarsia: A systematic review. J Foot Ankle Surg 54: 927–931
Klauser H, Mellerowicz H (2009) Die Korrektur der Brachymetatarsie mittels Minifixateur interne – ein neues Therapiekonzept. FussSprungg 7: 22–30
Lapidus PC (1942) Transplantation of the extensor tendon for correction of the overlapping fifth toe. J Bone Joint Surg 24: 555
McBride ED (1967) The McBride bunion hallux valgus operation. J Bone Joint Surg 49-A: 1675–1683
Mosca VS (2014) Principles and management of pediatric foot and ankle deformities and malformations. Wolters Kluwer, Philadelphia
Paley D (2002) Principles of deformity correction. Springer, Berlin
Ricco, AI, Richards BS, Herring JA (2014) Disorders of the foot (Chapter 23). In: Tachdjian's Pediatric Orthopaedics. Elsevier Saunders, Philadelphia
Ruffer M, Heijens E, Pfeil J (2006) Kalluxdistraktion mit intramedullärer Schienung zur Verlängerung des vierten Strahles bei Brachymetatarsie. FussSprungg 4: 234–239

Serviceteil

J. Hamel, *Operative Behandlung von Fuß und Sprunggelenk im Kindes- und Jugendalter*
https://doi.org/10.1007/978-3-662-56592-6

Stichwortverzeichnis

J

K

L

M

N

O

P

R

S

T

V

W

Z

MIX
Papier aus verantwortungsvollen Quellen
Paper from responsible sources
FSC® C105338

If you have any concerns about our products,
you can contact us on
ProductSafety@springernature.com

In case Publisher is established outside the EU,
the EU authorized representative is:
Springer Nature Customer Service Center GmbH
Europaplatz 3, 69115 Heidelberg, Germany

Printed by Libri Plureos GmbH
in Hamburg, Germany